目でみる妊娠と出産

Visual Series

編集 ▶ 馬場一憲 ［埼玉医科大学総合医療センター教授］

文光堂

●執筆者一覧（五十音順）

赤松信雄	姫路赤十字病院産婦人科	髙井　泰	埼玉医科大学総合医療センター産婦人科
池上靖子	関根ウィメンズクリニック	髙木耕一郎	東京女子医科大学東医療センター産婦人科
石黒昌子	サン虎ノ門クリニック	高橋玲子	埼玉医科大学総合医療センター麻酔科
石原　理	埼玉医科大学産婦人科	高山千雅子	東京都立小児総合医療センター新生児科
板橋家頭夫	昭和大学医学部小児科	竹田　省	順天堂大学医学部産婦人科
伊藤　茂	桜台マタニティクリニック	竹田善治	愛育病院
伊藤智朗	国立国際医療研究センター国際医療協力部	竹村秀雄	小阪産病院
井上真理	昭和大学横浜市北部病院こどもセンター	田村正徳	埼玉医科大学総合医療センター小児科
岩田　睦	岩田産婦人科医院	対馬ルリ子	ウィミンズ・ウェルネス銀座クリニック
海野信也	北里大学医学部産婦人科学	照井克生	埼玉医科大学総合医療センター産科麻酔科
江崎勝一	埼玉医科大学総合医療センター新生児科	中井章人	日本医科大学産婦人科学教室
海老根真由美	白金高輪海老根ウィメンズクリニック	長井智則	埼玉医科大学総合医療センター産婦人科
大久保貴司	赤心堂病院産婦人科	中川潤子	日本赤十字社医療センター産婦人科
岡野禎治	三重大学保健管理センター	中林正雄	愛育病院
小笹由香	東京医科歯科大学生命倫理研究センター	仁科秀則	医療法人社団ウィングにしなレディースクリニック
小澤千恵	埼玉医科大学総合医療センター総合周産期母子医療センター母体・胎児部門	馬場一憲	埼玉医科大学総合医療センター総合周産期母子医療センター母体・胎児部門
金川武司	大阪大学大学院医学系研究科医学部産科婦人科学教室	林　隆	恵愛病院産婦人科
川鰭市郎	国立病院機構長良医療センター産科	林るつ子	山王病院リプロダクションセンター
神崎　徹	神崎レディースクリニック	藤井隆成	昭和大学医学部小児科
北村邦夫	(社)日本家族計画協会クリニック	藤森敬也	福島県立医科大学産婦人科
木戸浩一郎	帝京大学医学部産婦人科学	古屋眞弓	周産期死亡のピアサポートグループ 天使のブティック
木下二宣	成城木下病院	穂垣正暢	帝京大学名誉教授
國方徹也	埼玉医科大学総合医療センター総合周産期母子医療センター新生児部門	星　礼一	ほしこどもおとなクリニック
久野尚彦	名古屋逓信病院産婦人科	薪田も恵	桜台マタニティクリニック
後藤彰子	神奈川県小児保健協会	増﨑英明	長崎大学大学院医歯薬学総合研究科産婦人科学
小早川あかり	元 国立国際医療研究センター病院産婦人科	益邑千草	社会福祉法人恩賜財団母子愛育会日本子ども家庭総合研究所
小林浩一	社会保険中央病院産婦人科	松田義雄	国際医療福祉大学病院周産期医療センター産婦人科
齋藤麻紀	マキウィメンズクリニック	三浦文宏	千葉県こども病院新生児未熟児科
齋藤正博	埼玉医科大学総合医療センター総合周産期母子医療センター母体・胎児部門	三木明徳	埼玉医科大学産婦人科
		水谷佳世	亀田メディカルセンター新生児科
坂井昌人	東京女子医科大学八千代医療センター母体胎児科・婦人科	三谷　穣	東京女子医科大学医学部産婦人科学
櫻井基一郎	昭和大学医学部小児科	箕浦茂樹	山王病院産婦人科
佐藤孝道	明理会中央総合病院産婦人科	三宅秀彦	葛飾赤十字病院産婦人科
篠塚憲男	胎児医学研究所	宮下　進	宮城県立こども病院
進 純郎	聖路加看護大学	村越　毅	聖隷浜松病院産科
杉本充弘	日本赤十字社医療センター周産母子・小児センター	村山敬彦	埼玉医科大学総合医療センター総合周産期母子医療センター母体・胎児部門
関　博之	埼玉医科大学総合医療センター産婦人科		
関根　憲	関根ウィメンズクリニック	諸隈誠一	九州大学環境発達医学研究センター
側島久典	埼玉医科大学総合医療センター総合周産期母子医療センター新生児部門	山本智子	愛和病院産婦人科

序　文

　本書は，当初，東京大学産婦人科医局の大先輩である穂垣正暢帝京大学名誉教授と文光堂との間で企画されました．ある程度の方向性が決まった時点で穂垣先生からお声がかかり，文光堂から正式に編集の依頼を受けたのが2003年ですので，出版まで実に10年もの時間が経過してしまったことになります．この間，まさに産みの苦しみの連続で大変な難産であった分，本書が上梓に至ったことへの喜びは一入です．

　これほどまでに時間がかかってしまった最大の理由は，本書の特徴である「目でみる」にこだわったためです．文字で書いてしまえば一言で済むようなことも，イラストのように目で見える形で分かりやすく，かつ，できるだけ正確に表現することの難しさがありました．全くゼロから書き始めたイラストが多く，また，参考にしようとした図の中には，長年教科書的に使われてきた著名な本に掲載されているにも関わらず近年の超音波診断装置で観察される像と一致しないものもあるなど，より正確なイラストにするために膨大な時間を費やしました．

　この間，最新知見を取り入れるために原稿の再提出をお願いせざるを得ないこともありましたが，快く応じていただいた著者の方には心よりお礼申し上げます．ただ，出版が遅れたために，2013年5月の胎児心拍数陣痛図に関する改訂も取り入れるなど，最新の情報を盛り込むことができました．

　上梓予定直前に，すべての画像，写真，イラストを再チェックし，古かったり不鮮明だったりする画像や写真を明瞭な最新のものに差し替え，少し分かりにくかったり不正確であったりするイラストを分かりやすくできるだけ正確なものに書き替えることにしました．幸いなことに，私が勤務する埼玉医科大学総合医療センター（埼玉県川越市）は人口720万を超える埼玉県で唯一の総合周産期母子医療センターとして，県内外から数多くの母体や胎児のハイリスク症例が紹介されてくるため，短期間で必要な画像や写真を集めることができました．これらの差し替えのために上梓が数カ月遅れてしまいましたが，その分，当面は，本書が陳腐なものになることはないと確信しています．

　本書は，看護師や助産師を目指す学生さんが産科の教科書的に使えるようにと，「胎児・新生児」，「母体」，「分娩」の3部構成で産科領域の必要な事項を網羅し，統一されたフォーマットの中で過不足なくまとめるよう企画されました．しかし，分かりやすいイラストと臨床で使えるデータをふんだんに盛り込んだことによって，一般の方にも産科や新生児のことを分かりやすく理解していただき，また，産科臨床現場で働く産婦人科医，初期研修医，助産師，看護師にとっても役に立つものになったのではないかと自負しております．

　図表に関しては，著者から提供されたものだけでなく，文光堂編集企画部の大森陽子氏（旧姓：宮﨑），中野真紀子氏（旧姓：坂口），清水俊哉氏が，編集という枠を超えて，資料集めや図表の原案作りなど本書の内容を充実するために重要な働きをしてくださいました．出版にあたり，最初から最後までお付き合いいただいた文光堂編集企画部の嵩恭子氏をはじめ，これらの編集部の方々に心よりお礼申し上げます．

　本書が，より良い産科医療のため，また，一般の妊婦さんと医療関係者の共通認識，相互理解に役立ちますよう祈ります．

2013年9月吉日

馬場一憲
埼玉医科大学総合医療センター
総合周産期母子医療センター　教授

目次 CONTENTS

第1部 胎児・新生児

第1章 正常

1. 受精・着床
   - 受精 — 2
   - 受精卵・胚の発達 — 4
   - 着床と妊娠成立 — 6
   - Column：生殖補助医療（ART） — 8
2. 胎児
   - 胚葉分化 — 10
   - 器官発生 — 12
   - 胎児身体発育 — 14
   - 中枢神経系の発達 — 16
   - 循環器系の発達 — 18
   - 呼吸器系の発達 — 20
   - 消化器, 泌尿生殖器系の発達 — 22
   - 感覚器の発達 — 24
   - 胎児の行動, 生活パターン — 26
   - 胎盤と臍帯 — 28
   - 羊水 — 30
   - 超音波で見る正常胎児 — 32
3. 胎児から新生児へ
   - 第1呼吸と循環系の変化 — 36
   - 出生直後の児の評価とケア — 38
4. 新生児
   - 出生後の生理的変化と機能 — 40
   - 新生児の観察 — 42
   - 新生児のケア — 44
   - 生後の1ヵ月 — 46
   - Column：最新の研究から－中枢神経系の発達を捉える－ — 48

第2章 異常

1. 異常妊娠
   - 多胎妊娠, 異所性妊娠, 絨毛性疾患 — 52

初期流産 ———————————————————————— 54
2-1. 胎児・胎児付属物の異常
　　　妊娠初期超音波検査 ——————————————————— 56
　　　妊娠中期・後期の超音波検査 ————————————————— 60
　　　胎児発育の評価法とその異常 ————————————————— 62
　　　胎盤・臍帯の異常 ———————————————————— 64
　　　羊水量の評価法とその異常 —————————————————— 66
　　　胎児胎盤循環系の評価法とその異常 ——————————————— 68
　　　胎児健康状態の評価法とその異常 ———————————————— 70
　　　多胎妊娠 ——————————————————————— 72
　　　胎児治療 ——————————————————————— 74
　　　絨毛検査,羊水検査,臍帯穿刺,児頭採血,母体血による胎児診断 ———— 76
2-2. 胎児・胎児付属物の検査法
　　　超音波検査 —————————————————————— 78
　　　MRI ————————————————————————— 80
　　　胎児心拍数陣痛図 ———————————————————— 82
3. 新生児
　　　新生児仮死と蘇生法 ——————————————————— 84
　　　分娩時の新生児の損傷 —————————————————— 90
　　　異常な症状 —————————————————————— 92
　　　合併症妊婦から出生した児のケア ———————————————— 94
　　　早産低出生体重児の特徴とケア ———————————————— 96
　　　早産低出生体重児の合併症と予後 ——————————————— 98
　　　先天異常 ——————————————————————— 100
　　　新生児期の疾患 ————————————————————— 102
　　　新生児搬送 —————————————————————— 104

第2部 母体

第1章 妊娠・産褥の正常経過
1. 妊娠中
　　　妊娠経過に伴う母体の変化 —————————————————— 108
　　　妊婦健診 ——————————————————————— 114
　　　妊娠初期 ——————————————————————— 116
　　　妊娠中期・後期 ————————————————————— 118
2. 産褥
　　　母体の変化 —————————————————————— 122

　　　　乳汁分泌と乳房ケア —————————————— 124
　　　　家族計画 ————————————————————— 126

第2章 妊娠・産褥の異常

　1. 妊娠中
　　　　妊娠初期の異常 ————————————————— 130
　　　　切迫早産, pretermの前期破水 ————————— 132
　　　　妊娠高血圧症候群 —————————————— 134
　　　　胎児・羊水の異常と母体 ——————————— 136
　　　　胎盤異常と母体 ———————————————— 138
　2. 産褥
　　　　産褥の異常 —————————————————— 140
　　　　産後うつ病とエモーショナルサポート ————— 142
　　　　Column：流産, 死産, 異常児分娩後のケア ——— 144

第3章 偶発合併症

　　　　心・呼吸器疾患 ———————————————— 146
　　　　腎・尿路疾患 ————————————————— 148
　　　　消化器疾患 —————————————————— 150
　　　　Column：腹部症状の鑑別診断 ———————— 153
　　　　糖尿病・甲状腺機能異常 ——————————— 154
　　　　血液型不適合妊娠・血液疾患・自己免疫疾患 —— 156
　　　　静脈血栓塞栓症（深部静脈血栓症, 肺血栓塞栓症）— 158
　　　　感染症 ————————————————————— 160
　　　　その他の偶発合併症 ————————————— 164

第3部 分娩

第1章 正常分娩

　1. 分娩の準備状態
　　　　分娩準備状態の進行 ————————————— 168
　2. 分娩の経過
　　　　分娩の3要素 ————————————————— 170
　　　　分娩経過 ——————————————————— 172
　　　　分娩第1期, 第2期 —————————————— 174
　　　　分娩第3期 —————————————————— 176
　3. 正常分娩のケア

　　　　入院から分娩前まで─────────────178
　　　　内診とその記載──────────────180
　　　　胎児心拍数モニタリング──────────182
　　　　分娩介助────────────────184

第2章 分娩時の異常

　　　　破水の診断法, 前期破水・早期破水と子宮内感染────188
　　　　X線による骨盤計測, 産道の異常──────190
　　　　回旋異常, 肩甲難産────────────192
　　　　胎位異常と骨盤位分娩───────────194
　　　　多胎分娩────────────────196
　　　　胎児心拍数異常──────────────198
　　　　産科DIC────────────────200
　　　　その他の児娩出前の異常──────────202
　　　　児娩出直後の異常①────────────204
　　　　児娩出直後の異常②────────────206

第3章 産科処置・手術

　　　　陣痛誘発・促進（頸管拡張, 人工破膜）─────210
　　　　産科麻酔────────────────214
　　　　吸引分娩, 鉗子分娩────────────216
　　　　帝王切開術───────────────218
　　　　輸血・輸液───────────────220

付録　　妊娠中・授乳中の薬物使用──────────224
　　　　輸血・輸液製剤──────────────234
　　　　分娩施設の選択──────────────236
　　　　分娩様式の多様性─────────────237
　　　　産科におけるリスクマネージメント──────238
　　　　母体搬送, 産褥搬送────────────239
　　　　働く女性と妊娠──────────────240
　　　　各種届出と公的補助───────────242
　　　　健やか親子21────────────244
　　　　母子保健に関する統計──────────246

　　　　索引──────────247

第1部
胎児・新生児

第1章 正常

1. 受精・着床　受精

受精は生命開始の瞬間です．精子と卵子が結合して新しい生命体となる受精卵が創られます．その染色体には遺伝情報が書き込まれ，髪の色や瞳の色など個人としての特徴が決まります．

精子の旅

精子は減数分裂を経て精巣で作られます．成熟した精子は頭部と尾部からなり，長さは $50\mu m$ で低倍率の顕微鏡で運動を観察できます．頭部周囲には先体（アクロゾーム）があり，受精時に必要な卵子の透明帯を破壊する酵素を含んでいて，頭部内部に遺伝子を入れた核があります．

● 運動能力

頭部と尾部の中間に尾部を回転，屈曲させる多段のリング状の駆動部があり，これを用いて前進します．1cm前進するために1,000回も尾部をくねらせます．2～3mm/分の速度で前進します．

● 射精

性交時の射精精子数は2～4億個で，そのうち数百万個は膣外に漏れ，残りの大半は膣内の強い酸性環境で破壊されます．残ったものが，子宮頸管の入口にある頸管粘液を通過します．子宮内腔に達するのはわずか1～2万個です．

● 子宮から卵管へ

子宮腔の精子は内部に拡散し，幸運な精子が子宮から卵管への開口部を探りあて卵管内へ入り，長さ約10cmの卵管の約2/3を通過した地点＝卵管膨大部で卵子の到着を待ちます．

● 受精可能時間

精子は射精後約12～48時間は受精可能で，妊娠成立には通常排卵前2～3日以内での性交が必要です．

● 活性化

射精直後の精子は受精能力がありません．子宮と卵管を通過するなかで子宮由来の活性化物質で先体表面を保護する糖蛋白が除去されて，酵素を含む層が露出し活性化されます．

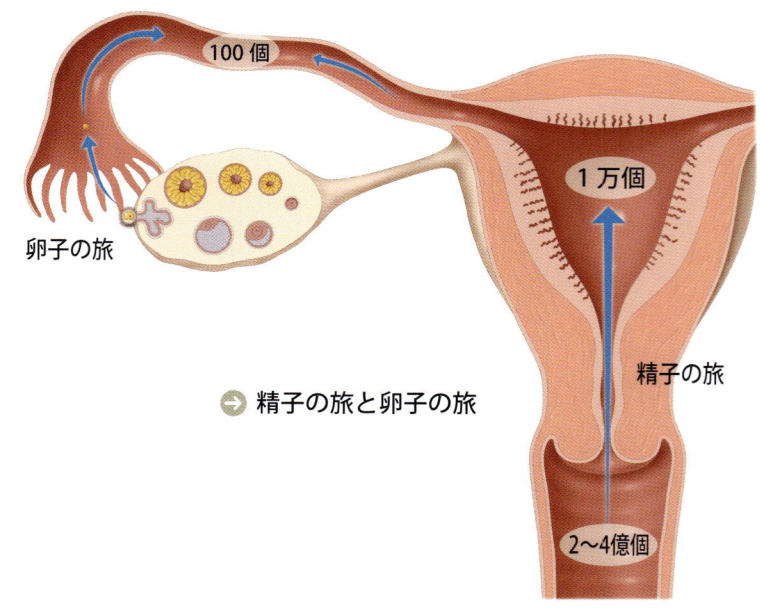

受精の過程

➡ 精子の旅と卵子の旅

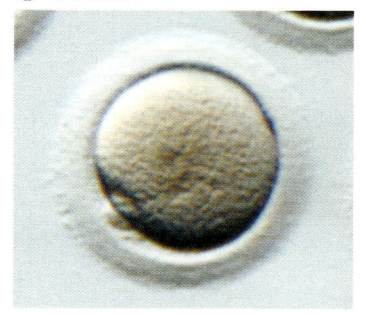

⬇ 未受精卵

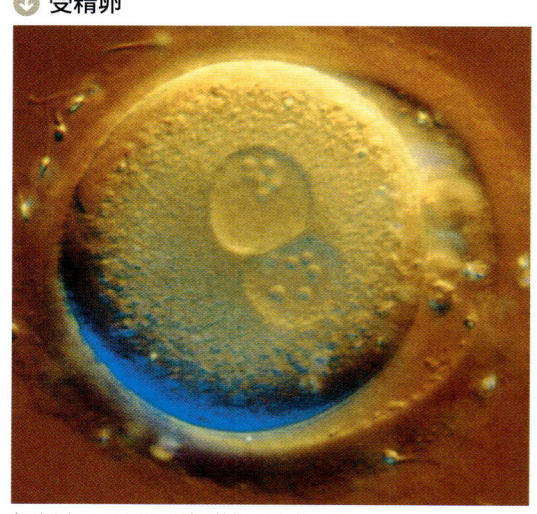

⬇ 受精卵

（レナルト・ニルソン：誕生の神秘，小学館, p56）

卵子の旅

出生時100万個あった原始卵胞は，初潮がくると同時に再び活動を始め，1年間をかけて，成熟卵胞へ発育します．原始卵胞は新たにつくられることはなく，排卵により減少してゆきます．

成熟卵胞が黄体化ホルモン（LH）サージの刺激により破裂し卵胞液とともに腹腔内に卵子が放出されるのが排卵です．このとき卵管末端にある卵采が卵巣全体に覆いかぶさるように動き，放出された卵子を卵管内に誘導します．排卵ののち卵胞は黄体にかわり，着床を助けるホルモン＝黄体ホルモンを分泌します．

卵管内の旅

卵子の直径は0.15mmの球状でヒトの細胞としては最大です．自力移動はできませんが，卵管内側には多数の線毛があり，線毛運動と卵管壁の筋肉が協力して卵子を移動させます．

卵子は排卵直後に受精能が最も高

第1部　胎児・新生児
第1章　正常

1 未受精の卵子の透明帯には特殊な糖蛋白があり，それが精子の持っている特殊蛋白を認識して多数の精子を誘引します

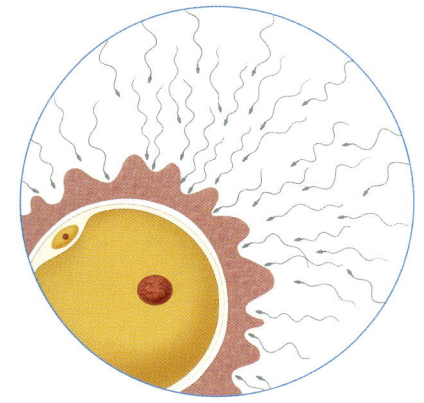

2 多数の精子が集合して卵子の周囲にある放線冠細胞を突破します

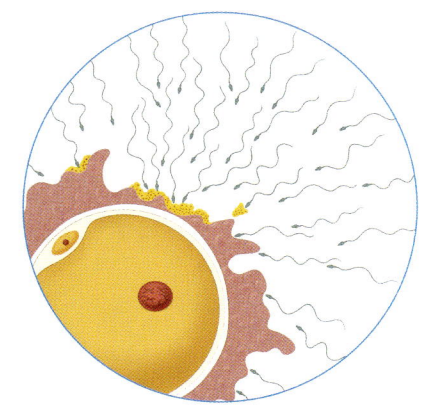

3 透明帯に到達した精子は同種の精子であると認識されて活性化され，先体反応が刺激され透明帯を突破します

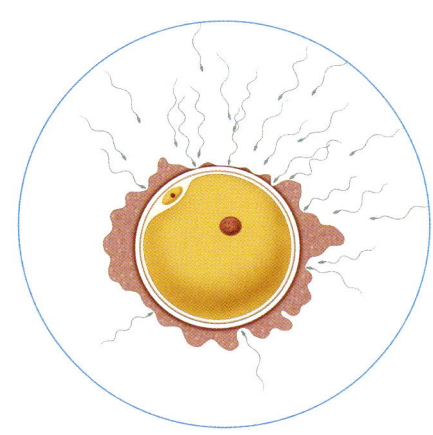

4 卵子に最初の精子が侵入すると，その刺激により透明帯は直ちに性質を変え（透明帯反応），他の精子の侵入を遮断します
精子核が卵子の細胞質へ侵入し，卵子核と結合します

⬅ 精子が卵子の放線冠・透明帯を突破する様子

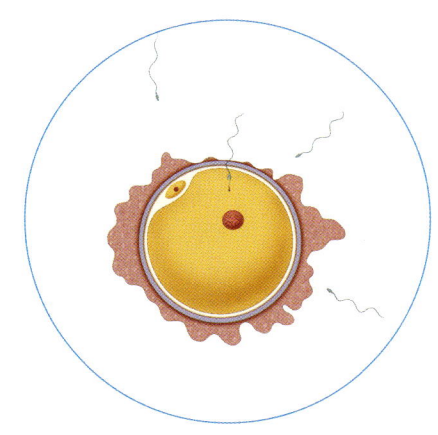

く，時間がたつと低下します．さきに旅を終えた精子が，卵管内で卵子の到着を待つのです．受精しなかった卵子は24時間後には消失します．

受精のメカニズム

●放線冠の通過

卵細胞の外側で卵子を保護している放線冠に多数の精子が入り込みます．放線冠の細胞は互いに接着されていて，活性化された精子の先体にある酵素で溶解し前進します．数十個の精子が掘り進み，この層を貫通します．

●透明帯への到達

透明帯は糖蛋白で構成され，別の動物の精子を受精しないように保護しています．許可された同種の精子がこのバリアを進み，別の糖蛋白と結合し精子の先体反応が活性化され透明帯を分解して突破します．

●透明帯の通過と透明帯反応

1つの精子が透明帯を通過し卵細胞内部に侵入すると，直ちに"透明帯反応"という変化が透明帯に生じます．この変化が生じるとライバルの精子は透明帯を通過することができなくなります．この透明帯反応により多数の精子が卵細胞内に侵入することを防止しています．

●精子と卵子の遺伝子の結合

精子が内部に侵入した刺激により，卵子の減数分裂が完了します．

精子頭部の精子核が卵細胞の中を進み，卵子の核と結合します．

（三木明徳・石原　理）

1. 受精・着床　受精卵・胚の発達

受精卵・胚の発達

　受精により創られた受精卵は卵管の中をゆっくりと子宮へと流されてゆきます．その間に細胞数を増やして着床に備えます．

受精卵の旅

　受精卵は卵管上皮の線毛細胞の運動および卵管の収縮により，卵管膨大部から子宮に向けてゆっくりと流れてゆきます．卵管は排卵に伴って放出される卵胞液中の化学物質（プロスタグランジン）により刺激を受け，規則的な収縮を開始します．卵管の全長は約10cmで，受精卵は卵管を4～5日程度かけて通過してゆきます．

酸素と栄養

　ヒトの受精卵は栄養源となる卵黄をほとんど持っていません．酸素と栄養は卵管の中を流れる卵管液から供給されます．卵管液は卵管の表面の分泌細胞から作り出されます．

卵割

　最初は1つの細胞であった受精卵は，細胞分裂を繰り返して細胞数を増やしてゆきます．受精卵の細胞分裂のことを卵割といいます．最初の卵割はヒトの場合受精後約36時間で観察されます．その後は徐々に速度を速めながら約10時間に1回の卵割を繰り返します．

胚の発達

　受精卵は卵割を繰り返しながら，2細胞期，4細胞期，8細胞期，桑実胚（8～32細胞），胚盤胞（胞胚）へと徐々に発達してゆきます．桑実胚までは細胞はただ集まっているだけですが，胚盤胞になると胚の内部に胚盤胞腔といわれる空間が形成されます．胚盤胞の段階ではそれぞれの細胞の役割が分化し，将来的に胎盤になる細胞・胎児をつくる細胞に分かれてゆきます．

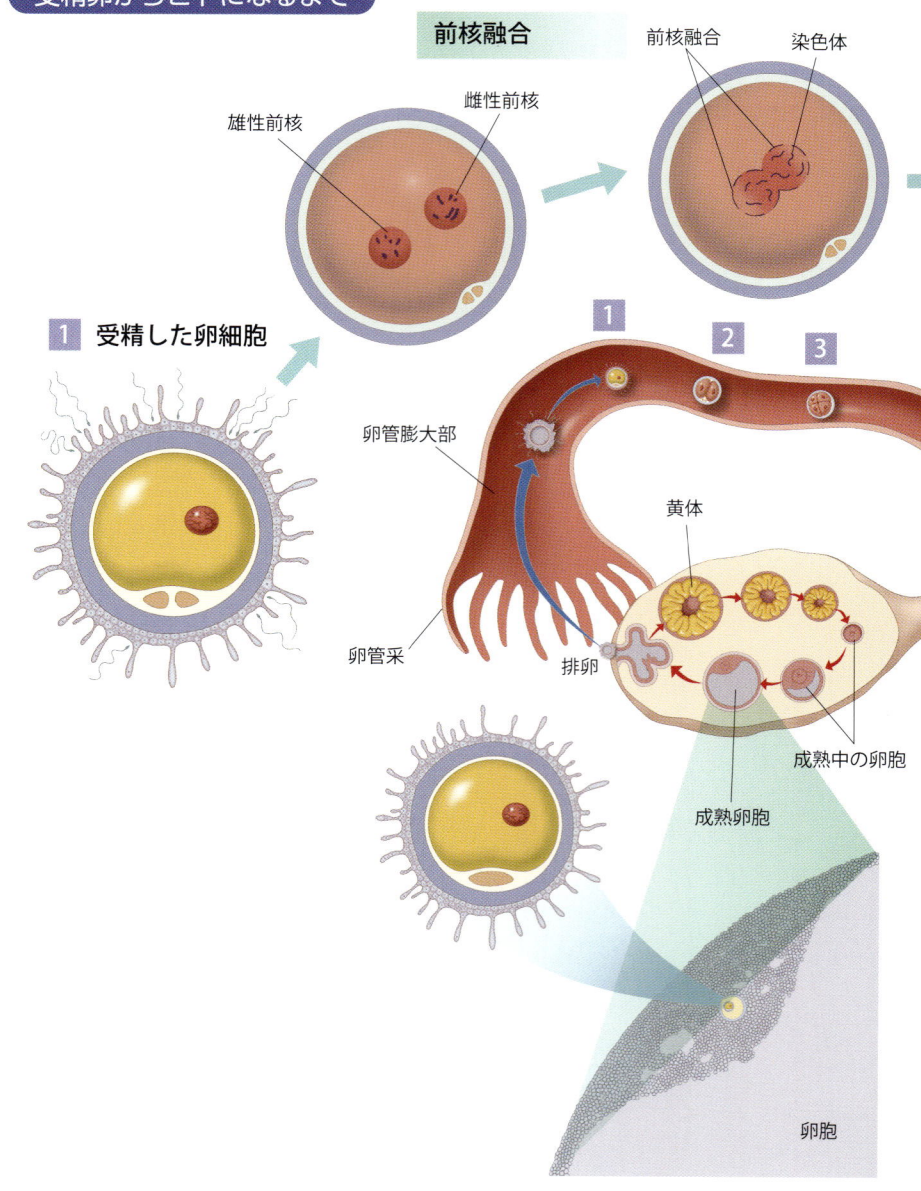

受精卵からヒトになるまで

胚の発達と遺伝子

　受精卵はただ卵割を繰り返しているだけではなく，遺伝子により細かな調節を受けています．多数の遺伝子が胚の発達に伴って次々と活性化され，正常な胚の発達がコントロールされています．このコントロールがうまくいかないと胚は正常に発育せず死亡してしまいます．このように妊娠のごく初期の段階で発育が止まってしまうこともかなり多いと推測されています．

透明帯

　卵子を包んでいる透明帯は受精のときには多数の精子を受精させない重要な役割を果たしていました．透明帯は受精の後も受精卵を包み込んで細胞をバラバラにしない，卵管内では着床させないという役割を果たしています．透明帯は受精卵が子宮に達した段階で分解されます．

（三木明徳・石原　理）

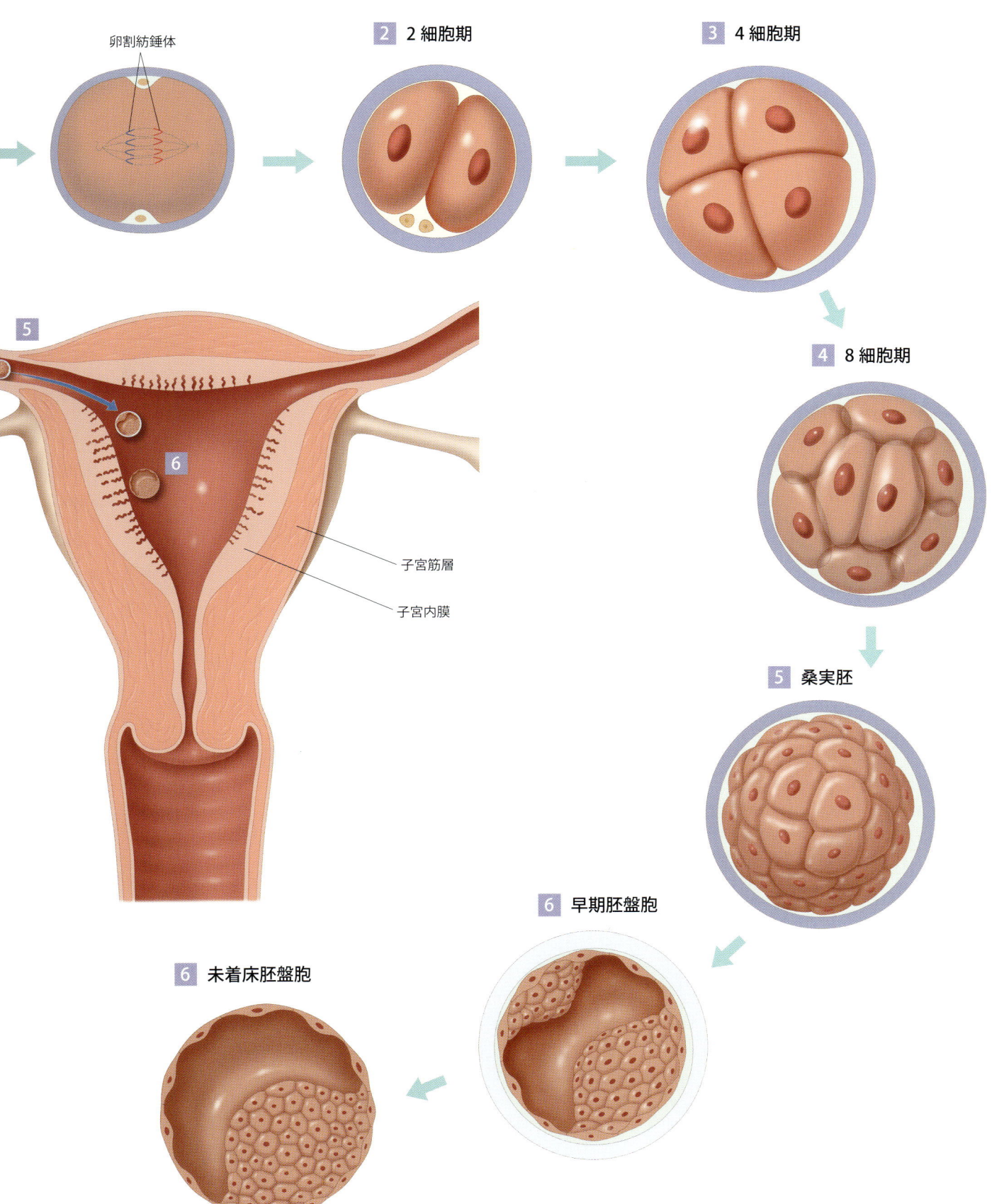

1. 受精・着床　着床と妊娠成立

着床と妊娠成立

子宮に到達した胚は，受精から7日目頃に準備の整った子宮内膜に潜り込み着床します．

この頃は胚はまだ小さく，血液検査や超音波検査で妊娠を診断することはできません．

子宮内膜の準備

月経の出血が止まった後，子宮内膜は卵胞から分泌されるエストロゲンの作用で子宮内膜の修復と増殖が行われます．この間に子宮内膜は厚くなり，内膜腺という分泌腺や，血液を供給する螺旋動脈も作られてゆきます．

排卵した後，卵胞は黄体へと変化し，黄体ホルモン（プロゲステロン）とエストロゲンが分泌されます．この2つのホルモンの作用を受けて，子宮内膜は増殖期から分泌期へと変化してゆきます．分泌期では肥厚した子宮内膜の水分含有量が多くなり，内膜腺からは粘液の分泌が認められます．これらの変化は胚が着床しやすい環境を作るために行われています．

インプランテーションウィンドウ

子宮内膜はいつでも着床を受け入れるわけではありません．排卵後5〜6日をかけて子宮内膜の表面の物質を整え，子宮内膜内部の状態を改築して着床の受け入れ準備が整います．排卵後8日が経過すると子宮内膜の状態が変化し，着床を受け入れなくなります．排卵から6〜8日までの間に，胚は子宮内に到着し着床する必要があります．着床が可能なこの短い期間をインプランテーションウィンドウ（implantation window）と呼びます．

着床

受精の後卵割を繰り返して胚盤胞にまで成長した段階で，胚は子宮内に到着します．胚は子宮内を転がりながら移動し，次第に子宮内膜との接着を強め，最後には子宮内膜上に接着します．

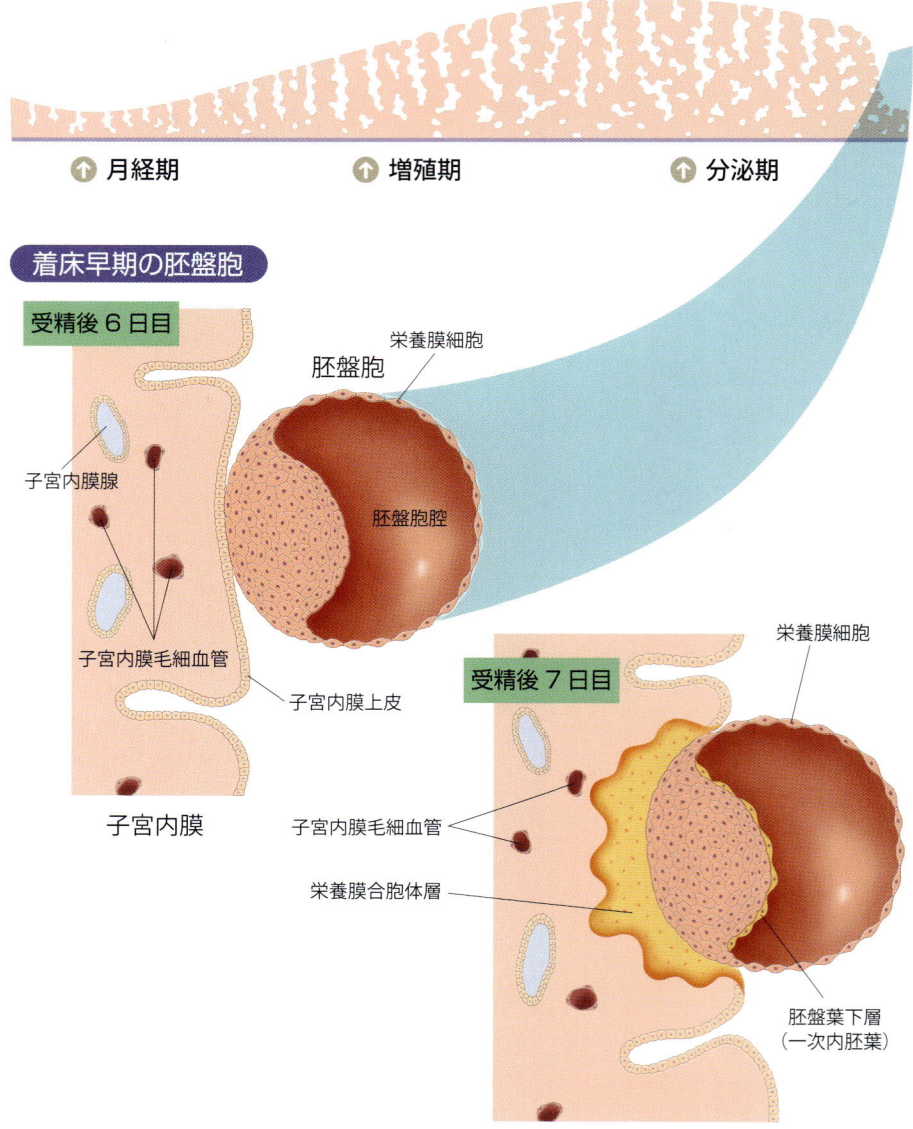

接着した後，胚の栄養膜細胞（トロフォブラスト）は子宮内膜内部への侵入を開始します．水分含有量が増え柔らかくなった子宮内膜の細胞の間を酵素の作用で細胞を押し分けながら，子宮内膜の中に潜り込んでゆきます．

最終的には胚全体が子宮内膜の中に潜り込みます．胚は子宮から栄養と酸素を受けとるために，子宮内膜内の血管・分泌腺と協力しながら，胎盤を徐々に作ってゆきます．

これらの過程には胚と子宮内膜から分泌されるさまざまな酵素・増殖因子・サイトカインが働いていると思われていますが，実際にどのような機構が働いているのかについては，詳しいことは分かっていません．不妊症治療の進歩とともに排卵・受精の過程は明らかになってきましたが，子宮という閉鎖された空間で繰り広げられる着床過程は現在でも分からないことの多い領域です．

第1部 胎児・新生児
第1章 正常

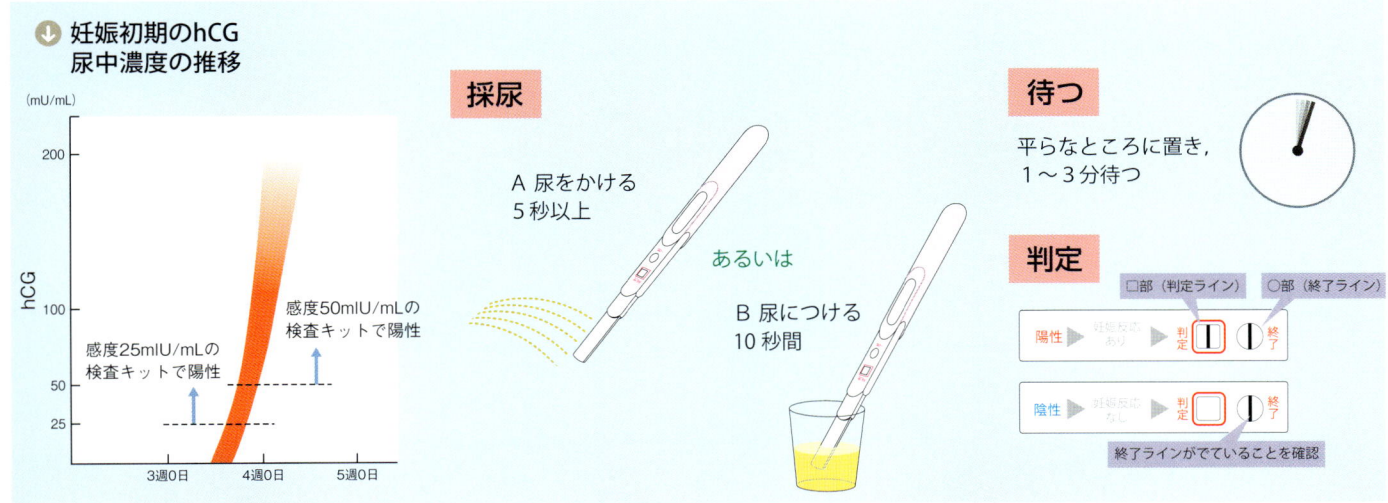

着床の完了

受精後8日目：栄養膜細胞層、栄養膜合胞体層、胚盤葉上層、羊膜腔、羊膜、子宮内膜腺、子宮内膜毛細血管

受精後9日目：子宮内膜腺、栄養膜腔隙中の母体血液、羊膜、羊膜腔、二層性胚盤、胚外中胚葉

超音波による診断
胎嚢（妊娠4週4日）
子宮内膜、胎嚢

妊娠検査キットの使い方

妊娠初期のhCG尿中濃度の推移
感度25mIU/mLの検査キットで陽性
感度50mIU/mLの検査キットで陽性

採尿
A 尿をかける 5秒以上
あるいは
B 尿につける 10秒間

待つ
平らなところに置き、1〜3分待つ

判定
□部（判定ライン）　○部（終了ライン）
陽性：妊娠反応あり → 判定
陰性：妊娠反応なし → 判定
終了ラインがでていることを確認

妊娠の診断

　胚の栄養膜細胞はヒト絨毛性ゴナドトロピン（hCG）というホルモンを分泌しています．hCGは他の細胞では作られていないため，妊娠の非常によい指標になります．hCGは母体の血液内に入り，最終的には腎臓から尿中に排出されます．血液中・尿中のどちらでも検査できますが，採取が簡単な尿を使った検査が主流となっています．

　市販の妊娠検査キット（感度50mIU/mL）では，排卵から14日程度経過すると陽性になります．これは，月経周期28日型の女性では月経予定日頃に陽性になるということですが，排卵が遅れていた可能性もあるため，月経が1週間遅れた頃に検査するよう勧められています．検出感度の高い検査キットでは，排卵から12日程度で陽性になり，月経予定日の2〜3日前に妊娠したかを知ることができます．

　妊娠週数は，最終月経の開始日を妊娠0週0日としてカウントし始め，妊娠40週0日を分娩予定日とします．ただし，妊娠2週0日頃（実際は未だ妊娠していない）に排卵したと仮定しているため，排卵時期が正確に分からない場合は超音波検査で妊娠週数・分娩予定日の確認・修正が必要です（p56「妊娠初期超音波検査」参照）．

　経腟超音波検査では，妊娠4週の半ばから子宮内に胎嚢（GS）を確認できます．妊娠5週後半から，胎児の心臓の動きを確認できるようになります．

（三木明徳・石原　理）

Column 生殖補助医療（ART）

■ 生殖補助医療（assisted reproductive technology；ART）

通常の方法では妊娠できない夫婦，妊娠しにくい夫婦に対して行われる治療です．生殖補助医療（ART）は基本的には健康保険が適用されず高額な費用がかかりますが，2004年から国の助成制度が始まり負担がやや軽くなりました．

近年では女性の晩婚化が進み結婚後すぐに子供を望まれる方が多くなってきています．年齢と時間的な制約から治療に時間がかけられない，かけたくない，長期間の通院ができないなどの理由で体外受精を希望される場合も出てきています．

■ 体外受精・胚移植（in vitro fertilization and embryo transfer；IVF-ET）

歴史：世界で最初の体外受精児は1978年7月25日にイギリスで誕生しました．ルイーズ・ブラウンさんです．日本では1983年10月に東北大学で国内初の体外受精児が誕生しました．現在では，体外受精での出生児が13万人を超え，2004年度では日本国内では出生児の62人に1人（1.6％）が体外受精により生まれた子供であると日本産科婦人科学会より報告されています．今後さらにその割合は増えていくと思われます．

対象となる患者：原則として体外受精（IVF）・胚移植（ET）法は，これ以外の医療行為によっては妊娠成立の見込みがないと判断される場合に行われる治療です．具体的には，①一般的な不妊治療であるタイミング法，排卵誘発法，人工授精等を十分行ったが妊娠できなかった夫婦，②精子濃度が低い，精子運動性が不良など，男性因子がある場合，③両側卵管切除後の場合，④子宮卵管造影検査・腹腔鏡検査により両側卵管の閉塞や癒着による機能障害が確認された場合などが適応となります．

方法：卵巣刺激の注射（排卵誘発剤＝FSH製剤）を行って卵巣の卵を育てます．発育した卵を経腟超音波装置にて確認しながら穿刺して体外に取り出し（採卵），精子と受精させ（媒精），数日間体外で育て（培養），得られた受精卵（胚）を子宮内に戻す（胚移植）方法により，妊娠成立をめざす不妊治療です．

■ 顕微授精（intracytoplasmic sperm injection；ICSI）

対象となる患者：IVF-ETを行っても受精しない場合や，受精しても良好な胚が得られない場合に行われる治療です．また，精子濃度が極めて低い，精子運動性が極めて不良など，高度男性因子がある場合，精子-透明帯／卵細胞膜貫通障害，抗精子抗体陽性の場合などでは，通常のIVF-ETだけでは受精卵を得ることができません．

このような夫婦に対しては顕微授精を行うことで受精を助けてあげることが可能です．

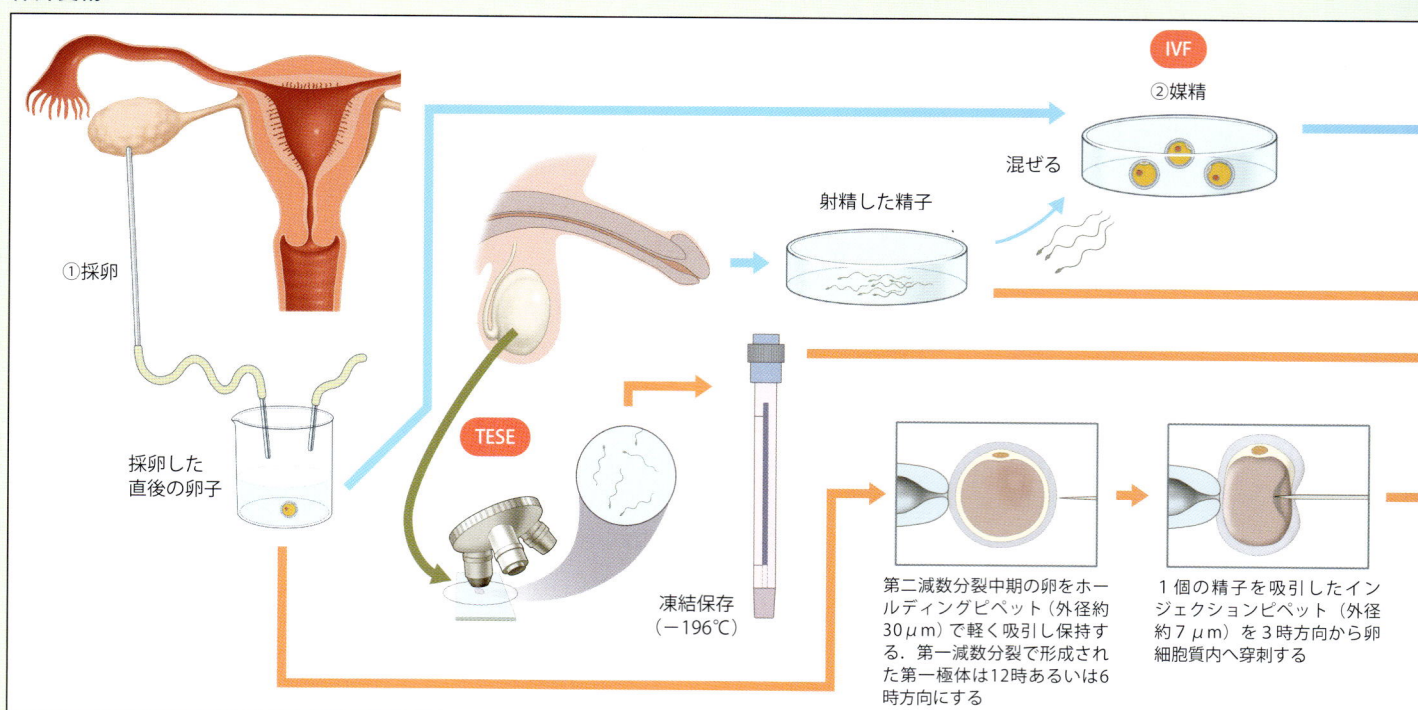

体外受精

方法：体外受精と同じ方法で採卵した卵を前処理した後，顕微鏡下で固定します．この卵に同じく前処理した精子を細いガラス管で注入します．この方法により受精能の低い精子でも受精させることができるようになってきました．

■ **精巣内精子回収法（testicular sperm extraction；TESE）**

対象となる患者：射精した精液中に精子が全く見つからない男性は，以前は非配偶者間人工授精（AID・精子バンク）という方法で他の男性から精子をもらう方法しかありませんでした．しかし，射精した精液中に精子がなくても精巣の組織の中には精子が存在している場合がかなりあります．精巣から組織を採取してその中から精子を回収し，この精子を用いて体外受精を行います．精巣内の精子は受精能力がないことが多いため，顕微授精を行って受精させます．

■ **受精卵（胚）の凍結**

ARTでは卵巣からたくさんの卵を育てて採取します．受精がうまくいった場合にはたくさんの受精卵（胚）ができることがあります．複数の受精卵（胚）を一度に子宮内に戻すと多胎妊娠が発生します．子宮内に戻さず余った受精卵（胚）を凍結保存し，妊娠しなかった場合や今度妊娠したくなった場合に備えて保存しておくことができます．

こうすれば万一最初の胚移植で妊娠しなくても，凍結した受精卵を解凍して2回目，3回目の胚移植を行うことができます．受精卵は－196℃の液体窒素の中で何年でも保存できます．一人目の子供が誕生した後保存しておいた凍結卵で二人目の妊娠を考えることもできます．

■ **体外受精の問題点**

卵巣刺激・排卵誘発に関する合併症；卵巣過剰刺激症候群（ovarian hyper-stimulation syndrome；OHSS）：排卵誘発剤により卵巣にあまりに多数の卵胞が育ってくると卵巣過剰刺激症候群（OHSS）という状態になります．体外受精の5〜10％にOHSSが発生し，その1〜3％が重症化するといわれています．卵巣からのホルモン等の産生が高くなりすぎるために，腹水・胸水の貯留，血液の濃縮などの症状が発生し，早期に適切な治療をしないと呼吸障害や血栓症（脳血栓，肺塞栓）による死亡例も報告されている疾患です．

多胎妊娠：日本産科婦人科学会は昔は3個までの胚移植を認めていたので，3個の胚を移植すると妊娠成立例の数％が三胎（みつご）になり，2個の胚移植では，妊娠例の約20％が双胎（ふたご）になります．多胎妊娠は早産のリスクが高いため，今では早産予防のため胚移植は原則1個になり多胎妊娠は急速に減っています．

（三木明徳）

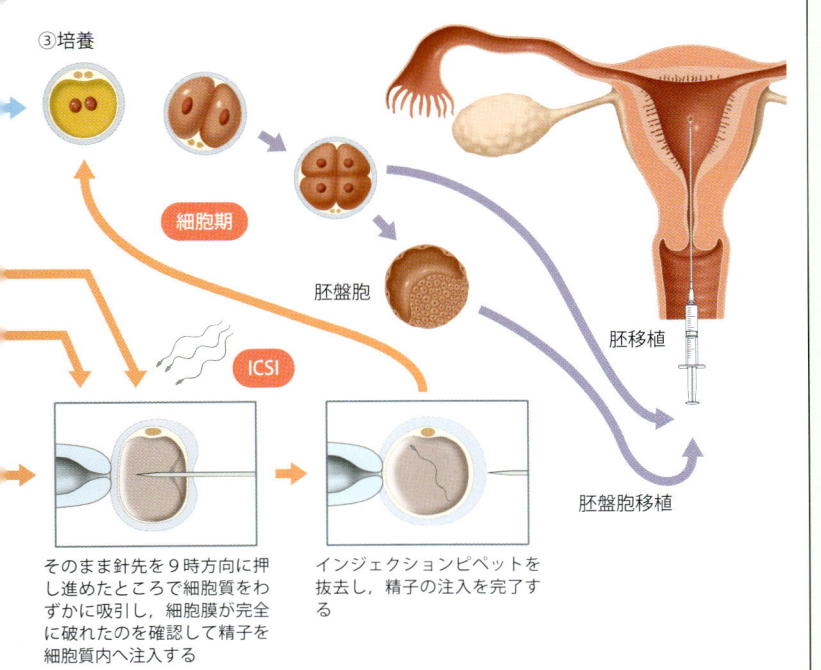

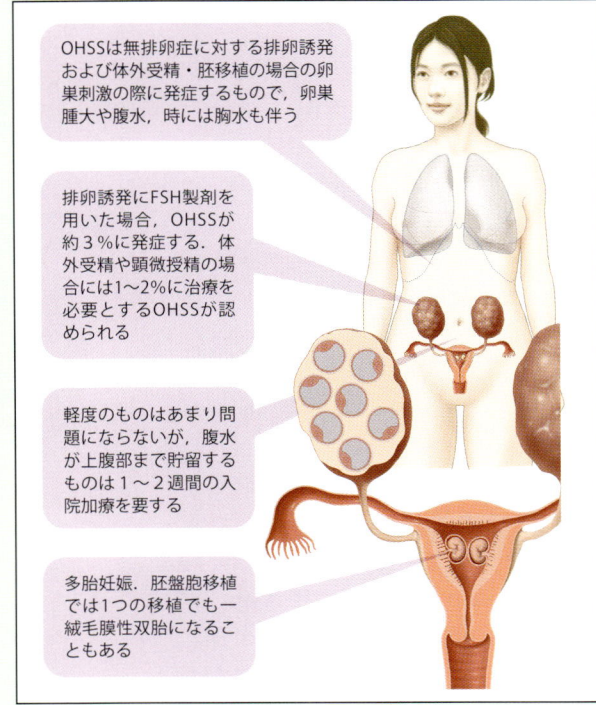

問題点

2. 胎児　胚葉分化

胚葉分化

受精卵が分割を繰り返しながら子宮内膜に着床した後，内細胞塊は(a)胚盤葉上層と(b)胚盤葉下層からなる(A)二層性胚盤となります．受精後15日になると①原始線条が出現し，胚盤葉上層の細胞は原始線条領域より陥入して中胚葉となり，(B)三胚葉が形成されます．また，(c)原脊索細胞より胚の正中軸となる(d)脊索が形成されます．

外胚葉の分化

外胚葉は外界との接触を保つ器官や構造となります．受精後19日頃に(d)脊索を覆う外胚葉は神経板を形成，神経板の中央域は②神経溝となり③神経管が形成されます．また将来耳となる耳板や目となる水晶体板や四肢になる肢堤が認められます．

中胚葉の分化

中胚葉は体を支持する組織となるため，外胚葉や内胚葉をとり囲み部位により④沿軸中胚葉，⑤中間中胚葉，⑥側板，⑦臓側中胚葉，⑧壁側中胚葉が形成されます．

中胚葉からは最終的に筋肉，骨，軟骨，皮下組織，心臓，血管，リンパ管と泌尿生殖器系である腎臓，生殖器，副腎，脾臓が形成されます．

⑦臓側中胚葉から血管，血球，心臓が形成され，④沿軸中胚葉は体節分節となり，ここから，筋肉，軟骨，骨，皮下組織が形成されます．⑤中間中胚葉からは腎臓が形成されます．

内胚葉の分化

⑨内胚葉におおわれた部分は頭屈と尾屈により⑩前腸，⑪中腸，⑫後腸となり，さらに側方から⑧壁側中胚葉により折りたたまれて狭く長くなり⑬卵黄腸管となります．内胚葉からは，胃，腸管，気道，膀胱粘膜，甲状腺，膵臓，鼓室，耳管上皮が形成されます．

（林るつ子）

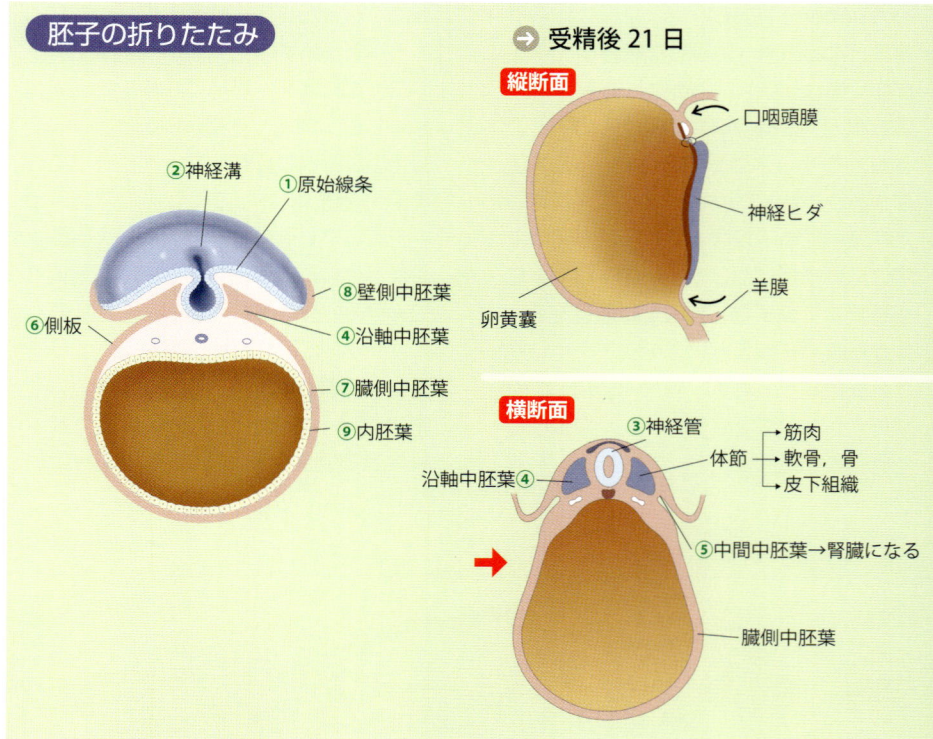

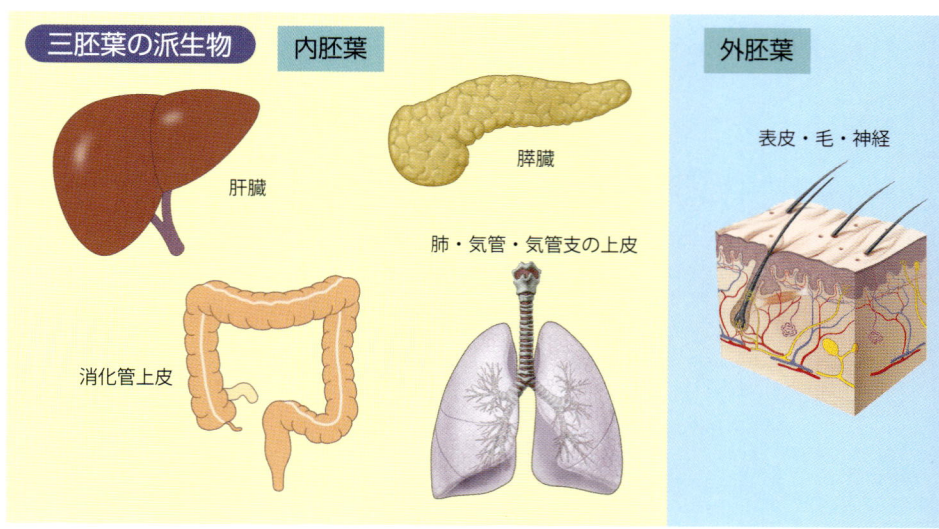

受精後 16 日
断面
脊索前板
①原始線条
外胚葉
⑨内胚葉
原始線条より細胞が遊走して
中胚葉が形成される
受精後 18〜19 日
B
神経溝
神経ヒダ
外胚葉
d 脊索
中胚葉
⑨内胚葉
受精後 20 日（3 週）
②神経溝
外胚葉
中胚葉
内胚葉
胞内体腔
体節

受精後 22 日（4 週）
心臓
前脳
脊索
排泄腔膜
付着茎
受精後 26 日
⑩前腸
頭屈
⑪中腸
卵黄嚢
内胚葉
尾屈
⑫後腸
受精後 27 日
臍帯
尿膜
羊膜
受精後 28 日
咽頭
食道
気管
気管支
心膜隆起
胃
肝臓
膵臓
膀胱
原始腸
ループ
神経堤
壁側板
脊索
胚内体腔
卵黄嚢
側方より
折りたたみ
胞内体腔
⑧壁側中胚葉
⑬卵黄腸管
背側腸間膜
脊髄神経節
体節
中腸
側腹壁
羊膜

脳
脊髄
中胚葉
卵巣
腎臓
脾臓
心臓・血液
精巣
骨・筋肉

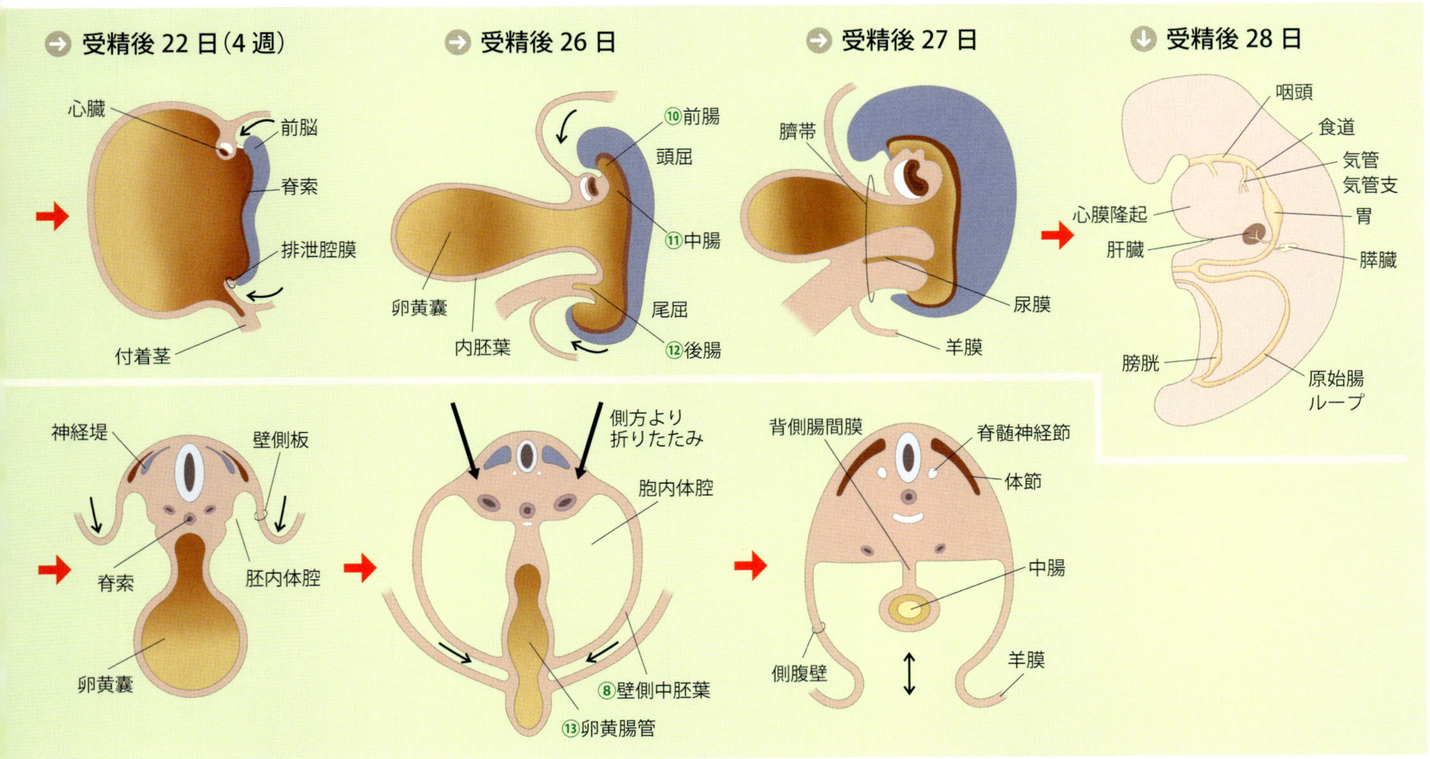

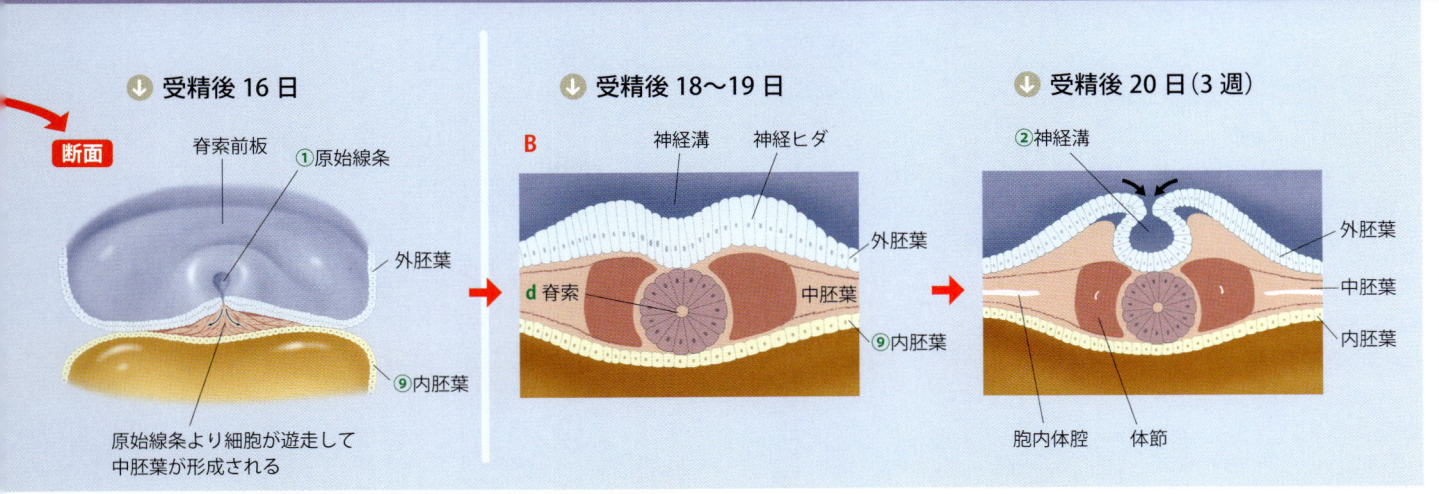

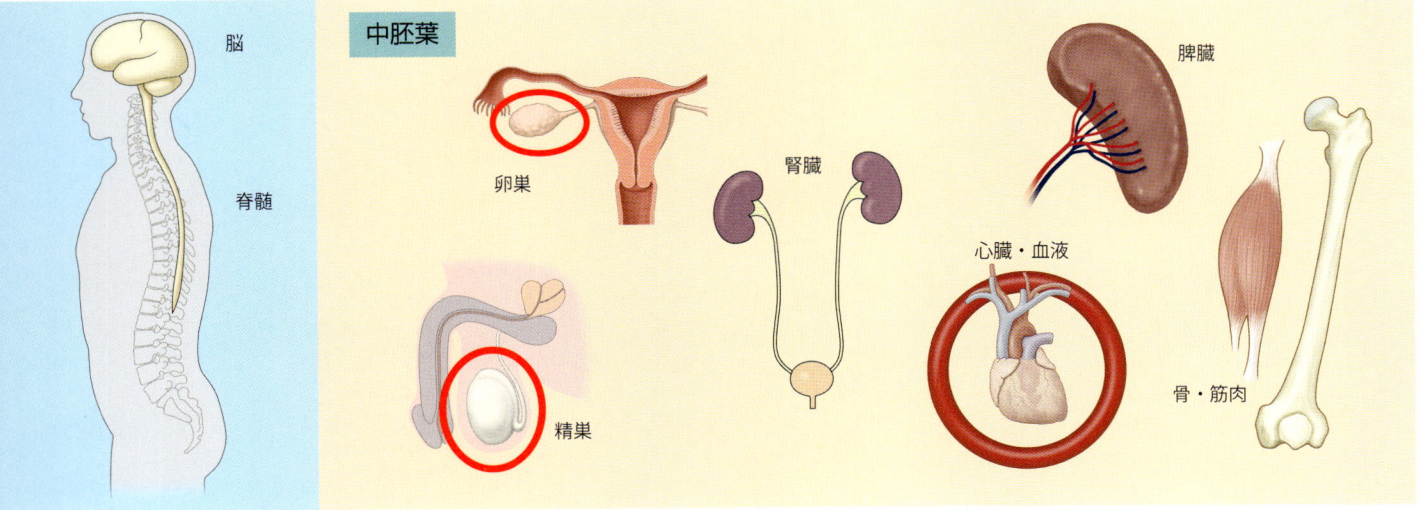

2. 胎児　器官発生

器官発生

　妊娠週数は排卵日を受精日と仮定し2週0日と表記します．発生学では受精日を0週0日とするため注意が必要です．ここでは妊娠週数で表記します．妊娠3週では二層性胚盤となり着床，妊娠5週では三胚葉となります（胎芽期）．妊娠6〜12週は器官や組織が急速に発生します．

● 妊娠6週
　体型に大きな変化がみられます．直線状の姿勢から頭屈と尾屈のため弯曲します．矢状断では中胚葉から形成された心臓および大血管を示しています．

● 妊娠7週
　6週と比較して外見上の変化は少ないです．上肢が櫂の形で下肢は足ひれのようです．

● 妊娠8週
　指放線がみられ将来の指の位置を示すようになります．目，耳管が認められます．矢状断では体節から分化する骨格筋の筋板領域を示します．

● 妊娠9週
　耳介および外耳道が明瞭になります．足板にも指放線が明瞭になります．急速に成長する腸管を納めるため生理的に臍帯ヘルニアを認めます．心臓は4室になり，門脈系，大静脈系，臍帯静脈系が流入するようになります．

● 妊娠10週
　明らかなヒトの外観を持つようになります．正確な判断ができるほど明確ではありませんが生殖器の外見的な違いを認めます．側板から分化した体肢，体幹の筋肉の構築とリンパ系の構築を示します．

● 妊娠11週　胎児期となる
　頭部は胎児の頭殿長の約半分を占めています．眼瞼はまだ癒合しています．尿形成が認められます．

● 妊娠12週
　外生殖器が女性型，男性型の性徴を備えるようになります．妊娠14週に達した泌尿生殖器系の模式図を示します．

（林るつ子）

妊娠6週〜12週の器官発生

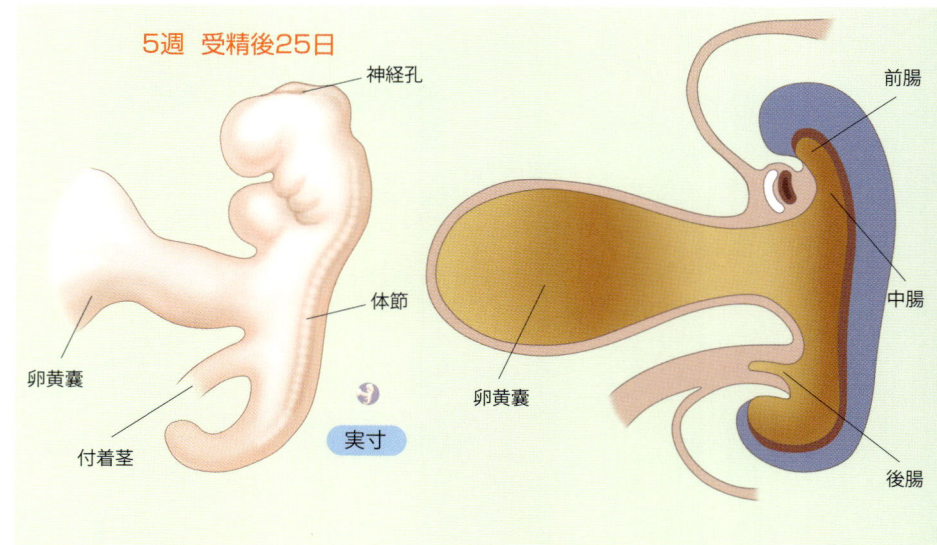

5週　受精後25日

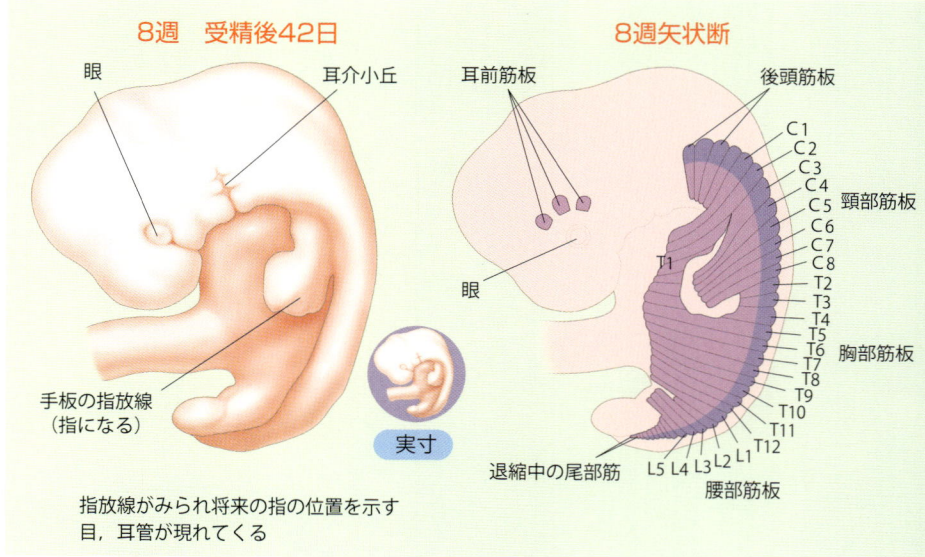

8週　受精後42日　　8週矢状断

指放線がみられ将来の指の位置を示す
目，耳管が現れてくる

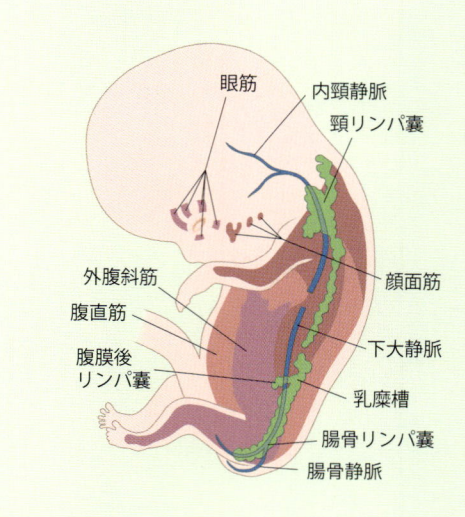

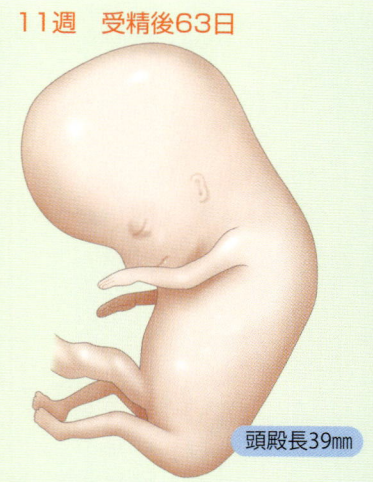

11週　受精後63日

頭殿長39mm

妊娠11週目には頭部は胎児の頭殿長のほぼ半分を占める．眼瞼はまだ癒合している

第1部 胎児・新生児
第1章 正常

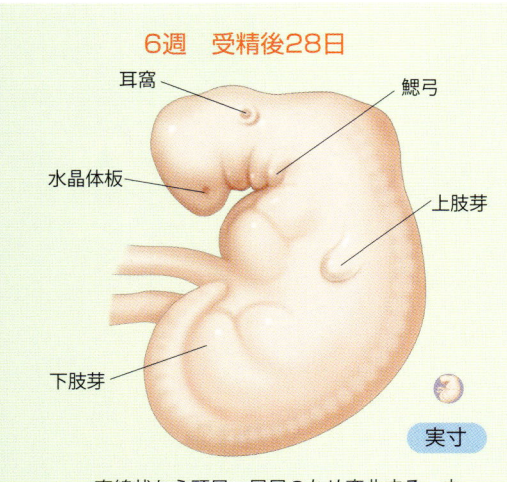

6週　受精後28日

直線状から頭屈・尾屈のため弯曲する．内耳となる耳窩がみえ，眼の水晶体となる水晶体板を認める

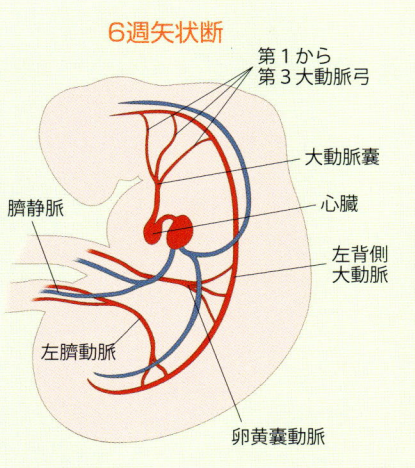

6週矢状断

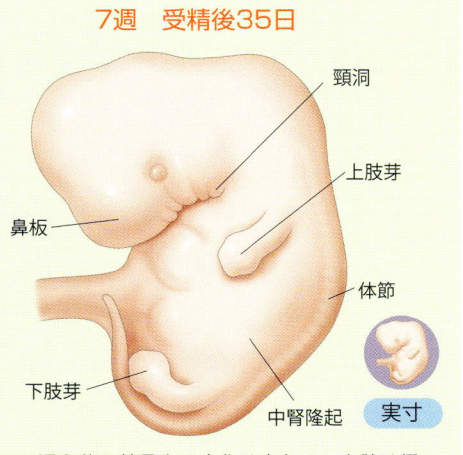

7週　受精後35日

6週と体の外見上の変化は少ない．上肢は櫂の形，下肢は足ひれのようである．中腎隆起は一時的な腎臓である中腎の位置を示している

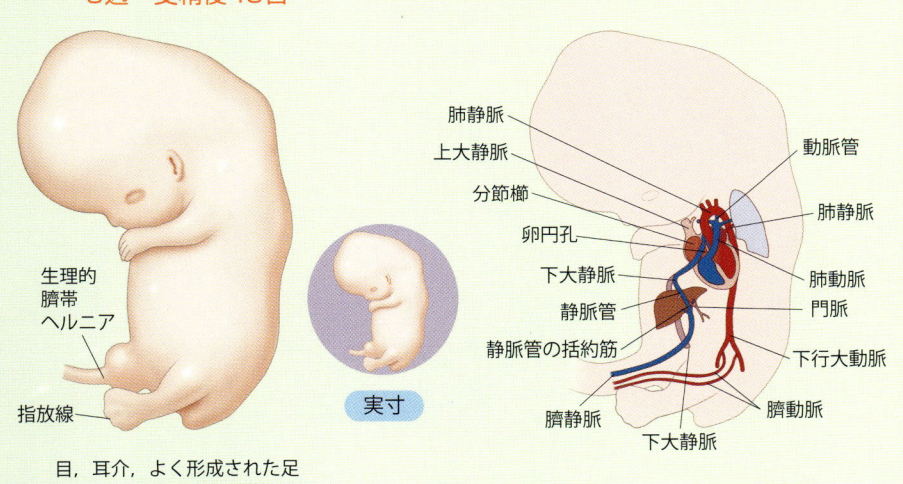

9週　受精後49日

目，耳介，よく形成された足
腸ループによる臍帯内の膨隆

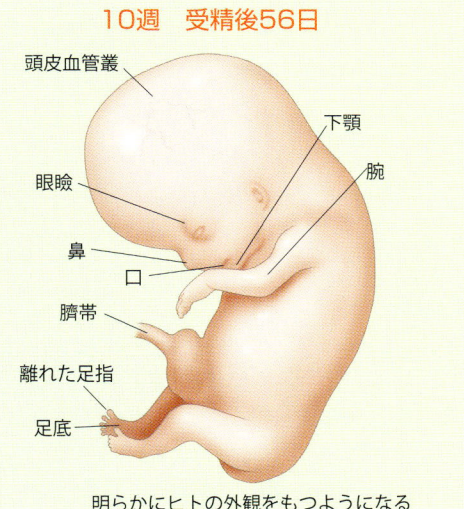

10週　受精後56日

明らかにヒトの外観をもつようになる

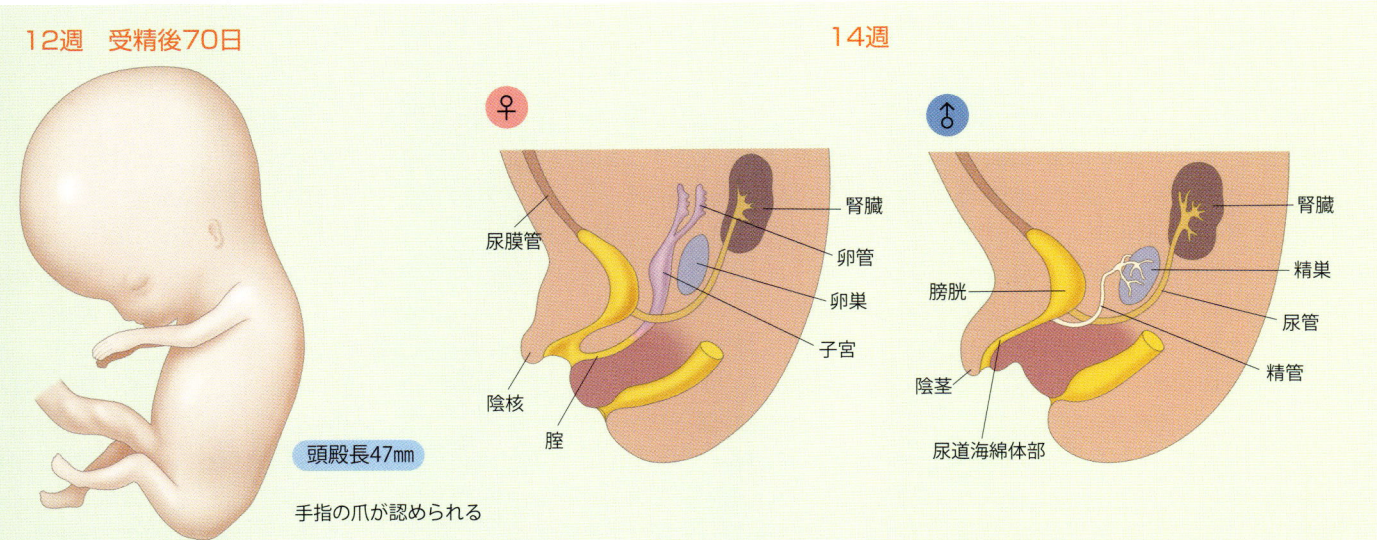

12週　受精後70日

頭殿長47mm

手指の爪が認められる

14週

2. 胎児　胎児身体発育

胎児身体発育の指標

● 胎児体重曲線

　本ページ下のグラフは妊娠初期からの胎児体重の標準増加曲線の対数表示で，直線でなく滑らかな増加曲線となります．妊娠初期前半の成長はほぼ直線的で，一定時間毎に細胞が規則的に増殖することを示しています．妊娠中期には成長が緩やかで，後期はさらに減速し，妊娠初期ほど成長速度が速く水分量が多いのですが，後期になると両者とも低下します．

妊娠初期：初期は細胞増殖期と主要器官発生期です．妊娠直後から細胞数増加が先行する前半の細胞増殖期と，後半の生命維持の基本である心臓，中枢神経などの主要器官発生期から構成されます．

妊娠中期：蛋白質増加に伴う多彩な細胞機能の充実が進む器官機能充実期です．この時期にカルシウム沈着に代表される骨格形成，胎動や呼吸様運動に伴う心拍調節の成立，消化器，腎臓，肝臓などの代謝排泄機能が開始します．

妊娠後期：胎児機能成熟期で，体外生活を支える複雑な調節制御系が完成し，産毛から毛髪への移行など皮膚発達，脂肪蓄積，中枢制御機能の充実など子宮外生活の予備能力を高め，生後の順調な成長を確実にします．きたるべき子宮外生活への準備期間です．

● 妊娠初期

　妊娠初期は着床，胚，胎芽，胎児へと形態，機能とも変貌の時期です．妊娠5週はじめの心拍開始に象徴される器官形成が始まり，妊娠6週では頭部の比率は身長の1/2にも達する特殊な形で胎芽と呼び，8週以降は胎児です．妊娠5週の毎分60拍の固定徐脈から次第に増加し妊娠9週には170前後の頻脈を経て12週以後は140前後に安定するなど制御機能の進歩とともに，1心室から2心房2心室に構造変化します．超音波診断装置の経腟法により着床直後から観察可能で（着床位置，双胎，胎嚢径の測定），胎芽像（胎芽頭殿長，胎芽心拍数）を測定し正確な妊娠期間を算定できます．初期は多胎，奇形を含む形態発育異常，流産，子宮外妊娠のリスクが高く詳細な観察が必要です．

● 妊娠中期

　この時期は胎児として主要器官の発達と機能が確立する時期です．構成要素も，水分量が低下し，蛋白質や脂肪が増加し，カルシウム，リンは中期後半から増加します．例外的に前腎，中腎，後腎と複雑に変化する腎臓，鰓性器官など形成開始される器官，大脳など中期末に未完成な器官もありますが，中期末には呼吸機能を例外として，早産児は体外生活を送るために必須な循環，代謝，内分泌の基本能力を備え，ごく少数（5％以下）の早産児は中期末に出産しても生存可能です．発育の個体差も拡大し，奇形や染色体異常の早期発見も必要です．糖尿病，心疾患など母体合併症，高齢出産などのハイリスク妊娠では推定体重を算出し胎児発育過程の厳重な管理が必要で，

身体の割合の変化

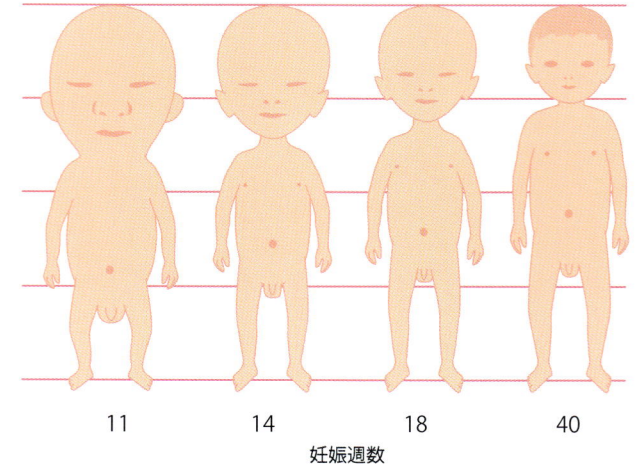

▶ 胎児期の身体の割合の変化を示す模式図

11週には頭部は胎児の頭殿長のほぼ半分を占める．38週までに頭囲と腹囲はほぼ等しくなる．これ以降，腹囲は大きくなっていく．全段階で同じ背の高さに描いてある．

妊娠週数に伴う，胎児体重，水分量，脂肪，窒素，カルシウムの推移

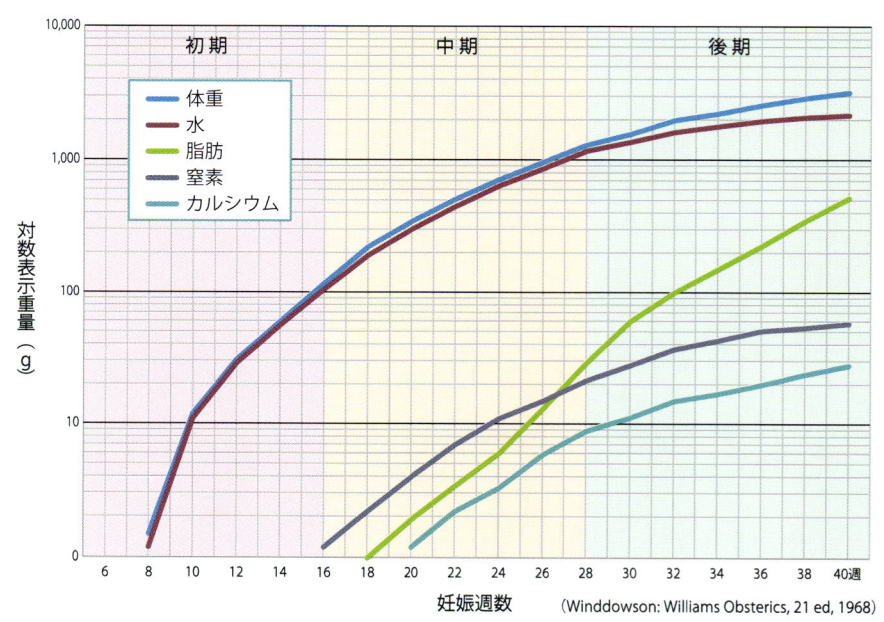

(Winddowson: Williams Obstetrics, 21 ed, 1968)

第1部　胎児・新生児
第1章　正常

妊娠初期（16週未満）

形態，機能の変貌
- 3週頃まで　神経管から脳・脊髄ができる
- 4～7週　「器官形成期」(11週まで)
  - 頭部と胴が分かれる
  - 眼と耳の原基が現れる
  - 原始腸管出現
  - 心拍開始
- 8～11週　「胎児」になる
  - 上肢・下肢が長くなり屈曲する
  - 指ははっきりするが水かき状
  - 外性器の分化始まる
  - 消化管の発達，尿排出
  - 胎児胎盤循環の完成
- 12～15週　あごの発育
  - 外性器の男女性徴を備える
  - 背骨がみえるようになる

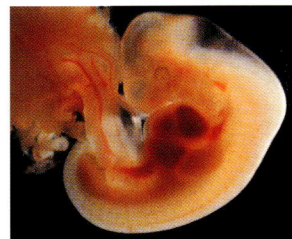 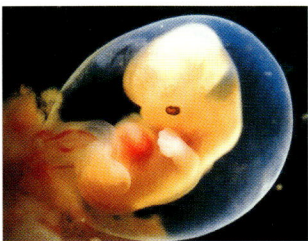 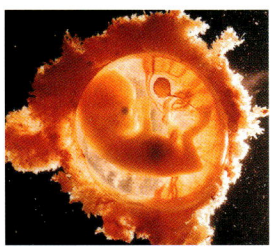

↑妊娠7週　　↑妊娠8週　　↑妊娠13週
（レナルト・ニルソン：誕生の神秘，小学館，p81）　（レナルト・ニルソン：誕生の神秘，小学館，p85）　（レナルト・ニルソン：誕生の神秘，小学館，p106）

頭殿長：4.0mm　頭殿長：13.0mm　頭殿長：29mm　頭殿長：47mm
↑妊娠6週　　　↑妊娠8週　　　↑妊娠10週　　↑妊娠12週
（実物大）　　（実物大）

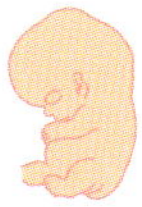

妊娠中期（16～28週未満）

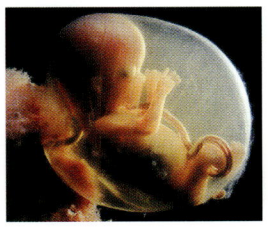 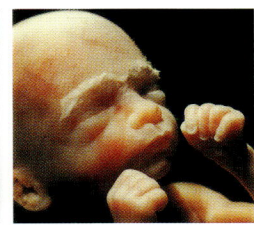

（レナルト・ニルソン：誕生の神秘，小学館，p111）　（レナルト・ニルソン：誕生の神秘，小学館，p121）

主要器官の発達，機能確立
- 16～19週　皮下脂肪つきはじめる
  - 頭髪・爪の出現
- 20～23週　外性器発達，エコーでの判別可
- 24～27週　神経系機能の発達
  - 肺においてサーファクタント産生開始
  - 羊水の中で回転
  - 上下眼瞼の分離（26～28週）

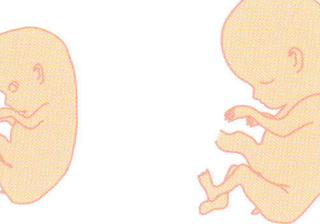

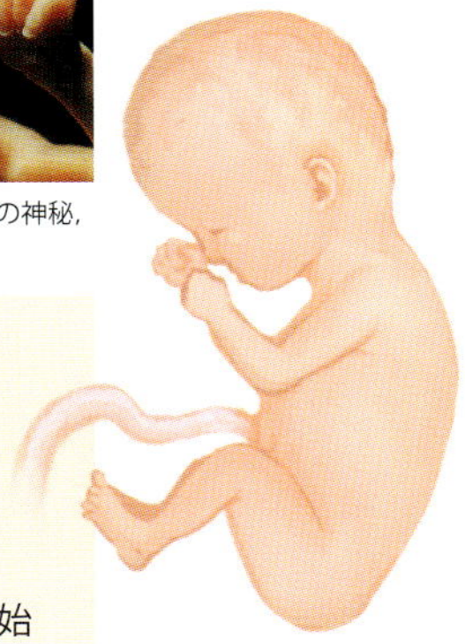

妊娠後期（28週以降）

新生児の特徴を備える
- 28～31週　心臓，肺，腎臓などの内臓器官，中枢神経機能の充実
  - 呼吸様運動活発
- 32～35週　肺の機能成熟（肺胞発達）
  - 産毛が消え，胎脂が増える
- 36週～　腎臓機能成熟

頭殿長：19cm
↑20週

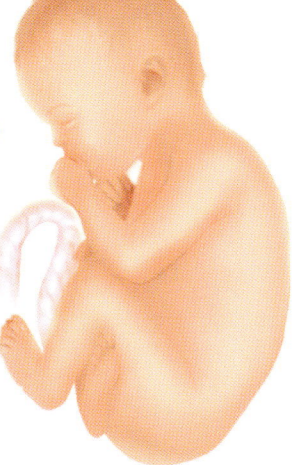

頭殿長：36cm
↑38週

頭蓋大横径，大腿骨長，腹部径，呼吸様運動，胎動，胎児の筋緊張，羊水量，胎児血流波形から判定します．胎児心拍数計を用いた切迫早産，前期破水の管理も重要です．これまで，中期は胎児，母体とも相対的な安定期とされていましたが，近年，高齢初産，多胎，子宮収縮異常，前期破水早産による低出生体重児の増加により，現代母子保健管理の最重要な時期となりました．今後は骨密度，筋肉量，子宮環境（羊水内圧，子宮収縮）など胎児環境，器官機能判定の精度向上による早産防止，異常児の早期発見が課題です．

●妊娠後期

　胎児発達の最終段階で，外見上も皮下脂肪沈着，産毛から毛髪への変化など新生児の特徴を備える時期です．合併症や発育遅滞があっても，32週以降になれば，肺胞内でのサーファクタントの分泌，中枢神経系発達による反射調節機能により生存率も上がります．一方，胎児発育に伴う母体への負荷がピークに達する時期で，妊娠高血圧症候群など母体合併症，常位胎盤早期剥離，胎児発育遅滞，切迫早産の頻度も増加し，厳重な妊娠監視が必要です．

●男女別の胎児発育曲線

　妊娠初期の発育速度はほぼ一定ですが，妊娠12週頃から外性器など形態の男女差が出現し，週数増加ともに体重にも反映され，20週以後は統計的な体重差として認識され，出生時平均［男児3,050g，女児2,960g，性差90g（2006年）］に達します．

（穂垣正暢）

2. 胎児　中枢神経系の発達

中枢神経系の発達
中枢神経系は神経板と呼ばれる外胚葉の背側肥厚部から発生します．

神経管
神経系は外胚葉起源の神経上皮である神経板に由来し，妊娠6週までに神経管と神経堤を作ります．神経管からは脳と脊髄の中枢神経系が，神経堤からは脊髄神経節や末梢神経系が形成されます．

脳胞（1次脳胞と2次脳胞）
妊娠6週には，神経管の頭側が膨大し，前脳胞，中脳胞，後脳胞（菱脳胞）の3つの一次脳胞が形成されます．これらはそれぞれ，嗅覚，視覚，聴覚の中枢とみなされます．妊娠7週には，前脳胞は終脳胞と間脳胞に，菱脳胞は後脳胞と髄脳胞になり，中脳胞とあわせて5つの二次脳胞を形成します．

脳屈
原始脳は3つの場所で屈曲します．妊娠6週に脳は腹側へ屈曲し，中脳領域に中脳屈，後脳と脊髄との境界に頸屈が生じます．その後，中脳屈と頸屈との間で，反対方向に橋屈が起こります．

神経管の細胞分化
神経管上皮は妊娠6週末に増殖して神経芽細胞，神経膠芽細胞，中枢神経系上衣を生じます．神経芽細胞は周辺に遊走して灰白質の前駆物質である外套帯を作り，外套帯は，神経上皮の脳室帯にかぶさり，後に白質となる神経線維による辺縁帯で被われます．

ニューロンの発生
脳幹の外套帯には1対の前柱（基板）と1対の後柱（翼板）が形成されます．
脳神経の運動性ニューロン群は脳幹の基板から，連合性ニューロンは翼板から発生します．基板は，一般体性遠心性，特殊内臓性遠心性，一般内臓性遠心性の運動性ニューロンを含んでい

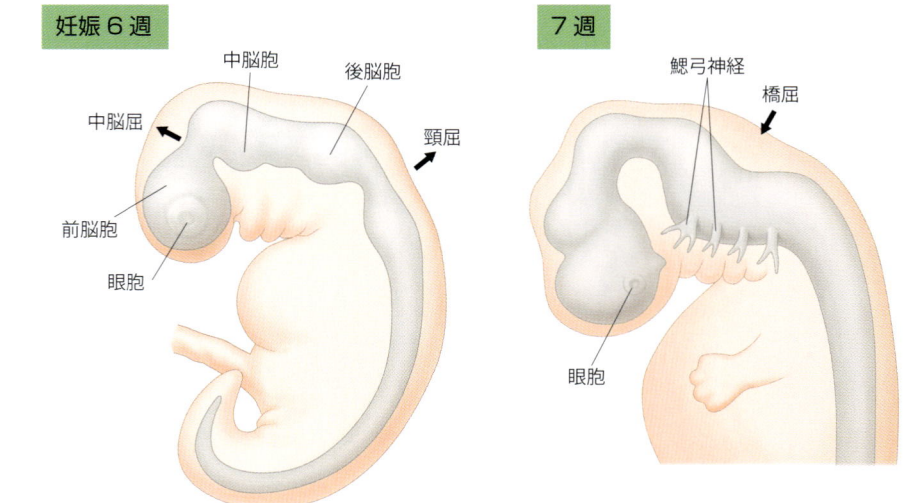

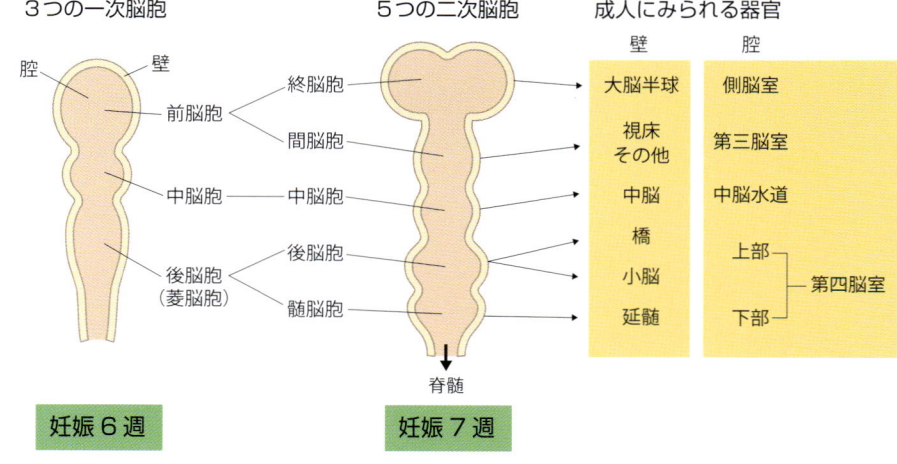

ます．また翼板は一般内臓性求心性，特殊内臓性求心性，一般体性求心性，特殊体性求心性の連合性ニューロンを含んでいます．翼板からは神経芽細胞が腹側に移動してオリーブ核のニューロンを形成します．

前脳の発達
前脳胞の前方部分である嗅脳の付け根から背側にある翼板が左右に膨れ出して終脳を作り，後に大脳半球となります．左右の終脳に包み込まれた腹側の基板は間脳となります．神経管の内腔は大脳半球の中で拡大して左右の側脳室となり，本来の前脳胞は間脳の第三脳室となります．第三脳室の吻側板は薄い層（終板）であり，ここに視神経交叉や脳交連が発達します．

● 終脳
線条体（運動制御中枢）は側脳室底に発達した神経核であり，このほかの脳室壁が外套あるいは皮質を構成しています．大脳半球は背側と尾側に大きく膨らみ，間脳の上で背屈して次第に間

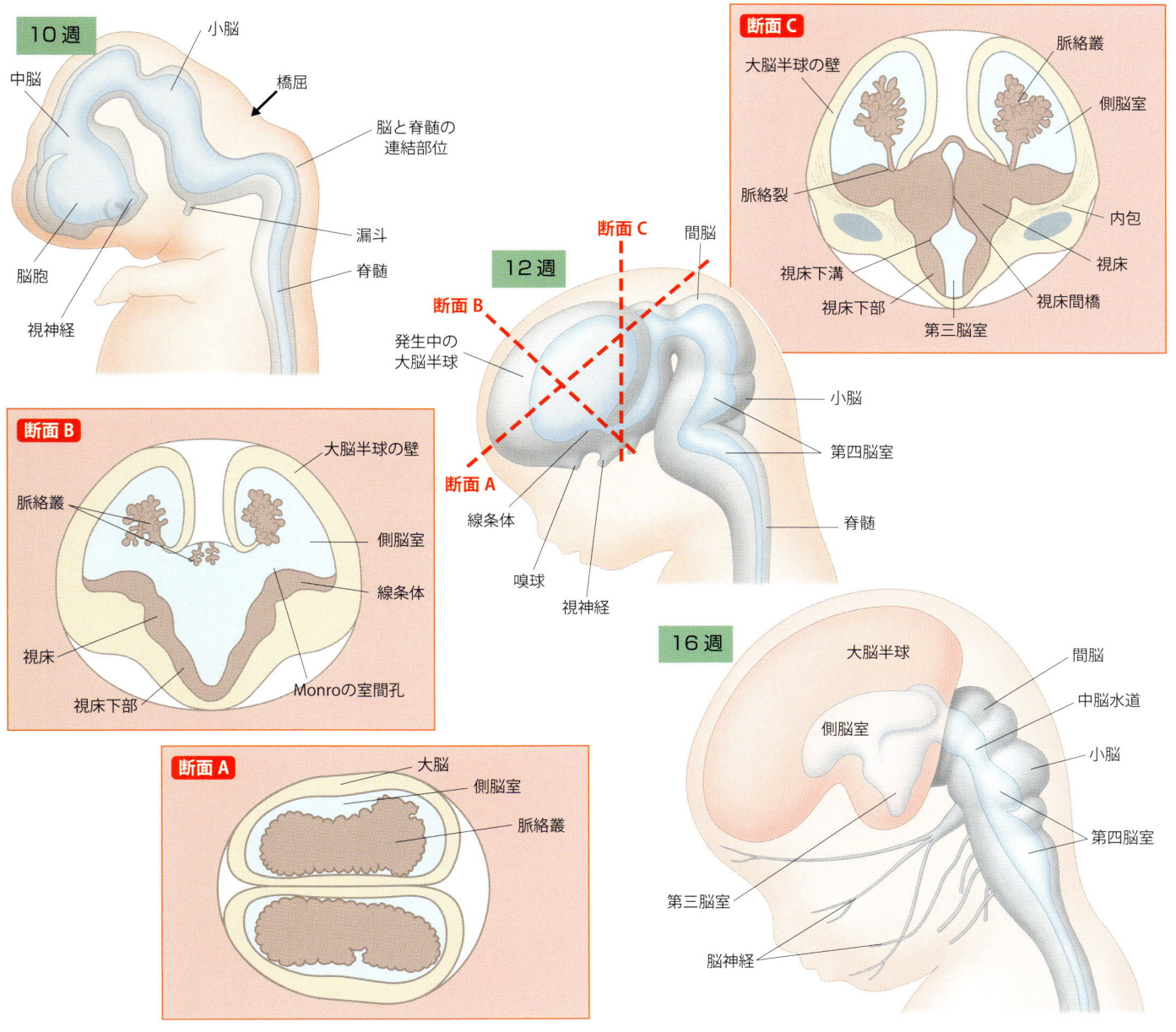

脳と中脳の上へ伸びていきます．大脳半球の吻方部は前頭葉となり下面に嗅球を備えています．尾方部は下前方に曲がって側頭葉となり，さらにその後方に伸びた部分が後頭葉となります．

● 間脳

第三脳室の壁である間脳には視床上部，視床下部を構成する核が集まっています．視床上部は嗅覚の中枢，視床は嗅覚以外の全感覚の中枢，視床下部は内臓感覚の中枢です．視床下部の核は脳室底へつながり，正中腹側に伸び出して神経性下垂体の原基となります．

中脳の発達

神経管は細くなり，第三脳室と第四脳室を連絡する中脳水道となります．この蓋板と底板には翼板と基板の細胞が進入してくるので厚くなり，中脳蓋と被蓋の正中部を形成します．神経芽細胞は中脳の翼板から中脳蓋に移動，集合して，1対ずつの上丘と下丘というニューロン群（四丘体）を形成し，視覚と聴覚，平衡覚の情報処理に関与します．

後脳（菱脳）の発達

橋屈が進むと蓋板は薄くなり，脳室腔は広がって菱形の第四脳室ができます．菱脳の尾方半分が延髄となります．その上衣天井は脈絡板となり，これが吻方に折りたたまれて脈絡叢を形成します．菱脳の頭方半分は橋になります．左右に拡大した菱脳窩の上唇部から小脳が発生します．

（仁科秀則）

2. 胎児　循環器系の発達

循環器系の発達

　胎児の血液は妊娠5週（発生第3週）の末までに循環を始めます．胎児の成長はこの時期とても急速なため，必要な酸素と栄養分を摂取し，老廃物や二酸化炭素をどんどん排出しなければならず，このため循環器系の発達は早期に確立されていきます．

妊娠5～6週（心臓と血管系の初期発生）

　妊娠5～6週（発生第3～4週）の胎児では単一の筒状の原始心臓が形成されます．ここから送り出された血液は大動脈弓（鰓弓）を通り，背側大動脈から全身に送られます．それと同時に血液が臍動脈，卵黄嚢動脈へ流れ，栄養分や酸素の摂取を行います．原始心臓に戻ってくる血液は，①卵黄嚢からの卵黄嚢静脈，②絨毛膜からの臍静脈，③全身からの総主静脈，の3本の静脈です．

妊娠5～6週（心ループの形成）

　単一の筒状であった原始心臓ははじめ胎児の腹側の中央に形成されますが，まもなくループを作るように右側へ傾いていき，心臓を機能的に左右に分けます．心臓の静脈側が右へ傾き，左心室が大きくなるため，完成した心臓の心尖部は左側を向くようになります．

心房中隔の形成

　原始心臓ははじめ1つの心房と1つの心室からなっています．妊娠7～9週に原始心房は左右の心房に分けられます．薄い膜である一次中隔は心房の上方より下に向かって形成されます．この形成途中の開口部が一次孔と呼ばれますが，一次中隔が心内膜床に癒合するとともに一次孔は閉鎖します．これと同時に一次中隔の中央に孔があき，二次孔ができます．また，一次中隔のすぐ右側より二次中隔が発生します．二次中隔は比較的固い中隔で，これにより二次孔をふさぐようになります（卵円孔）．

　このように卵円孔は右から左への血流は流れますが，左からは逆流しないよう，弁の働きをしています．

妊娠8週

　この頃になると，卵黄嚢は胎児の一部として組み込まれます．このため，卵黄嚢動脈はそれぞれ腹腔動脈，上腸間膜動脈，下腸間膜動脈となり，胎児の中に残ります．卵黄嚢静脈は肝臓で門脈を形成します．1対（2本）あった臍静脈はやがて，右臍静脈が退行し，左臍静脈が絨毛膜からの血液をすべて胎児へ運びます．同時に静脈管と呼ばれる迂回路が肝臓内に発生し，臍静脈と下大静脈とをつなげます．

心室中隔の形成

　心尖に近い心室の中央より筋組織の隆起が出現し，心室中隔の筋性部が形成されます．この段階では心内膜床と心室中隔筋性部との間に心室間孔という穴がまだ開いていて，ここは比較的

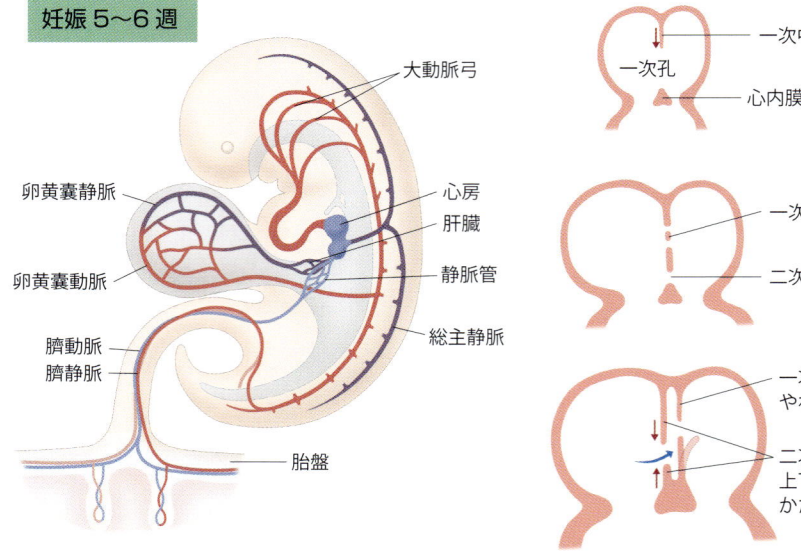

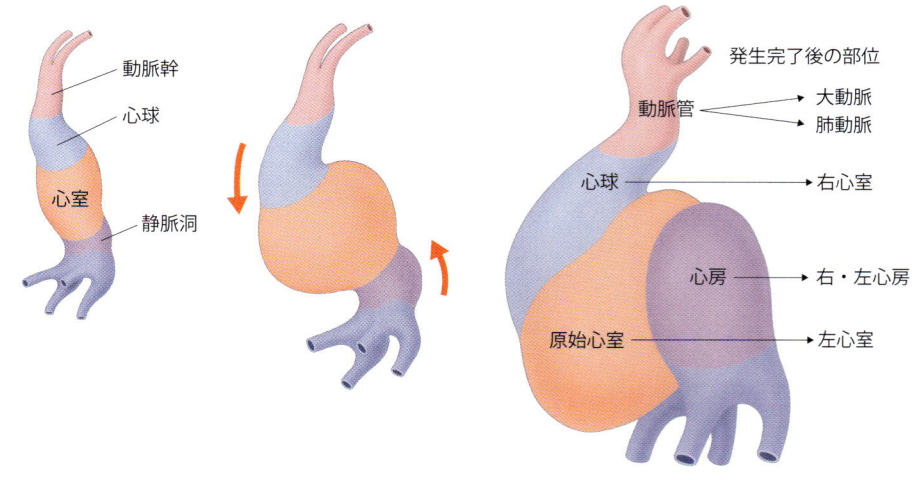

第1部 胎児・新生児
第1章 正常

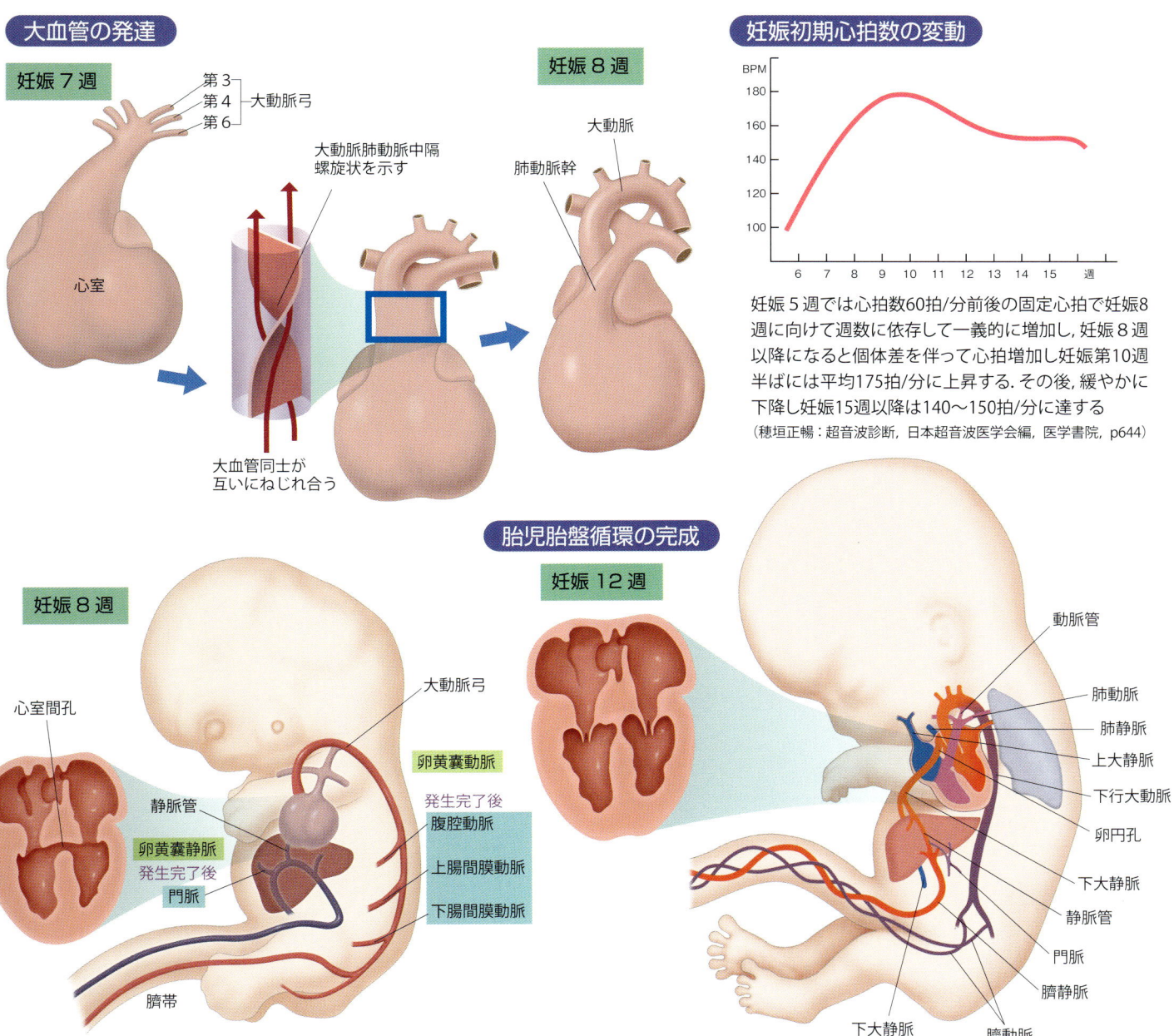

遅くに閉鎖されます（妊娠9週）．ここは薄い膜であり，心室中隔膜性部となります．したがってこの部分は心室中隔欠損症の好発部位となります．

大血管の発生

最初は，1本の動脈幹を経て，鰓弓から発達した大動脈弓を形成していますが，徐々に動脈幹の内部壁より中隔の突起が出現し，大動脈肺動脈中隔を形成します．これは螺旋状に発達するため，大血管同士は互いにねじれあっ

て発達していきます．このねじれ方に異常が起こると大血管転位症や両大血管右室起始症になります．

妊娠12週（胎児胎盤循環の完成）

胎児循環はほぼ完成されています．胎児循環においては右心系と左心系が同じように発達していきます．胎盤からの血液は臍静脈から肝臓内の静脈管を通り，下大静脈へ流れます．右房に流れた血液はほとんどが卵円孔より左房へ流入し，右室へ少量しか流入しま

せん．右室へは頭部から帰ってきた血液が主に流入します．胎児の肺は血管抵抗が高く，右室から肺動脈に流れた血液はほとんどが動脈管を通じて大動脈へ入ります．また，卵円孔を通って左房から左室へ流れた血流は大動脈弓から冠状動脈，頸動脈へ大半が流れ，残りが下行大動脈の血流となります．

こうして，心臓の基本構造が出来上がった後，刺激伝導系の筋線維が完成していきます．

（伊藤 茂・薪田も恵）

2. 胎児　呼吸器系の発達

はじめに

　成人の場合，呼吸は，気道・換気・循環といった救命処置のABCのうちの二つと関係しており，生命維持に不可欠です．胎児は胎盤・胎児循環に依存しているので，呼吸様運動（コラム参照）は認められるものの，成人同様の呼吸（換気）をしているわけではないので，母胎内ではただちに問題とはなりません．

　しかし，ひとたび出生すると，もう母体・胎盤に依存することはできないので，肺呼吸（換気）が必要となります．呼吸器系の異常は出生直後から致命的な影響をもたらします．このため呼吸器系は形態的にも機能的にも出生前からある程度，準備されています（胎児の肺成熟）．正期産では大きな問題になることはあまりありませんが，早産では未熟なまま出生するので，呼吸器系の異常は児の一生を左右します．近年早産は増えているため，多くの母児に関わる問題となっています．

　臨床的には呼吸器系の発生・発達とサーファクタントとの関連が最も大切です．

生理的な肺の発生と発達

　妊娠3～7週に内胚葉に属する前腸の腹側からの膨隆である肺芽が出現し，出現した肺芽は左右に分岐しさらにそれぞれ2つ，3つに分葉し左右の肺葉・気管支を形成していきます．また食道気管中隔（tracheo-esophageal septum）により気管支と前腸とが分離されます．

　妊娠5～16週には既に気管支分枝はほぼ完成していますが，内側には上皮細胞も認めず形態的には外分泌腺状です．またこの時期に横隔膜が発生し，胸腔と腹腔との分離が起きます［偽腺管期・腺様期（pseudoglandular period）］．

　妊娠16～24週には気管支原基内の上皮細胞が立方上皮の形態をとり，内腔が出現してきます．毛細血管も発達

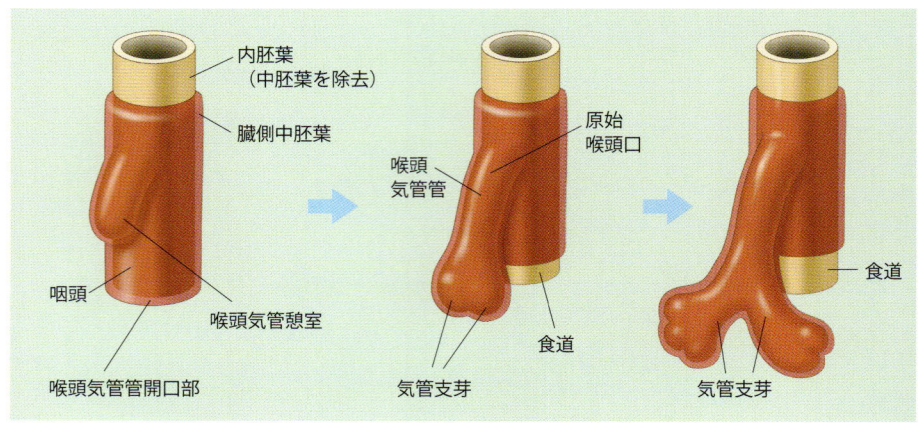

気管支の発生

妊娠6週

妊娠8週　　妊娠10週

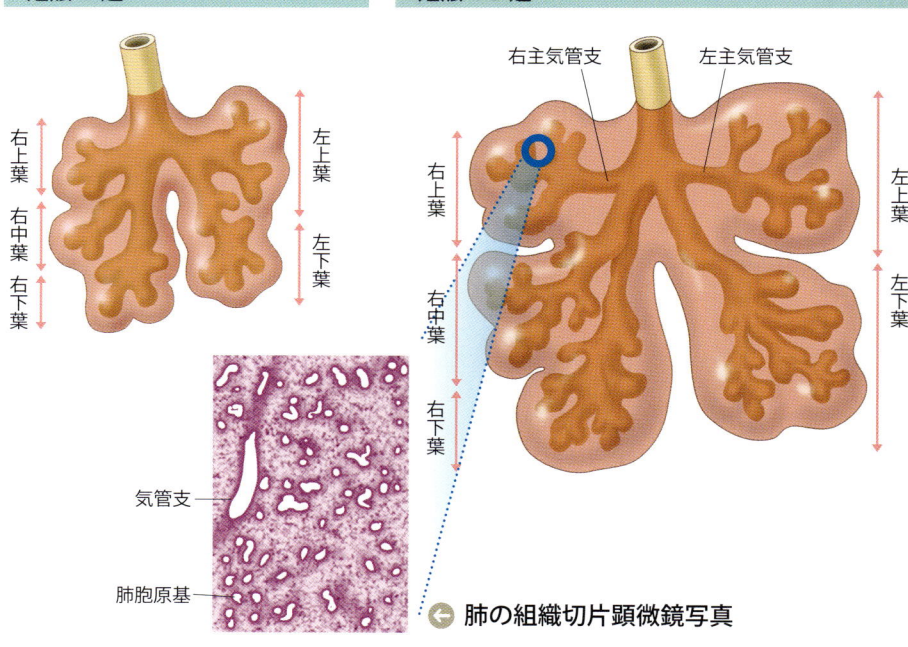

← 肺の組織切片顕微鏡写真

し，ガス交換の準備が開始されてきます．肺の細胞がⅠ型とⅡ型とに分化し始めます［細管期・管腔期（canalicular period）］．

　妊娠28週以降には内腔の換気スペースが増加し，間質が菲薄化しエラスチンの沈着が出現します．Ⅱ型細胞ではサーファクタントの産生が始まります［嚢胞期（saccular period）または終末嚢胞期（terminal sac period）］．

　妊娠36週以降は気管支先端の細葉の細胞が扁平化して肺胞が発達していきます［肺胞期（alveolar period）］．

　機能的には妊娠28週以降のサーファクタント産生が重要ですが，器官としての呼吸器の成熟には呼吸様運動とならんで，適切な量の羊水も必要であることが明らかになっています．また胎児の腎臓で産生され胎児尿へ分泌され呼吸様運動により肺へ到達する液性因子の関与も明らかにされつつあります．

妊娠16〜24週（細管期・管腔期）

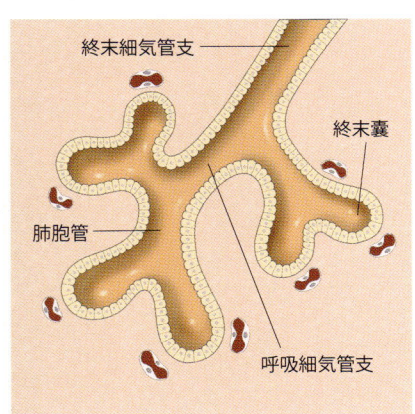

妊娠28〜35週（終末嚢胞期）

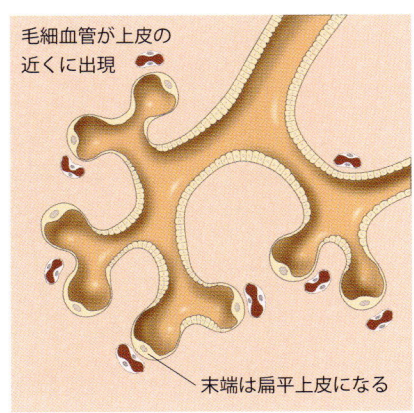

妊娠36週〜（肺胞期）

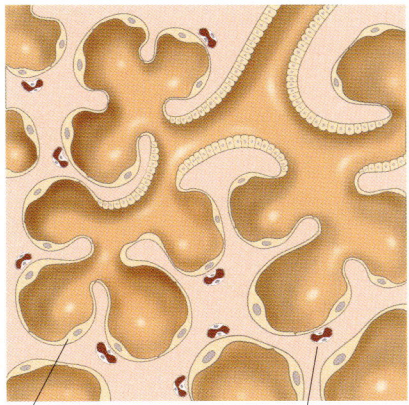

気管支の分岐

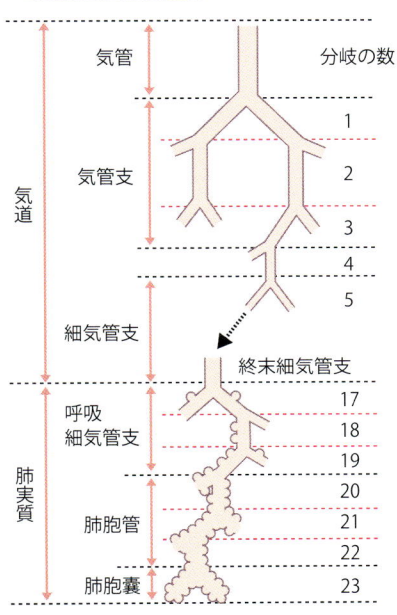

数字は分岐の数を示す．気管は気管支に，気管支は細気管支に分岐する．1本の細気管支に1個の小葉が属する．細気管支は5〜6回分岐して終末細気管支に至る．終末細気管支には細葉が付属する．

サーファクタントの生成

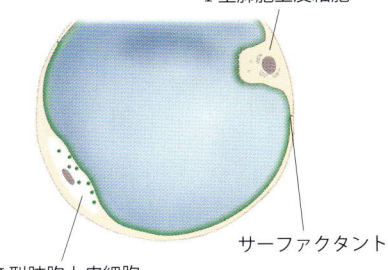

肺胞上皮Ⅱ型肺胞上皮細胞から分泌される．疎水性部分と親水性部分とがあり肺胞の表面張力を大幅に低下させている．

胎児呼吸様運動（fetal breathing movement）とは

子宮内での胎児の動きのひとつで，子宮内で胎児があたかも呼吸しているように見える動きを指す．このとき，胎児は羊水を飲んだり吐いたりしている．一般的な評価法では胎児を二次元超音波下で観察して行う．生理的な意義としては，呼吸様運動そのものによる呼吸筋の発達促進，運動の結果として肺胞へ到達する羊水や羊水に含まれる成長因子による肺の成熟促進などがある．

臨床的にはManningが提唱し，現在，広く利用されている胎児評価（biophysical profile score）の一項目として重要である．呼吸様運動については30分の観察で30秒以上持続する呼吸様運動が1回以上認められれば正常とされる．ちなみに他の4項目はノンストレステスト・胎動・筋緊張・羊水量である（p70〜71参照）．

臨床的な評価法あるいは診断法

形態的診断の指標としてはエコー，MRIによる胸郭肺比が汎用されます．

機能的評価法としては，羊水の吸光度分析・マイクロバブルテスト（シェイクテスト）でサーファクタントの産生から肺成熟を推定します．本法は羊水を必要とするのでエコー・MRIによる評価法よりも侵襲的な手段です．

疾患あるいは病的状態とその管理

胎芽期・腺様期の発生異常としては食道気管支瘻・横隔膜ヘルニア等があり，主に外科的治療の対象となります．細管期以降の異常としては肺低形成や呼吸窮迫症候群（respiratory distress syndrome；RDS）が問題となります．従来は内因性サーファクタントの産生が児の成育限界を規定していましたが，人工サーファクタントの臨床応用・経母体的ステロイド使用といった薬物治療ならびに高頻度人工換気（HFO）に代表される人工換気法の導入により，RDSの管理・治療法は大いに変化してきています．しかし呼吸様運動が阻害される状態や羊水過少等では肺の発達が阻害されるので，前期破水の切迫早産などでは，肺の成熟と子宮内環境の悪化とを考慮して最適な娩出時期をはかるという難しい判断を迫られることも少なくありません．

（木戸浩一郎）

2. 胎児　消化器，泌尿生殖器系の発達

消化器系の発生

　原始腸管は妊娠6週の間に胚子に組み込まれた卵黄嚢の部分から形成されます．原始腸管の内胚葉から，肝臓や膵臓を含む消化管付属腺の実質とともに消化管の大部分ならびに胆道を縁どる上皮が発生します．前腸からは咽頭，下部呼吸器系，食道，胃，十二指腸（総胆管開口部より近位），肝臓，膵臓および胆汁器官が発生します．前腸から発生する器官は腹腔動脈によって血液を供給されています．中腸からは十二指腸（総胆管開口部より遠位），空腸，回腸，盲腸，虫垂，上行結腸ならびに横行結腸の右側2/3の部分が発生します．中腸は上腸間膜動脈によって血液を供給されています．後腸からは横行結腸の左側1/3から半分の部分，下行結腸，S字状結腸，直腸および肛門管の上部が発生します．後腸は下腸間膜動脈によって血液を供給されています．

● 腸の回転

　中腸はU字状の腸ループを形成し，腹腔内にそれを収容する十分なスペースがないため，妊娠8週の間，臍帯内へ逸脱します（生理的臍帯ヘルニア）．臍帯内にある間に中腸ループは反時計方向に90度回転します．妊娠12週の間に腸は急速に腹腔へ戻り（生理的中腸ヘルニアの還元），この間に反時計方向に90度回転し，大腸が復帰すると，大腸はさらに90度反時計方向に回転します．後に大腸は腹腔の右側を占めるようになります．

　膵臓は前腸の内胚葉性上皮から生ずる，背側および腹側膵芽から発生します．十二指腸が右へ回転するときに，腹側膵芽は背方へ移動し，背側膵芽と癒合します．腹側膵芽は膵頭の大部分を形成し，背側膵芽は膵臓の他の部分を形成します．

泌尿生殖器系の発生

　泌尿生殖器系は中間中胚葉，腹腔を覆う中皮，尿生殖洞の内胚葉から発生

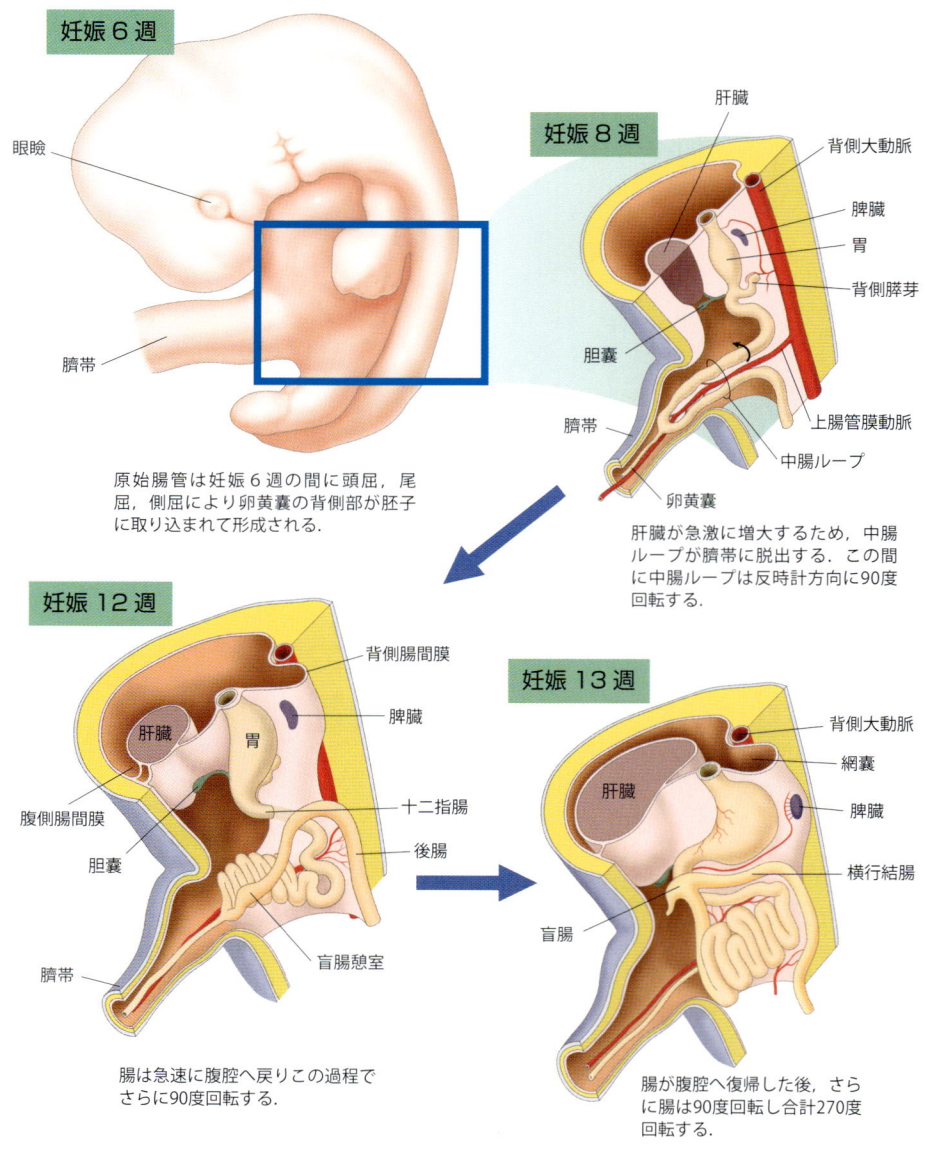

胃腸・肝臓・膵臓・胆嚢

妊娠6週：原始腸管は妊娠6週の間に頭屈，尾屈，側屈により卵黄嚢の背側部が胚子に取り込まれて形成される．

妊娠8週：肝臓が急激に増大するため，中腸ループが臍帯に脱出する．この間に中腸ループは反時計方向に90度回転する．

妊娠12週：腸は急速に腹腔へ戻りこの過程でさらに90度回転する．

妊娠13週：腸が腹腔へ復帰した後，さらに腸は90度回転し合計270度回転する．

します．

● 泌尿器系の発生

　泌尿器系は妊娠5週目頃発生をはじめ，3種の腎臓（機能を持たない前腎，一時的に排泄器官として働く中腎，永久腎となる後腎）が次々と発生します．後腎（永久腎）は尿管，腎盤，腎杯および集合管を生じる後腎憩室（あるいは尿管芽）と，ネフロンを生じる中胚葉の後腎組織の2つから発生します．

　後腎憩室は尿管，腎盤，腎杯および集合管の原基です．これは長くなるにつれて後腎組織塊の形成を誘導します．真直ぐな集合管は次々と枝分かれをして大腎杯，小腎杯となります．その他の分枝の結果できる細管は集合管となり，その末端は後腎組織を刺激して，後腎胞を形成させ，後に細長くなり後腎細管（ネフロンの原基）となります．これらの腎細管が発生するにつれてその近位端に糸球体が陥入します．腎小体（糸球体とBowman嚢）近位曲尿細管，Henleのワナならびに遠位曲尿細管はネフロン（腎単位）を構成しま

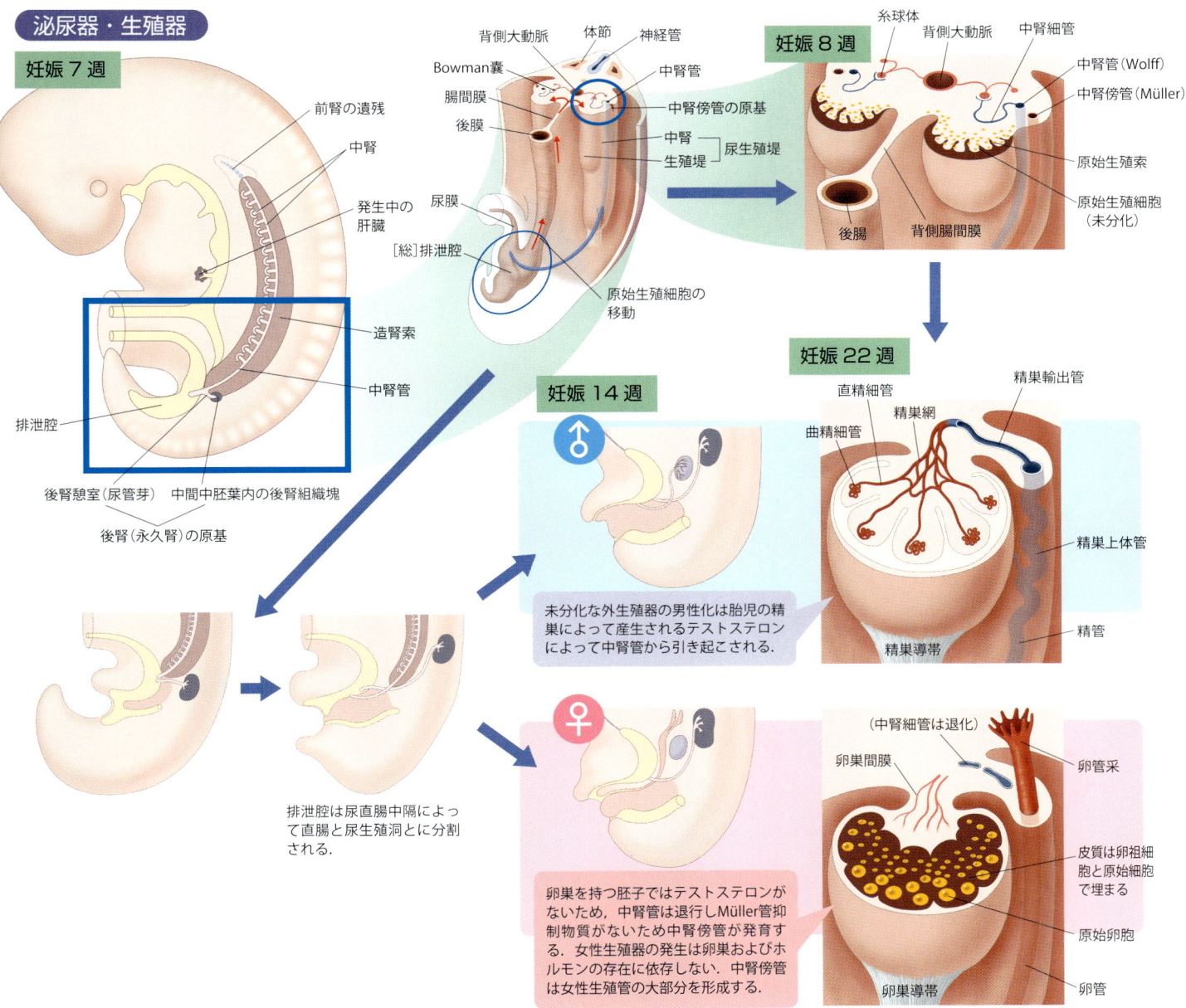

● 生殖器系の発生

　原始生殖細胞は妊娠6週の間に卵黄嚢の壁内で形成され，発生中の性腺へと移動し生殖細胞に分化します．性腺の分化はY染色体上の性決定領域（sex-determining region Y；SRY）の有無で決まり，SRYを有する男性の原始生殖細胞は精祖細胞となり，SRYを欠く女性の原始生殖細胞は卵祖細胞となります．ついで，生殖管の分化が起こります．生殖腺の原基は中肺葉から発生し両性とも相同の原基，中腎管（Wolff管：男性生殖器系の原基）中腎傍管（Müller管：女性生殖器系の原基）から発生します．性腺の性はSRYに位置する精巣決定因子（testis-determining factor；TDF）によって決められます．TDFは精巣への分化を方向づけ，妊娠10週から精巣のLeydig細胞は男性生殖管と中腎管を刺激する，テストステロンを産生します．これらの男性ホルモンは未分化な外生殖器を刺激して，陰茎および陰嚢を発生させます．精巣のSertoli細胞により産生されるMüller管抑制物質は中腎傍管の発育を抑制します．Y染色体がなく2個のX染色体が存在すると卵巣が発生し，中腎管は退行します．中腎傍管は子宮および卵管を形成し，腟は尿生殖洞から由来する腟板から発生します．すなわちテストステロンが作用しなければ，外生殖器は自然と女性型になります（何もしないと女性になると覚えましょう）．

（石黒昌子）

2. 胎児　感覚器の発達

眼の発達

前脳の両側端が突出して眼胞が形成されます．さらに，眼胞の前面の接する体表外胚葉に水晶体板が発生し眼胞の陥凹にあわせて陥入しはじめます．

眼胞が大きくなるにつれて眼胞と脳の連結部は狭くなり中空の眼胞茎が形成され，水晶体板は眼杯に合わせて陥凹し水晶体窩となります．

妊娠6週になると眼胞はさらに陥凹して眼杯となります．水晶体窩はさらに陥凹して眼杯内に分離して球状の水晶体胞となり，眼胞茎の腹側面にできた眼杯裂には水晶体動・静脈が形成されます．

眼杯の外層の薄い壁は網膜色素上皮に，内層の厚い壁は網膜神経層になります．

中胚葉由来の強膜板は強膜と角膜実質に，ぶどう膜板は脈絡膜，毛様体，虹彩となります．硝子体は眼杯の間葉に由来する透明なゲル状の硝子体液から構成されます．

妊娠9週には外胚葉表皮が陥凹し上下の眼瞼ができますが，妊娠11週には上下眼瞼縁はいったん癒着閉鎖します．

視神経は眼杯と脳を結ぶ眼杯茎が変化したもので，その形成過程で中心部に網膜中心動脈を取り囲みます．

7ヵ月になると上下眼瞼が再び分離し，瞼裂が形成されます．硝子体動脈の閉鎖と虹彩瞳孔膜の消退も起こります．網膜中心動脈枝の分布が完了するのは10ヵ月になってからです．

耳の発達

●外耳

妊娠8週ころ，第1鰓弓から3個，第2鰓弓から3個の小丘が出現し，3ヵ月ころに，これらの小丘が癒合して耳介の形に近づきます．

下顎が発達するにつれ耳介は頭部の外側部に移動し眼の高さまで上昇します．

妊娠6週ころ第1鰓溝が陥入して原始外耳道を形成しますが，3ヵ月には外耳道底部の上皮が増殖して外耳道栓を作り外耳道はいったん完全に閉塞します．7ヵ月になり外耳道栓の吸収による外耳道の再空洞化の過程で鼓膜と外耳道が形成されます．鼓膜は外胚葉上皮，中胚葉層，内胚葉上皮の3層の構造をもちます．

●中耳

鼓室と耳管からなり，鼓膜へ伝わった空気振動を内耳液に伝えます．

耳小骨は，妊娠9週に，第1鰓弓からツチ骨，キヌタ骨，第2鰓弓からアブミ骨の原基ができ，18週ころから化骨をはじめ，7ヵ月に終了します．はじめはこれらの耳小骨は中胚葉成分に埋没していますが，周囲の結合組織は次第に吸収され，8ヵ月になると鼓室内に姿を現します．

●内耳

アブミ骨から伝えられた音を電気信号に変換して聴神経へ伝えます．

妊娠6週に外胚葉から耳板が形成され，これが陥凹して耳窩となり，さらに間質組織中に埋没して耳胞となりま

眼の発達

鼻の発達

↑ 妊娠7週半（胎生5週半）
胎芽の正面顔貌
（レナルト・ニルソン：誕生の神秘，小学館，p83）

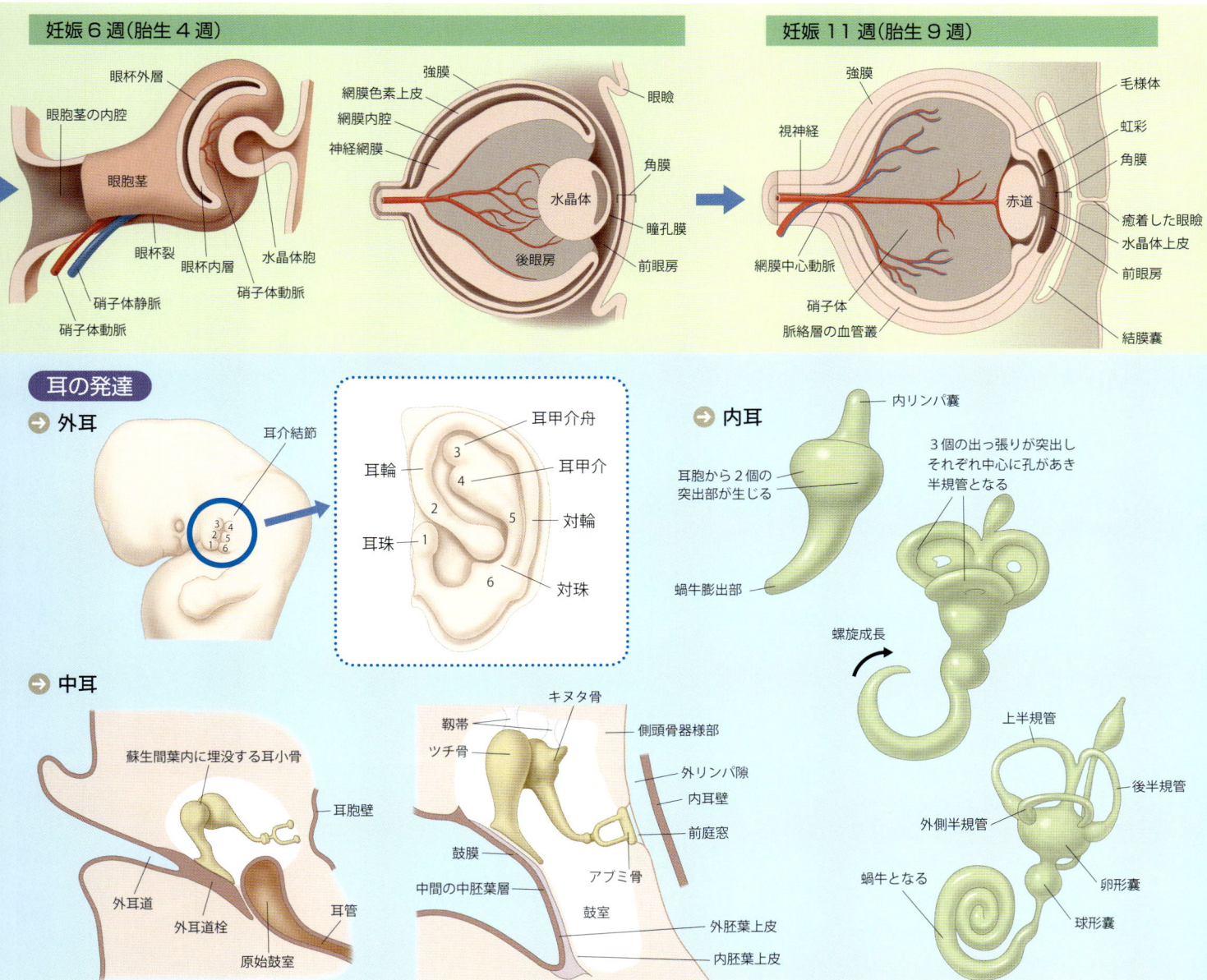

す．
　妊娠7週には耳窩の球形嚢下部が伸び始め，9週に蝸牛は2回転半となり完成します．三半規管と前庭も妊娠7週頃より分化を始め，8週には3つの半規管，球形嚢，卵形嚢がほぼ完成し，12週には耳石の形態も明らかとなります．
　内耳は妊娠20〜22週には完成しています．聴性脳幹反応で音に対する反応は妊娠30週ころから確認できます．

鼻の発達

　鼻板が陥凹して鼻窩となりさらに深くなり鼻嚢が形成されます．鼻嚢ははじめ口鼻膜によって口腔から隔てられていますが，その後，口鼻膜は破れ，鼻腔と口腔とが交通します．交通部は一次口蓋の後方で鼻腔と咽頭鼻部の開口部である原始後鼻孔となります．
　左右の外側口蓋突起が癒合しさらに鼻中隔と癒合すると二次口蓋となり，後鼻孔は鼻腔と咽頭鼻部との接合部に位置するようになります．
　上・中・下鼻甲介が左右鼻腔の外側壁から隆起してできます．
　鼻腔の屋根にある外胚葉上皮は嗅上皮に変化し，上皮細胞が嗅細胞に分化し，その軸索が嗅神経を構成して脳の嗅球へ伸びていきます．
　副鼻腔は鼻腔側壁の憩室として発生しますが，出生時はまだ痕跡的で上顎洞がわずかに存在するのみで，その後思春期頃までに緩徐に発育します．

（仁科秀則）

2. 胎児　胎児の行動，生活パターン

胎児の行動

　超音波断層法による胎児の行動観察が可能となって以来，最初に胎児の行動を細かく分析したのはde Vriesらで，横向きの屈曲運動，全身運動，驚愕様運動，しゃっくり，呼吸様運動，伸展運動，あくび様運動，上肢の単独運動，下肢の単独運動，手を顔に持ってくる運動，開口運動（下顎運動），吸啜・嚥下運動，頭部後屈運動，頭部回転運動，頭部前屈運動，眼球運動の16の運動パターンを示しました．これらの運動は妊娠7～8週から15週までに認められました．妊娠7～8週頃は運動もかろうじて観察される程度で，横向きの小さなもぞもぞとした動きがみられます．厳密にはこの時期（妊娠10週まで）はまだ胎児ではなく胎芽と呼ばれます．妊娠8～9週には全身の運動がみられるようになります．妊娠10週頃から，しゃっくり，驚愕様運動，上肢・下肢の単独運動，頭部の運動，加えて"のび"をしているかのような伸展運動もみられるようになります．上下肢の動きは屈曲・伸展など多様で，妊娠11週前後からみられますが，妊娠12週を過ぎる頃には上肢の伸展にあわせて手指の伸展をみせることもあります．妊娠10～12週から胎児はゆっくりと頭部を後屈させたり，首を振ったり，手を顔の前に持っていったりするようになり，妊娠13～14週になると頭部を前屈させたり，下顎を動かしたりする様子が観察されます．胎児は呼吸に似た運動も行っています．胎児の場合には，胸郭をへこませ腹部を膨らませ横隔膜は下方へ押し下げる運動として観察されます．この呼吸様運動は妊娠11週前後よりみられます．下顎運動としては，妊娠15週までは単発で大きく口を開けるだけのことが多いのですが，それ以降は不規則ながら繰り返す開口運動も観察されるようになります．眼球運動は妊娠14週頃から観察できるようになりますが，この時期の動きはとき

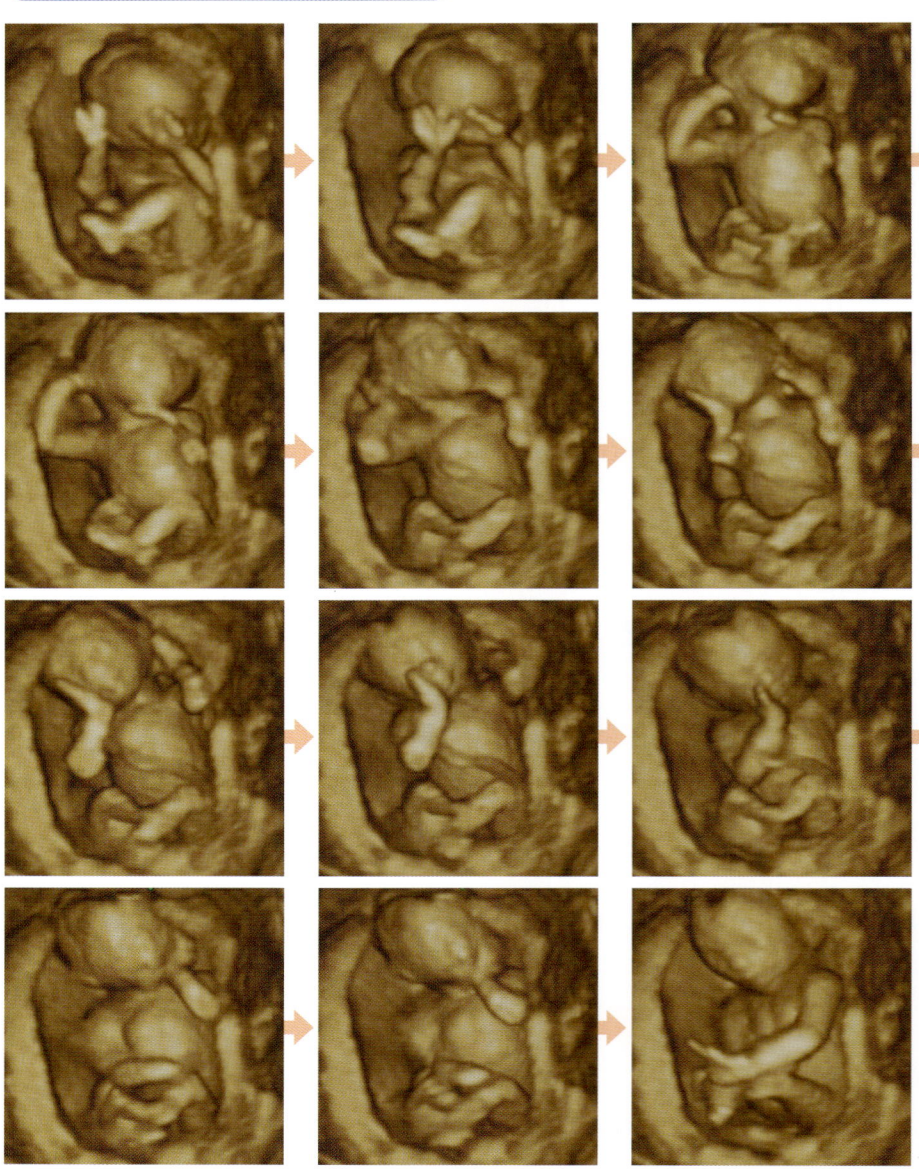

全身運動（妊娠16週，20秒間）

おりみられる程度で散発的です．
　妊娠20週を過ぎると，徐々に動きの多い時間帯が出現し，周期性を持つようになります．眼球の動きにも，同様のことがみられます．妊娠24～25週前後になると，眼球運動が多く，集中して認められる時間帯が出現します．そして，妊娠28～30週頃になると体の動きと眼球運動出現の周期が同期し，眼球運動期に活動し，眼球運動が認められない時間帯には胎動もあまりみられなくなっていきます．

活動期と非活動期のリズム

　胎動と眼球運動が出現する時間帯は，レム睡眠の原型と考えられています．レム/ノンレム睡眠のリズムは妊娠28～30週頃から現れはじめ，妊娠37週頃には約30分間活動し，約20分間胎動がみられない時間が交互にみられるようになります．

サーカディアンリズム

　夜間に胎児の一過性頻脈の頻度が上

第1部 胎児・新生児
第1章 正常

あくび様運動（妊娠24週，5秒間）

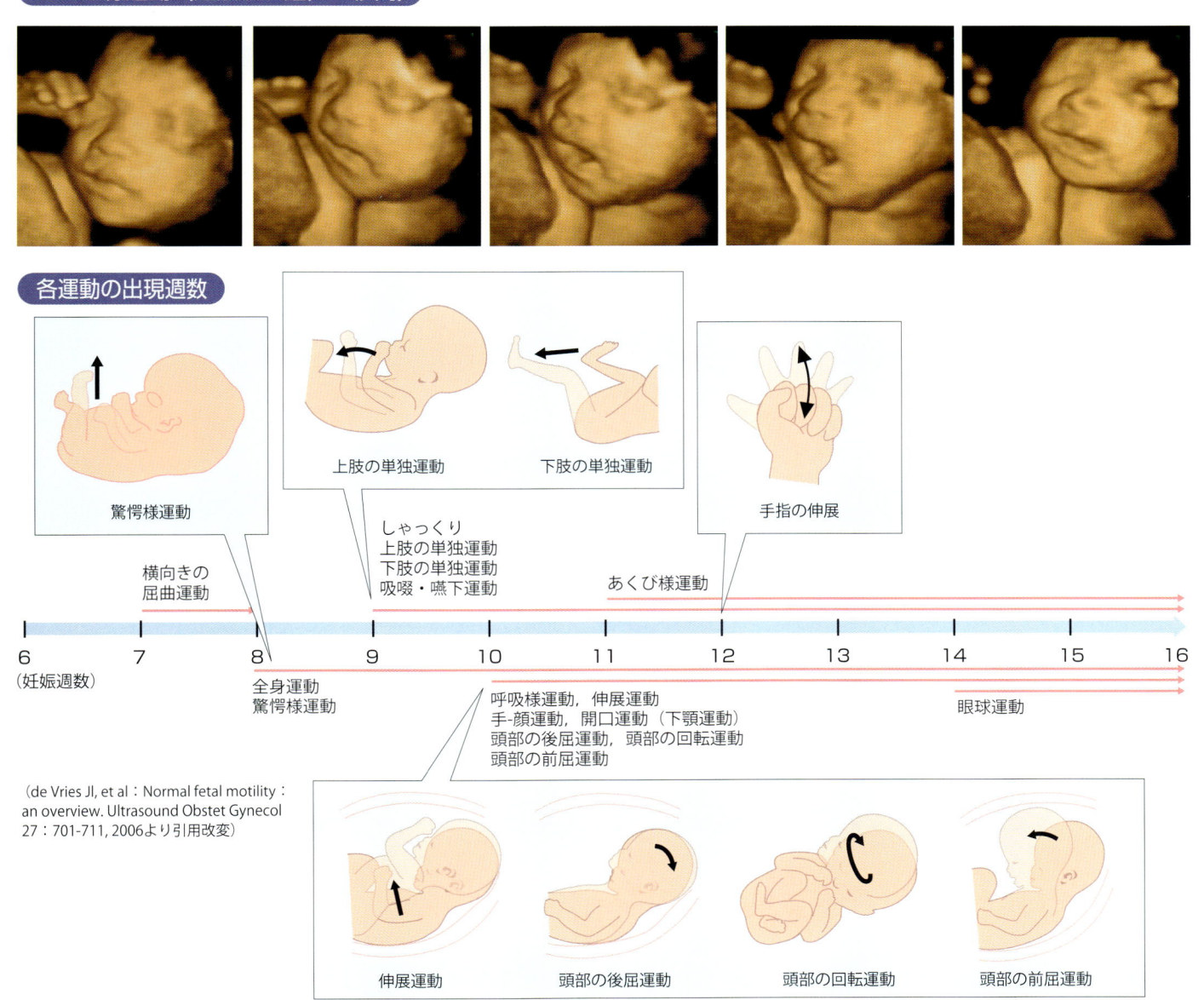

各運動の出現週数

驚愕様運動
上肢の単独運動
下肢の単独運動
手指の伸展

横向きの屈曲運動
全身運動
驚愕様運動
しゃっくり
上肢の単独運動
下肢の単独運動
吸啜・嚥下運動
あくび様運動
眼球運動

6　7　8　9　10　11　12　13　14　15　16
（妊娠週数）

呼吸様運動，伸展運動
手-顔運動，開口運動（下顎運動）
頭部の後屈運動，頭部の回転運動
頭部の前屈運動

（de Vries JI, et al：Normal fetal motility：
an overview. Ultrasound Obstet Gynecol
27：701-711, 2006より引用改変）

伸展運動　頭部の後屈運動　頭部の回転運動　頭部の前屈運動

昇したり，胎動が多くなったり，妊娠30週頃から一日の中でも変動がみられるようになります．妊娠末期になると眼球運動をはじめ心拍数や胎動に日内変動が存在するようになります．このような約1日の変動はサーカディアンリズムといわれています．

様々な胎児の行動は妊娠の初期よりみられ，睡眠の中枢やサーカディアンリズムの中枢が機能するのに従い，統合されていくことが分かります．

胎児学習

簡単にいうと，学習とは経験により行動が変化することであり，行動の変化としてみることができます．ヒト胎児の学習については，主として馴化（刺激への反応が変化する，すなわち慣れが生じること）を用いた研究がなされ，その能力を出生前にすでに獲得していることが知られています．馴化は生物にとって生きていくうえで欠くことのできない能力で，最も単純な学習です．新生児の研究では，胎内で聞いた音に対しては他の音と比較して反応が異なるという報告がなされています．しかしながら，分娩後1ヵ月頃までは反応があるもののその後は反応が薄れると報告されており，長期間は影響を及ぼさないといわれています．以上のことを踏まえると，胎児は生物として生きていくために不可欠な学習能をすでに備えているものの，その能力は限られたものであると思われます．

胎教

胎教とは辞書によると，「妊娠中に，妊婦が精神的安定と修養につとめ，胎児によい感化を与えようとすること」とあります．つまり本来は，妊婦に対して使われた言葉であって，直接，胎児に教育・影響を及ぼそうとしたものではありません．

ところが，近年では胎児が子宮内ですでに聴覚，触覚などの感覚を身につけていることが分かってきたために，胎教の意味を「胎児を教育すること」にすりかえてしまっているようです．この意味での胎教の意義は不明であり妊婦には逆に精神的不安定を与えかねず，本来の意味に立ち戻るべきでしょう．

（諸隅誠一）

2. 胎児　胎盤と臍帯

胎盤の発生

　受精卵は，細胞分裂を繰り返して，胞胚となり，受精後6日目ぐらいに着床します．胞胚の外周は栄養膜細胞という細胞で覆われています．

　着床後，栄養膜細胞は融解酵素を分泌し，脱落膜化した子宮内膜に侵入して，胞胚全体が脱落膜に埋まります．着床部位の脱落膜は基底脱落膜と呼ばれ，この部に侵入した栄養膜細胞が木の根のように枝分かれしながら増殖し，その内部には臍帯を介して胎児側につながる血管が形成され，絨毛膜有毛部を形成していきます．基底脱落膜では，侵入した絨毛の周囲に母体の血液が入り込むようになり，次第に絨毛間腔が形成されることになります．子宮腔側の脱落膜は被包脱落膜と呼ばれ，こちら側の栄養膜細胞は比較的滑らかで血管の乏しい絨毛膜無毛部となっていきます．

　胎児は羊膜とその内部に存在する羊水に包まれています．胎児の発育とともに，子宮腔は形態を変え，被包脱落膜が反対側の子宮内膜（壁脱落膜）とくっついて，子宮内腔が分からなくなります．さらに，発育すると，羊膜と絨毛膜無毛部，被包脱落膜が互いにくっついて，一体化し卵膜を形成します．

初期胎盤

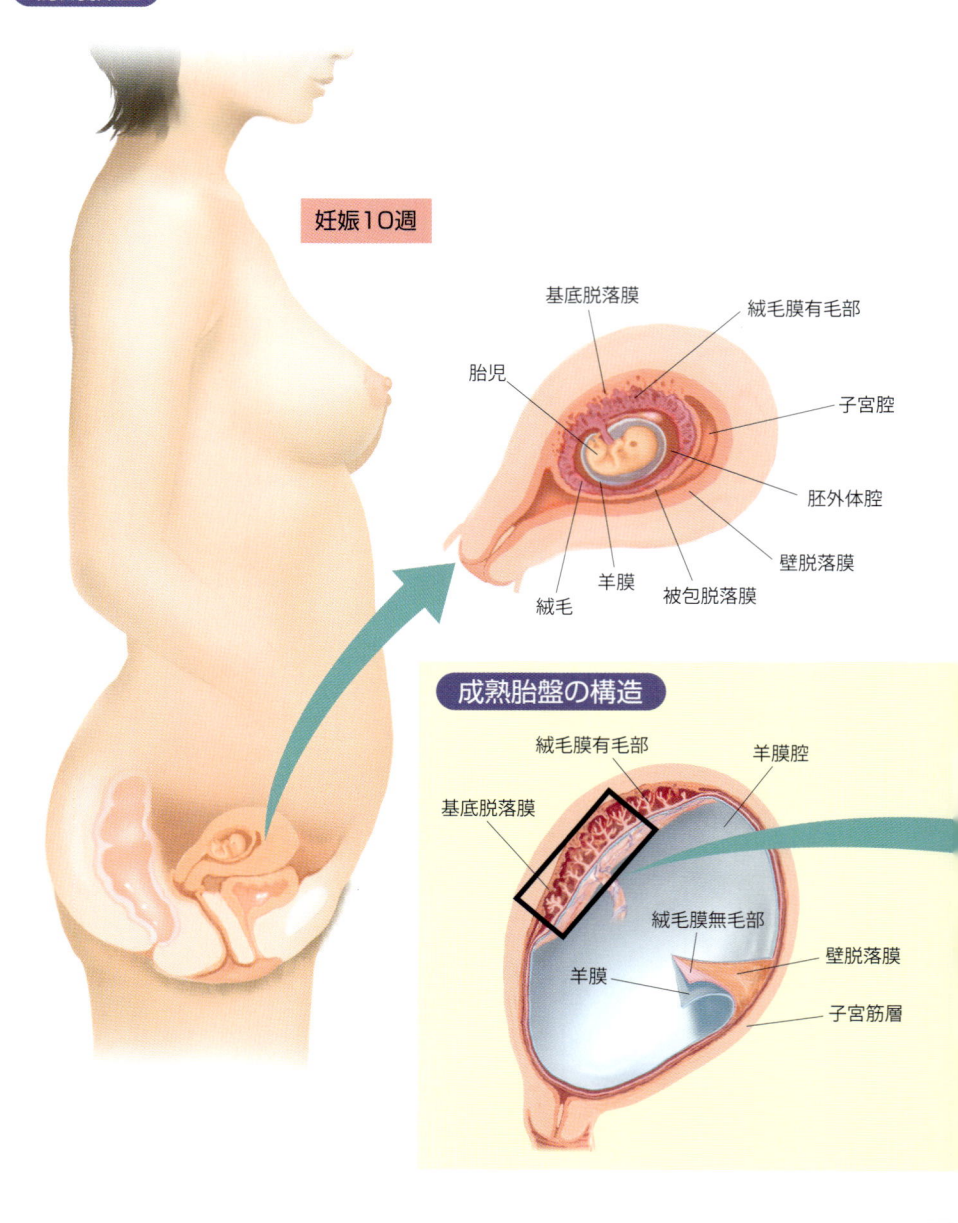

妊娠10週

基底脱落膜　絨毛膜有毛部
胎児　子宮腔
胚外体腔
羊膜　壁脱落膜
絨毛　被包脱落膜

成熟胎盤の構造

絨毛膜有毛部　羊膜腔
基底脱落膜
絨毛膜無毛部
羊膜　壁脱落膜
子宮筋層

成熟胎盤の構造と機能

　胎盤の胎児側表面は羊膜で覆われています．その次に絨毛膜板があります．絨毛膜板からはツリー状に極めて多数の絨毛が生えています．絨毛のまわりは絨毛間腔と呼ばれています．ツリーの幹にあたる部分を幹絨毛といい，そこから枝のように絨毛が枝分かれしています．ツリーの一番先端の部分は基底脱落膜に付着，固定していることがあり，このような絨毛を固定絨毛といいます．それ以外の基底脱落膜に付着していない絨毛を自由絨毛といいます．絨毛の表層を構成しているのは絨毛細胞です．臍帯から胎盤に入ってくる胎児血管は絨毛膜板で枝分かれして絨毛内に入り，絨毛の末端ではよく拡張した状態になっています．母体側では基底脱落膜から母体血管（子宮内膜動脈，螺旋動脈）が絨毛間腔に開口し，母体血が噴出しています．絨毛はこの母体血の中を漂っていることになります．

　胎盤の機能は，胎児の発育に必要な母体と胎児の間の物質交換を行うことです．酸素やブドウ糖，アミノ酸をはじめとする胎児が必要とするすべての物質は，胎盤を介して胎児に供給されます．この機能はすべて，絨毛間腔の母体血，絨毛細胞，絨毛内の胎児血管の内皮細胞，胎児の血液が担当していることになります．

　正常な状態では，母体と胎児の血液が混じることはありません．母体から胎児への物質の移動は必ず，絨毛細胞を介して行われます．酸素は単純拡散によって移動します．ブドウ糖やアミノ酸は特異的輸送担体によって移動します．分子量の大きな蛋白質は胎盤

臍帯の構造

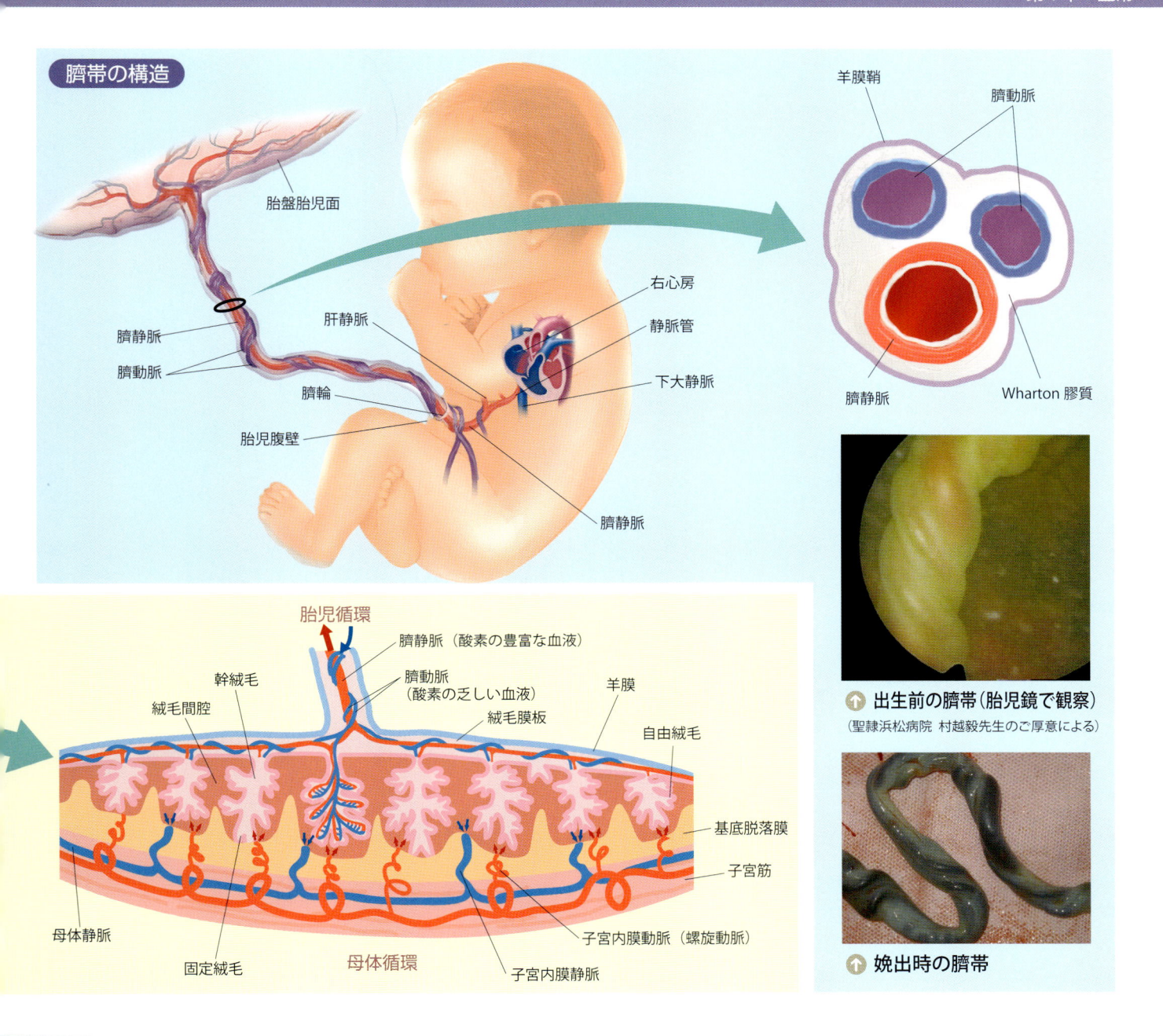

図ラベル：
- 胎盤胎児面
- 臍静脈
- 臍動脈
- 肝静脈
- 臍輪
- 胎児腹壁
- 右心房
- 静脈管
- 下大静脈
- 臍静脈
- 羊膜鞘
- 臍動脈
- 臍静脈
- Wharton膠質

- 胎児循環
- 臍静脈（酸素の豊富な血液）
- 臍動脈（酸素の乏しい血液）
- 幹絨毛
- 絨毛間腔
- 絨毛膜板
- 羊膜
- 自由絨毛
- 基底脱落膜
- 子宮筋
- 子宮内膜動脈（螺旋動脈）
- 子宮内膜静脈
- 母体静脈
- 固定絨毛
- 母体循環

↑ 出生前の臍帯（胎児鏡で観察）
（聖隷浜松病院 村越毅先生のご厚意による）

↑ 娩出時の臍帯

を通過しませんが，免疫グロブリンG（IgG）は特異的輸送機構があるため，母体から胎児に移行します．インスリン，甲状腺ホルモンは胎盤を通過しません．

臍帯の構造と機能

臍帯は胎児の臍部から胎盤の胎児面，絨毛膜板に伸びています．その表面は鈍い白色で湿潤であり羊膜に覆われており，それを透して3本の臍帯血管（2本の臍動脈と1本の臍静脈）を透見できます．妊娠週数に応じて太くなり，直径は0.8〜2.0cmであり，長さは平均55cmです．臍帯長が30cm未満の場合，臍帯過短と呼び，80cm以上の場合，臍帯過長と呼びます．血管は臍帯自体の長さより長く，屈曲しとぐろを巻いていることもあります．臍帯の内部はWharton膠質（Wharton's jelly）と呼ばれる特別な結合組織で占められています．2本の動脈は1本の静脈より細く，胎児の左右の内腸骨動脈から分岐し，左右の腹壁の下を通って臍輪から臍帯に入ります．

臍静脈は胎児の体腔内に戻ると，下大静脈に直接注ぐ静脈管と肝臓に入るものと二つに分かれます．臍帯内の血管は螺旋状に渦を巻いて屈曲しているのが特徴です．渦は時計回りの場合も反時計回りの場合もありますが，反時計回りの方が多いといわれています．螺旋の数は平均11回と報告されています．

（海野信也）

2. 胎児　羊　水

羊水は羊膜腔を満たし，胎児を取り巻いている液体です．羊水は胎児の環境を整える機能を持っています．

羊水の機能

羊水には以下のような機能があります．

妊娠中
①母体腹部への衝撃が脆弱な胎児組織に直接加わらないようにするクッションの役割
②抗菌作用を有し，胎児を感染から防御する
③子宮壁が直接胎児を圧迫するのを防ぎ，胎児が子宮内で順調に発育するのに必要な運動を行う空間を確保する
④環境温を一定に保つ

分娩時
①胎胞を形成し，頸管開大を促す
②子宮収縮によって胎児あるいは臍帯・胎盤などの付属器が直接圧迫されるのを防ぐ

羊水の起源

妊娠初期の羊水の起源についてはよくわかっていませんが，羊膜を介して母体あるいは胎児から移行するものと考えられています．妊娠中期以降の羊水の供給源および排出先の概略を図に示します．

●羊水主要供給源

胎児尿：妊娠8～11週以降，胎児尿が羊水腔に排出されるようになります．胎児尿量は次第に増加し，妊娠末期には1日700～900mL程度になります．

気道分泌液：肺胞で作られた肺液が徐々に羊水中に排出されています．

●羊水主要排出先

胎児の嚥下：妊娠8～11週以降，胎児は嚥下行動を開始します．妊娠末期の胎児は1日210～760mLあるいはそれ以上の羊水を嚥下しています．

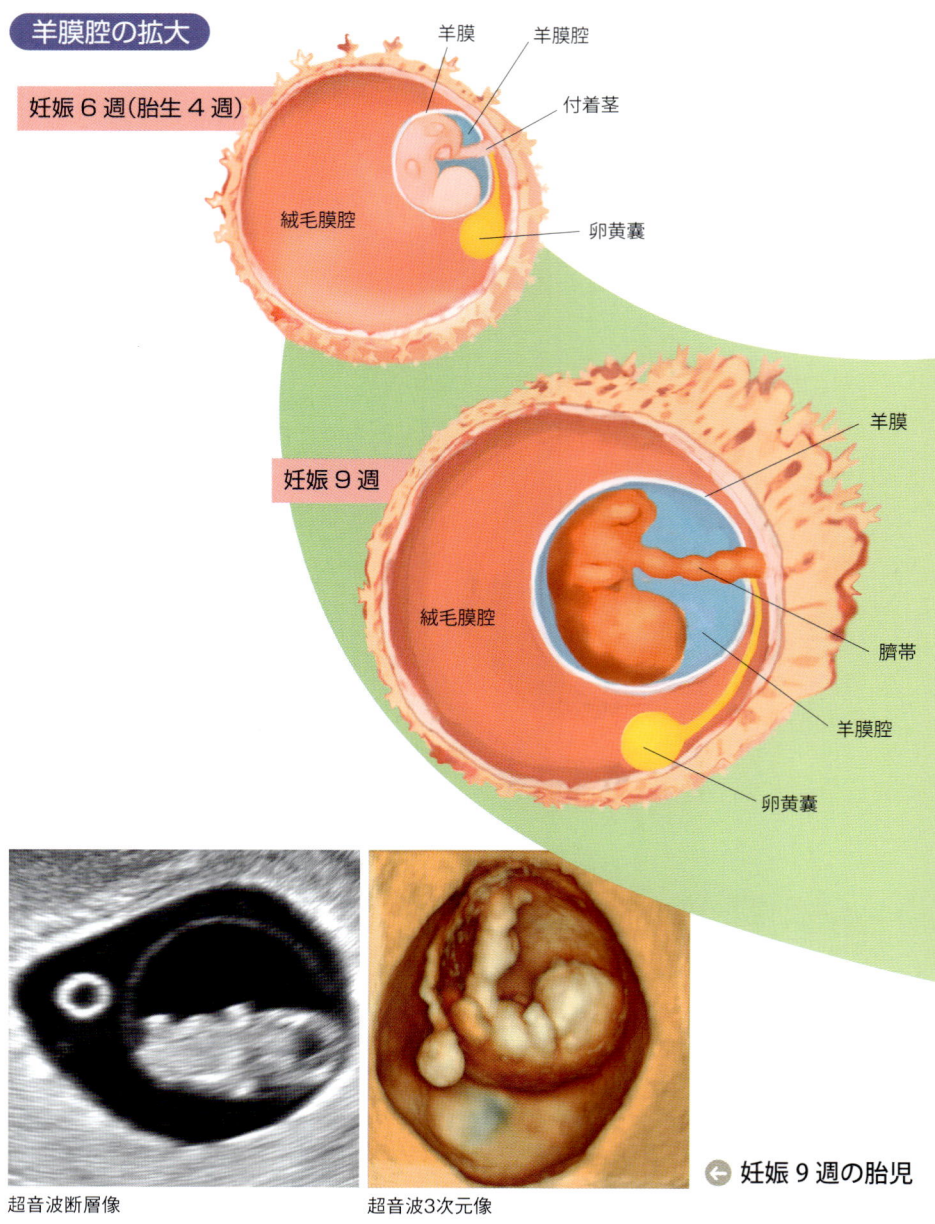

膜間移行：卵膜を介する母体と羊水腔との間の直接経路のことです．妊娠13週以降，羊水腔は卵膜を介して子宮内壁と直接接するようになります．潜在的な水移行能力は大きいのですが，実際には羊水の産生と排出に大きな役割は果たしていないと考えられています．

膜内移行：胎盤・臍帯表面および胎児体表を介した胎児と羊水腔の間の直接経路のことです．

羊水量の維持調節は，胎児の排尿行動と嚥下行動による産生と排出が中心となり，気道分泌と膜内移行がそれを補完する関係になっていると考えられます．

羊水量・羊水の性状，組成とその妊娠中の変化

●羊水量の変化

羊水量は個人差が非常に大きいのが特徴といえます．羊水量の変化のグラフの彩色部分が95％信頼区間であり，

羊膜腔の拡大

妊娠6週（胎生4週）
羊膜／羊膜腔／付着茎／絨毛膜腔／卵黄嚢

妊娠9週
羊膜／絨毛膜腔／臍帯／羊膜腔／卵黄嚢

超音波断層像　　超音波3次元像

◀ 妊娠9週の胎児

第1部　胎児・新生児
第1章　正常

羊水の産生・吸収経路

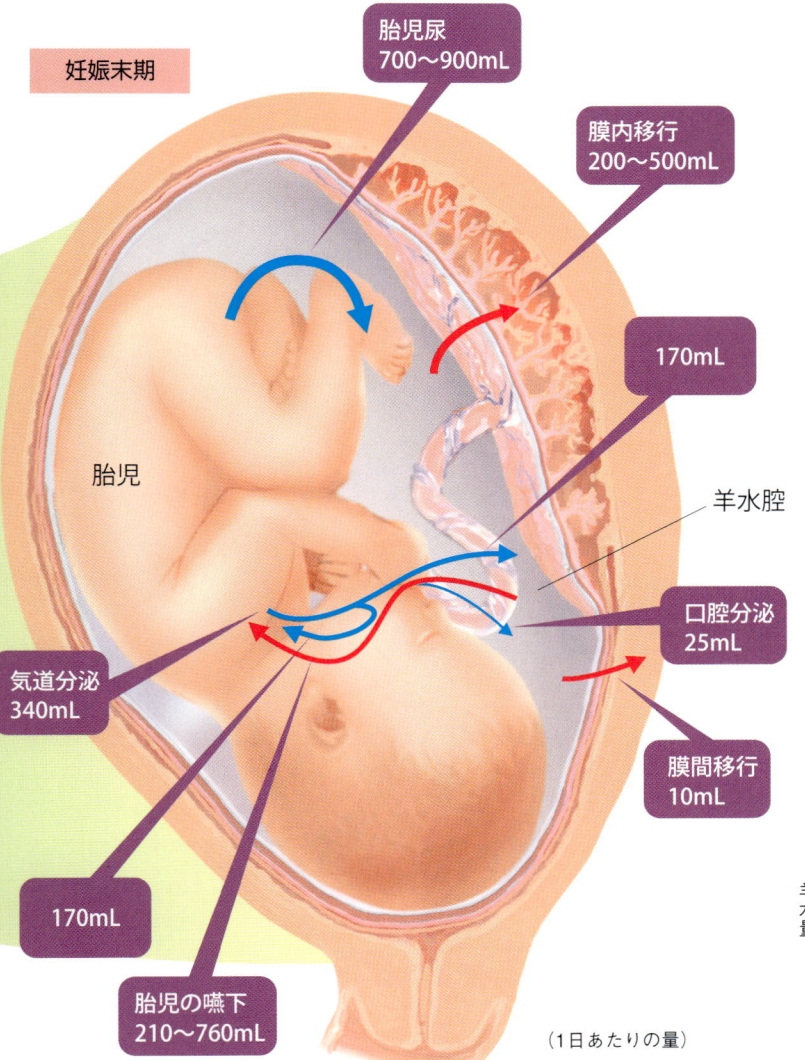

妊娠末期

- 胎児尿 700〜900mL
- 膜内移行 200〜500mL
- 170mL
- 羊水腔
- 口腔分泌 25mL
- 膜間移行 10mL
- 気道分泌 340mL
- 胎児
- 170mL
- 胎児の嚥下 210〜760mL

（1日あたりの量）

1時間あたりの胎児尿量

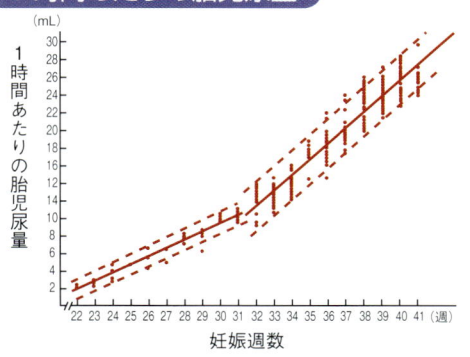

（Brace RA, et al：Normal amniotic fluid volume changes throughout pregnancy. Am J Obstet Gynecol 161：382-388, 1989より引用改変）

羊水の役割

①母体腹部への衝撃から守るクッションの役割
②抗菌作用
③胎児が運動を行うための空間確保
④環境温の維持

羊水量の変化

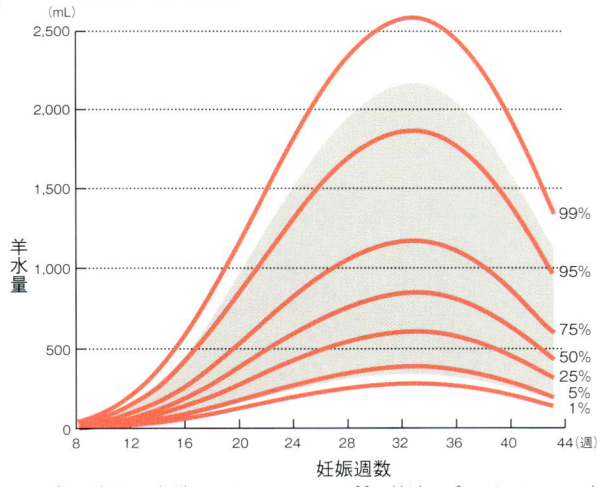

（Kurjak A, et al：Ultrasonic assessment of fetal kidney function in normal and complicated pregnancies. Am J Obstec Gynecol 141：266-270, 1981より引用改変）

正常範囲と考えられます．平均的には，羊水量は妊娠10週で約25mL，その後，胎児の発育と並行して増加し，妊娠20週で350mLとなります．妊娠20週以降増加速度はやや鈍化し，30〜35週に最大量約800mLに達し，満期になるとやや羊水量は減少します．

図に示すように，羊水量が平均1,000mL以下であるのに対して，羊水腔には1日あたりほぼ同量あるいはそれ以上の液体の流入と流出があることになります．羊水の出入りはとても激しいので，流入あるいは流出量が若干，短期間変化するだけでも，その量が大きく変化します．

●羊水の性状・組成の変化

妊娠初期には母体血，胎児血，羊水の浸透圧は基本的に同一で280mOsm/kg程度です．妊娠10〜13週以降，低浸透圧の胎児尿（満期で150mOsm/kg程度）が羊水腔に流入するようになると羊水の浸透圧は徐々に低下し，妊娠末期には250〜260mOsm/kgになり，羊水中の主要電解質であるナトリウムと塩素イオン濃度は浸透圧変化に並行して低下します．羊水中で胎児尿の占める割合が高まるにつれて，羊水中のクレアチニン濃度やカリウム濃度が増加していきます．

（海野信也）

2. 胎児　超音波で見る正常胎児

超音波で見る胎児

5週5日

胎児縦断面像　　胎児横断面像（卵黄嚢）

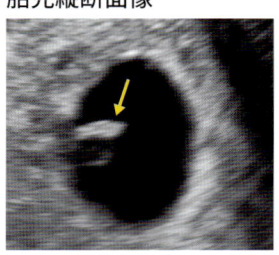

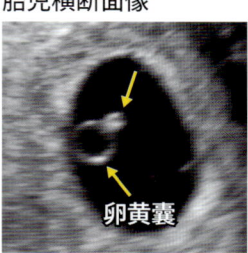

8週

胎児矢状断面像（第4脳室／臀部／臍帯／頭部）　　胎児前額断面像（第4脳室）

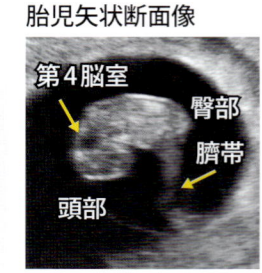

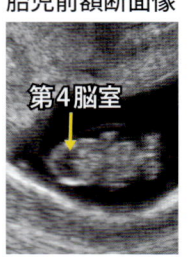

10週

胎児前額断面像　　胎児横断面像（両手／生理的臍帯ヘルニア／両足）

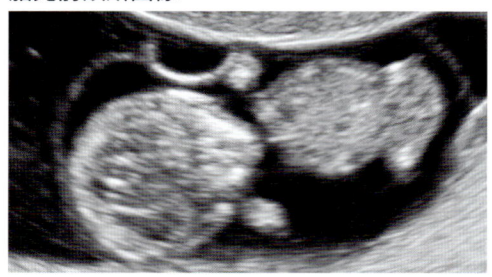

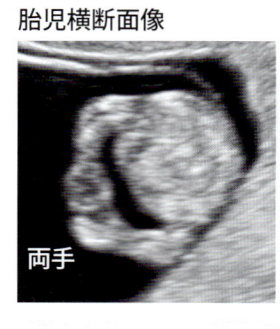

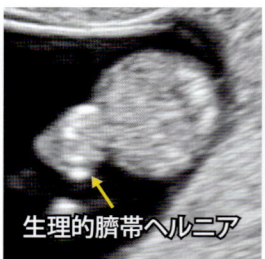

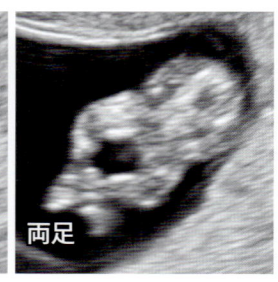

20週

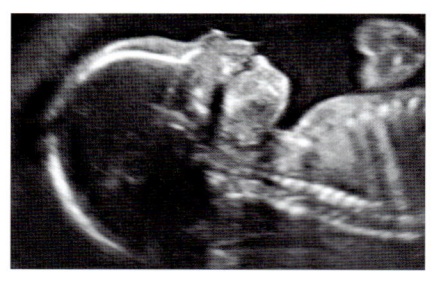

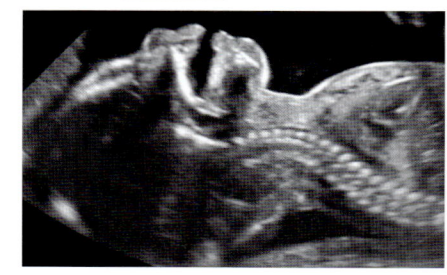

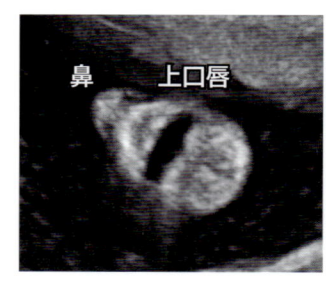

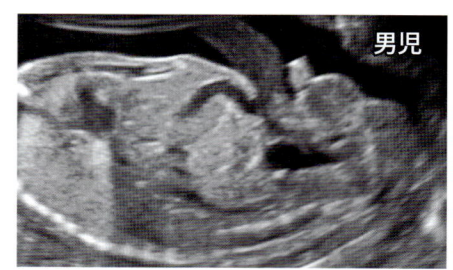

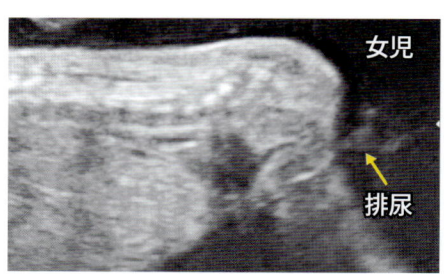

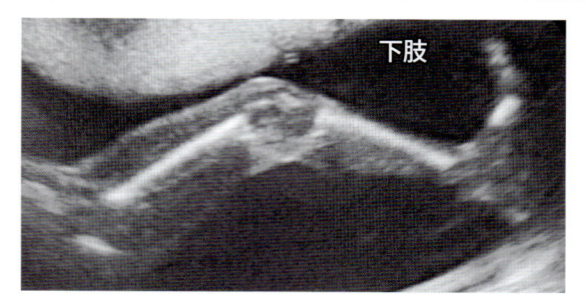

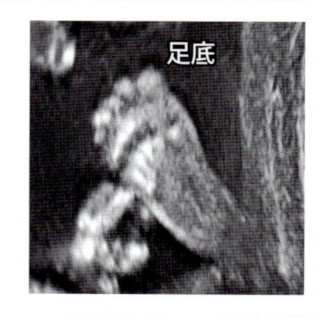

鼻　上口唇

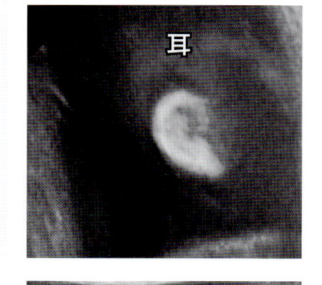

耳　　男児　　女児（排尿）

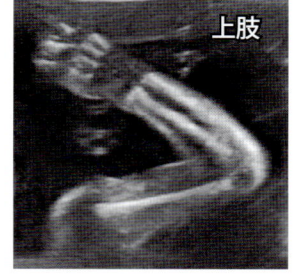

上肢　　下肢　　足底

第1部 胎児・新生児
第1章 正常

頭部横断面像

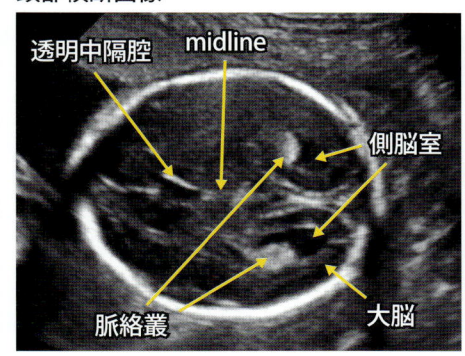

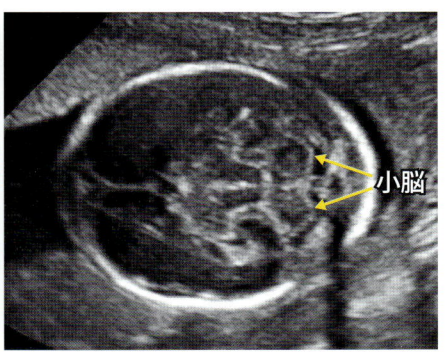

- 透明中隔腔
- midline
- 側脳室
- 脈絡叢
- 大脳
- 小脳

胸部横断面像

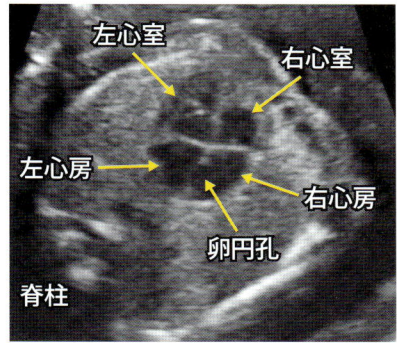

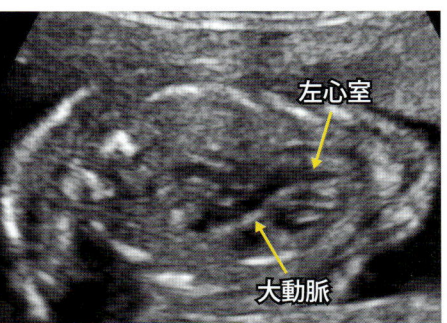

- 左心室
- 右心室
- 左心房
- 右心房
- 卵円孔
- 脊柱

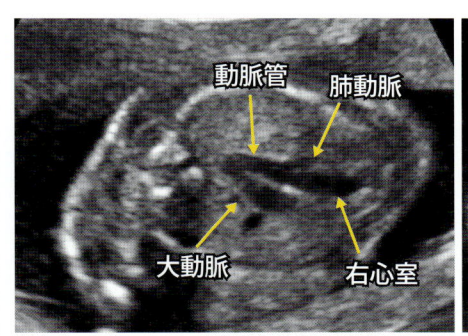

- 動脈管
- 肺動脈
- 大動脈
- 右心室
- 左心室
- 大動脈

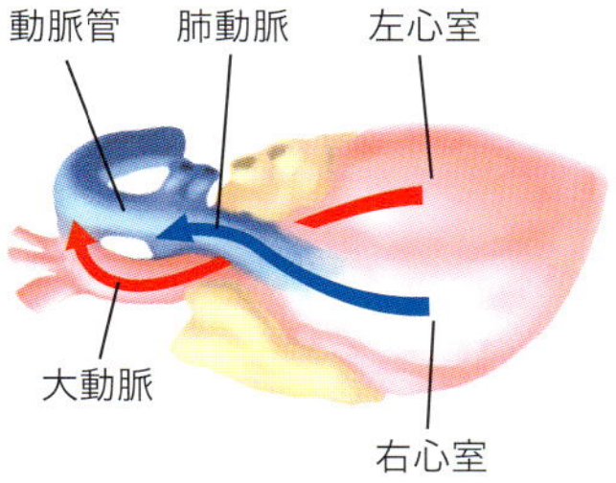

動脈管／肺動脈／左心室／大動脈／右心室

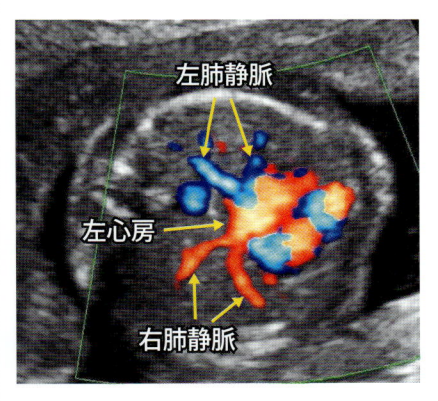

- 左肺静脈
- 左心房
- 右肺静脈

腹部横断面像

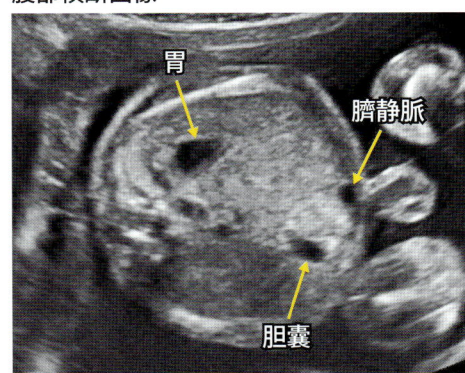

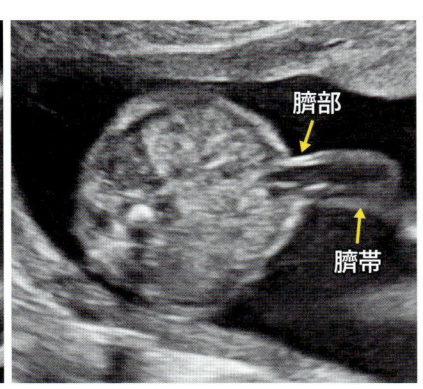

- 胃
- 臍静脈
- 胆嚢
- 臍部
- 臍帯

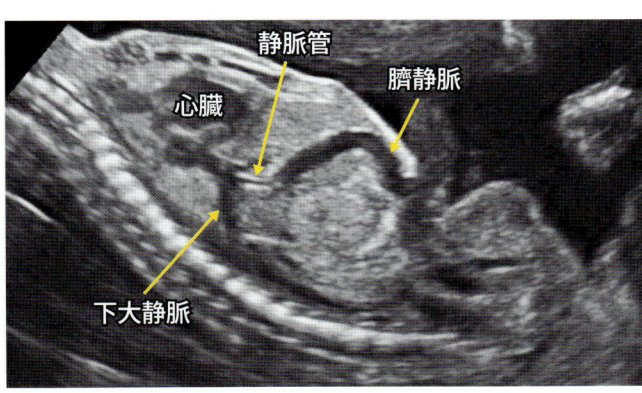

- 心臓
- 静脈管
- 臍静脈
- 下大静脈

- 棘突起
- 椎体
- 臀部

33

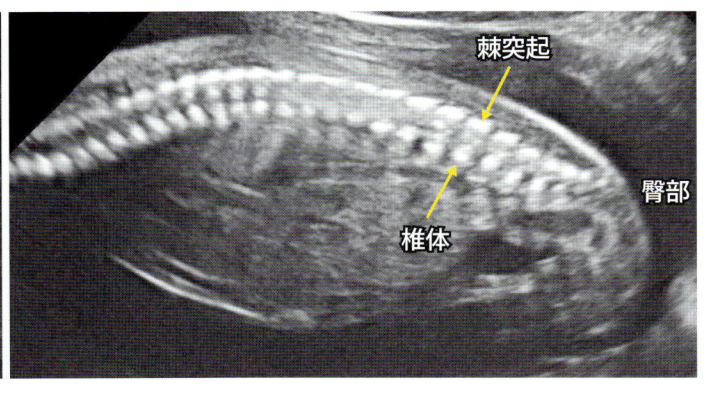

2. 胎児　超音波で見る正常胎児

3次元超音波で見る胎児

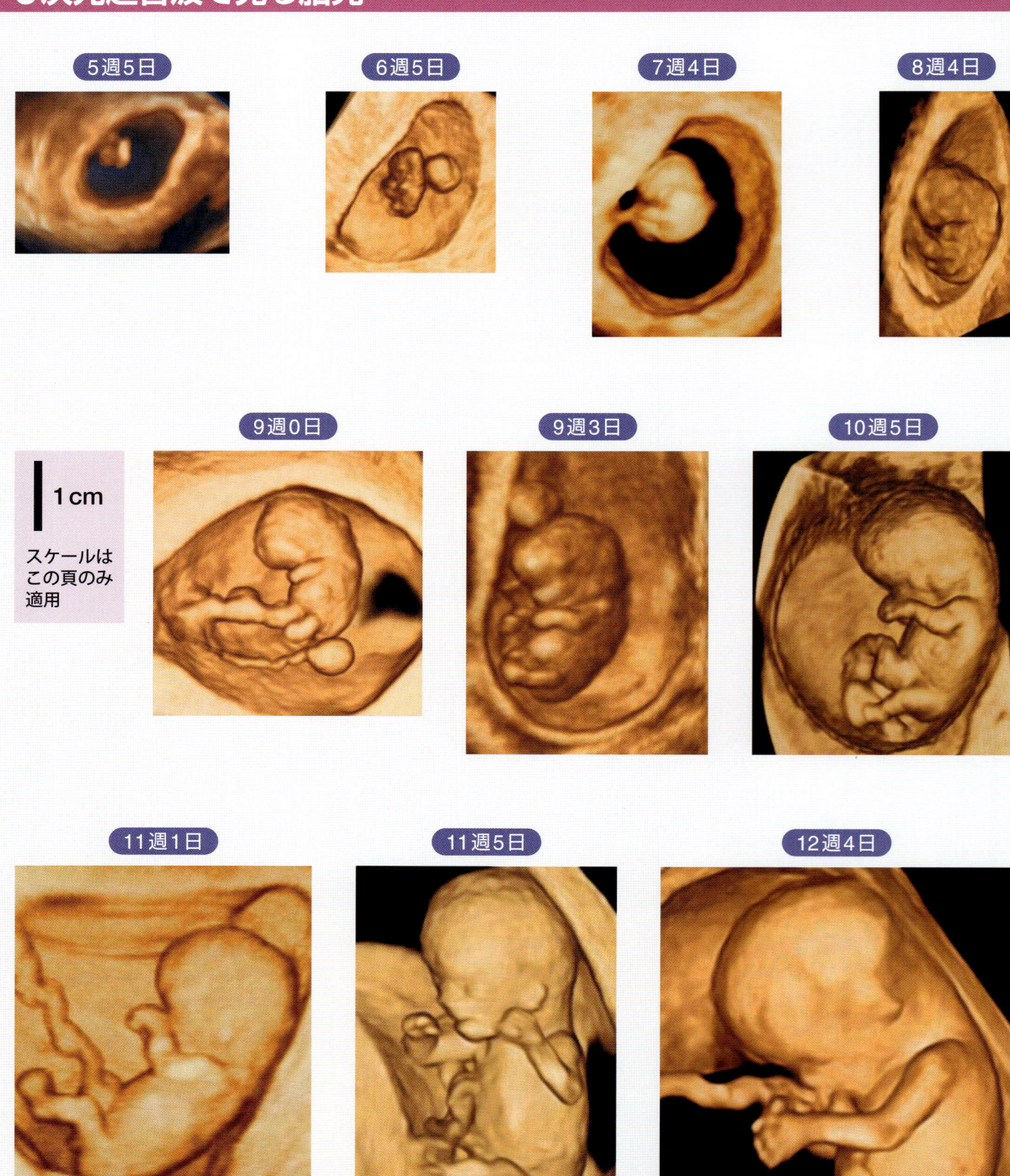

5週5日

6週5日

7週4日

8週4日

9週0日

9週3日

10週5日

1 cm
スケールは
この頁のみ
適用

11週1日

11週5日

12週4日

第1部 胎児・新生児
第1章 正常

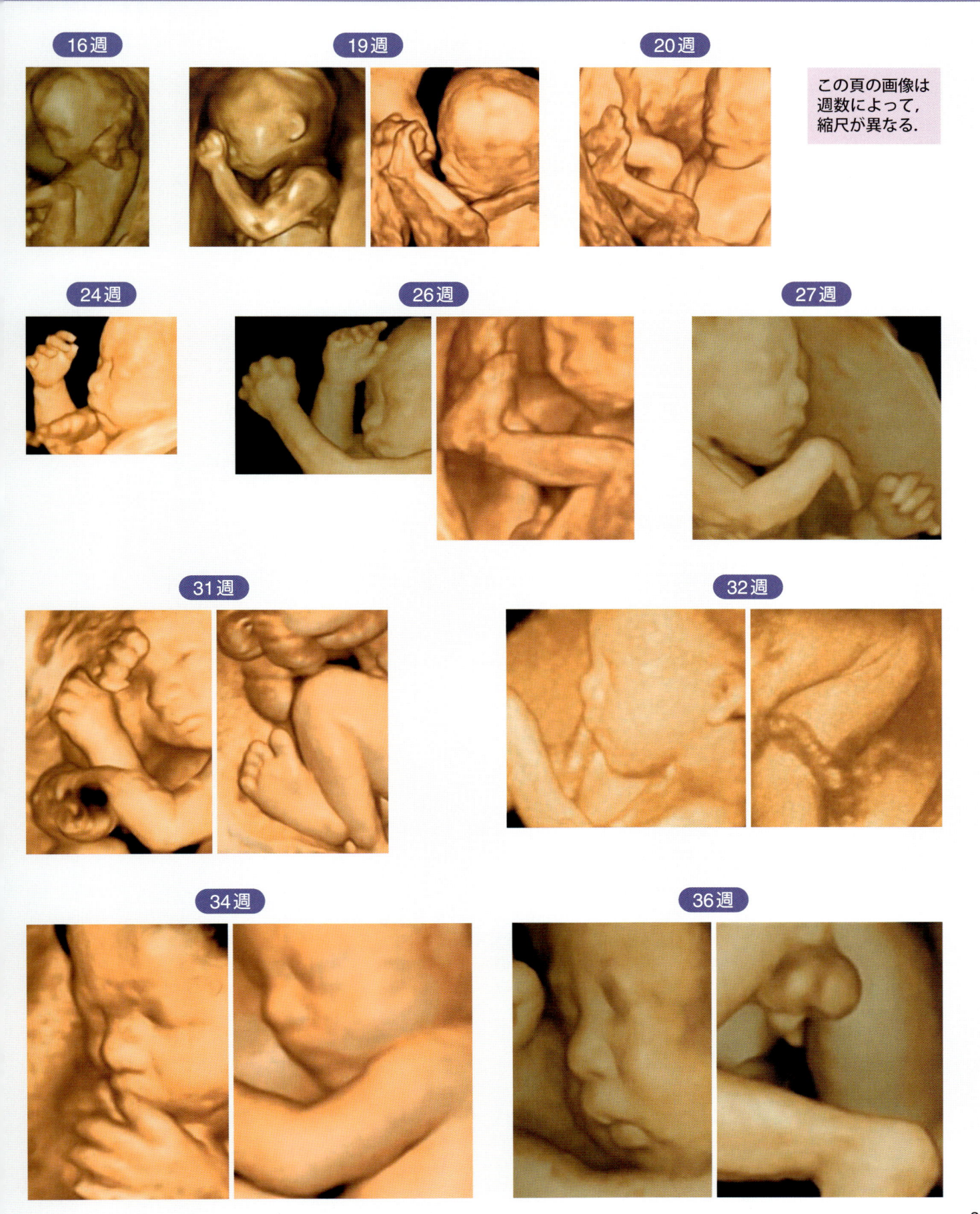

16週

19週

20週

この頁の画像は週数によって，縮尺が異なる．

24週

26週

27週

31週

32週

34週

36週

3. 胎児から新生児へ　第1呼吸と循環系の変化

第1呼吸

　第1呼吸の発来は様々な因子が複雑に融合して起こるといわれています．単一要因でなく，陣痛の発来以後，子宮収縮，胎児期に行われてきた胎盤でのガス交換の減少に伴う臍帯血流の減少・途絶などで発来します．胎外に出ることによる光，寒冷刺激も一因とされています．このような因子が呼吸中枢を刺激することにより，第1呼吸は発来すると考えられているのです．

肺の成長

胎児肺から新生児肺へ：肺組織の発達・成長は出生後も続き8歳までその活動を継続します．

胎児肺：胎児肺は肺液で満たされており，肺液は1日に20～30mL/kg産生され，喉頭から口腔を経て羊水腔へ，一部は胎児によって嚥下されます．羊水腔内の圧により，胎児肺，肺胞には数cm/H_2Oの陽圧が生じ，肺胞の成長に関与しています．

　一方，新生児肺は，出生時に胎児肺が肺液で満たされていることが，肺胞が拡張するにあたり極めて重要であり，肺胞内に空気と水の液面が形成され，第1呼吸とともに一気に肺胞が膨らむことになります．

　同時に肺胞へ到達する肺動脈からの血流は，肺平滑筋が拡張し，肺の血管抵抗が急激に低下することで，今まで右心拍出量の10％程度しかなかった肺にどっと血液が流れ込みます．

　在胎34週を超えるとⅡ型肺胞上皮細胞から十分なサーファクタントが産生され，第1呼吸で膨らんだ肺胞表面に広がって界面活性を保つことで，肺胞の拡張を維持できているのです．これによって，肺胞表面を広く覆い，極めて薄い形状となったⅠ型肺胞上皮細胞が，毛細血管と，肺胞内腔とのガス交換を開始することになります．

第1呼吸と循環の確立

　このような循環と肺胞の拡張によって，酸素に富んだ血液が肺静脈を経由して左房に還流されることになります．ここでは，肺静脈血流の増加による肺静脈圧の上昇とそれに引き続いて起こる左房圧の上昇によって卵円孔閉鎖が惹起されるのです．卵円孔は弁のようになっており，胎児期に右房から左房へは容易に流れるものの，右房圧が低下した生後は膜様の弁によって壁が塞がれ，機能的にこの部分の流れは閉じることになります．

　第1呼吸が確立し肺循環が十分に起きると，左房に還流される血液の酸素分圧は一気に上昇し，左室から大動脈へと送り出されます．胎児期には体血圧は右室からの拍出によるところが大きかったものが，出生後十分な酸素に富んだ約70～80mmHgに至る血液が左室から大動脈へと送り出されるにしたがい，徐々に体血圧は左室圧に依存してゆきます．この結果，胎児期の動脈管の血流は右から左へ流れていたのが，出生後は双方向から左から右へと変化することになります．

出生児の呼吸状態

子宮収縮 → 胎盤の一部剥離 → 胎盤呼吸の減少 → 児の血液中二酸化炭素の増加 → 呼吸中枢を刺激 ← 外気から受ける寒冷刺激

第1呼吸

肺の変化

肺胞　肺液で満たされている　圧力で大きくなる

空気　リンパ流に吸収

表面液被膜（サーファクタント）
O_2　肺胞気
基底膜
Ⅰ型上皮細胞
CO_2
血液
血管内皮細胞

第1部 胎児・新生児
第1章 正常

胎児循環と新生児循環の比較

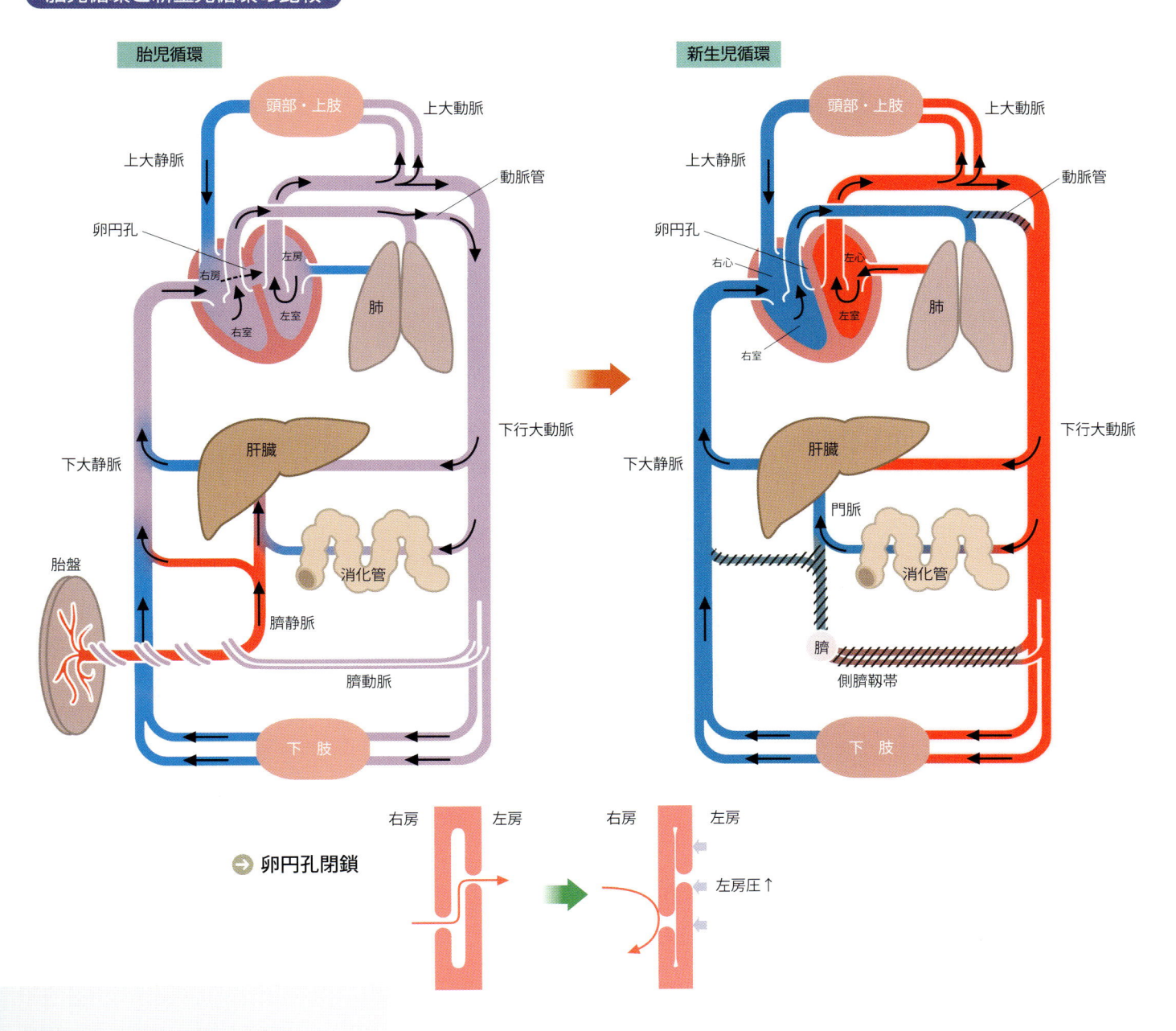

胎児循環

新生児循環

→ 卵円孔閉鎖

第1呼吸と肺循環確立に向けたケア

娩出後，臍帯はただちに結紮され，第1呼吸後に切断します．臍帯はディスポーザブルクランプで結紮し，臍帯切断面や臍周囲の感染を防ぐため消毒用アルコールで断端を清潔に保ち，乾燥させるようにします．

気道確保（開通）には肩枕の補助を行う体位をとり，口腔，鼻腔の順に分泌物が多ければ吸引を行います．

（側島久典）

第1呼吸と肺循環確立に向けたケア

⬇ 気道確保

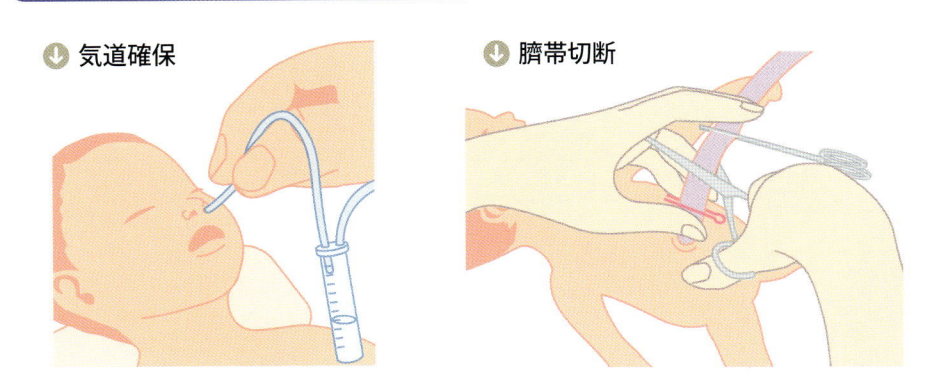

⬇ 臍帯切断

3. 胎児から新生児へ　出生直後の児の評価とケア

新生児蘇生法を基にした分娩直後の扱いと診方

チェックポイントは，①羊水混濁があるか，②早産児かどうか，③呼吸・啼泣が弱いか，④筋緊張の低下はないか，の4点です．4項目すべて認めなければ，通常のルーチンケアである，保温，気道開通のためのポジションをとり，皮膚乾燥のため水分を拭った上で皮膚色のチェックを行います．

Apgarスコア

Apgarスコアは，生後1分と5分の2回での，心拍数，呼吸，筋緊張，刺激に対する反射性，皮膚色の5項目を，各2点満点とするチェックを行い10点満点として計算します．

心拍のチェック

心拍数の評価は出生直後の第一項目ではありません．心拍数は胸部聴診によるか，臍帯基部を指でつまんで6秒間での拍動数を10倍して求めるよう指導されていますが，出生後常に心拍数が100/分以上を維持していれば，次に心音が最もよくきこえる位置確認と，心雑音の有無，不整脈，頻脈の有無などについてチェックしましょう．通常は胸骨左縁に最大音，心拍数は120/分前後です．

呼吸のチェック

呼吸は出生直後はまだ不規則ですが，呼吸確立後は腹式呼吸で1分間40〜60回くらいです．これ以上の回数の持続があれば多呼吸と診断され，引き続いての観察が必要です．シーソー呼吸，あえぎ呼吸には注意が必要です．一見元気そうに泣き声がきこえ，呼吸ごとすべてに大きな声で啼泣している場合には，呻吟との鑑別も必要です．呼吸音聴取は，聴診器の膜側，ベル側どちらでもよいのですが，必ず1呼吸以上聴取し，左右対称に進めてください．また，児の大きさからは，両側胸部での聴診を忘れないようにしてください．出生後時間が短い場合に

Apgarスコア

点数	0	1	2
心拍数	なし	緩徐（100/分未満）	正常（100/分以上）
呼吸力	なし	弱々しい泣き声	強く泣く
筋緊張	だらりとしている	いくらか四肢を曲げる	四肢を活発に動かす
反射性	なし	顔をしかめる	泣く
皮膚色	全身蒼白，暗紫色	躯幹淡紅色，四肢チアノーゼ	全身淡紅色

8点以上：正常，4〜7点：軽度新生児仮死，3点以下：重度新生児仮死

評価項目

頭血腫，産瘤の有無

出生後呼吸開始の遅れの原因

- 新生児仮死
- 分娩前の中枢神経障害
- 呼吸抑制をきたす薬剤の使用
- 母体の低酸素ガス血症
- 外傷，とくに中枢神経系への外傷
- 未熟性，とくにサーファクタント欠乏による肺拡張不全
- 敗血症，とくにB群溶血性連鎖球菌感染症
- 未熟性や原発性筋疾患による筋力低下
- 貧血
- 先天奇形

合指，overlapping fingerはないか？

は，捻髪音が混じることがありますが，時間とともに消失してゆくのを確認しましょう．併せて，十分な肺の拡張が起こっていない場合には，呻吟がみられることがあります．この場合には，腹部に数本の指をあててやや押さえた状態で維持すると，腹壁の緊張が取れないで持続的に硬く感じます．呼気圧を発生させるための腹筋の緊張ですが，触診をすることも大切なことです．また聴診器のベルを鼻にあててみると，呻吟が残る場合には，呼気終末に「うっ」といううなりがきこえます．このような方法でも肺の拡張程度，適応を知ることができます．

臍帯血ガス分析

臍帯血による血液ガス分析用検体を採取し，速やかに測定を行います．臍帯動脈，静脈別々に測定します．

pH，BEの評価が優先されます．pH 7.25以下，BEでは−10mEq/Lを下回るときはアシドーシスが存在します．

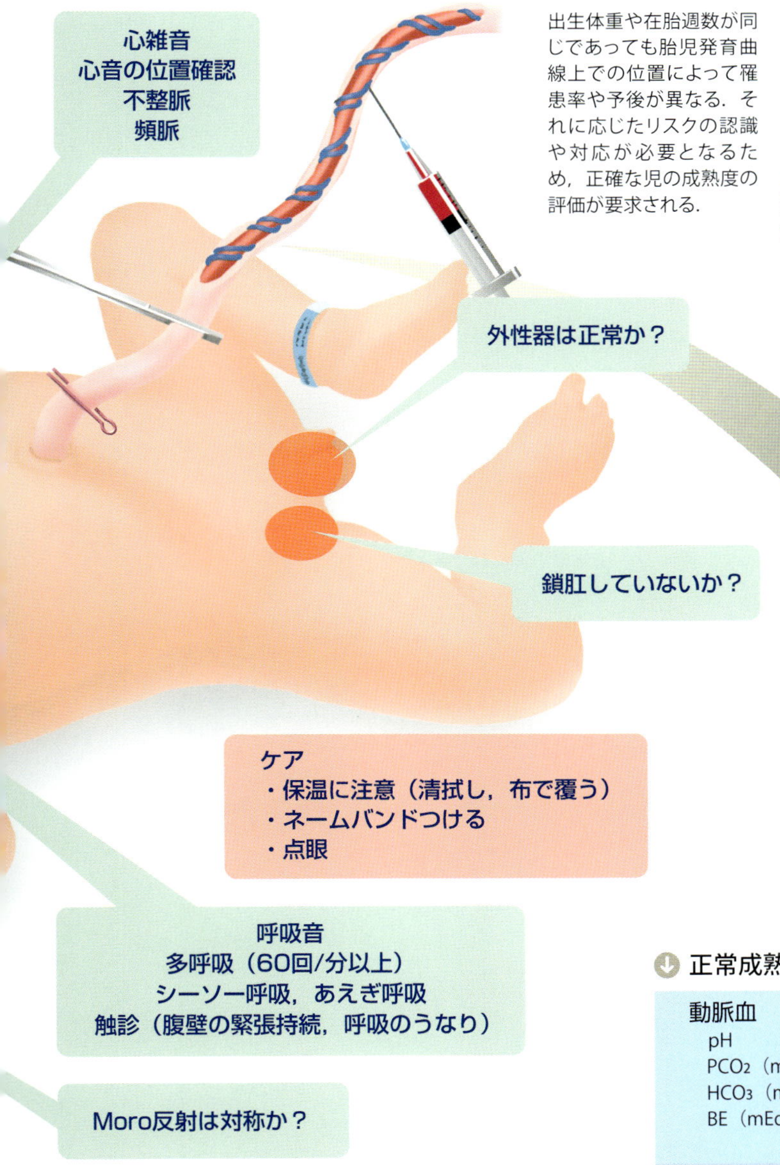

第1部　胎児・新生児
第1章　正常

心雑音
心音の位置確認
不整脈
頻脈

出生体重や在胎週数が同じであっても胎児発育曲線上での位置によって罹患率や予後が異なる．それに応じたリスクの認識や対応が必要となるため，正確な児の成熟度の評価が要求される．

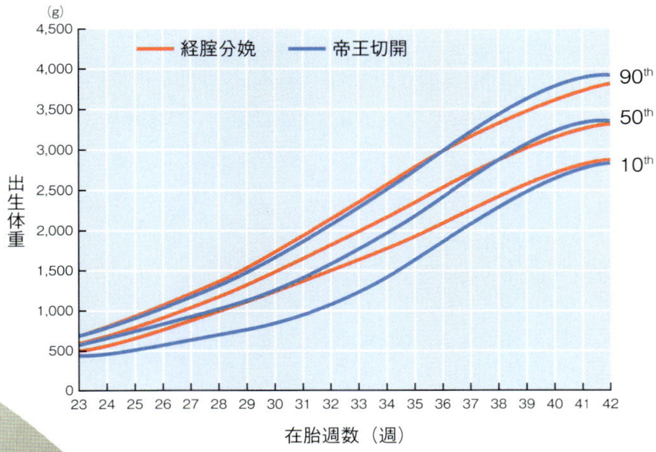

外性器は正常か？

経腟分娩例と帝王切開例の出生体重の分布
（板橋家頭夫，他：新しい在胎期間別出生時体格標準値の導入について．日小児会誌 114：1273, 2010）

鎖肛していないか？

血液ガス分析

分娩時に児に近い臍帯を鉗子で止め，胎盤側の臍動脈からヘパリン入り注射器で採血する．pH, BE を測定し，アシドーシスの有無を判定する．臍帯血の血液ガス検査で pH 7.25 以下は有意な胎児の低酸素状態を反映する．とくに pH 7.00 以下は注意を要する．

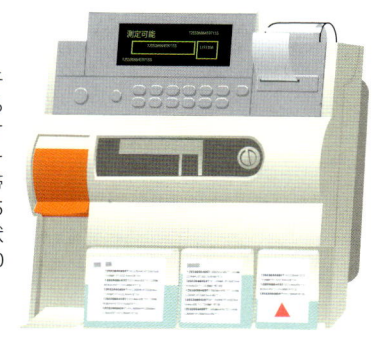

ケア
・保温に注意（清拭し，布で覆う）
・ネームバンドつける
・点眼

呼吸音
多呼吸（60回/分以上）
シーソー呼吸，あえぎ呼吸
触診（腹壁の緊張持続，呼吸のうなり）

Moro反射は対称か？

正常成熟児の臍帯血 pH と血液ガス（平均 ±SD）

動脈血		静脈血	
pH	7.27 ± 0.07	pH	7.34 ± 0.06
PCO_2 （mmHg）	50.3 ± 11.1	PCO_2 （mmHg）	40.7 ± 11.1
HCO_3 （mEq/L）	22.0 ± 3.6	HCO_3 （mEq/L）	21.4 ± 2.5
BE （mEq/L）	−2.7 ± 2.8	BE （mEq/L）	−2.4 ± 2.0
			(Riley & Johnson, 1993　(n=3,520))
PO_2 （mmHg）	15 ± 10	PO_2 （mmHg）	30 ± 15

パルスオキシメータ

出生後の児にはできるだけ右手にパルスオキシメータを装着するようにすすめられています．出生直後 50 % の児の酸素飽和度が 90 % を超えるのに成熟児では5分を要することを知っておくべきです．

外表所見のチェック

外表所見のチェックも併せて行います（詳細は p90，100 を参照）．

頭部から，頭血腫（縫合を越えない液体貯留），産瘤の有無，上肢の Moro 反射の不対称，片側の動きが少ない場合は鎖骨骨折も考慮しておいてください．指の異常では，合指（趾），overlapping finger も比較的確認しやすい所見です．臍帯断端で動脈2本，静脈1本が確認できます．単一臍帯動脈では，腎，尿路系の異常が存在することがあります．外性器の確認とともに，鎖肛の有無は肛門検温でも確認することができます．

体重の評価

体重の評価については在胎期間別出生時体格標準値（日小児会誌 114：1271, 2010）を参照してください．

ケア

点眼：産道感染による結膜炎予防のため抗菌薬の点眼を行います．
母子標識の装着：新生児の取り違え防止のために分娩直後にネームバンドを取り付けます．

（側島久典）

4. 新生児　出生後の生理的変化と機能

循環の生理

卵円孔は出生後直ちに閉鎖するものではなく，その機能的な閉鎖は正常新生児においては生後数時間から数日に起こるものと考えられています．また，動脈管は血中酸素濃度の上昇やプロスタグランジン分泌により次第に閉鎖し，正常新生児においてはその機能的閉鎖は生後数日以内に起こります．心拍数は出生直後にいったん徐脈となり，呼吸開始に伴い160回/分と異常に増加し，次第に減少して120回/分ほどとなります．

黄疸

胎児には胎盤を介して母親にそのビリルビンをできるだけ処理してもらうための合目的的な機構が働いています．新生児は出生後自力でビリルビン代謝を行わなければならなくなり，新生児生理的黄疸は胎外環境への適応の一過程として出現します．その機序として図に示すような機序が考えられます．

正常児の出生児のビリルビン値は母体のビリルビン値とほぼ同じ1mg/dL程度です．出生後徐々に高まり，日齢2～3から肉眼的黄疸が出現し，日齢4～5にピークとなって12mg/dL前後となり，以後漸減して日齢7～10ごろ肉眼的黄疸は消失します．その生理的範囲を超えた場合を病的と考え，検査や治療を必要とします．

生理的体重減少

生後2～4日間体重が減少し，減少量は出生体重の5～10％です．その後体重が増加し，生後1～2週で出生時の体重に戻ります．

新生児の生理機能

● 体温調節

一般に年長児の熱産生は寒冷に対してふるえが生じることで行われますが，新生児ではこのふるえによる熱産生の機構がなく，褐色脂肪細胞という組織の代謝によって主に非ふるえの熱産生

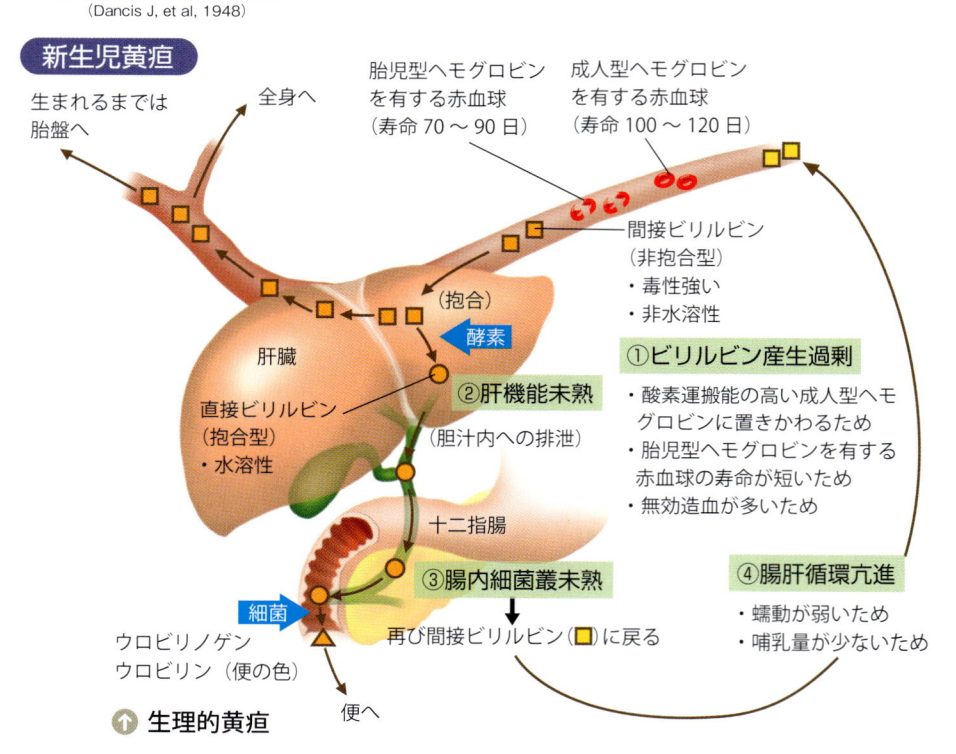

が行われます．図説のような特徴から新生児は環境温の影響で体温が変動しやすい状態にあるといえます．特に娩出後間もない時期の保温が重要です．

● 腎機能

出生時，体血圧が上昇し腎血管抵抗が低下することで腎血流量が急激に上昇し，児の体液を調節する臓器は胎盤から腎臓に移行します．一方，尿は胎児期には持続的に産出されていますが，出生に伴う変化の過程で尿の産生量は一時的に低下し，出生後24時間以内に約90％の児が，48時間以内に約99％の児が初回排尿をします．その後利尿期を迎え，急激な尿量の増加による細胞外液の排出で生理的体重減少を起こし，生後約72時間を過ぎて安定した利尿が得られるようになります．成人レベルに達するのは糸球体濾過量では1～2歳，尿濃縮能では3～6ヵ月です．

● 消化吸収

消化管の機能は，消化管の運動機能，消化吸収機能に大きく分けられま

第1部　胎児・新生児
第1章　正常

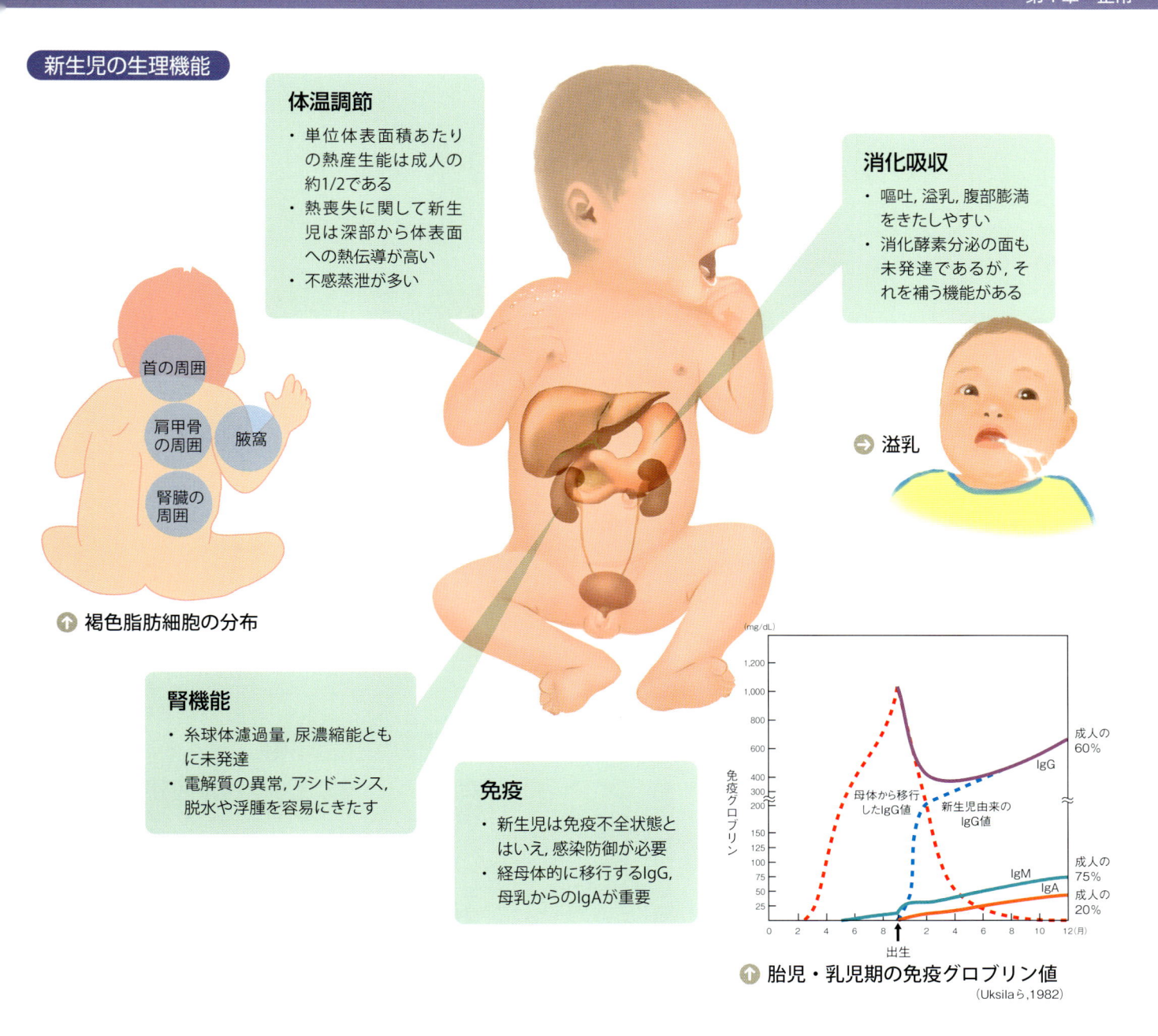

新生児の生理機能

体温調節
- 単位体表面積あたりの熱産生能は成人の約1/2である
- 熱喪失に関して新生児は深部から体表面への熱伝導が高い
- 不感蒸泄が多い

↑ 褐色脂肪細胞の分布（首の周囲、肩甲骨の周囲、腋窩、腎臓の周囲）

消化吸収
- 嘔吐，溢乳，腹部膨満をきたしやすい
- 消化酵素分泌の面も未発達であるが，それを補う機能がある

→ 溢乳

腎機能
- 糸球体濾過量，尿濃縮能ともに未発達
- 電解質の異常，アシドーシス，脱水や浮腫を容易にきたす

免疫
- 新生児は免疫不全状態とはいえ，感染防御が必要
- 経母体的に移行するIgG，母乳からのIgAが重要

↑ 胎児・乳児期の免疫グロブリン値
（Uksilaら，1982）

母体から移行したIgG値／新生児由来のIgG値／IgG 成人の60%／IgM 成人の75%／IgA 成人の20%／出生

す．新生児では，①生理的な呑気症を伴う，②下部食道括約筋が弱い，③胃の蠕動運動が弱い，などのため，嘔吐，溢乳，腹部膨満をきたしやすい状態にあります．ミルクの胃内停滞時間は約1時間で成人よりやや長く，排便回数は10回以上であることもまれではありません．排便回数が成人レベルに達するのは1～2歳です．消化吸収に関しても糖，蛋白質，脂質に対する消化酵素分泌は成人に劣ります．しかし，糖のうち新生児にとって最も重要な二糖類の分解酵素のうちいくつかは出生時にすでに成人値に達しており，新生児においても十分に消化する能力があります．また，新生児で最も不十分なのは脂質の消化吸収能ですが，唾液腺や胃，母乳由来のリパーゼの働きにより脂質の吸収を保っています．

● 免疫

新生児は細胞性免疫，液性免疫のみならず，マクロファージ，好中球，NK細胞の機能も不十分で免疫不全状態といえます．

また，経母体的に移行するIgGと，母乳によるIgAの補給も新生児の免疫では重要な要素です．出生時の血清IgGの値はほぼ成人と同レベルで，その後徐々に低下しますが，生後4～6ヵ月までは，母体からの受動免疫により守られているといえます．また，母乳にはIgAの供給以外にも，児の能動免疫を賦活する作用もあり，出生後の呼吸器感染，消化管感染を防ぐ意味で母乳栄養も重要です．

（板橋家頭夫・井上真理・藤井隆成）

4. 新生児　新生児の観察

新生児の観察は，先天性の異常を発見するとともに子宮外環境への適応の可否を判定するという大切な役割を持ちます．また，異常がないと伝えることで母親にその後の育児に安心感を与えるという役割も担っています．

一度では判断が困難な場合は，生後すぐに異常を認めなくても，時間が経ってから所見がはっきりする場合もあるため，経過観察が必要です．また施設ごとに適したチェック項目を作成して診断を行うと，診察もれが減少し効率もあがると思われます．

各部位における診断ポイント

● **外表奇形**

大・小奇形の有無をみて，3つ以上小奇形がある場合は奇形症候群の疑いがあります．

● **顔つき・視線**

odd looking（何となくおかしい顔貌），21トリソミーを鑑別します．視線は，凝視せず少し動かしているのが正常です．

● **姿勢・体動**

筋緊張の程度をみます．四肢を軽く屈曲した姿勢が正常であり，カエル様の肢位（股関節が180°開排している）や後弓反張などは異常所見です．

正常な動き，左右差をみます．左右差が存在する場合，鎖骨骨折や腕神経叢麻痺などの可能性があります．

● **皮膚**

黄疸，チアノーゼ，発疹，母斑の有無をみます．生後24時間以内の可視黄疸や中心性チアノーゼは異常であり，早急な対応が迫られます．中心性紅斑は，体の中心部に好発し，うなじ（Unna母斑）・額（火炎斑）・眼瞼や鼻の下（サーモンパッチ）に認めます．ほとんどが1〜2年で自然消失し問題になることは少ないです．苺状血管腫は，自然に消失することが分かっていますが，最近は早期のレーザー治療を勧めている施設もあります．蒙古斑も90%は自然消退しますが，中心線にない場合，太田母斑との鑑別も必要です．

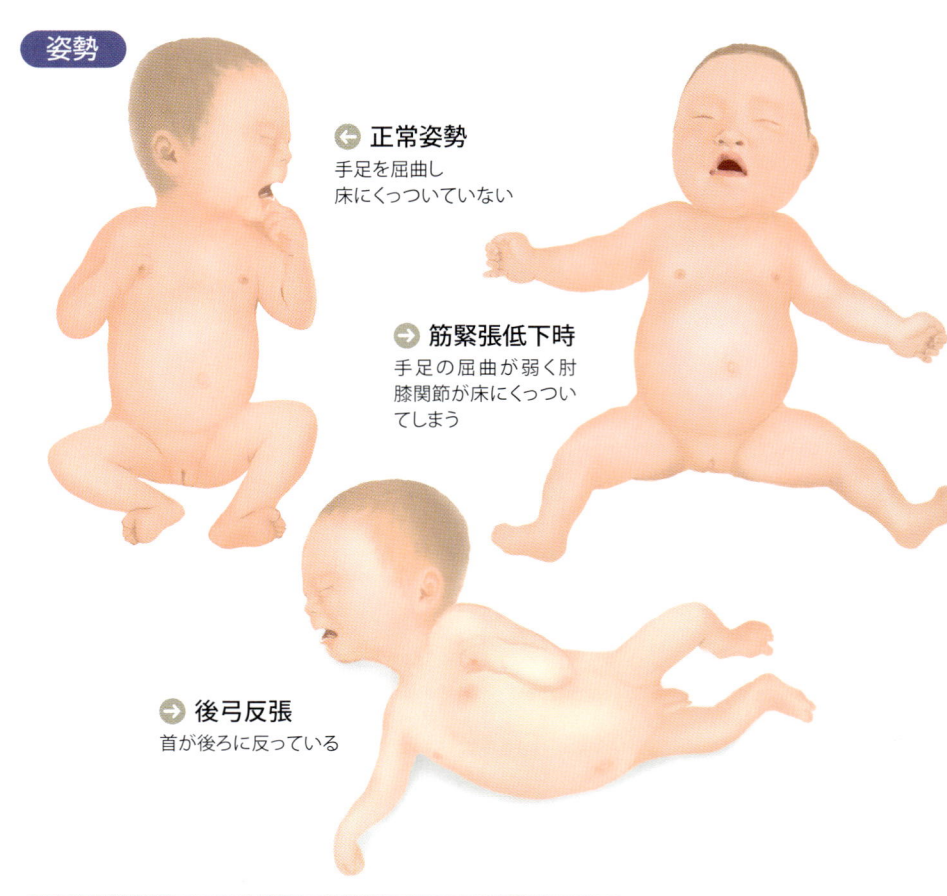

姿勢

← 正常姿勢
手足を屈曲し床にくっついていない

→ 筋緊張低下時
手足の屈曲が弱く肘膝関節が床にくっついてしまう

→ 後弓反張
首が後ろに反っている

新生児期に緊急の処置を要しない外見上の所見

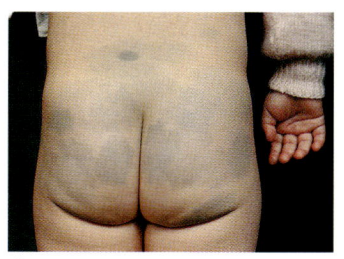

↑ 蒙古斑
（西山茂夫：皮膚病アトラス，第5版，文光堂，p233）

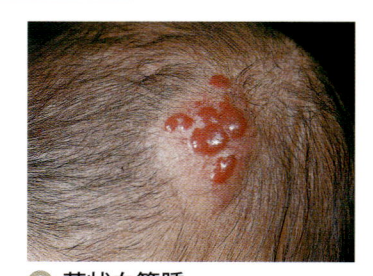

↑ 苺状血管腫
（西山茂夫：皮膚病アトラス，第5版，文光堂，p241）

● **頭部・頸部**

大泉門の大きさ・張り，縫合線の離開，骨重合，産瘤，頭血腫，帽状腱膜下出血の有無をみます．

斜頸，鎖骨骨折の有無をみます．胸鎖乳突筋に沿った腫瘤がないか触診します．

● **呼吸音・心音**

呼吸音の左右差，呼吸雑音の有無をみます．出生後しばらくの間は，正常児でも湿性ラ音がきこえるため注意を要します．多呼吸，呻吟，陥没呼吸，無呼吸がないか観察します．喘鳴の有無を確認し，吸気性・呼気性を判定します．

心音の位置，心拍数，リズム不整，心雑音の有無をみます．新生児早期は動脈管開存，肺動脈の生理的狭窄による雑音を認めることがあり，雑音を聴取することが異常であると考える必要はありません．症状出現に注意し，心雑音の変化を観察します．

● **腹部**

腹部腫瘤の有無をみます．正常であっても肝を2〜3cm，脾臓先端を触

頭部の診察

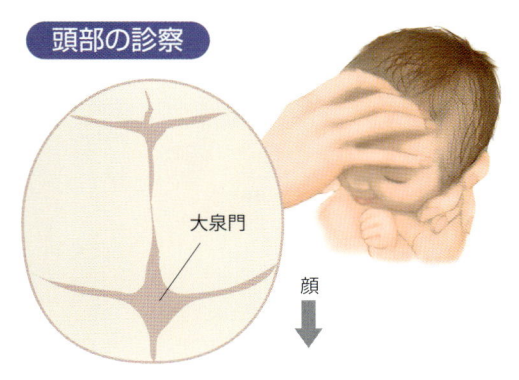

大泉門

顔

大泉門の大きさ（4×3 cm を超えない），縫合線の離開（矢状縫合1cm未満の離開は正常，冠状縫合・ラムダ縫合離開は異常），骨重合，産瘤，頭血腫，帽状腱膜下出血の有無

頸部の診察

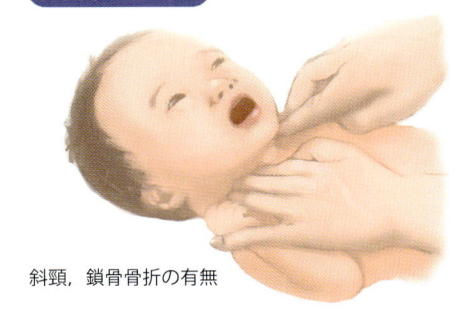

斜頸，鎖骨骨折の有無

股関節の診察

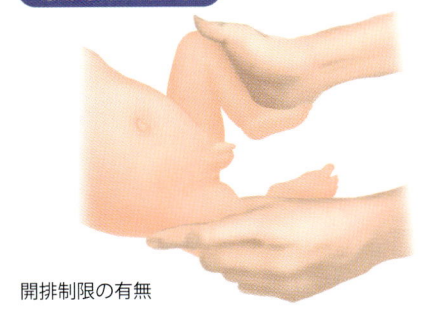

開排制限の有無

反射

把握反射

引き起こし反応
検査者の親指が児の手の中に入る

Moro 反射

れます．腎も注意深く行えば触診が可能です．臍ヘルニアは頻度が高いですが，ほとんどが自然閉鎖することを説明します．

●外陰部
　性別のチェック，ヘルニアの有無をみます．男女が明らかに識別できるかを確認します．男児の場合，精巣が両側陰嚢内に触知できることを確認します．

●股関節・四肢
　開排制限の有無をみます．
　内反足・外反足，多指・合指の有無

をみます．

●眼・耳
　結膜・瞳孔を観察します．
　眼球結膜出血は1ヵ月頃までに自然消失します．眼脂も多くの新生児に認められますが，1ヵ月健診までは抗菌薬の点眼にて経過観察とします．
　耳介変形や副耳の有無をみます．

●反射
　①手足の把握反射，②引き起こし反応，③Moro反射，④吸啜反射の順で行い，確実に反射が存在すること，左

右差がないことを確認します．

●背面
　皮膚の異常所見，鎖肛，脊髄髄膜瘤，毛巣洞の有無をみます．
　毛巣洞は肛門上部の仙骨部に認める小瘻孔であり，多毛を認めます．

●口腔内
　口唇裂，口蓋裂がないか確認します．ミルク残渣との鑑別として，舌圧子などでぬぐってもとれないときが鵞口瘡であり治療が必要です．

（板橋家頭夫・三浦文宏）

4. 新生児　新生児のケア

新生児をケアする環境，衣服

新生児室の至適環境として室温は24～25℃で湿度50％程度が望ましいとされています．通常はコットンに寝かせ，着衣を1～2枚，上掛けを1枚かけます．この環境下で体温は通常36.5～37.5℃ですが個人差も大きく，環境温度（暖房，クーラー，空調，窓のそば）による影響も大きいので注意が必要です．着衣は，夏は大人より1枚多く，冬は1枚少なくすることが基本ですが，児の背中に手を入れて汗ばんでいるようなら少なくするというような配慮も必要です．

ルーチンケア

ビタミンKシロップ内服：新生児出血性疾患予防のため出生後，生後5日目，1ヵ月健診時にビタミンK（ケイツー®シロップ1mL）を予防的に経口投与します．ビタミンKは胎盤移行性が悪く，また，新生児では腸内細菌叢の発達も確立されておらずビタミンK産生が少ない状態にあるからです．

先天性代謝異常症の検査：日齢5～7に毛細血管血採血法により血液を直接専用の濾紙に吸着します．その際，所定の場所に，濾紙の裏表にしみとおるように吸着させます．

採血法：足底採血法（毛細血管血採血法）は，専用のBlood Lancetsかやや太めの注射針で踵底部の左か右の位置に穿刺後，表面張力で皮膚の表面に貯まった血液を毛細管で採取します．

また，体重，身長，頭囲，胸囲測定を出生後行い，体重は連日測定します．母乳栄養の場合10％前後の体重減少が生後1週間以内にみられ，その後，母乳分泌増加とともに体重増加がみられることが多いですが，母乳分泌が退院時に十分でないと判断されたときは1～2週間後に児の体重チェックをしておいたほうが無難です．

臍の処理

クランプは24時間後に止血を確認

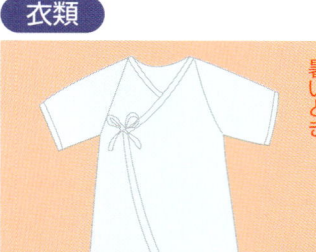

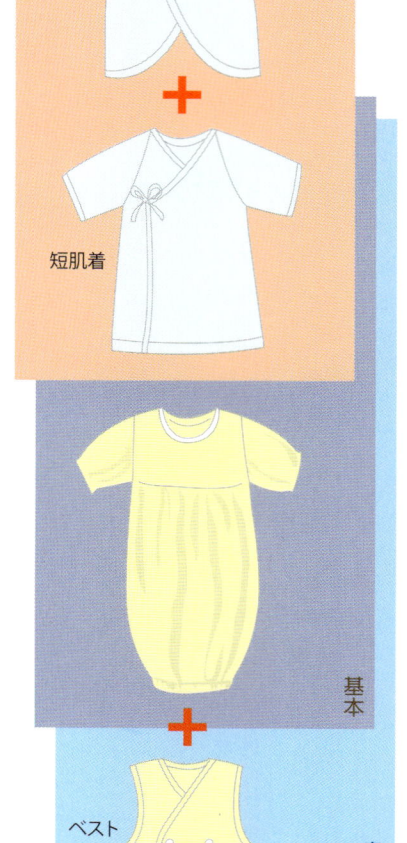

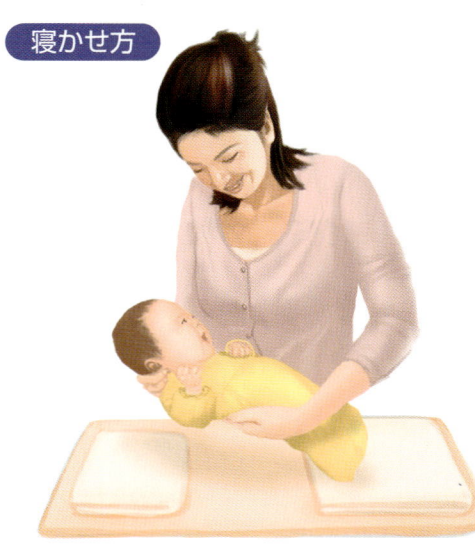

衣類

暑いとき
短肌着
＋
基本
＋
ベスト
寒いとき

寝かせ方

横向きの姿勢で，児をベッドの上におしりから降ろす

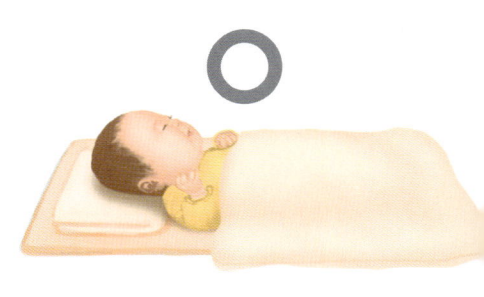

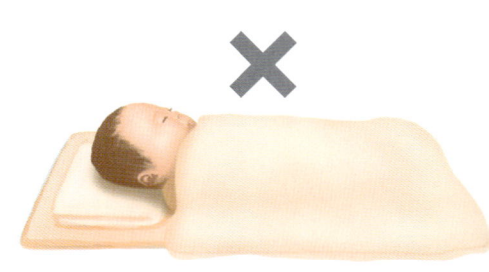

○

×

毛布や布団を顔にかからないようにかける

して外します．臍脱が退院時に見られないときは，場合によってはもう1回結紮が必要なことがあります．退院後は乾くまで臍帯付着部を1日1回は消毒用アルコールで消毒するように指導します．臍周囲の発赤，肉芽が認められるときには治療が必要なことがあり，受診を勧めます．

授乳の仕方

ユニセフ/WHOの「母乳育児成功のための10ヵ条」（p124）では，分娩30分以内の初回授乳が栄養の面からもむしろ母子関係の確立のためにも推奨されています．初回哺乳をどうするかは母親の希望で施設の方針を決めておきます．通常，生後6～8時間で初回の授乳を開始します．2～3時間の間隔で与え，1日10mL程度増量しますが，時間授乳ではなく，欲しがるときに，欲しがるだけ与える自律授乳が勧められています．授乳中の抱き方には横抱き，交差横抱き，フットボール抱きなどありますが乳房の形態，乳頭の大き

沐浴時の支え方

体重を支えながらゆっくりと湯船に入れる

この状態で背中を洗う

授乳

→ **横抱き**
一般的な抱き方

→ **フットボール抱き（わき抱き）**
帝王切開などでお腹に傷があるとき

→ **不適切な例**
児に自分がのしかかる

児の顔だけ自分の方に向けている

採血

ランセット（右下）による穿刺（左）と，穿刺後の毛細管での採血（右上）

先天性代謝異常症の新生児スクリーニング採血濾紙

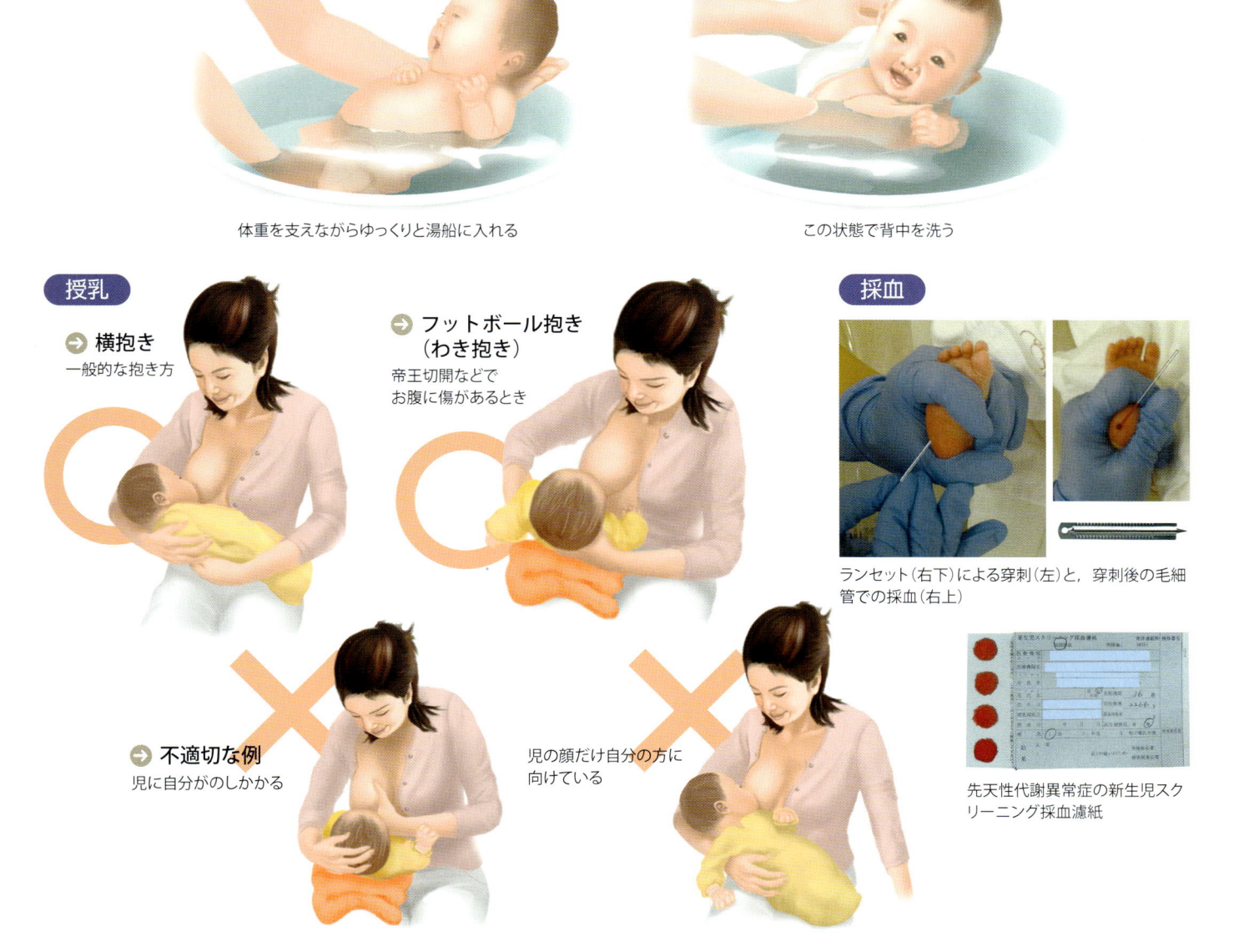

さなどにより個々の褥婦に合わせ選択します．いずれの場合でも児の口と乳頭が正面に相対するように抱きます．また，授乳後には必ず排気をさせるようにします．

寝かせ方

嘔吐や呼吸障害など医学的な点よりうつ伏せ寝を勧められている児以外は仰向け寝にするようにします．添い寝は乳幼児突然死症候群（sudden infant death syndrome；SIDS）に対して予防的に働くという意見もありますが，安全に行うためにもうつ伏せにしない，暖めすぎに注意する，母親の喫煙をやめさせる，などの注意が必要です．また，マットレスや敷き布団は柔らかすぎず適度な弾力があり，でこぼこのないものが適しています．

沐浴の仕方

沐浴は呼吸循環動態が不安定な出生直後には行わず，分娩当日は暖かいタオルでの清拭のみにとどめ，生後1日以降の安定した時期に行うようにします．入浴前に児の状態をよく観察し，異常があるときは中止するようにします．あらかじめ準備をしておき湯の温度を確認し（夏は38℃，冬は39℃が目安），沐浴後の体温低下を防ぐようにします．細菌学的見地からも胎脂は無理におとす必要はありませんが，腋窩などの厚くついた胎脂が後で糜爛，発赤を起こすことがあり注意が必要です．

（板橋家頭夫・櫻井基一郎）

4. 新生児　生後の1ヵ月

生後1ヵ月までの発育

　生理的体重減少（p40）後授乳量の増加に伴って体重は増加し，出生体重に生後7日頃復帰します．ただし母乳栄養の場合には体重減少が大きく出生体重への復帰が遅れる場合もあるでしょう．生後1ヵ月までの体重増加はその栄養法によってばらつきがありますが，一般的には20～50g/日と考えられています．したがって，1ヵ月時の体重は出生体重＋600g以上が体重増加の一つの目安となるでしょう．

　頭囲と身長は生後から一貫して増加し個人差もありますが，身長で＋4cm，頭囲で＋2～3cm程度成長します．

生後1ヵ月までの発達

　出生直後は腹臥位にすると骨盤が挙上し両膝関節と股関節は屈曲位をとり腹部の下に膝を折り込むような姿勢をとります．その後4～6週を過ぎると股関節が伸展し時々顎を持ち上げる姿勢が見受けられます．同様に生後間もない新生児を座位にすると完全に背中が丸く頭部も下がりますが，生後1ヵ月頃には頭部が時々上がるようになります．手足をよく動かし，明るい方や母親の顔を注視し始めるのも生後1ヵ月前後です．

　生後1ヵ月でみられやすい神経学的異常所見としては，腹臥位／仰臥位での姿勢の異常，筋緊張亢進／低下，刺激に対する反応の鈍さ，頭囲の異常，体重増加不良（哺乳不良），四肢の動きの少なさ，手の握り（常に強く握りしめている）などが挙げられます．

1ヵ月健診

　子どもにとっては産科退院後初めて受診する機会です．発達からみると生後1ヵ月はkey ageではありませんが，受診率が高く，また新生児期に気づかれなかった異常や新生児期からの徴候を発見できます．1ヵ月健診の大まかなチェックポイントを図に挙げます．

（板橋家頭夫・水谷佳世）

腹臥位の姿勢の発達

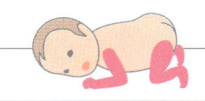

新生児
骨盤挙上し両膝関節と股関節は屈曲位をとり腹部の下に膝を折り込むような姿勢をとる

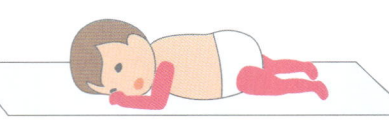

生後1ヵ月
股関節が伸展し時々顎を持ち上げる姿勢が見受けられる
生後1ヵ月で腹臥位時極端に頭を持ち上げ，背中を反らせる姿勢は一見成熟し発達しているようにみられるが，なんらかの筋緊張亢進が疑われ，異常と考えられる

座位の姿勢の発達

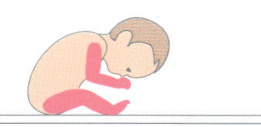

新生児
完全に背中が丸く頭部も下がる

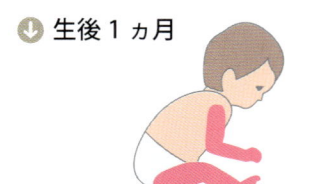

生後1ヵ月
頭部が時々上がるようになる

仰臥位の姿勢の発達

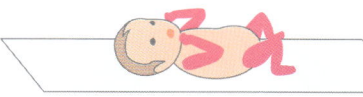

新生児
四肢を半屈曲，上肢を挙上している

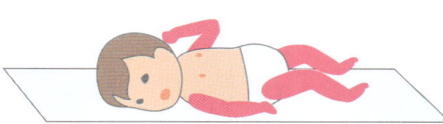

生後1ヵ月
徐々に上肢を下におろし，肘は軽く伸展位をとるようになる
それより下肢の伸展が早く強いものは痙性傾向があると考えられる

1ヵ月健診

母子健康手帳

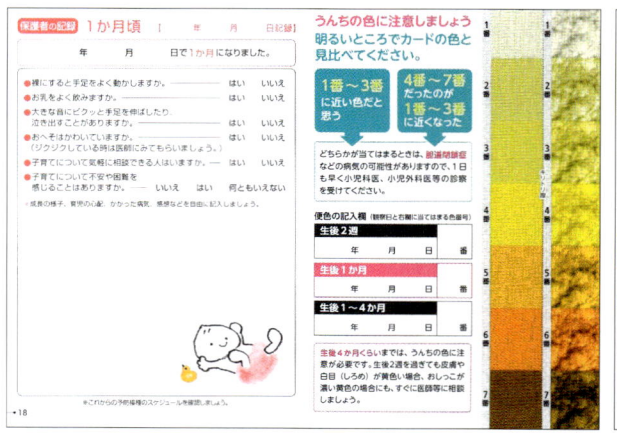

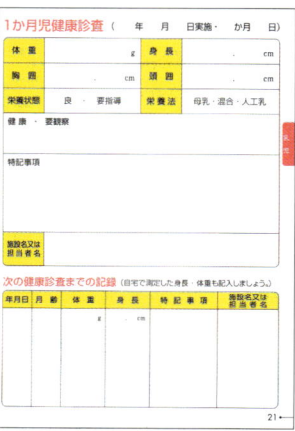

第1部　胎児・新生児
第1章　正常

1ヵ月健診のチェックポイント

身体計測
体重, 身長, 頭囲, 胸囲

問診
栄養法, 哺乳量, 嘔吐, 便性, 灰白色便, 四肢の動き

診察

頭部
大泉門の様子, 頭蓋癆, 頭血腫など

目
眼脂, 鼻涙管閉塞など

口腔
口蓋裂, 口蓋垂裂, 真珠腫, 出生時生歯（魔歯）, 鵞口瘡

皮膚
黄疸, 乳児湿疹, 新生児痤瘡, 苺状血管腫, サーモンパッチ, Unna母斑など

胸部
喘鳴, 心雑音, 漏斗胸など

神経学的所見
引き起こし反応, Moro反射, 把握反射, 緊張性頸反射, 音・光に対する反応など

その他
筋性斜頸, 鎖骨骨折, 内反足など

腹部
肝脾腫, 腫瘤, 肥厚性幽門狭窄, 鼠径ヘルニア, 臍ヘルニア, 臍肉芽腫, 臍炎など

陰部
陰嚢水腫, 停留精巣, 肛門周囲膿瘍, 股関節開排制限, 仙尾部皮膚の異常, おむつかぶれなど

保健指導
母乳相談, 生活習慣

その他
ビタミンK_2投与
先天代謝異常などの検査（マススクリーニング）の結果の確認
B型肝炎母児間感染予防対策（児のHBs抗原検査および2ヵ月時ワクチン, グロブリン接種の確認）
育児不安・困難へのサポート

体重・身長・頭囲・胸囲の12ヵ月のパーセンタイル発育曲線

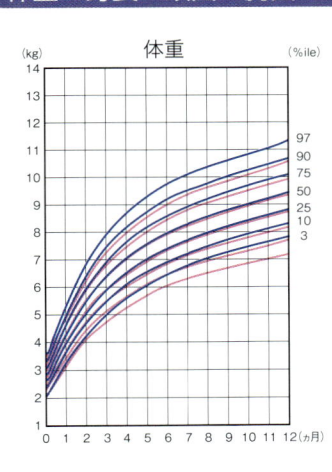

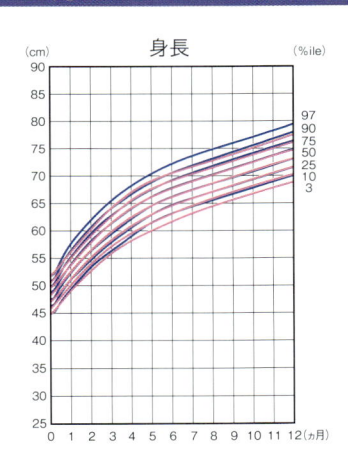

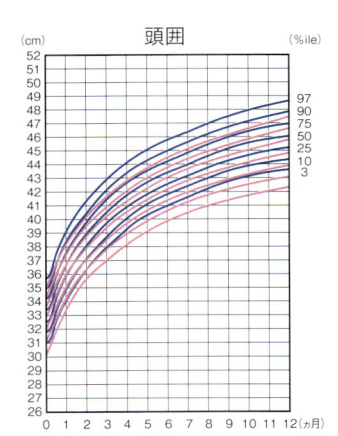

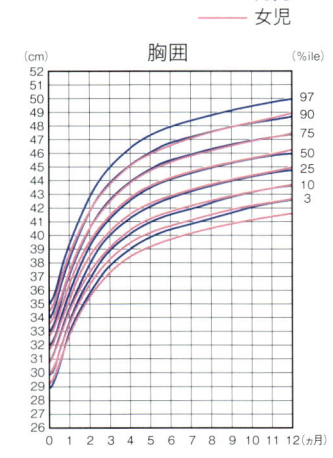

― 男児
― 女児

（厚生労働省雇用均等・児童家庭局：平成12年乳幼児身体発育調査報告書）

Column 最新の研究から
―中枢神経系の発達を捉える―

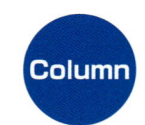

■はじめに

胎児は子宮内に存在するため生理学的な発達評価を行うことは容易ではありません．そこで，動物行動学者Lorenz（ローレンツ）の「行動とは，中枢神経系の機能とその表現型である動作とを対にして捉えることである」との視点を胎児に応用し，超音波断層法を用いて観察される胎児の個々の動作から中枢神経系の機能発達を捉える試みを行いました．ここでは，中枢神経系機能との相関を推測しやすい眼球運動を中心に紹介します．

■眼球運動出現パターンの推移

図1に超音波電子スキャンを用いた胎児眼球・口唇の観察断面を示します．眼球運動は点あるいは円として描出される水晶体の動きをマーカーとして観察します．

眼球運動は妊娠14週頃に観察可能となります．妊娠初期は，頻度も少なく散発的ですが，妊娠の進行に従い次第に増加します．妊娠24～25週になると，眼球運動が群を形成して出現する"眼球運動期"と，逆に眼球運動がみられない"無眼球運動期"がみられるようになり，29～30週を過ぎると両期の区別が次第に明瞭になります（図2）．

■眼球運動期・無眼球運動期の持続時間の推移

眼球運動期・無眼球運動期の持続時間は図3のように変化します．眼球運動期の持続時間は妊娠29～30週と妊娠37～38週に，無眼球運動期については妊娠31～32週と妊娠37～38週に，各々に統計学的に有意な2つの変曲点が存在します．このことは眼球運動期と無眼球運動期の制御機構は相互に独立であることを示しています．眼球運動期と無眼球運動期はそれぞれ，成人におけるレム，ノンレム期に相当すると考えられます．そして，妊娠37～38週以降は眼球運動期と無眼球運動期がそれぞれ27～30分，23～24分の持続時間を保ちながら交互に出現するようになります．この交代性のリズムをウルトラディアンリズムといいます．

このリズムの中枢は橋から延髄にあると推定されています．したがって，胎児では，この中枢が妊娠30週頃から機能を開始し妊娠37週頃には成熟すると考えられます．

■眼球運動の日内変動

妊娠末期になると眼球運動の出現には日内変動が存在するようになります．図4は，妊娠37週胎児の眼球運動を超音波電子スキャンを用いて24時間観察した結果を示しています．妊娠37～38週の胎児の60％に有意な日内変動を認め，眼球運動のピークは夕方から深夜にみられました．このような約1日の変動

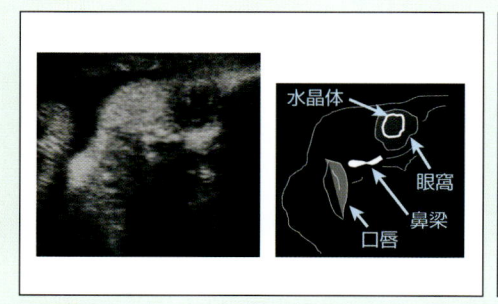

図1 胎児眼球・口唇運動の観察断面像

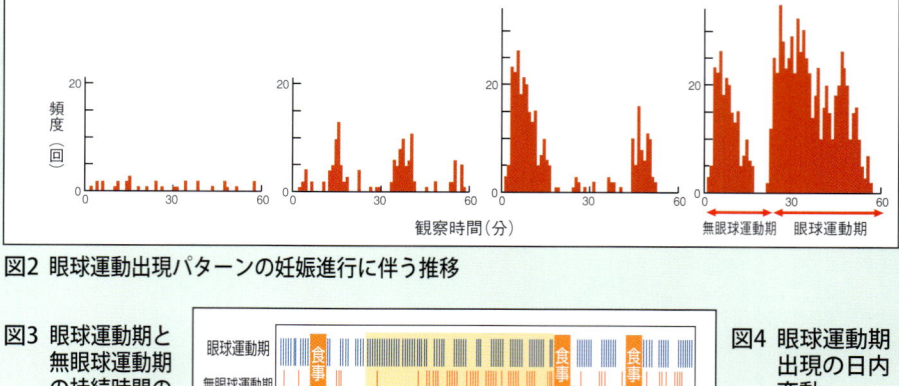

図2 眼球運動出現パターンの妊娠進行に伴う推移

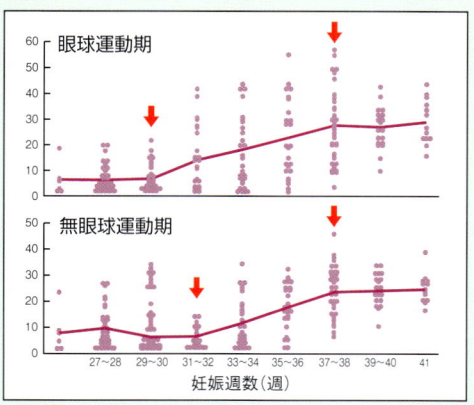

図3 眼球運動期と無眼球運動期の持続時間の推移

胎児の眼球運動期・無眼球運動期の交代制のリズムであるウルトラディアンリズムは妊娠30週頃から機能を開始し妊娠37～38週にはそれぞれ27～30分，23～24分の持続時間を示すようになる．

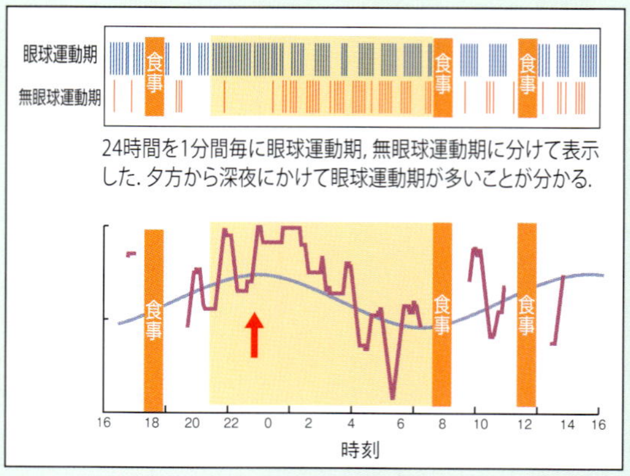

図4 眼球運動期出現の日内変動

24時間を1分間毎に眼球運動期，無眼球運動期に分けて表示した．夕方から深夜にかけて眼球運動が多いことが分かる．

上段の結果に移動平均を行いコサインカーブを当てはめた．矢印は眼球運動のピークを示す．妊娠37～38週になると眼球運動期には夜間を出現のピークとするサーカディアンリズムが認められるようになる．

はサーカディアンリズムといわれています．眼球運動と同時に胎児心拍数データを採取した症例の中には，眼球運動と心拍数変動が同期してサーカディアンリズムを刻む症例が存在しました．このことは妊娠37週のヒト胎児では両者を支配する共通の中枢（視交叉上核）が機能を開始していることを示しています．

■レム睡眠

成人では，急速眼球運動（rapid eye movement；REM），筋緊張の低下およびPGO波といわれる脳波パターンをレム睡眠の三徴といいます．しかし，子宮内の胎児から脳波をとることは，現時点では不可能です．ところで，睡眠中に観察される緩速眼球運動（slow eye movement）は筋緊張の低下を反映する鋭敏な指標であるといえます．そこで，眼球運動期のなかに急速眼球運動と緩速眼球運動が共存することを胎児におけるレム睡眠の必要条件としました．

図5に示すように1回1回の眼球運動の持続時間を求めると，個々の眼球運動の持続時間は0.06秒から3〜4秒の範囲に分布していました．この分布図を「折れ線回帰」を用いて解析すると，持続時間が0.76秒の値を示す点に統計学的に有意な一つの変曲点が存在することが分かりました．このことは，眼球運動のなかには，この変曲点を境として，特性の異なる2種類のものが存在することを意味します．持続時間の長短から，変曲点未満の持続時間を示す眼球運動は急速眼球運動に，変曲点以上の値を示す眼球運動は緩速眼球運動に対応します．

レム睡眠の中枢は，橋の青斑核，青斑核αおよびperi-αを含む領域に存在します．したがって，ヒト胎児では遅くとも妊娠33週頃までには，橋のレベルが機能を開始していると考えられます．

■口唇運動出現パターンの推移

隣り合った2つの口唇運動間のインターバルを指標とすると，図6に示すように妊娠28週頃までは口唇運動インターバルの度数分布はほぼ一様に近い分布型を示しますが，妊娠32〜34週頃から分布が偏りをみせるようになり，妊娠35週以降になると0.3〜0.6秒のインターバルを有する口唇運動が分布の大部分を占めるようになります．

■ノンレム睡眠

新生児では，ノンレム睡眠期に限って規則的な口唇運動が認められることが知られています．そこで，胎児においては，無眼球運動期に規則的な口唇運動が同期することをノンレム睡眠の必要条件としました．

眼球運動期，無眼球運動期において口唇運動インターバルのヒストグラムを作成したところ眼球運動期（図7左）におい

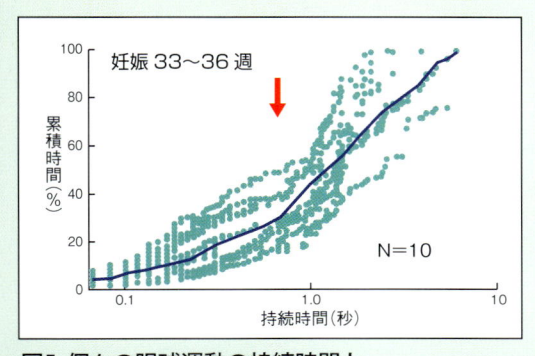

図5 個々の眼球運動の持続時間と累積時間との関連

個々の眼球運動の持続時間と累積時間との関係をみると，矢印に示す統計学的に有意な変曲点が得られた．
変曲点を境に急速眼球運動・緩速眼球運動が存在することが分かる．
眼球運動期のなかで両者が共存することが胎児レム睡眠の必要条件である．すなわち胎児のレム睡眠は遅くとも妊娠33週頃までには出現する．

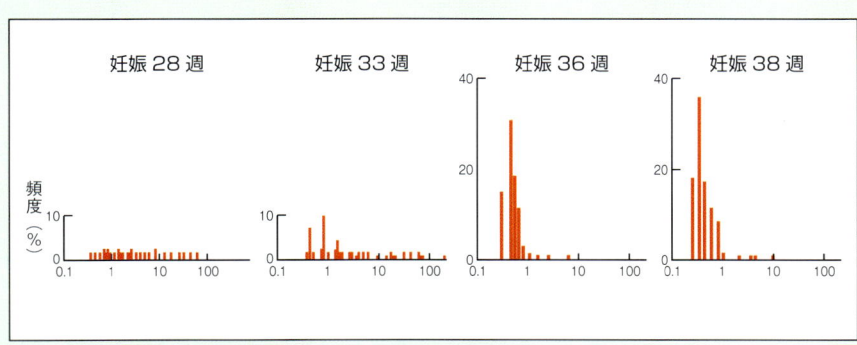

図6 口唇運動の妊娠の進行に伴う推移

図7 口唇運動と眼球運動期/無眼球運動期との同期性

無眼球運動期における口唇運動インターバルの分布は0.3〜0.6秒に集中し，規則的な口唇運動の出現を示している．
規則的な口唇運動が無眼球運動期に同期して起こることが，胎児におけるノンレム睡眠の必要条件である．すなわち胎児のノンレム睡眠は妊娠35週には出現する．

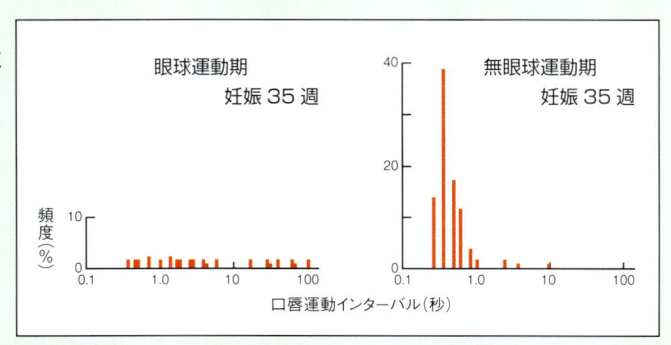

Column

ては口唇運動インターバルは一様分布を示していますが、無眼球運動期（図7右）ではインターバルが0.3〜0.6秒に集中する分布パターンを示しています．以上より、口唇運動は妊娠34週以前では不規則に、妊娠35週以降では規則的に起こること、また、規則的な口唇運動は無眼球運動期に限って出現してくると考えられます．低出生体重児の脳波の発達過程に関する研究から、ノンレム睡眠が同定できるようになるのは、妊娠35〜36週相当の時期であると報告されています．ノンレム睡眠の中枢は、橋よりさらに上位に存在するとされています．このことから、妊娠35週以降の胎児では、橋を含めそれより上位の領域の中枢神経系が機能を開始していると考えられます．

■ 覚醒状態

図8に胎児瞳孔の観察断面を示します．眼球運動と同一断面で観察すると、胎児の瞳孔縁は水晶体の中央に一対の点として描出されます．

成人は、暗所では覚醒時に瞳孔は散瞳しますが、睡眠時には覚醒時の40％前後にまで縮小するといわれています．また、妊娠35週以降に出生した新生児は全例、光刺激に対して散瞳・縮瞳させる機能を獲得しています．したがって、胎児では、暗所（子宮内）における散瞳を「覚醒」の必要条件としました．妊娠36週以降の胎児を対象に、眼球運動と同時に瞳孔径の変化を観察しました．瞳孔縁を表わす2点間の距離を瞳孔径と定義し、1秒間に1回ずつ計測して解析の指標としました．

図9は、妊娠37週胎児の瞳孔径の経時的な変化です．瞳孔径は大小2種の特性の異なる群に分離できました．眼球運動期のなかで散瞳している期間および無眼球運動期で散瞳している期間の全観察時間に占める割合の平均値は、各々14.3％、2.3％であり、有意に高い割合で眼球運動期に散瞳が認められました．

以上より、妊娠36週以降のヒト胎児において、眼球運動期のなかで散瞳状態を示す期間は覚醒とみなされる状態であると考えられます．また、散瞳は眼球運動期の期間に有意に高頻度に観察されたことから、覚醒は眼球運動期のなかから芽生えてくるものと推察されます．

■ まとめ

以上を図10にまとめました．上段は動作の妊娠週数に伴う変化、下段は対応する中枢神経系の発達を示しています．中枢神経系が下位から上位へ発達するのに伴い最初はばらばらであった個々の動作が統合され、レム睡眠、ノンレム睡眠などの行動が形成されていきます．

＊本研究の一部は文部科学省科学研究費補助金（19659276、23601009）によって行われた．

（諸隅誠一）

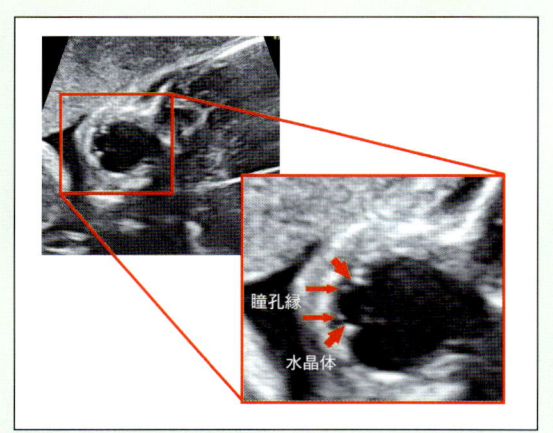

図8 瞳孔の観察断面

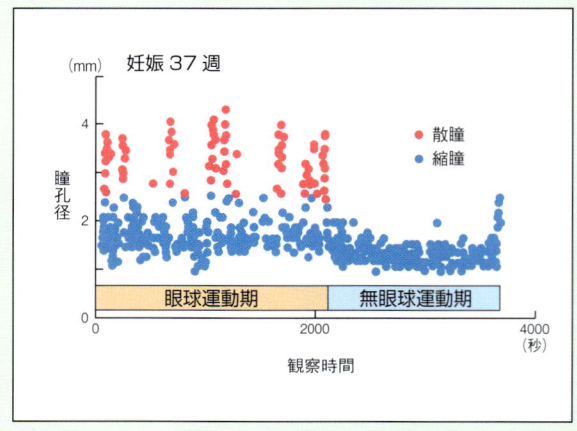

図9 眼球運動期・無眼球運動期と瞳孔径との関係

赤丸は散瞳を青丸は縮瞳を示す．眼球運動期に有意に散瞳が認められる．胎児では、暗所（子宮内）における散瞳を覚醒の必要条件とした．すなわち、胎児の覚醒は妊娠36週には出現する．

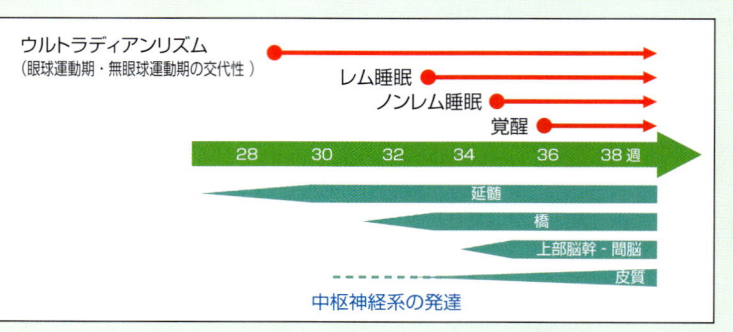

図10 動作の妊娠週数に伴う変化と対応する中枢神経系機能の発達

第1部
胎児・新生児

第2章 異常

1. 異常妊娠　多胎妊娠，異所性妊娠，絨毛性疾患

多胎妊娠

多胎妊娠とは2人以上の胎児が同時に子宮内に存在する状態をいいます．多胎妊娠は，母体にとっては妊娠高血圧症候群，妊娠糖尿病のリスクが上昇し，胎児にとっては早産，低出生体重児，多胎独特の合併症により，母子ともにリスクが上昇するため，医学的・社会的に多くの問題を抱えています．しかし，近年は不妊・生殖治療の普及によって，多胎妊娠症例が増加しています．日本における多胎率は1974年に0.62％であったものが2005年には1.2％まで上昇しています．

双胎妊娠の分類には，卵性によるものと膜性によるものがあります．卵性は一卵性双胎と二卵性双胎に分類され，膜性は二絨毛膜二羊膜，一絨毛膜二羊膜，一絨毛膜一羊膜の3つに分類されます．臨床的に重要なのは，膜性による診断です．なぜなら，一絨毛膜性の場合，双胎間に血管吻合が存在するため，双胎間輸血症候群や一児死亡の他方の児に死亡や脳障害の発生といった独特の病態があり，二絨毛膜性双胎に比べて周産期死亡率は5倍になるからです．膜性は，分裂の時期により二絨毛膜二羊膜，一絨毛膜二羊膜，一絨毛膜一羊膜が決定されます．

多胎妊娠

- 二絨毛膜二羊膜双胎（DD双胎）　　別々の絨毛膜（2つの胎嚢）
- 一絨毛膜二羊膜双胎（MD双胎）　　1つの絨毛膜（1つの胎嚢）
- 一絨毛膜一羊膜双胎（MM双胎）　　単一羊膜　単一絨毛膜（1つの胎嚢）

異所性妊娠

異所性妊娠は，受精卵が子宮体部内膜以外の場所に着床することをいいます．一般的には，子宮外妊娠と呼ばれ，全妊娠の1～2％に発生します．着床部位により卵管妊娠，間質部妊娠（卵管妊娠の一種），頸管妊娠，腹腔妊娠，卵巣妊娠に大きく分けられますが，大部分（95％以上）は，卵管妊娠（膨大部，峡部，卵管采部，間質部）です．

診断は，妊娠週数やヒト絨毛性ゴナドトロピン（hCG）値から胎嚢（GS）が子宮内に確認される時期（胎嚢は妊娠5週前半になれば，または，血中hCG値が1,500～2,000mIU/mLになれば，子宮内に100％検出可能）にもかかわらず，子宮内に胎嚢がみえない場合に，異所性妊娠が強く疑われ，子宮体部内膜以外の部位に胎嚢が見つかれば，異所性妊娠と診断されます．

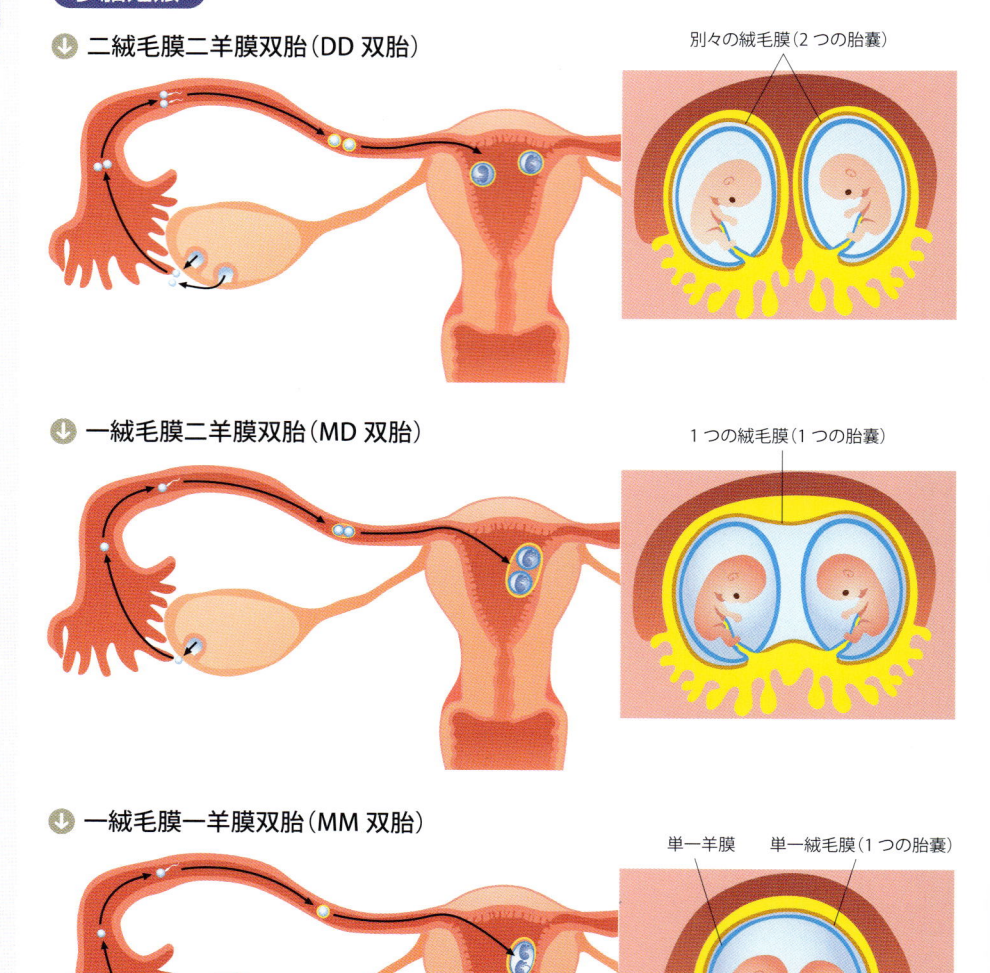

治療は，外科的治療と保存（内科）的治療に分けられます．外科的治療には，開腹手術や内視鏡下手術による卵管摘出術，卵管切開術があります．また，保存（内科）的治療には，メトトレキサートの全身投与や局所投与，または待機療法（自然流産を待機する）があります．

その治療方法の選択は，着床部位，大きさ，hCG測定値，本人の希望などの諸因子により左右されます．現在は，早期に発見できる機会が増加し，メトトレキサートの全身投与による保存（内科）的治療が行われることが多くなりました．

絨毛性疾患

絨毛性疾患は胞状奇胎（全奇胎，部分奇胎，侵入奇胎），絨毛癌，胎盤部トロフォブラスト腫瘍（placental tro-

異所性妊娠

- 膨大部妊娠（80%）
- 峡部妊娠（14%）
- 間質部妊娠（3.0%）
- 正常妊娠
- 卵巣妊娠（1.5%）
- 腹腔妊娠（1%）
- 頸管妊娠（0.5%）

↑ 卵管妊娠

↑ 頸管妊娠
子宮縦断面

↑ 間質部妊娠
3次元超音波による子宮前額断面

絨毛性疾患

← 侵入奇胎・絨毛癌

← 胞状奇胎

子宮横断面．卵黄嚢と胎児は確認できない．絨毛組織内に多数の嚢胞（多くは2〜3mm）を認める．

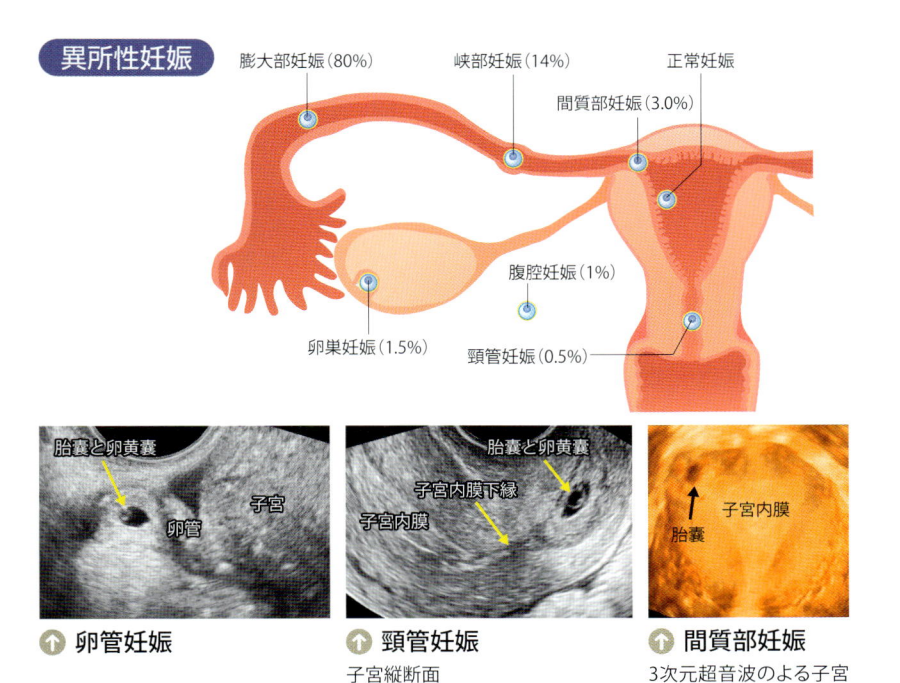

↓ 予後因子に基づいた絨毛性疾患のスコアリング

予後因子	スコア			
	0	1	2	4
年齢（歳）	<40	≧40	―	―
先行妊娠	胞状奇胎	流産	正期産	―
前回妊娠から治療開始までの期間（月）	<4	4〜7	7〜13	≧13
血中hCG（IU/mL）	<1,000	1,000〜10,000	10,000〜100,000	≧100,000
最大病変の大きさ（cm）	―	3〜5cm	≧5cm	―
転移臓器	肺	脾臓，腎臓	消化管	脳，肝臓
転移の数（個）	―	1〜4	5〜8	≧8
前回 化学療法の有無	―	―	単剤での治療歴	多剤での治療歴

総スコアが6点以下：低リスク群，総スコアが7点以上：高リスク群

（FIGO，2000年）

↓ 臨床期別分類

Stage Ⅰ	病変が子宮に限局
Stage Ⅱ	病変が子宮外に進展するが，生殖臓器（卵巣，卵管，腟，子宮広間膜）に限局
Stage Ⅲ	病変が肺に転移
Stage Ⅳ	病変が肺以外に転移

（FIGO，2000年）

---

phoblastic tumor；PSTT），存続絨毛症の4つの病型に分類されています．本邦における最近25年の胞状奇胎の発症率は，出生1,000に対して約3.0から約1.5へと半減しています．胞状奇胎の原因は，受精した卵子核の不活化に伴う雄核発生であることが知られています．症状としては，無月経，性器出血，子宮の過大・軟化，妊娠悪阻，卵巣ルテイン囊胞，妊娠高血圧症候群様症状などが挙げられます．経腟超音波検査の普及により妊娠9週前後での早期診断が可能となり，経腟超音波検査に加えて週数に比して異常高値のhCGが確認されれば全奇胎の診断率は100%となると報告されています．2000年に世界産科婦人科学会議（FIGO）から発表された期別分類と予後診断スコアの利用が国際的コンセンサスとして推奨されています．この予後診断スコアは，低リスクと高リスクの2群に大別されます．治療は，低リスクに相当する（臨床的）侵入奇胎に対してはメトトレキサート，アクチノマイシD，エトポシドなどの単剤による化学療法が用いられますが，高リスクに相当する（臨床的）絨毛癌に対しては，MEA（メトトレキサート＋エトポシド＋アクチノマイシD）療法やEMACO（エトポシド＋メトトレキサート＋アクチノマイシD＋シクロホスファミド＋ビンクリスチン）療法など多剤併用の化学療法が用いられます．

（金川武司）

1. 異常妊娠　初期流産

はじめに

流産とは，妊娠22週未満に妊娠が中絶した状態を指し，妊娠12週未満の早期流産と妊娠12週以降の後期流産に分類されます．ここでは，早期流産のうち，自然流産（進行流産，稽留流産，不全流産）について示します．

自然流産の頻度は一般に12～15％前後ですが，女性側の加齢に伴いその頻度は上昇し，40歳以上では25％以上にもなります．

流産の原因

染色体異常：胎児の染色体異常が最も多い原因であり，流産の50～70％といわれています．また，約2％に染色体の構造異常によるものがあり，夫婦のどちらかが染色体均衡型構造異常の保因者の可能性もあります．

感染症：細菌やウイルスなどの感染により妊娠中に母体の免疫バランスを崩し流産につながることもあります．TORCH症候群では胎児奇形の発症のリスクもあります．

また，糖尿病や甲状腺機能異常の内分泌異常，全身性エリテマトーデスや抗リン脂質異常などの免疫系の異常，凝固異常，子宮奇形，胎児の異常，その他，環境や薬剤（年齢，喫煙，アルコールなど）なども流産の原因となります．

原因の有無に関わらず，流産を3回以上繰り返す場合を習慣流産といい，約1％程度に認められ，流産組織の染色体検査を含めた原因検索を行うことを勧めます．また，2回流産を繰り返す反復流産においても年齢などを考慮し，原因検索を行うこともあります．

流産の種類

進行流産：流産が進行中の状態．
不全流産：胎嚢が完全に娩出されず，一部の遺残組織が残留した状態．

子宮内容物が完全に出てしまった状態を完全流産といい，それまで認めていた出血や下腹部痛は減少あるいは消失するため，子宮内容除去術は行わず，待機的に観察します．

稽留流産：胎児（胎芽）が子宮内で死亡し，子宮内に留まっている状態．

その他，流産の経過中に子宮内感染を起こし発熱を来す感染流産では，時に起因菌が子宮壁から血中に侵入し，敗血症，播種性血管内凝固症候群（DIC）などの重篤な合併症を併発することがあり，注意を要します．

流産の種類

進行流産

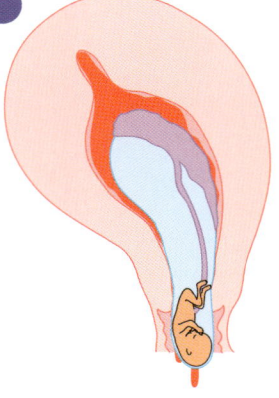

病態：流産が進行中の状態．
症状：性器出血が増加し，進行により多量の性器出血と陣痛様の下腹部痛を認める．
内診：子宮口が開大している．
超音波検査：胎嚢が子宮口へ移動し，胎嚢内に胎児の生存する所見を認めない．
治療：妊娠継続は不可能なため，子宮内容除去術を施行する．

不全流産

病態：一部の遺残組織（絨毛や脱落膜）が残留した状態．
症状：持続的な出血と下腹部痛が持続する．
内診：子宮口開大．
超音波検査：胎嚢は認めない．
治療：遺残組織が多く，出血が多い場合は，子宮内容除去術を施行する．
子宮内容物が完全に出てしまった状態を完全流産といい，それまで認めていた出血や下腹部痛は減少あるいは消失するため，子宮内容除去術は行わず，待機的に観察する．

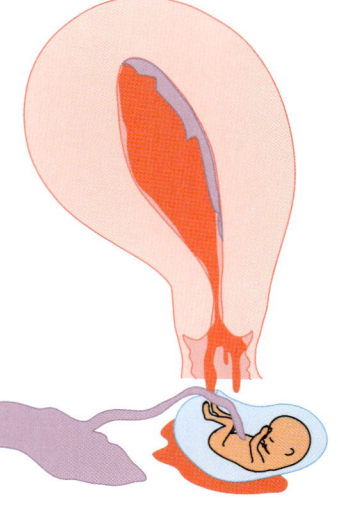

稽留流産

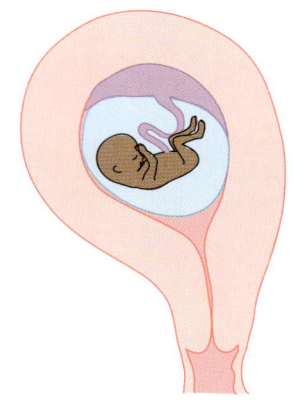

病態：胎児（胎芽）が子宮内で死亡し，子宮内に留まっている状態．
症状：無症状．
内診：子宮口閉鎖．
超音波検査：胎嚢内に胎児（胎芽）およびその付属物を認めるが心拍動がない．
治療：妊娠継続は不可能なため，子宮内容除去術を施行する．

症状

出血：流産の主要な症状の一つで，少量から多量に至るまで様々です．時に，流産が急速に進行した場合は多量の凝固塊を伴い出血性ショックを呈することがあり注意を要します．

下腹部痛や腰痛：流産が進行する場合に強くなり，不全流産では下腹部痛や鈍痛が持続することがあります．

子宮内容除去術

前処置：少なくとも6時間以上の絶飲食，ラミナリアなどによる機械的頸管拡張

麻酔下で，経腹超音波ガイド下に頸管拡張，胎盤鉗子とキュレットを用い子宮内容を娩出

合併症：出血（輸血の可能性），穿孔（修復手術），感染，子宮内容物の遺残（再処置の可能性）など

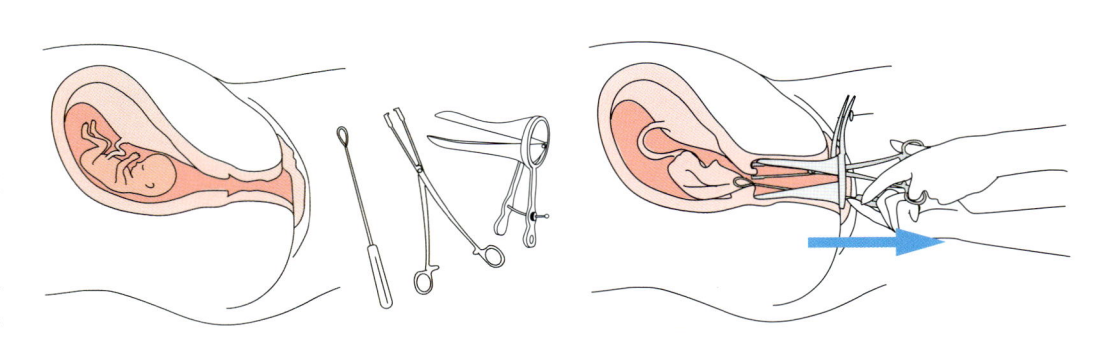

流産の原因

I.	染色体異常	胎児の染色体異常
II.	感染症	細菌やウイルスによる感染症
III.	内分泌異常	黄体機能不全，（潜在性）高プロラクチン血症，甲状腺機能低下症，甲状腺機能亢進症，糖尿病など
IV.	免疫系の異常	全身性エリテマトーデスなどの膠原病
V.	血液凝固系の異常	第XII因子欠乏症，抗リン脂質抗体症候群など
VI.	子宮の異常	子宮奇形，子宮筋腫や腺筋症，子宮内膜ポリープなど
VII.	同種免疫異常	
VIII.	その他	環境や薬剤：喫煙，アルコール，精神的ストレスなど

超音波診断

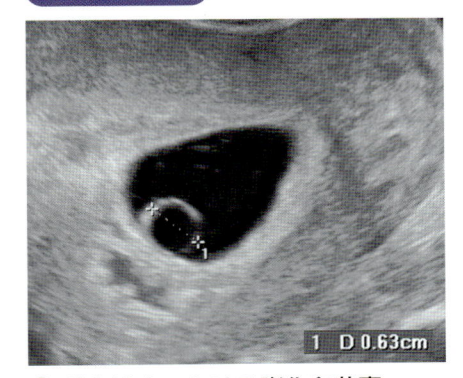

↑ 稽留流産における膨化卵黄嚢

hCGの妊娠週数に伴う変化

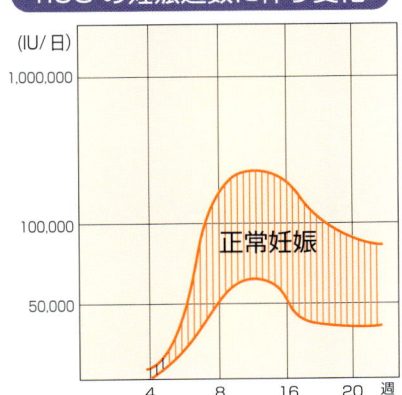

(IU/日)

正常妊娠

正常妊娠では，hCG値は，妊娠4週より急上昇していき，妊娠10週程度で最高となる．正常のパターンより低い，または横這いとなる場合は流産の可能性が高まる．

（荒木 勤：最新産科学 異常編，第20版，文光堂，p57）

コラム

初期流産の頻度：一般に，12～15％前後，女性の加齢に伴いその頻度は上昇する．高齢になると卵子の染色体異常や受精卵の染色体異常が増加するため，流産率は高率となる．

初期流産の背景：流産原因の50～70％は，胎児の染色体異常（卵子の染色体異常や受精卵の染色体異常に起因）であり，その他，感染症，内分泌異常，免疫異常，凝固異常，子宮奇形，環境や薬剤（年齢，喫煙，アルコールなど）などがある．

胎児奇形の発生の危険因子：感染症では，特に，TORCH症候群が知られている．トキソプラズマ，風疹，サイトメガロウイルス，単純ヘルペスウイルス，その他．

検査および診断

●無月経や不正出血，下腹部痛などの臨床症状

超音波検査：経時的な子宮内の胎嚢の有無や胎嚢の発育，さらに，胎児心拍の有無は流産の診断に有用です．妊娠7週以降で胎児心拍が認められないケースでは経時的にチェックした後に流産と診断します．

hCG：高感度の検査薬の出現により妊娠4週には妊娠の有無が判断できることから妊娠初期の診断に役立ちます．また，高値では胞状奇胎などの絨毛性疾患，低値では流産などを疑います．

基礎体温（BBT）：高温相の時期から妊娠時期や妊娠週数が推察できます．特に，月経不順の患者では重要です．

治療

進行流産，不全流産，稽留流産は，診断が確定次第，速やかに子宮内容除去術を行います．

最近では子宮内膜の菲薄化を予防する効果も期待して吸引による処置も行われてきています．鉗子操作の際，子宮の屈曲に合わせた操作が重要です．

非特異的症状を呈するクラミジア頸管炎の併発例では，術後に発熱や腹痛が遷延することがあります．その際，クラミジアの検査を施行しつつ，エリスロマイシン系やテトラサイクリン系，ニューキノロン系などのクラミジアに感受性のある抗菌薬に変更することが大切です．

（齋藤正博）

2-1. 胎児・胎児付属物の異常　妊娠初期超音波検査

超音波検査のチェックポイント

無月経を主訴として産婦人科を受診する妊婦が多いですが，不正性器出血や下腹部痛を主訴に受診し，妊娠と診断されることも少なくありません．

妊娠初期の超音波検査では，正常の妊娠かどうかをチェックすることをはじめ，表に示すような項目についてチェックします．妊娠初期には，経腹法よりも経腟法が有用です．

妊娠初期に超音波検査で確認すべき項目

1	子宮体部の内腔内の妊娠か	胎嚢が子宮体部の内腔内にある それ以外の場所にない
2	胎児は生存しているか	胎児心拍動の確認 （妊娠5週中頃以降）
3	胎児の数は	多胎妊娠の場合は膜性診断 （絨毛膜の数（＝胎嚢の数）と羊膜の数）
4	妊娠週数は正しいか	CRL計測（CRLが，15〜40mmの場合） BPD計測（CRL>40mmで，BPDが20〜30mmの場合）
5	胎児に形態的な異常はないか	頭、胴、四肢の確認 （無頭蓋症、結合双胎などの発見）
6	子宮・卵巣に異常はないか	子宮筋腫・子宮奇形の有無 卵巣腫瘍・嚢腫の有無

子宮体部内腔内の妊娠か

経腟超音波検査では，妊娠4週中ごろから子宮内に胎嚢（GS：gestational sac）が見え始め（p7参照），5週に入るころにはその中に卵黄嚢がはっきり見えてきます．胎嚢が子宮内に見えない場合は，卵管妊娠などの異所性妊娠が疑われます．また，子宮内に胎嚢が見えても子宮体部の内腔内（子宮内膜に囲まれている）でない場合は，頸管妊娠や間質部妊娠などの異所性妊娠を疑う必要があります．

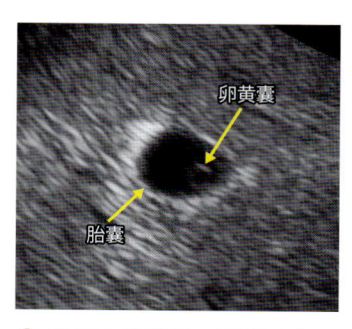

胎児は生存しているか

経腟超音波検査では，妊娠5週中ごろから6週にかけて，胎児の心拍動が観察されるようになり，胎児の生存が確認できます．逆にいえば，それ以前では胎児の生存が確認できません．

胎児の数は（多胎妊娠）

多胎妊娠はハイリスク妊娠の1つですが，三胎（胎児が3人）以上の妊娠は特にリスクが高いため，妊娠初期に胎児数を正確に確認することが大切です．

双胎妊娠は絨毛膜と羊膜の数によって3つに分類され，それぞれリスクの程度が異なりますが，妊娠週数が進むと，これらを判別することが難しくなってしまいます．そのため，妊娠初期に絨毛膜と羊膜の数をチェックすること（膜性診断）が大切です（多胎妊娠，異所性妊娠，絨毛性疾患の項参照）．

● 二絨毛膜二羊膜双胎（DD双胎）

双胎妊娠の中で一番多いタイプであり，妊娠初期には胎嚢が2つ離れて観察されます．胎嚢の内側は絨毛膜で覆われているため「胎嚢の数＝絨毛膜の数」になり，また，胎児の周りには1枚の羊膜があるため，胎嚢が2つ見えれば2絨毛膜2羊膜双胎と診断されます．しかし，妊娠週数が進んで胎嚢が大きくなると，2つの胎嚢の間が薄くなり，一絨毛膜性の双胎と区別しにくくなってしまいます．

このタイプの双胎の多くは2卵性双胎ですが，1卵性双胎でも分割の時期が早いとこのタイプの双胎になります．

● 一絨毛膜二羊膜双胎（MD双胎）

1つの胎嚢の中に2人の胎児と，それぞれの胎児を囲む羊膜がある双胎です．2絨毛膜性の双胎と異なり，このタイプの双胎は1つの胎盤を2人の胎児が共有し，胎盤内で2人の胎児の血管がつながっています．そのため，2児間で血液の流入流出のバランスを崩すと，双胎間輸血症候群を起こすことがあり，二絨毛膜二羊膜双胎よりも高いリスクを有します．

↑ 胎嚢と卵黄嚢（5週0日）

多胎妊娠

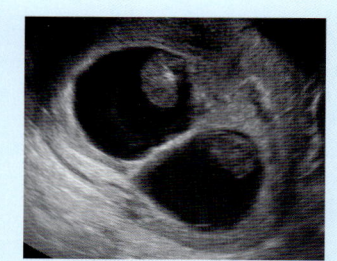

↑ 二絨毛膜二羊膜双胎（9週）

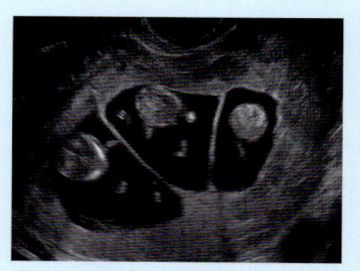

↑ 三絨毛膜三羊膜品胎（11週）

胎児頭殿長（CRL）

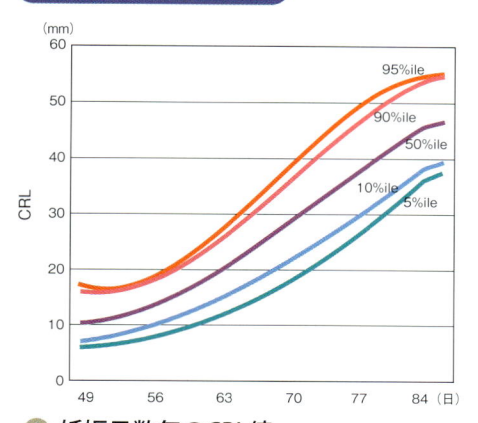

↑ 妊娠日数毎のCRL値
（日本超音波学会用語診断基準委員会，2003）
49日は7週0日，70日は10週0日に相当します

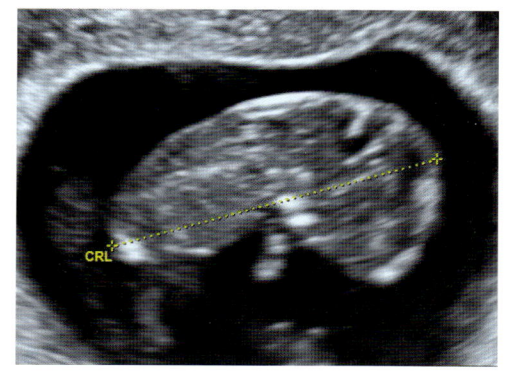

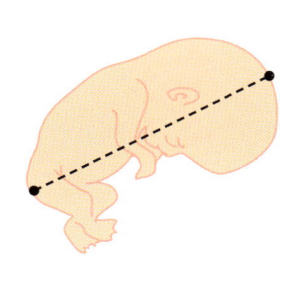

↑ 正中矢状断面でのCRL計測（10週）
できるだけ胎児部分を拡大して，自然の屈曲位の時に計測する

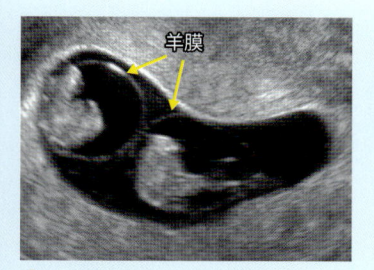

↑ 一絨毛膜二羊膜双胎（8週）

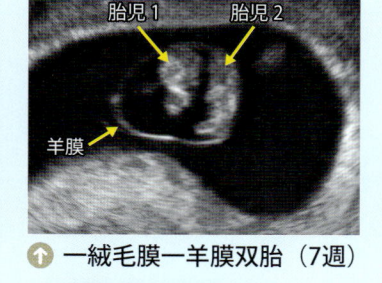

↑ 一絨毛膜一羊膜双胎（7週）

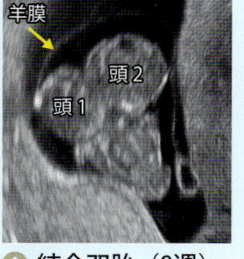

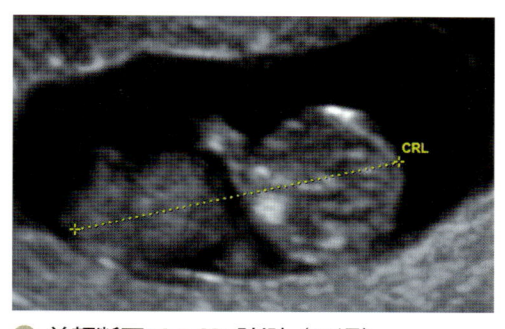

↑ 前額断面でのCRL計測（10週）
前額断面では計測が不正確になりやすい

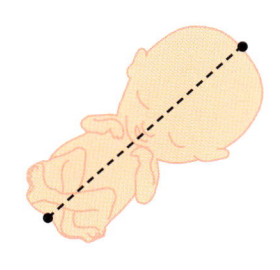

↑ 結合双胎（9週）

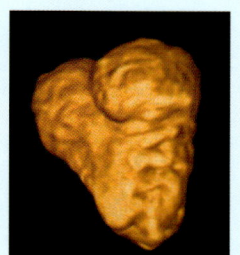

↑ 結合双胎の3次元像（9週）

このタイプの双胎は一卵性双胎です．

● 一絨毛膜一羊膜双胎（MM双胎）

1つの胎嚢の中に羊膜が1つしかなく，その中に2人の胎児がいます．全双胎妊娠の1％程度と頻度は低いのですが，1つの胎盤を共有しているため双胎間輸血症候群のリスクがあり，さらに，羊膜で仕切られていないため2人の臍帯が絡まりあって臍帯血流が阻害され，子宮内胎児死亡のリスクが高いタイプの双胎です．

一卵性双胎であり，受精卵が完全に二分されないと，2児の一部が結合した結合双胎や，片方の児が心臓のない無心体になることもあります．

妊娠週数は正しいか（妊娠週数の確定）

妊娠週数の推定は，妊娠初期の必須評価項目の1つです．胎児発育不全などの胎児発育を評価したり，過期妊娠を診断したりするためには，妊娠週数が正確でなければなりません．妊娠週数は，最終月経開始日から計算されますが，排卵時期が遅れたり最終月経の記憶が不正確だったりして，最終月経開始日から計算された妊娠週数が正しいとは限りません．

そこで，胎児の発育に個体差が少なく，胎児の大きさから妊娠週数が正確に推定できる妊娠初期に妊娠週数を確認または修正して，正しい妊娠週数を確定しておくことが大切です．

妊娠週数の推定には，頭殿長（CRL：crown rump length）が重要です．胎児が小さすぎると測定部位を正確に決められず，逆に妊娠が進み過ぎると胎

2-1. 胎児・胎児付属物の異常　妊娠初期超音波検査

児発育に個体差が生じて推定される妊娠週数が不正確になってしまいます．そのため，CRLが15～40mmの間に計測します．正確に計測するためには，できるだけ胎児部分を拡大して，正中矢状断面で計測します．前額断面で計測すると，胎児の頭頂部と臀部のどちらかが断面から外れやすく測定値が不正確になりやすくなります．

測定されたCRLの値を標準と比べ，最終月経から計算された週数と1週間以上ずれている場合は，CRLの計測値から妊娠週数を修正します．

CRLが15mmより小さい時は，後日，再計測します．CRLが40mmを超える場合は，児頭大横径（BPD：biparietal diameter）を計測して，妊娠週数を推定し，確認または修正します．

BPDの計測は，頭部横断像で，正中線エコー（midline echo）が中央に描出され，かつ横径が最大となる断面で計測します．BPD計測は，浅いほう（画面の上のほう）の頭蓋骨の外側から，深いほう（画面の下のほう）の頭蓋骨の内側までを計測します．

胎児形態異常はないか

胎児形態異常はできるだけ早期に診断することが望まれます．表に示すように胎児異常の種類と程度によって対応が異なるためです．妊娠初期は胎児が小さすぎるため，胎児に形態異常がないかどうかのチェックは，妊娠18～20週頃に行われることが多いのですが，妊娠初期であっても下記のような異常はみつかる可能性があります．

● 無頭蓋症・無脳症

正常胎児の頭部横断面は長円形に描写され，縦断面では半球状に描写されますが，頭蓋（頭蓋骨と皮膚）が欠損した無頭蓋症では，むき出しになった脳によって不整な形に描出されます．無頭蓋症は，妊娠週数が進むにつれて脳が破砕され，眼窩より上の部分が欠損した無脳症になります．

● 四肢の異常

妊娠10週以降，四肢を4本確認す

児頭大横径（BPD）

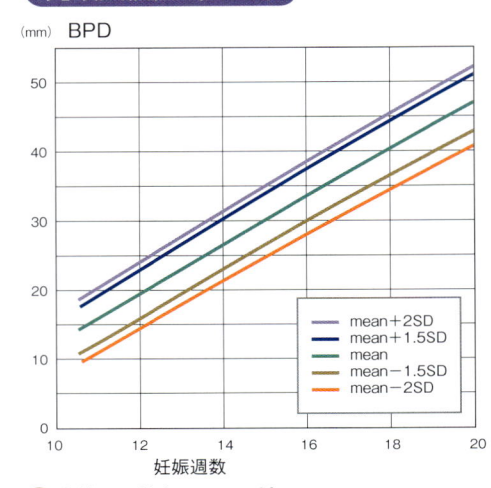

↑ 妊娠週数毎のBPD値
（日本超音波学会用語診断基準委員会，2003）

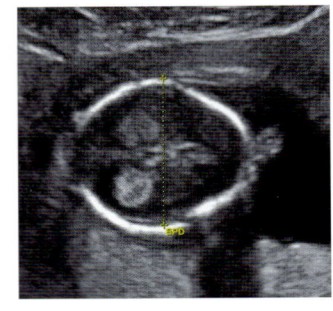

↑ 児頭横断面でのBPD計測（14週）
プローブ近位側の頭蓋骨外側より遠位側の頭蓋骨内側までを計測する

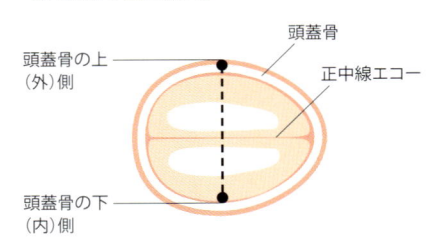

胎児異常の対応毎の分類

1) 妊娠中に直接的な胎児治療を要する異常：尿路閉塞・狭窄，双胎間輸血症候群など．
2) 妊娠中に母体を通して薬物療法を要する異常：不整脈，胎児水腫など．
3) 出生後に生存が全く期待できない異常：無脳症，無機能腎など．
4) 分娩様式，分娩時期を調整しなければならない異常：水頭症，脳脊髄ヘルニア・2分脊椎，肺嚢胞・気管支嚢胞，CCAM（PAM），腹壁破裂，嚢胞腎，仙尾部奇形腫など．
5) 出生後に治療方針を決定すればよい異常：口唇裂・口蓋裂，食道閉鎖，十二指腸閉鎖，小腸閉鎖，鎖肛など．

↑ 胎児異常の対応毎の分類

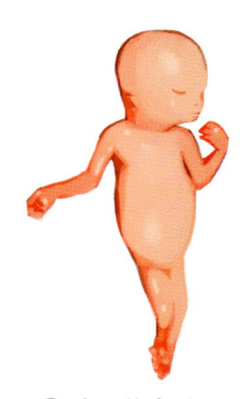

↑ 合足体奇形

ることができます．合足体奇形では，両足が癒合して1本に見えます．四肢が5本以上見える場合は結合双胎の可能性があります．

● 下部尿路閉鎖

尿道閉鎖では，腹腔内の嚢腫として見えていた膀胱が次第に拡張し，腹腔内全体を占める巨大膀胱として観察されるようになります．

● 胎児水腫

通常はほとんど厚みのない皮下組織ですが，胎児水腫では皮下浮腫により頭部や軀幹の周囲に低エコー像が見えます．多くは胸水や腹水の貯留を伴っています．

頸部リンパ管腫（cystic hygroma）では，頸部や頸部と接する頭部・軀幹に複数の嚢胞が見られます．

● その他

心臓が体外に脱出した胎児異常や，胸部に嚢胞や胸水が見られる異常など様々な異常が見つかることがあります．

妊娠12週より早い時期は，腸の一部が臍帯内に脱出した臍帯ヘルニアの

胎児形態異常

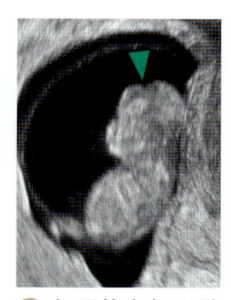

↑ 無頭蓋症（10週）
矢状断面で，頭部（△）が不整な形をしている．

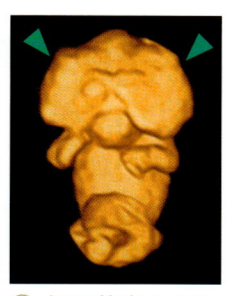

↑ 無頭蓋症の3次元像（10週）
正面から見た像．脱出した左右の脳（△）

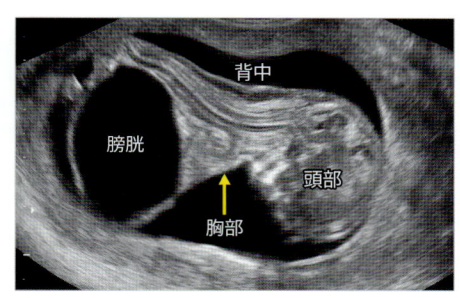

↑ 尿道閉鎖による巨大膀胱（11週）
（背中，膀胱，胸部，頭部）

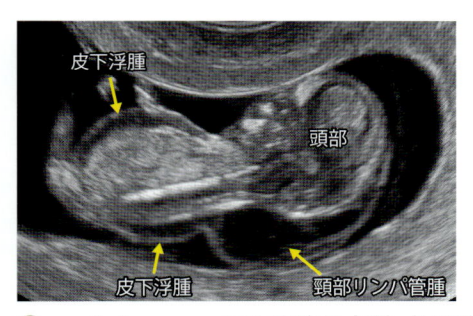

↑ cystic hygromaによる胎児水腫（11週）
（皮下浮腫，頭部，頸部リンパ管腫）

胎児染色体異常

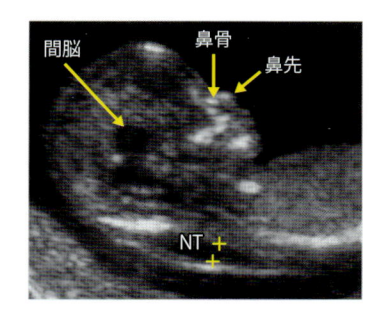

↑ NT計測断面（12週）
経腹法で，胎児の頭部と胸部が画面いっぱいになるくらい拡大して，正中矢状断面で計測する
（間脳，鼻骨，鼻先，NT）

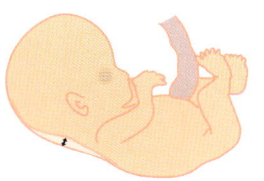

↑ NTが薄い胎児

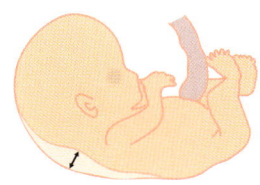

↑ NTが厚い胎児

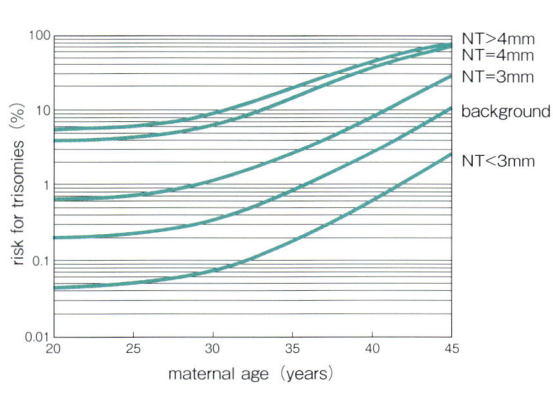

↑ NT厚と母体年齢毎の21トリソミー（Down症）の確率
（Snijders RJ, et al：Ultrasound Obstet Gynecol 1996, 7：216）

→ 染色体異常の可能性が通常よりも高いとされている超音波所見

- major structural defect
- increased nuchal translucency thickness (nuchal fluid accumulation)
- thickened nuchal fold
- short femur and/or humerus
- large BPD/FL ratio
- small measured/expected femer length ratio (M/E FL ratio)
- small femer/foot length ratio
- choroid pklexus cyst
- intracardiac echogenic focus
- mild renal pyelectasis (dilatation of renal pelvis)
- hyperechoic bowel
- brachycephalic head
- small cerebellum
- hypoplasia of middle phalanx and/or clinodactyly of 5th digit
- widely separated great toe
- small ear length
- macroglossia
- short iliac length

（岡井崇：日産婦誌2001，53：N223）

状態が見られることがありますが，生理的臍帯ヘルニアと呼ばれ異常ではありません．

染色体異常

胎児の染色体異常の診断は絨毛採取，羊水穿刺（採取），臍帯血採取により得られた胎児細胞の染色体分析によりなされますが，胎児染色体異常の可能性が一般よりも高くなるといわれている超音波所見があります．これらの所見は，染色体異常のソフトマーカと呼ばれています．

妊娠初期のソフトマーカとしては，nuchal translucency（NT）が有名です．後頸部の低エコー部分のことで，妊娠11週0日から13週6日の期間に十分拡大した正中矢状断面でその厚みを計測すれば，この計測値と母体年齢から，染色体異常（多くはDown症）の可能性を推定することができます．

注意すべきことは，NTは正常の胎児でも妊娠初期に見られる所見で，「NT＝染色体異常ではない」というこ

とです．上のグラフからも分かるように，母体年齢が30歳で，NTが3mmの場合，胎児に染色体異常がある可能性は約1％で，逆にいえば，99％の可能性で染色体異常がないということになります．ただし，NTが厚く見えた場合は，胎児に心臓の異常がある可能性もあるため，必ず心臓の異常の有無をチェックする必要があります．

（赤松信雄）

2-1. 胎児・胎児付属物の異常　妊娠中期・後期の超音波検査

胎児超音波検査の実際

通常の超音波検査で胎児全体の縦断像を描出できるのは，せいぜい妊娠中期までであり，妊娠後期になると胎児の部分（主に横断像）を観察することから胎児診断がなされます．実際に行われる胎児の観察断面としては，頭部の横断像，頸部の縦断像，胸部の横断像，腹部の横断像，脊椎の縦断像および四肢などがあります．これら一定の観察断面から，さまざまな胎児異常の診断がなされます．

ここでは，そのうち比較的発生頻度の高い異常について，超音波所見を示します．また，超音波所見に対応するMRI所見やX線像あるいは出産時の実際の所見を提示します．胎児異常を見逃さず，的確な診断を得るためには，定められた一定の観察断面について，常に系統だった検索を心がけることが重要です．

超音波検査による出生前診断

超音波検査を用いて最初に出生前診断された疾患は無脳症でした．それは1970年代のことです．初期の超音波機器では胎児の細やかな描出は不可能でしたので，無脳症のように大きな異常しか診断できなかったのです．しかし，機器の性能が向上するに伴って，現在では，特徴的な手指の重なり（重積指）など，胎児のより細かな部分の異常まで診断することができるようになりました．

胎児画像診断法の比較

胎児のかたちの異常を診断するために用いられる検査法として，最近では，通常の超音波検査だけでなく，MRIや3次元超音波検査など，新しい画像診断法が使用されるようになりました．MRIは妊娠末期の胎児であっても，その全身像を描出することができますし，3次元超音波検査は胎児の顔などを実際に近い状態で観察することができます．一方，従来の超音波検査は検者が自由に観察断面を設定できるという利点があります．今後は，それぞれの検査法の利点と欠点を把握して使い分けることにより，さらに詳細な胎児診断が可能になることが期待されています．

（増崎英明）

妊娠中期・後期に超音波検査で確認すべき項目

1. 胎児の形態異常の有無
   1) 頭部
      - 大横径（BPD）は妊娠週数相当か
      - 頭部横断面で内部は左右対称で頭蓋内に異常像がないか
      - 頭蓋外に突出する異常像がないか
   2) 上唇
      - 口唇裂はないか
   3) 胸部（四腔断面）
      - 心臓の位置と軸は左に寄っているか
      - 左右心房心室の大きさのバランスはよいか
      - 胸腔内に異常な像がないか
   4) 胸部（大血管）
      - 大動脈と肺動脈が螺旋状に走行しているか
      - 大動脈と肺動脈の太さはほぼ同じか
   5) 腹部
      - 胃胞は左側にあるか
      - 胃，膀胱，胆嚢以外に大きな嚢胞がないか
      - 腹壁（臍部）から臓器の脱出がないか
   6) 脊柱，殿部
      - 椎体と棘突起が欠損なく並んでいるか
      - 背中，殿部に異常な隆起がないか
   7) 四肢
      - 十分な長さの四肢が確認できるか
      - 8) 羊水
      - 羊水過多も過少もないか
2. 胎児発育の評価
3. 胎盤の位置
4. 羊水量の評価
5. 頸管長の計測

無脳児

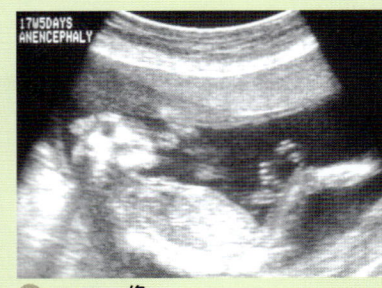

↑ エコー像

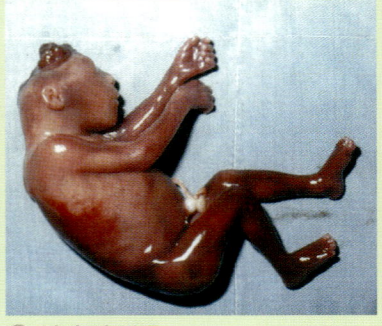

↑ 流産時所見

無脳児は超音波検査を用いて最初に出生前診断された．最近では，妊娠初期に診断されることも少なくない．

水頭症

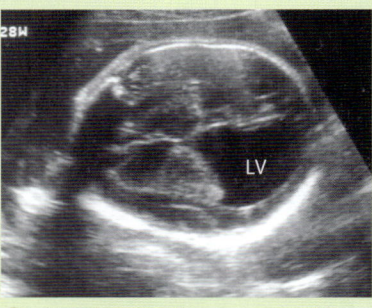

↑ 水頭症（片側）のエコー像

片側の水頭症をきたした胎児の超音波像を示す．頭部横断像であり，片側の側脳室（LV）の拡大が認められる．

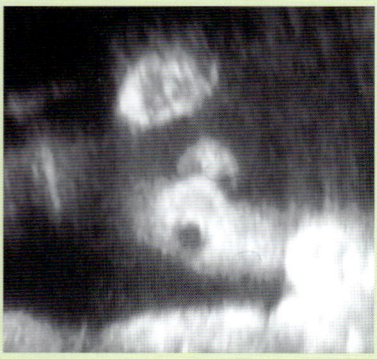

下顎低形成

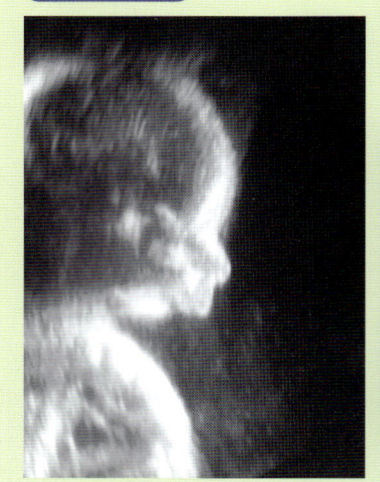

通常の超音波検査は観察する断面の設定が自由なことが最大の利点といえる．ここでは胎児顔面の縦断像で下顎の低形成が観察され（左図），さらに別の断面では小さな口が観察されている（右図）．

第1部 胎児・新生児
第2章 異常

頸部ヒグローマ

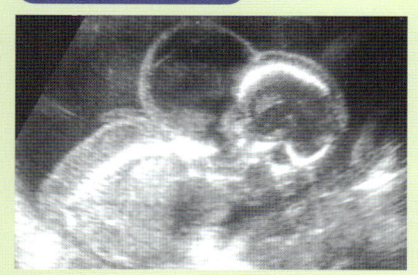

↑ エコー像

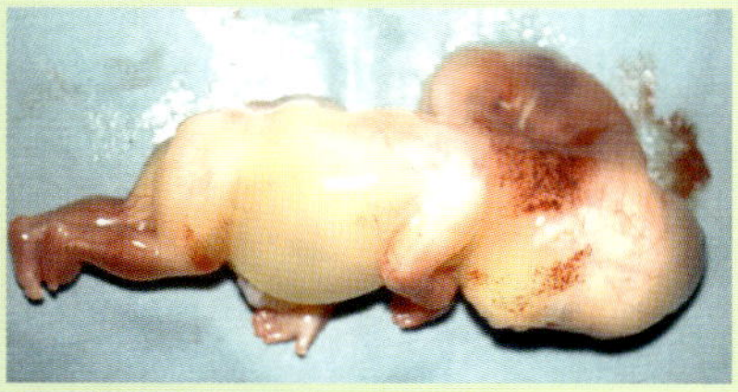

↑ 流産時所見

後頸部にヒグローマが存在する．嚢胞の内容はリンパ液である．本症は染色体異常（主にTurner症候群）を伴うことが多い．

胎児水腫

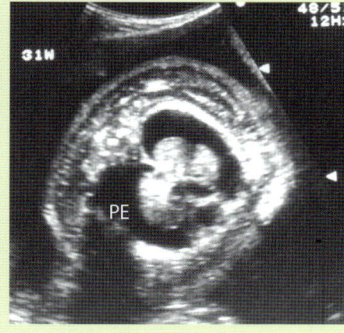

↑ エコー像 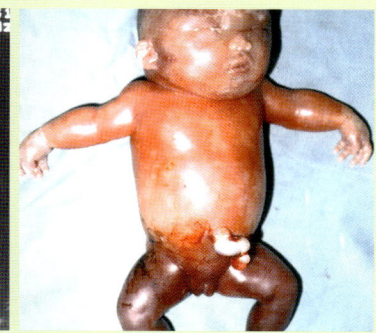　　↑ 出産時所見

エコー像は胎児胸部横断像であり，胸水（PE）と皮下浮腫が存在する．胸水中に白く見えているのは肺である．胎児水腫は血液型不適合や感染症などさまざまな原因で生じる疾患で，生命予後は不良なことが少なくない．

臍帯ヘルニア

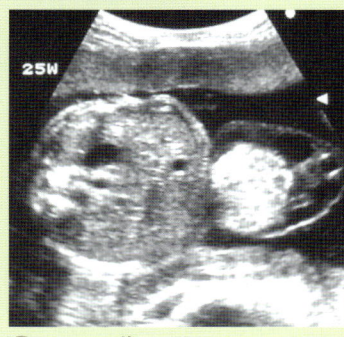

↑ エコー像 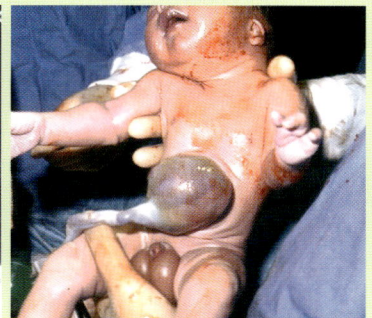　　↑ 出産時所見

エコー像は胎児腹部横断像であり，腹部から膨隆する腫瘤像が認められる．これは臍帯内へ内臓が脱出したものである．よく似た疾患に腹壁破裂があるが，こちらは内臓が直接腹腔外へ脱出して羊水中を浮遊していることから区別できる．

多指

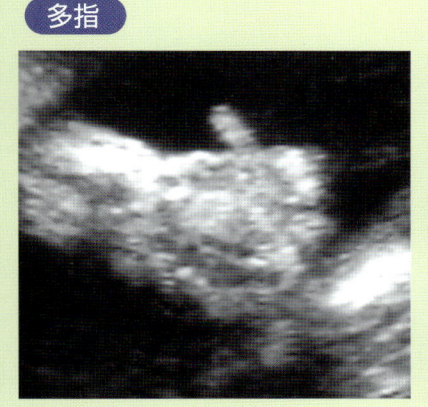

↑ エコー像

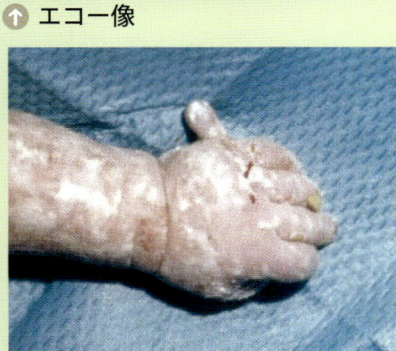

↑ 出産時所見

母指の外側に余分な指が存在する．この超音波所見は，その独特の形から"ヒッチハイクサイン"と呼ばれることもある．

半椎

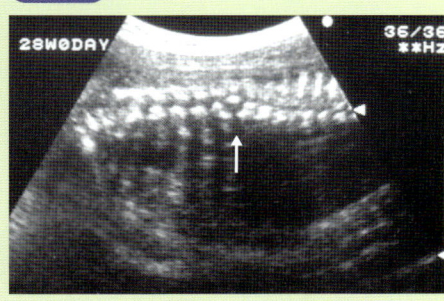

↑ エコー像 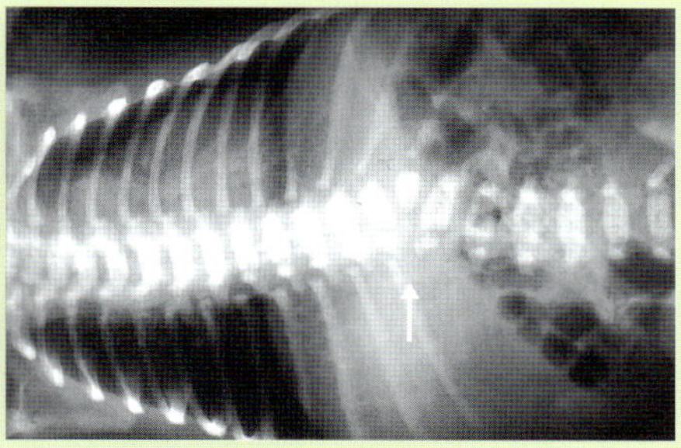　　↑ 出産後 X 線像

椎骨の一部が欠損したために脊椎が屈曲している．超音波検査で認められたのと同じ部位に，出産後のX線検査で椎骨の欠損が認められる．

重積指

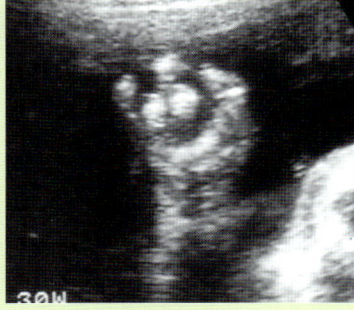

↑ エコー像 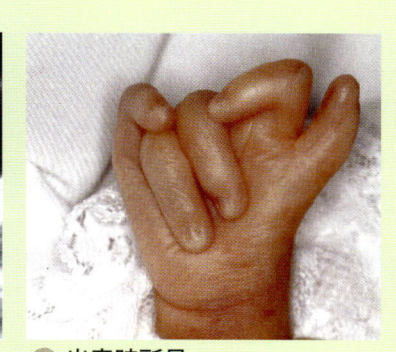　　↑ 出産時所見

重積指は胎児の18トリソミーでしばしば認められる．示指の中指への重なり，あるいは小指の薬指への重なりが特徴である．

61

2-1. 胎児・胎児付属物の異常　胎児発育の評価法とその異常

胎児計測

妊娠中期以降の胎児計測は，妊娠週数が正しいことを前提として行われ，主に胎児の発育が正常か否かの評価に用いられます．超音波計測値は妊娠週数の関数で表され，その週数においての計測値の分布を評価することになります．

胎児の計測法

● 児頭大横径（biparietal diameter of the fetal head；BPD）

胎児頭部の正中線エコー（midline-echo）が中央に描出され，透明中隔腔および，四丘体槽が描出される断面で超音波プローブに近い，頭蓋骨外側から対側の頭蓋骨内側までの距離を計測します．

● 腹部計測

胎児の腹部大動脈に直交する断面で，胎児の腹壁から脊椎までの距離の前方1/3～1/4の部位に肝内臍静脈および胃胞が描出される断面で計測を行います．腹壁から脊椎棘突起先端までをAPTD，これに直交する横径をTTD，腹部の外周の周囲長をACとして計測します．ACは直交する2直線（通常は前後径と横径）により作成される楕円で腹部周囲長を近似計測するエリプス（近似楕円）法により計測します．

● 大腿骨長（femur length；FL）

大腿骨の長軸が最も長く，両端の骨端部まで描出される断面で，化骨部分の両端のエコーの中央から中央を計測します（骨の全体が見えているわけではありません）．

● 胎児体重推定（estimated fetal weight；EFW）式

超音波計測値をこの式に代入し体重を推定します．この計算式は以下の特徴を有します．①出生直後の新生児の比重・体積の実測値をもとにして胎児の体重を頭部の重さ＋軀幹の重さで表した理論式である．②実測の超音波計測値を多数集積することにより作成された，いわゆる回帰式とは異なる．③胎児発育不全（fetal growth restriction；FGR）などプロポーションの異なる胎児での推定精度の向上，週数，体重に偏らない一定の誤差範囲での体重推定を目的としたものである．

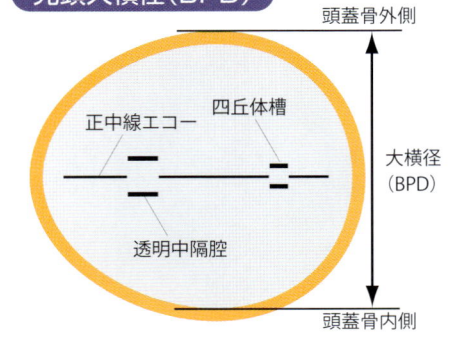

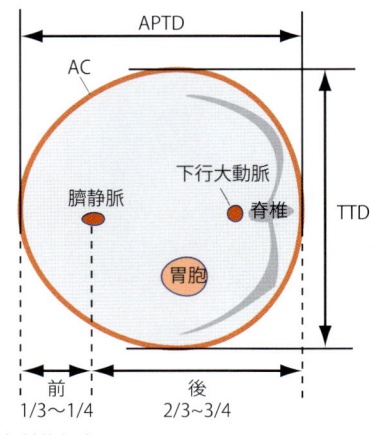

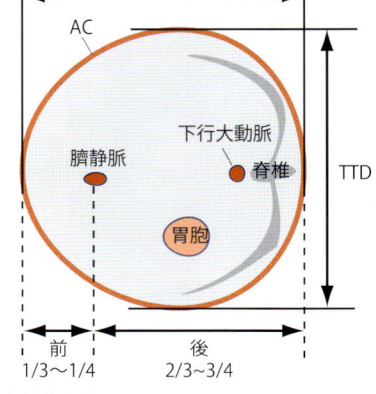

本方式により誤差±10％以内での体重推定が可能です．

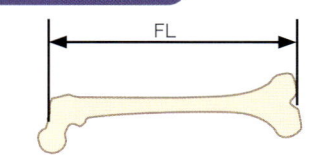

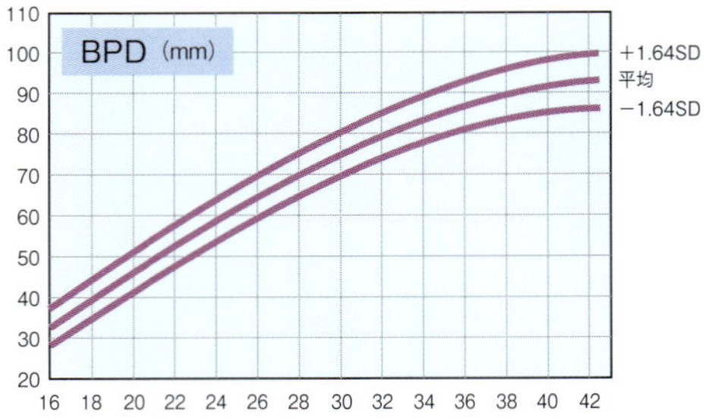

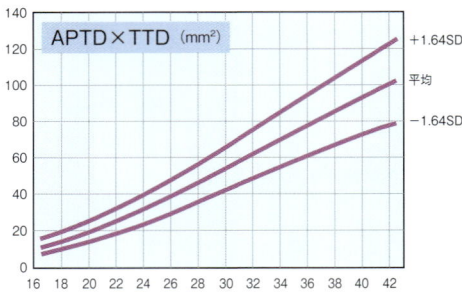

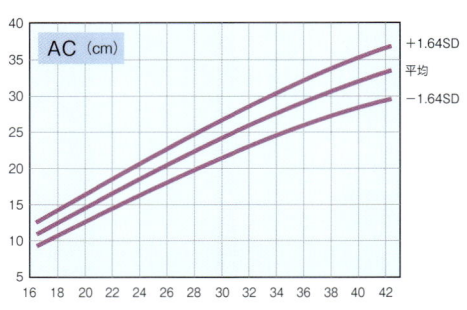

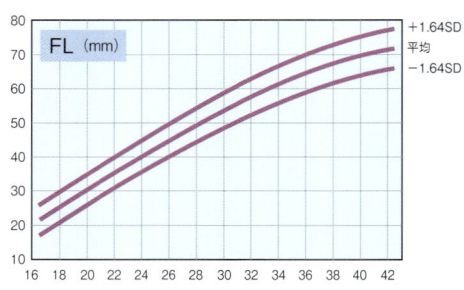

発育評価法

計測値をチャート上にプロットして行います．計測には必ず誤差あることを念頭におき，時系列データとして結果を評価すべきです．通常新生児の出生体重を評価する目的で出生時基準体重曲線を用いますが，EFWの評価にこの基準値を用いることは誤りです．EFWの基準曲線は正期産AFD（appropriate for date）児のデータをもとに作成されたもので，胎児の発育の評価にはこのEFWによる子宮内発育曲線を用いるのが正しい方法です．

胎児発育の異常

出生児の当該週数での新生児の体

胎児体重推定(EFW)式

EFW＝頭部の重さ＋軀幹の重さ
（体重＝比重×体積）

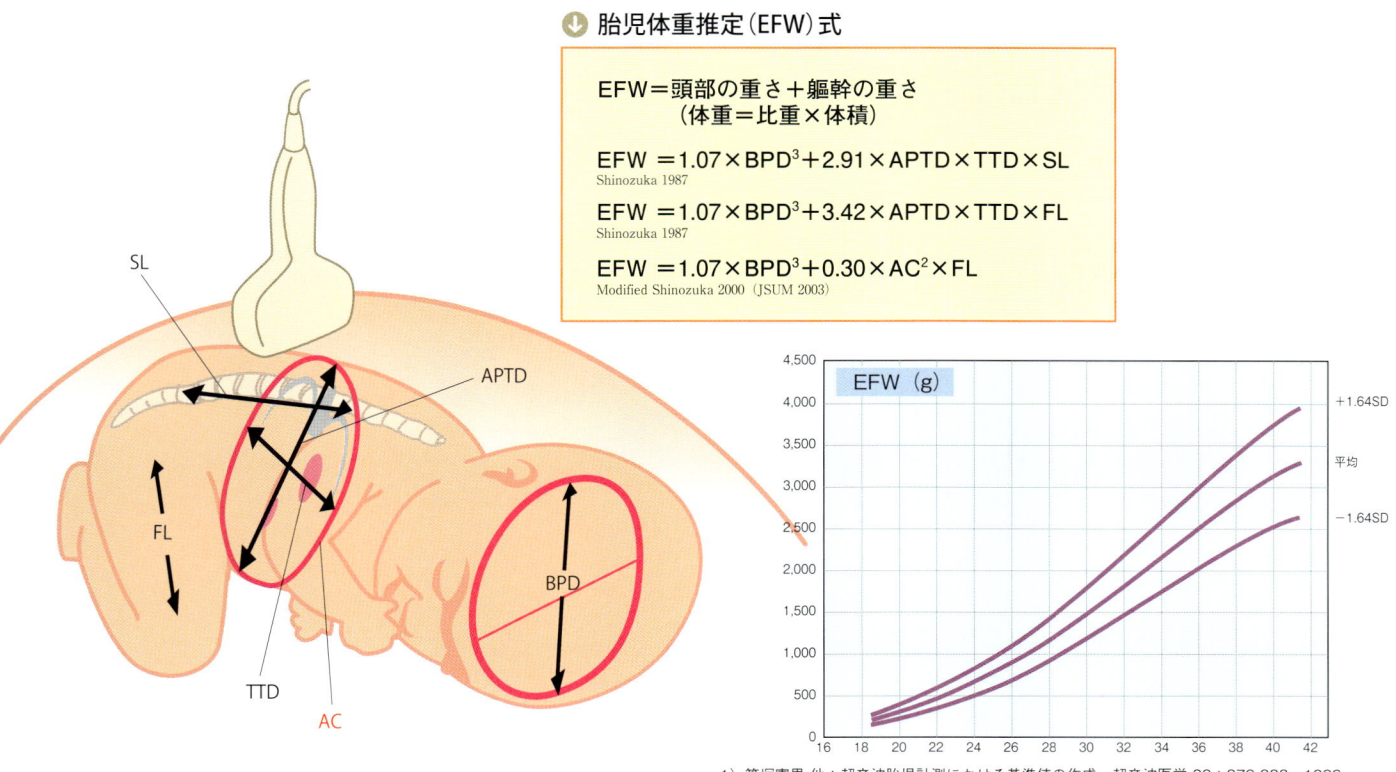

$EFW = 1.07 \times BPD^3 + 2.91 \times APTD \times TTD \times SL$
Shinozuka 1987

$EFW = 1.07 \times BPD^3 + 3.42 \times APTD \times TTD \times FL$
Shinozuka 1987

$EFW = 1.07 \times BPD^3 + 0.30 \times AC^2 \times FL$
Modified Shinozuka 2000 (JSUM 2003)

1) 篠塚憲男 他：超音波胎児計測における基準値の作成．超音波医学 23：879-888, 1996
2) 超音波胎児計測の基準化と日本人の基準値の公示について．超音波医学 30：J415-438, 2003

胎児発育の異常

	要因				
	母体側要因	社会要因	胎児側要因	母児双方の要因	分娩・出産時の問題
FGR	環境因子 栄養	薬物使用 喫煙	先天異常・奇形 遺伝・染色体異常 子宮内感染	妊娠高血圧腎症 母体合併症・妊娠合併症 母体糖尿病（重症） 胎盤異常	胎児へのストレス負荷 胎児低酸素症 non-reassuring fetal status（胎児機能不全）
HFD	母体・父親　高身長 母体糖尿病		先天異常・Beckwith-Wiedemann症候群	巨大児分娩の既往 母体糖尿病	児頭骨盤不均衡（CPD） 産道損傷・肩甲難産，児損傷（腕神経叢損傷） 子宮収縮不全・弛緩出血

重が基準値の10～90パーセンタイルのものを AFD，出生体重が10パーセンタイル未満の症例を LFD（light for date），90パーセンタイル以上ものをHFD（heavy for date）と定義し，その新生児の出生前の子宮内環境や，発育の程度の指標としてきました．すなわちLFDであればFGRがあったことは推察できますが，必ずしもFGR＝LFDを意味しないこと，子宮内での診断と出生後の診断は異なることがあることに留意すべきです．FGRは発育の経時的変化をみて診断されるべき疾患群です．その病態は元来その胎児が持つ発育のポテンシャルが内的あるいは外的要因により抑制された状況にあるものと理解されます．FGRの背景・病因には，上表のように様々なものがあるとされています．周産期死亡率，罹患率，長期予後などの臨床上の諸問題があり，実際の管理においては子宮内環境の悪化・胎児へのストレスによる胎児健康状態の悪化などの的確な状況把握が重要です．一方，HFDの場合は，母体糖尿病（DM）との関連がよく知られています．しかし重症のDMの場合は逆にFGRとなることもあります．他には家系的，遺伝的素因に起因するものや，Beckwith-Wiedemann症候群もHFDの鑑別診断の一疾患で，HFDの場合は児が大きいことに起因する分娩時の障害（CPD，産道損傷，子宮収縮不全など）が臨床的に問題となります．

（篠塚憲男）

2-1. 胎児・胎児付属物の異常　胎盤・臍帯の異常

前置胎盤・低置胎盤

前置胎盤（placenta previa）とは，妊卵が正常の着床部位（子宮体部）よりも下部の子宮壁に着床し，このため内子宮口の全部または一部を胎盤が覆う状態をいいます．

診断は超音波断層法で可能です．経腟超音波断層法で内子宮口を胎盤が覆う場合は前置胎盤，内子宮口から離れているが2cm以内の場合を低置胎盤といいます．経腹超音波像では，膀胱が充満していると頸管に近い前壁に付着している胎盤が膀胱に圧迫され，あたかも内子宮を覆っているかのごとく描出されるので，膀胱を空虚にしてから施行します．

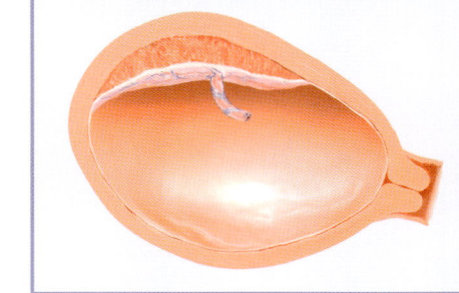

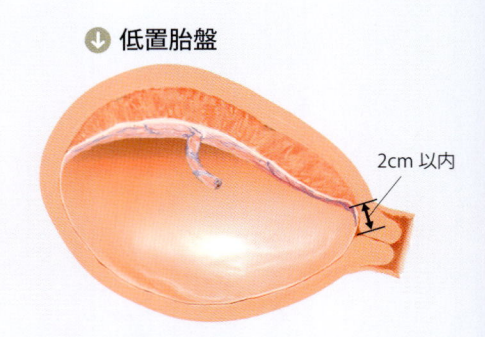

癒着胎盤

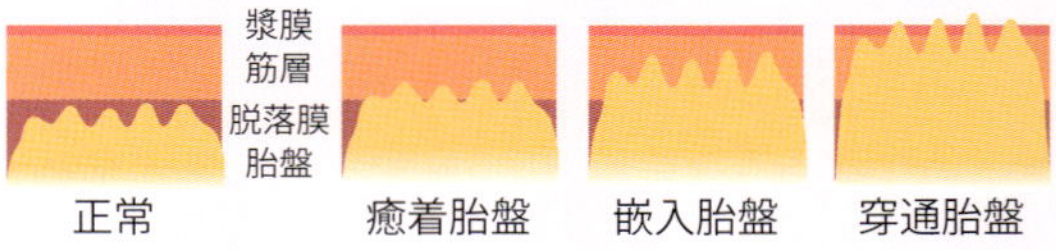

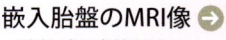

癒着胎盤（placenta accreta）とは，胎盤の絨毛が子宮筋層内に侵入し，胎盤の一部または全部が子宮壁に強く癒着して，胎盤の剥離が困難なものをいいます．絨毛が筋層の表面のみに癒着し，筋層内に侵入していないものを（狭義の）癒着胎盤（placenta accreta），絨毛が子宮筋層深く侵入し，剥離が困難な状態になったものを嵌入胎盤（placenta increta），さらに絨毛が子宮壁を貫通し，漿膜面にまで及んでいる状態のものを穿通胎盤（placenta percreta）といいます．確定診断は摘出した子宮・胎盤の病理組織学的診断によりますが，癒着胎盤が強く疑われる超音波診断所見は，①胎盤後方の子宮壁との間にある sonolucent（clear）zone の消失，②胎盤内に多数の大きな絨毛間腔（placental lacuna），③子宮漿膜と膀胱壁エコーの菲薄化または途絶，④胎盤像と同じエコーレベルの mass 像が膀胱内へ突出（bulging），⑤カラードプラで胎盤（venous lakes）の静脈性血流と子宮壁の動脈性の血流の検出，⑥胎盤実質内と胎盤周囲組織内の血管増生などです．癒着胎盤は MRI でも診断が可能です．強く疑う所見は，菲薄化した子宮壁に胎盤の一部が突き出ている状態です．特に胎盤が後壁に付着している場合は超音波より MRI がよいです．癒着胎盤のリスク因子は，前置胎盤，筋腫核出術，帝王切開術，子宮形成術などの既往がある場合や Asherman 症候群，粘膜下筋腫，頻回の内膜掻爬術，35歳以上などがあります．しかし，頻度の高いものは，既往に帝王切開術があり，今回の妊娠が前置胎盤の場合です．帝王切開の既往が1回あれば 25〜30％，2回以上であれば 40〜50％ が癒着胎盤であると報告されています．

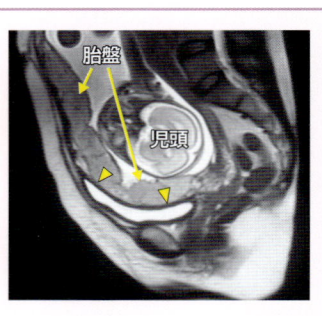

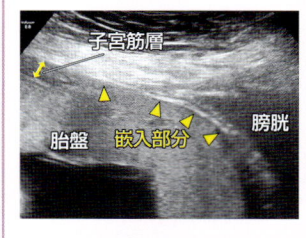

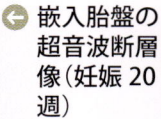

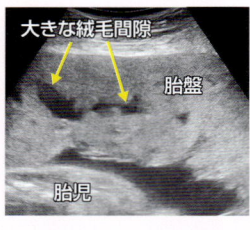

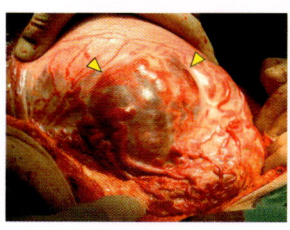

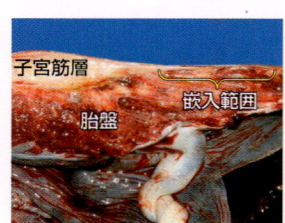

臍帯卵膜付着

臍帯卵膜付着（velamentous insertion of the cord）とは，臍帯の胎盤への付着様式の異常で，臍帯が胎盤実質から離れた卵膜に付着するものをいいます．付着部から胎盤までの臍帯動静脈は，Wharton 膠様質で覆われていないむき出しの状態で卵膜上を走行します．そのため，胎児・胎盤系の循環障害をきたすことがあります．

前置胎盤

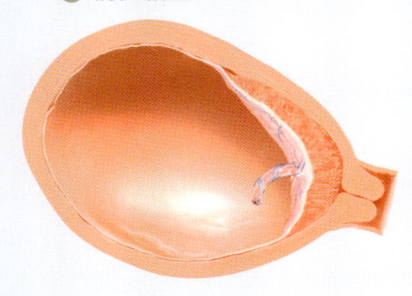

↓ 前置胎盤

↓ 前置胎盤（経腹法）
児頭／膀胱／内子宮口／頸管／胎盤

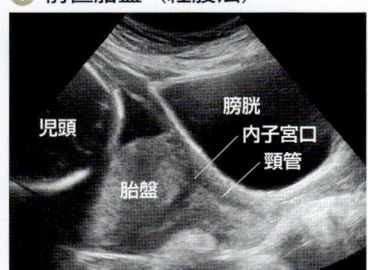

↓ 前置胎盤（経腟法）
膀胱／胎盤／頸管／内子宮口

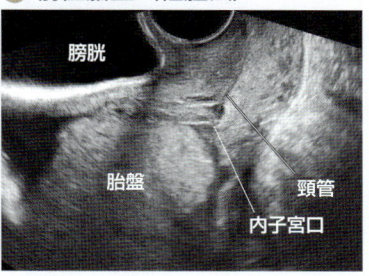

前置血管

↓ 前置血管

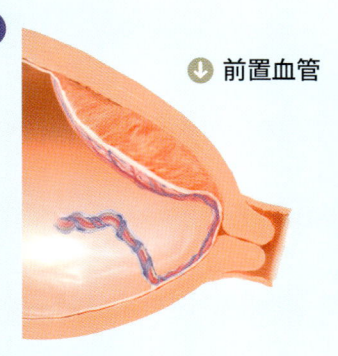

↓ 前置血管（臍帯卵膜付着）

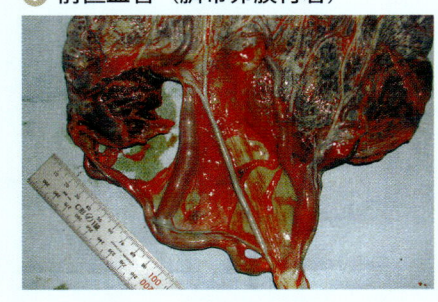

↓ 前置血管 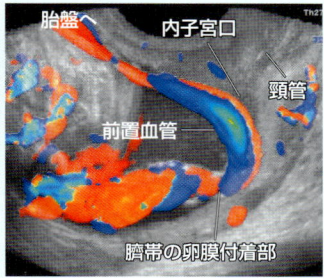
胎盤／内子宮口／頸管／前置血管／臍帯の卵膜付着部
3次元経腟超音波による子宮縦断面

臍帯卵膜付着

↓ 臍帯卵膜付着

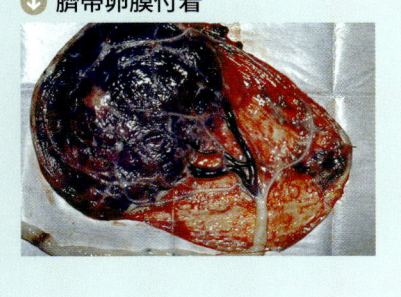

臍帯巻絡（cord coiling）

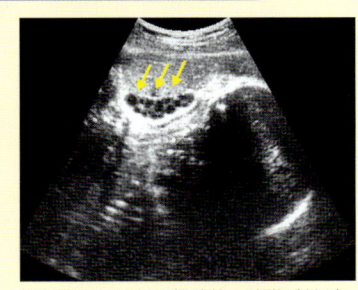

頸部背側矢状断で数珠状に臍帯が並ぶ

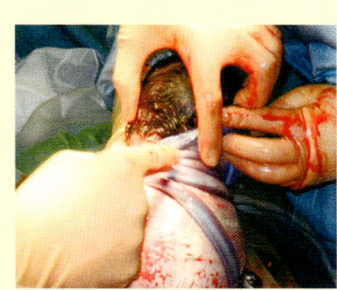

頸部5重巻絡の帝王切開時の写真

前置血管

臍帯卵膜付着や分葉胎盤では，むき出しの臍帯血管が卵膜上を走行する部分があります．この部分が子宮口を覆う卵膜上を走行している場合を前置血管（vasa previa）といい，分娩時の胎胞形成や破水により血管が破れ出血し，胎児機能不全または胎児死亡を招くことがあります．診断は超音波断層法（経腟法）とくにカラードプラ法が用いられます．

臍帯巻絡・臍帯結節

臍帯が胎児の体に巻きついた状態を臍帯巻絡といいます．約30％の児に認められ，ほとんどは頸部巻絡です．分娩中に変動一過性徐脈を認めたり遷延分娩となる場合もありますが，多重巻絡でなければ，分娩様式，Apgar値などに差は認めないとされています．

臍帯における結び目を臍帯結節といいます．臍帯のWharton膠様質内に臍帯血管がとぐろを巻き，塊で結節状になったものを偽結節といいますが，臨床的意義はありません．また，実際に臍帯が結ばれて結節を作ったものを真結節といいますが，こちらは血流障害から胎児機能不全，胎児死亡を起こすことがあります．

前置癒着胎盤の際出血を減らす工夫

子宮全摘時の尿管損傷予防に備えて，麻酔導入後に尿管カテーテルを挿入しておきます．胎盤の位置を確認し，子宮切開創は必ず胎盤を避け，胎盤がない子宮体部から児を娩出します．児娩出後子宮収縮薬の投与は行わず，胎盤を子宮内に残し子宮腔内への大ガーゼを充填します．諸靱帯処理を手早く行い子宮の連続性を腟管のみとし，子宮頸部を強く把持しながら子宮頸部・膀胱剥離の処置を行います．子宮全摘前に内腸骨あるいは総腸骨動脈に留置したバルーンカテーテルを使用したり，子宮動脈塞栓術を施行したり，二期的な子宮摘出によって出血量減少が可能であったとの報告もみられます．

（藤森敬也）

2-1. 胎児・胎児付属物の異常　羊水量の評価法とその異常

羊水量はダイナミックに調節されている

　胎児環境である羊水は，その量が産生と吸収によって均衡されていますが，この均衡は産生，吸収，もしくは双方の異常の結果として破られます．妊娠の時期によりますが，妊娠後期における羊水量は胎児の尿に由来するため，羊水の量は胎児尿と肺からの分泌による産生と，嚥下と膜内移行による吸収によって動的に制御されています．

羊水量の評価方法

● 直接的評価法

　羊水穿刺術を用いて，羊水中に拡散しうる物質（色素，放射性同位元素など）を注入し，十分拡散した後に再び羊水を採取し，濃度の希釈率から羊水量を推定する方法です．理論的には最も真実の羊水量に近い値が得られますが，侵襲的手法を必要とすること，注入する物質の安全性，そもそも「正確」な羊水量評価が臨床的に，といった面から，一般的ではありません．

● 間接的評価法

　超音波断層診断装置を用いて羊水量を間接的，非侵襲的に半定量する方法であり，現在最も普及しています．最大羊水ポケットを測定するManningの方法や，母体腹部を4分割し，各々の区域で超音波プローブを母体の長軸に沿って垂直に立てて測定した最大羊水深度の総和をcmで表すPhelanの方法（amniotic fluid index；AFI法）があります．

羊水量維持のメカニズム

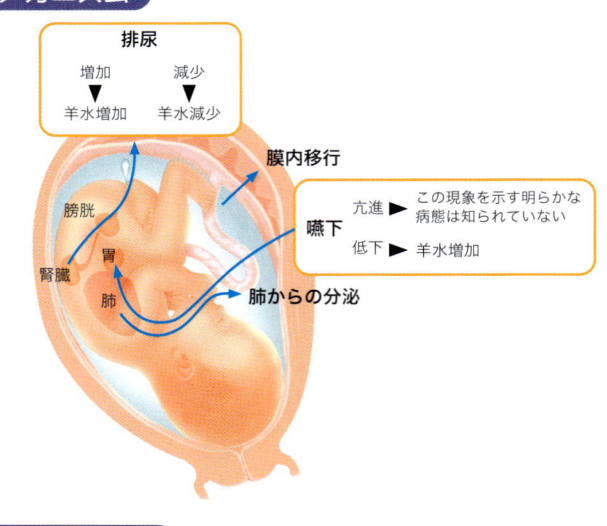

羊水過多・過少の主な原因

羊水過多	尿産生過多	母体糖尿病
		多血症（双胎間輸血症候群の受血児）
		胎児尿崩症
	嚥下量低下	顔面の異常（小顎症，耳頭症など）
		上部消化管通過障害（食道閉鎖，十二指腸閉鎖，空腸閉鎖，横隔膜ヘルニア，致死性骨異形成症，肺の嚢胞性疾患など）
		中枢神経系異常（無脳症，全前脳胞症など）
		筋原性（筋緊張性ジストロフィーなど）
		染色体異常（13トリソミー，18トリソミー，21トリソミーなど）
		心拍出量を増加させる腫瘍（仙尾部奇形腫など）
		胎児水腫（免疫性，非免疫性）
	胎盤異常	胎盤血管腫など
	特発性	（原因不明）
羊水過少	尿産生過少	腎臓の異常（腎無形性，腎低形成，多発性嚢胞腎（多嚢胞腎），多嚢胞性異形成腎など）
		尿路系の閉鎖／狭窄（尿道閉鎖など）
		胎児機能不全（胎盤機能不全，双胎間輸血症候群の供血児など）
		胎児発育不全
		過期妊娠
		医原性（母体への非ステロイド抗炎症薬や一部の降圧剤〈ACE阻害薬，アンジオテンシンⅡ受容体拮抗薬（ARB）〉などの投与）
	羊水流出	前期破水
	特発性	（原因不明）

羊水過多

　羊水過多は，羊水産生過多もしくは吸収（嚥下）不良と考えられます．

　産生過多を起こす病態としては，双胎間輸血症候群の受血児や糖尿病母体の児が知られています．

　胎児の排尿量の間接的評価法として，胎児膀胱の長軸，前後軸，左右軸の測定値から胎児膀胱を楕体とみなした場合の体積を求め，膀胱の増大率から，時間尿産生量を推定することがあります．糖尿病母体の胎児が多尿である率は30％程度とされています．

　吸収（嚥下）不良を起こす病態としては，胎児消化管閉鎖（特に上部消化管）や嚥下機能低下（胎児神経管欠損などの中枢神経系の異常，筋原性疾患，骨系統疾患，小顎症などの顔面の異常など）が知られています．

　消化管閉鎖は超音波検査上，胃胞の有無や胃・腸の拡張などで推測されます．中枢神経系の異常や顔面の異常は，超音波検査で診断されます．

　嚥下能力の有無を観察する方法としては，水溶性造影剤を羊水中に注入し，一定時間後にX線撮影をする方法（羊水胎児造影）がありますが，嚥下能力の程度の評価は困難です．

　しかしながら，多くの羊水過多は原因不明（特発性）です．

羊水過少

　羊水過少は羊水産生過少もしくは吸収（嚥下）過多と考えられます．

　産生過少を起こす病態としては，胎

羊水量の評価方法

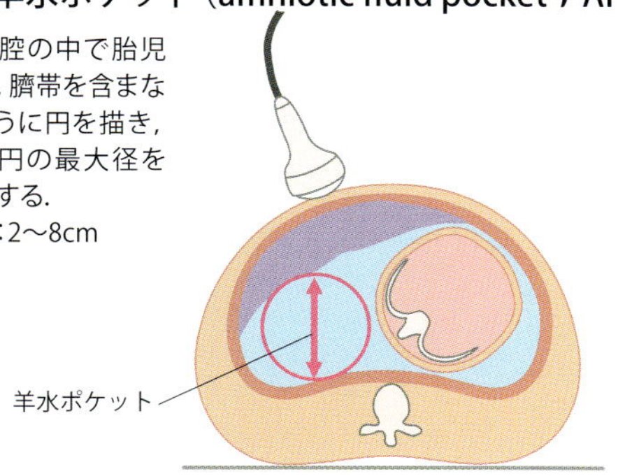

羊水ポケット（amniotic fluid pocket；AP）

羊水腔の中で胎児部分，臍帯を含まないように円を描き，その円の最大径を計測する．
正常：2〜8cm

amniotic fluid index（AFI）

プローブを妊婦の長軸に沿って超音波探触子をベッドに対して垂直に立て，4分割した子宮それぞれの最大羊水深度（cm）を求めてそれらを総和する．
正常：5〜25cm

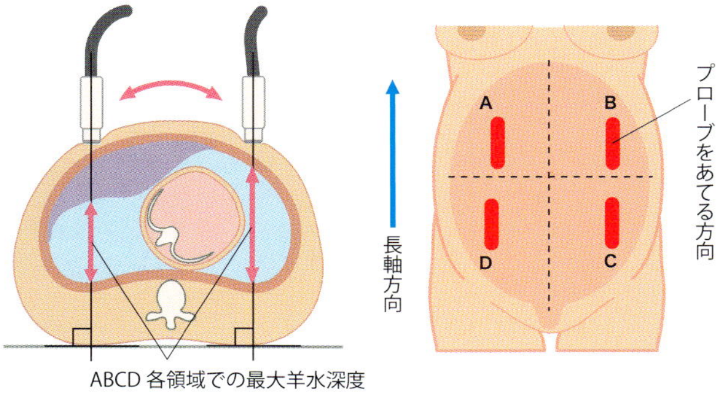

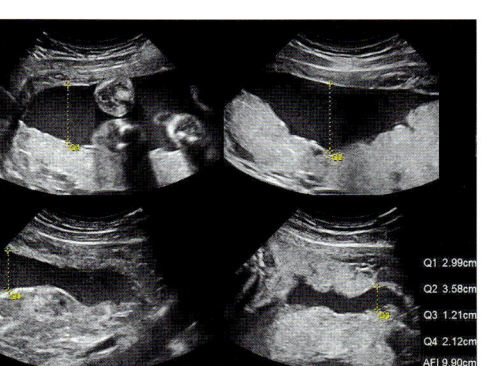

AFI ＝ a（Aの最大羊水深度）＋b（Bの最大羊水深度）＋c（Cの最大羊水深度）＋d（Dの最大羊水深度）

羊水過多

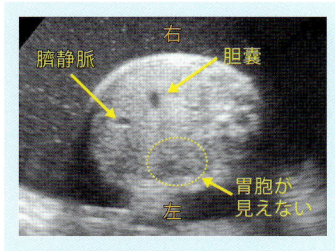

食道閉鎖
胎児腹部横断面像．胃の中に羊水が入っていかないため，胃胞が見えない．

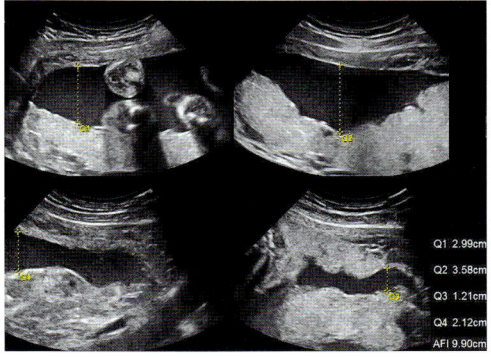

十二指腸閉鎖
胎児胸腹部前額断面像．胃が大きく拡張し，1つの断面では，2つに分かれて見える（※）．いわゆる「ダブルバブルサイン」

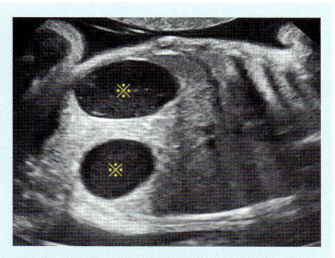

染色体異常に伴う小脳低形成
胎児頭部横断面像．18トリソミーの症例で，小脳が小さいため，頭蓋骨と小脳の間が大きく空いている．18トリソミーでは，食道閉鎖を合併することもあるが，食道閉鎖が無くても，嚥下が悪いため羊水過多となることが多い．

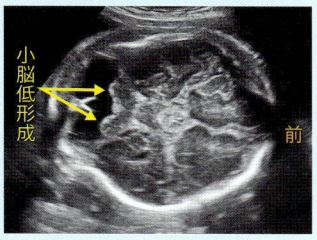

全前脳胞症
胎児頭部横断面像．大脳が左右に分離していないため，左右の大脳の境がない．側脳室も分離していないため，脳室は1つ．

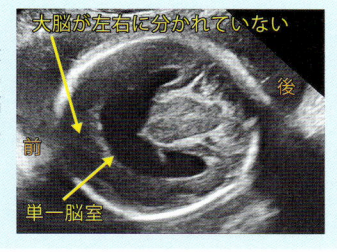

羊水過少

多発性囊胞腎（多囊胞腎）
胎児腹部前額断面像．左右の腎臓（※）が腫大し，この断面では腹部全体を占めるように見える．1つ1つの囊胞が非常に小さいため，腎臓全体は輝度が高く（明るく）描出されている．

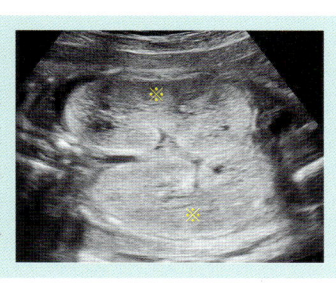

盤機能不全，胎児腎無形成，腎囊胞性疾患，胎児尿路閉塞，胎児尿産生抑制薬（NSAIDs）などが知られています．

妊娠高血圧症候群などに起因する胎盤機能不全のときは，胎児尿量減少から羊水過少となることがあります．腎無形成や腎囊胞性変化は，超音波検査上，腎のあるべき位置に腎臓が観察されないことや，多数の囊胞が存在することから診断されます．尿路に閉塞がある場合には，例えば腎盂，尿管，膀胱の拡張が観察されます．また，母体の薬歴を知ることも重要です．

羊膜経由の吸収は，羊水量調節のかなりの部分を占めることが知られていますが，この亢進や低下，また胎児の嚥下亢進を示すことが明らかになっている病態は，知られていません．

まとめ

従来からある母体腹部周囲長や子宮底長といった指標は，子宮内容全体量を間接的に示すに過ぎず，超音波検査が普及した現在の本邦において，臨床的意義は低下しています．羊水量の異常は何らかの母体疾患や胎児異常に対するアラートです．妊婦健診では常に羊水量にも留意し，これが常に適当に保たれていることを超音波検査で確認していくことが，妊娠管理の望ましい姿です．羊水量が正常範囲を逸脱していると感じられる症例の場合，上記測定法によって基準との比較を行うと同時に，想起される母体胎児異常に関する精査を進めていくことが必要です．

（久野尚彦）

2-1. 胎児・胎児付属物の異常　胎児胎盤循環系の評価法とその異常

超音波ドプラ法による血流波形の解析は，主に胎児well-being の評価（胎児低酸素血症やアシドーシスの予測）と胎児固有の疾患（胎児の心機能異常と胎児貧血）の診断に用いられています．

胎児well-beingの評価法

胎児well-being の評価には臍帯動脈血流と，中大脳動脈血流が用いられます．その指標にはRI（resistance index），SD比，PI（pulsatility index）がありますが，いずれも拡張期血流速度の増減を示す指標で，末梢血管抵抗に相関する指標と考えられ，抵抗が増加すると指標が上昇します．3者間には理論的にも経験的にも優劣はないと考えられています（以下，これらの指標の代表としてRIで記載します）．

● 臍帯動脈

臍帯動脈血流波形に変化を与える因子は単一ではありませんが，動物実験の成績から，胎盤胎児側血管の病的変化による胎児末梢血管抵抗の上昇が一因であることは疑いがありません．また胎児低酸素血症単独では臍帯動脈血流波形は変化しないと考えられています．胎児発育不全（FGR）に代表されるいわゆる慢性の胎盤機能不全の例で臍帯動脈血流波形が変化するのは，低酸素やアシドーシスの結果ではなく胎盤の胎児側血管病変の結果であり，RIは直接的には病変の程度を表し，間接的には病変によって起こる低酸素やアシドーシスを反映すると理解されます．

現時点では臨床的に明確な診断基準は定められていませんが，拡張期血流の途絶や逆流の出現を娩出時期の判断に用いることにより予後が改善できたとする報告が多くあります．

● 中大脳動脈

胎児が低酸素になると血流の再配分がおこり，脳血流が増加することがわかっており，この現象（brain spearing effect）に基づいて胎児中大脳動脈の血流波形から胎児低酸素状態を診断する試みがなされています．脳血流が増加すると中大脳動脈の拡張期血流速度

が増加するため，結果として血管抵抗を示すRIの値は低下します．しかし，同時にアシドーシスが進行すると指標はそれ以上低下しなくなりますが，これは脳浮腫による脳圧亢進の影響ではないかと考えられています．さらに血流再配分という調節機構が働かなくなるほど胎児の状態が悪化すると，RIの値は正常域に戻ってしまいます．

胎児well-beingの評価には中大脳動脈のRI単独でなく，臍帯動脈のRIとの比で評価されることが多いのです

が，その明確な診断基準は示されていません．

心機能評価

心拍出量の指標として下行大動脈の最高血流速度，右心負荷の指標として下大静脈の血流波形が用いられます．下大静脈の血流波形は心収縮時相に応じて三峰性を示しますが，心房収縮に一致した逆流波の血流速度の上昇は静脈圧の上昇を意味します．心原性の胎児水腫や胎児アシドーシス等で心機能

第1部 胎児・新生児
第2章 異常

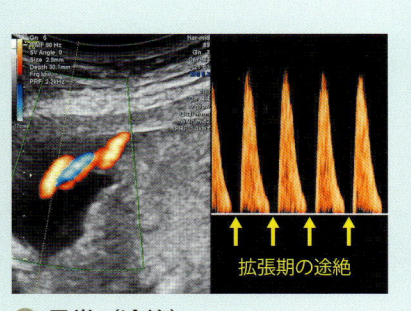

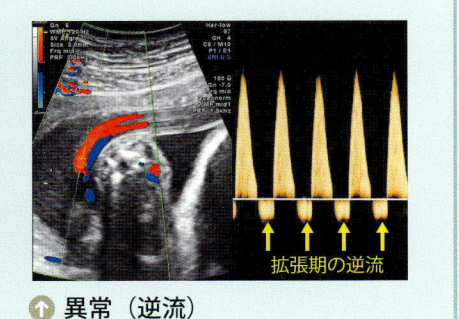

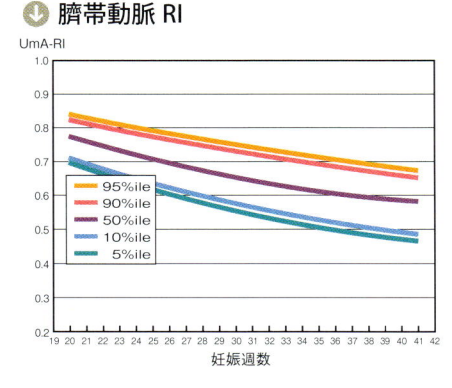

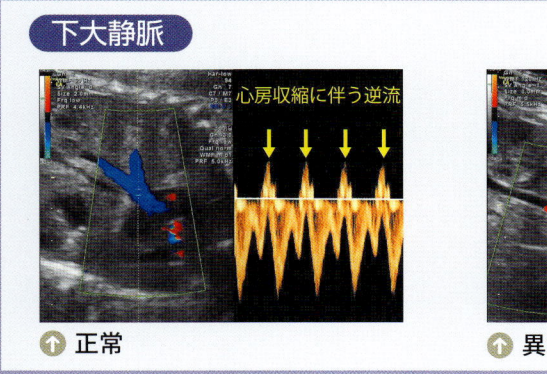

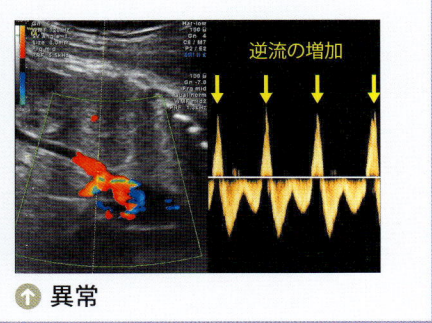

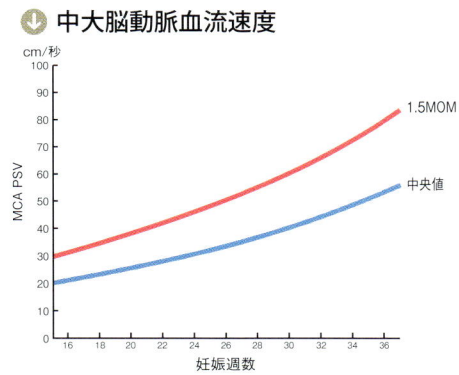

⬆ 異常（途絶） ・拡張期の途絶
⬆ 異常（逆流） ・拡張期の逆流

下大静脈
⬆ 正常 ・心房収縮に伴う逆流
⬆ 異常 ・逆流の増加

⬆ 異常 ・拡張期血流の増加
血流再配分が起こっている

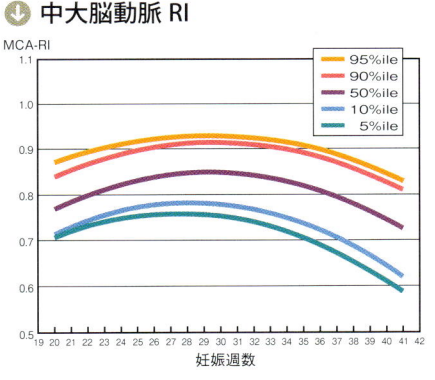

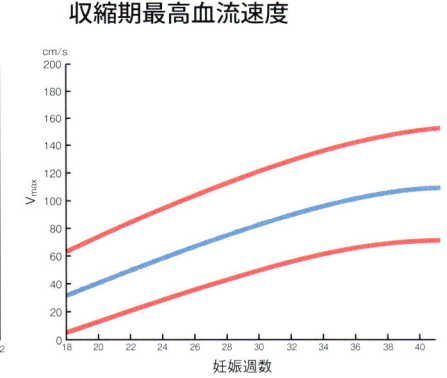

⬇ 臍帯動脈 RI
UmA-RI
95%ile / 90%ile / 50%ile / 10%ile / 5%ile
妊娠週数

⬇ 中大脳動脈血流速度
cm/秒　MCA PSV
1.5MOM／中央値
妊娠週数

⬇ 中大脳動脈 RI
MCA-RI
95%ile / 90%ile / 50%ile / 10%ile / 5%ile
妊娠週数

⬇ 横隔膜の高さでの下行大動脈の収縮期最高血流速度
cm/s　Vmax
妊娠週数

が低下した状態で異常値を示します．

胎児貧血

　血液型不適合による胎児貧血の診断には，羊水によるΔOD450や臍帯穿刺(せんし)による方法などいずれも侵襲的検査(しんしゅうてきけんさ)が用いられていました．これに代わる非侵襲的検査法として中大脳動脈（MCA）の収縮期血流速度（PSV）による評価法が開発されました．
　胎児貧血では，心拍出量の増加と血液粘稠度(ねんちゅうど)の低下のためMCA-PSVが上昇します．このことを利用すると，検出率100%，疑陽性率12%で中等度から重症の胎児貧血を推測できます．35週以上で疑陽性率が増加するとの報告もありますが，MCA-PSVが正常であれば胎児貧血を除外することができ，胎児採血などの侵襲的な検査の回数を減らすことができます．

母体側の評価

　子宮動脈（主には上行枝(じょうこうし)）の血流波形から，母体側血流の評価がなされることがあります．母体血が子宮筋層内を通って胎盤に正常に流れている場合は拡張期血流も十分保たれていますが，拡張期血流の減少（RI値の上昇）や血流波形に拡張期切痕（notch）が現れた時は母体血が胎盤にスムーズに流れて行っていないことが示唆され，胎児発育不全や妊娠高血圧症候群の発症予知に役立つ可能性も指摘されています．

（神崎　徹）

2-1. 胎児・胎児付属物の異常　胎児健康状態の評価法とその異常

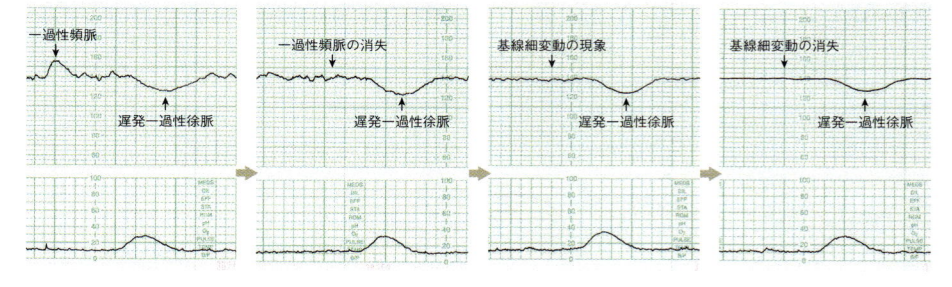

胎児健康状態を評価するとは，胎児の低酸素血症や，さらに悪化してpHが低下したアシドーシス（acidosis）を予測することで，その目的は胎内死亡を防ぐことと，新生児の罹病率を低下させることです．評価方法には胎児心拍数図，胎児心拍数図と超音波断層法を組み合わせたBPS（biophysical profile scores），そして血流計測（p68「胎児胎盤循環系の評価法とその異常」参照）があります．ただし，これらの検査はいずれも，常位胎盤早期剥離や臍帯因子による胎児健康状態の急性の悪化を予測することはできません．

胎児心拍数図

胎児健康状態の悪化は，低酸素血症からアシドーシスの順で進み，それに伴って，まず低酸素血症では遅発一過性徐脈が出現し，アシドーシスが進行するとともに一過性頻脈が消失し，基線細変動が減少，やがて消失します．

● NST（non-stress test）

妊娠中に陣痛というストレスがない状態で胎児心拍数陣痛図を調べます．

判定は一過性頻脈（acceleration）の有無で行われますが，一過性頻脈とは，心拍数基線から15bpm以上，15秒以上（妊娠32週未満では10bpm以上，10秒以上）の心拍数上昇と定義されています．音振動刺激（vibro-acoustic stimulation；VAS）を加えて出現したものであってもかまいません．

通常，一過性頻脈が20分に2回以上認められればreactive，1回以下の場合はnon-reactiveと判定します．reactiveであれば胎児の状態は良好と判断して良いのですが，non-reactiveの場合は，悪い場合も含まれていますが，半数以上は悪くないケースです（疑陽性率が高い）．音振動刺激を行ったり，NSTを繰り返したり，BPSやCST（contraction stress test）を行って最終的に判断します．

分娩時と同様に下記の4つすべてが当てはまる場合に胎児の状態は良好と判断する判定法もあります．

NSTのパターン

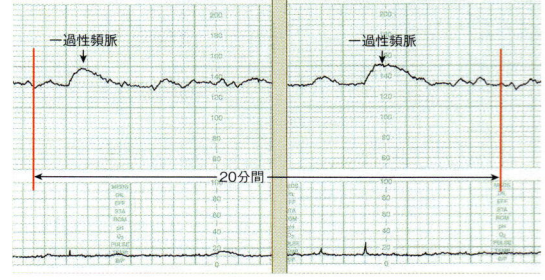

↑ reactive pattern
NSTを40分〜60分行い，その中のどの区間でも良いので，20分の間に，一過性頻脈を2回以上認めた場合，reactiveと判定する．

↑ non-reactive pattern
NSTを40分〜60分行い，その中のどの20分の間を見ても一過性頻脈が0〜1回の場合，non-reactiveと判定する．

↑ sinusoidal pattern
規則的でなめらかなサインカーブ様の心拍数曲線．

健康状態の評価

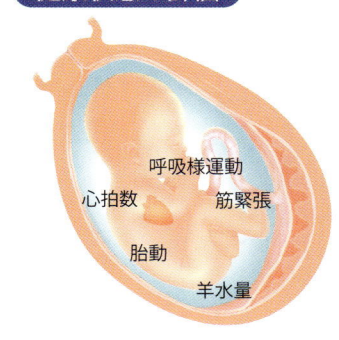

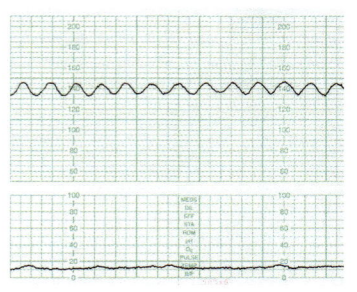

呼吸様運動・心拍数・筋緊張・胎動・羊水量

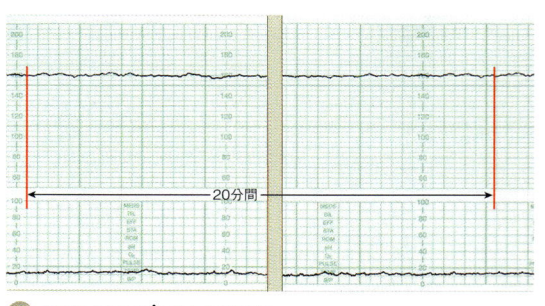

胎児状態の悪化（低酸素血症からアシドーシスへ）

一過性頻脈／遅発一過性徐脈 → 一過性頻脈の消失／遅発一過性徐脈 → 基線細変動の現象／遅発一過性徐脈 → 基線細変動の消失／遅発一過性徐脈

① 心拍数基線が正常（110〜160 bpm）
② 細変動が正常（6〜25bpm）
③ 一過性頻脈が存在
④ 一過性徐脈がない

胎児発育不全や過期妊娠に対しては，週2回の検査が推奨されています．

● サイナソイダルパターン（sinusoidal pattern）

胎児心拍数図の特殊なパターンで，規則的でなめらかなサインカーブ様の心拍数曲線が10分以上持続し，1分間に2〜6サイクル，振幅は5〜15bpm（35bpm以下）で，一過性頻脈を伴わないものとされています．（2010年に定義の一部を改訂）

Rh不適合妊娠，母児間輸血症候群，双胎間輸血症候群等における胎児の重症貧血のときに認められます．

● CST（contraction stress test）

オキシトシンの静脈投与法か乳頭刺激法により，10分に3回以上の子宮収縮を起こして，遅発一過性徐脈の出現の有無を観察するテストです．

過強でない子宮収縮に対して50％

バイオフィジカルプロファイルスコア（BPS）

項目		正常（2点）	異常（0点）
ノンストレステスト (non-stress test)		20～40分の観察で，15bpm以上かつ15秒以上の一過性頻脈が2回以上	20～40分の観察で，15bpm以上かつ15秒以上の一過性頻脈が1回もしくは認められない
胎児呼吸様運動 (fetal breathing movement)		30分間の観察で，30秒以上持続する胎児呼吸様運動が1回以上認められる	30分間の観察で，30秒以上持続する胎児呼吸様運動が認められない
胎動 (gross fetal body movement)		30分間の観察で，胎児体幹や四肢の運動を3回以上認める（連続した運動は1回と数える）	30分間の観察で，胎児体幹や四肢の運動が2回以内
筋緊張 (fetal tone)		30分間の観察で，四肢の伸展とそれに引き続く屈曲運動，もしくは手の開閉運動を1回以上認める	30分間の観察で，四肢の伸展屈曲もしくは手の開閉運動を認めない
羊水量 (amniotic fluid volume)		羊水ポケットが2cm以上	羊水ポケットが2cm未満

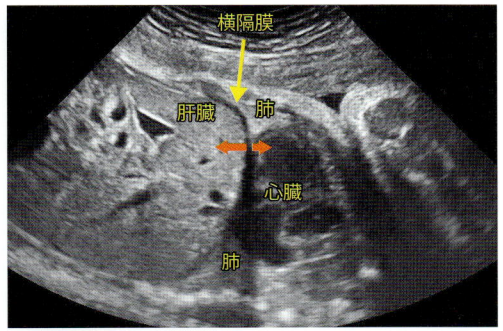

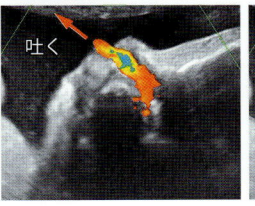

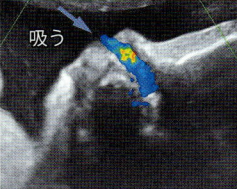

↑ 呼吸様運動の確認

肝臓と，肺・心臓の間に見える横隔膜の周期的な動きで呼吸様運動を確認する（上）．
呼吸様運動している時に超音波ドプラ法で鼻～鼻腔を観察すると，赤と青の色が交互に観察され，羊水が鼻腔を周期的に出入りしていることが分かる（下）．

📖 母体自覚胎動による胎児健康評価

母親の自覚胎動は，胎児の健康を知るとてもよい方法である．実際の臨床で，胎動減少をきっかけに胎児心拍数（FHR）異常を発見し帝王切開により胎児を救命した経験は多くの産科医が持っている．また，胎内死亡をした多くの妊婦さんが，先行する胎動減少を訴えることもよく経験する．
自覚胎動の定量的な評価法として色々考案されているが，代表的なものに"count to ten"という方法がある．胎動を10回自覚するのに要する時間のことで，健康胎児であれば多くのお母さんが60分以内に10回の胎動を感じている．母親の自覚胎動の記録が胎内死亡を減少させるという科学的根拠が得られないのは，胎動に全く気を配らない母親の集団を設定したスタディーができないからではないだろうか．
「10ヵ月に入ったら胎動が減少する」という誤った考えを多くの妊婦さんが持っている．胎動に関する正しい知識の啓発は産科医・助産師の任務と考える．

中枢神経系と胎児心拍数図の関係

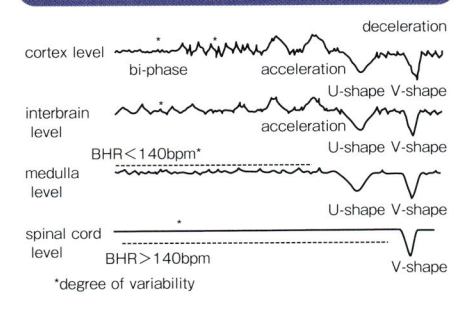

胎児睡眠サイクルによって，細変動や一過性頻脈の少ない期間（妊娠後期では20～30分）と，細変動が大きく一過性頻脈が出やすい期間が交互に起こる．多数の無脳児の胎児心拍数図と脳の欠損レベルを比較した研究で，この二相性パターンの出現には大脳皮質が，また一過性頻脈の出現には間脳の存在が必要ということがわかった．

（寺尾俊彦：周産期医学 36：1313-1322, 2006）

以上の頻度で遅発一過性徐脈が出現すれば positive，全く認めなければ negative と判定しますが，状態の悪い胎児に余分なストレスを与える可能性もあることなどから，最近はあまり行われなくなってきています．

BPS（biophysical profile scores）

NSTと，超音波検査を組み合わせて胎児の状態を総合的に評価する方法です．低酸素血症からアシドーシスに至る過程で最初に消失するのが呼吸様運動で，筋緊張は最後に消失します．
羊水量は胎児尿産生の減少を反映したもので，慢性的な胎児胎盤循環不全を示すパラメーターであり，直近の胎児健康状態を示す他のパラメーターとはやや異質です．
合計点（スコア）が8，10は正常，6は equivocal（不確定），4以下は異常と判定し，4点以下はアシドーシスの存在が示唆されます．胎児の成熟によって治療の方針は変化しますが，成熟児であれば6点以下で分娩，4点以下の場合は未熟児でも分娩を考慮することが推奨されています．

modified BPS

BPSのパラメーターのうち，慢性的な循環不全の指標である羊水量と，直近の胎児の状態を示すNSTの2つだけを用いて胎児の状態を評価する簡便法です．各検査法を用いた場合の胎児死亡率は，modified BPS と BPS では差がないと言われています．

（神崎　徹）

2-1. 胎児・胎児付属物の異常　多胎妊娠

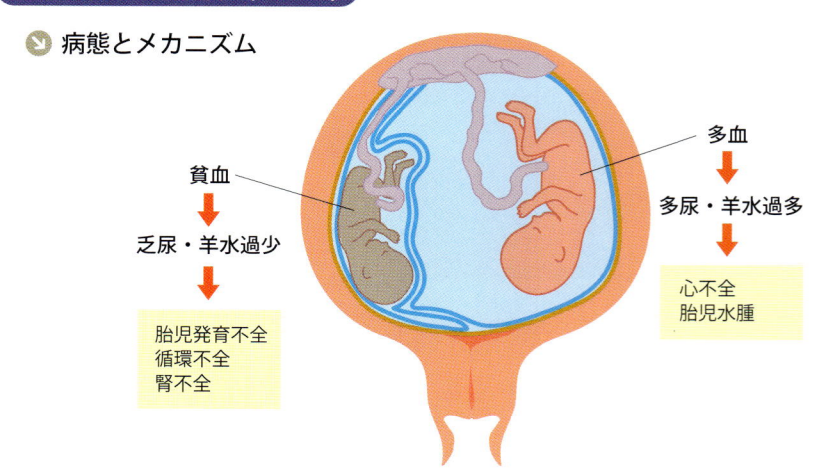

多胎妊娠の頻度

　同時に2胎以上の胎児を妊娠することを多胎妊娠といいます．胎数に応じて，双胎（ふたご，twins），三胎（みつご，triplets），四胎（よつご，quadruplets）などと呼ばれます．双胎妊娠の頻度は1/80と考えられていますが，日本人は世界で最も多胎の少ない人種で，自然の双胎妊娠は1/150前後と世界平均の約半分です．不妊治療を含めても1/90前後です．

膜性診断と卵性診断

　同時に複数の受精卵が妊娠したもの（多卵性）と1つの受精卵が分割して多胎となったもの（単卵性）により卵性診断を行います．双胎の場合，2つの受精卵が同時に妊娠したものが二卵性双胎で，1つの受精卵が分割して双胎になったものが一卵性双胎です．
　膜性診断と卵性診断は異なります．二卵性双胎は全て二絨毛膜二羊膜双胎ですが，一卵性双胎では受精卵の分割時期により，二絨毛膜二羊膜双胎（25％），一絨毛膜二羊膜双胎（75％），一絨毛膜一羊膜双胎（1％以下）となります．

一絨毛膜双胎のリスク

　膜性診断ごとに異なるため妊娠初期（10週前後）に膜性診断を行うことが重要です．
　双胎妊娠では膜性診断にかかわらず早産や妊娠高血圧症候群のリスクが増加します．一絨毛膜二羊膜双胎ではそれに加えて双胎間輸血症候群や双胎一児死亡による生存児の神経学的後遺症のリスクがあり，一絨毛膜一羊膜双胎ではさらに臍帯相互巻絡（臍の緒がお互いに絡まる）によるリスクがあります．

胎盤吻合血管

　一絨毛膜双胎ではそれぞれの児の血管が平均7〜8本胎盤で吻合しており，胎盤をお互いに共有しています．

双胎の種類

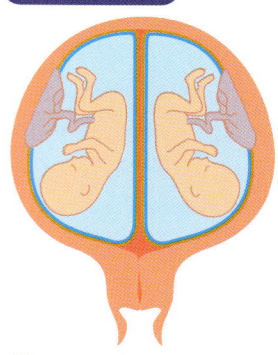

DD 双胎（二絨毛膜二羊膜）
1人の胎児は絨毛膜と羊膜に包まれている．二絨毛膜二羊膜では完全に独立した2つの妊娠であるため，両胎児はそれぞれ絨毛膜と羊膜に包まれるため二絨毛膜二羊膜双胎となる．二卵性双胎の全てと一卵性双胎の1/4が二絨毛膜二羊膜双胎となる．

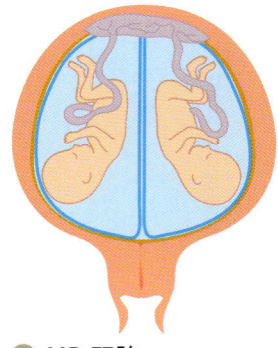

MD 双胎（一絨毛膜二羊膜）
一卵性双胎の3/4が一絨毛膜二羊膜双胎となる．両胎児はそれぞれの羊膜に包まれているが，その外側は共通の絨毛膜で包まれる．絨毛膜の数と胎盤の数は一致するため胎盤は1つで両胎児が共有する．

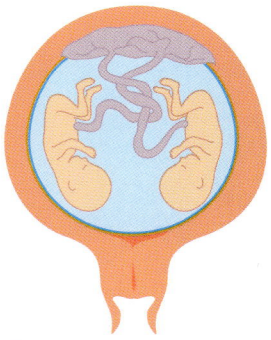

MM 双胎（一絨毛膜一羊膜）
一卵性双胎の1％以下に認める．両胎児の間には隔壁はなく，1つの絨毛膜と1つの羊膜のなかに両胎児が存在する．お互いの臍帯が相互巻絡となる頻度が高く非常にハイリスクな妊娠である．

双胎間輸血症候群（TTTS）

病態とメカニズム

貧血 → 乏尿・羊水過少 → 胎児発育不全／循環不全／腎不全

多血 → 多尿・羊水過多 → 心不全／胎児水腫

吻合している血管の種類によって，動脈-動脈吻合，静脈-静脈吻合，動脈-静脈吻合に分けられます．動脈-動脈吻合と静脈-静脈吻合は血管同士が胎盤の表面で直接つながっていますが，動脈-静脈吻合は血管同士の直接の吻合ではなく胎盤分葉において流入動脈と流出静脈がそれぞれ別の児につながっている状態を言います．これらの吻合血管を通じて両児の血液は行ったり来たりしていますが，通常は全体のバランスは保たれています．

双胎間輸血症候群の病態とメカニズム

　一絨毛膜双胎で胎盤吻合血管を通じて引き起こされる血流のアンバランスが原因と考えられています．供血児（血液をあげている児）は循環容量不足から乏尿（膀胱が小さい）による羊水過少を示し，受血児（血液をもらっている児）は容量負荷による多尿（膀胱が大きい）および羊水過多を示します．症状が進んでくると，供血児は胎児発育遅延，循環不全，腎不全を引き起こし，

胎盤での吻合血管

一絨毛膜二羊膜双胎では胎盤での吻合血管（動脈–動脈，静脈–静脈，動脈–静脈吻合）を介して両児間の血流移動がある．両児間のシャント血流量のアンバランスにより双胎間輸血症候群が引き起こされる．
動脈–動脈吻合と静脈–静脈吻合は胎盤表面での血管同士の吻合であるが，動脈–静脈吻合は胎盤分葉において流入動脈と流出静脈が互いに別の児に還流することにより血流移動を引き起こす吻合血管となる．経皮的に挿入した胎児鏡（細径内視鏡）により胎盤吻合血管を観察し，レーザーにて吻合血管を凝固焼灼することにより双胎間輸血症候群の原因を除去し胎内での根治が可能である．

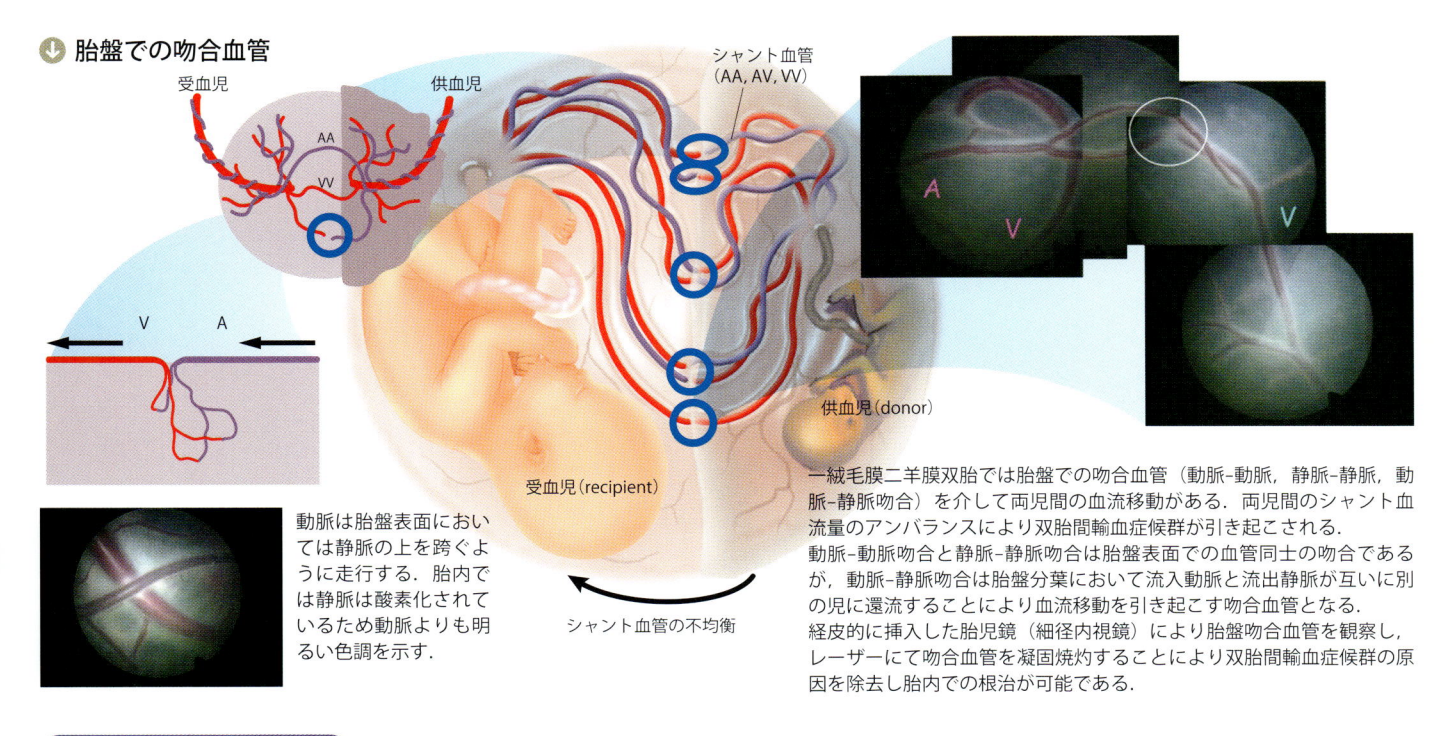

動脈は胎盤表面においては静脈の上を跨ぐように走行する．胎内では静脈は酸素化されているため動脈よりも明るい色調を示す．

一絨毛膜双胎一児死亡

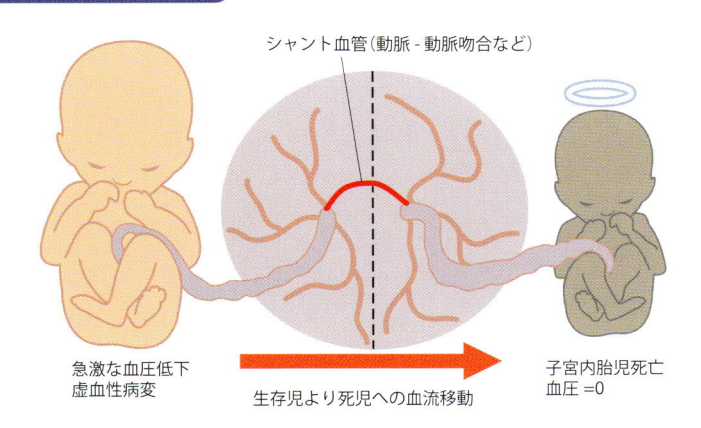

急性期

一絨毛膜双胎において1児が胎内死亡となった場合，死児の血圧が0となるため胎盤でのシャント血管（特に，動脈–動脈吻合）を通じて急激な血流移動が生じて生存児の血圧低下や虚血性脳病変を引き起こす．この病態は吻合血管の種類により引き起こされるかどうかが決定しているため，早期娩出を行っても予防することはできないと考えられる．

受血児も心不全，胎児水腫を引き起こし最終的にはどちらの児も胎児死亡となります．両児間に体重差を認めることも多いですが診断基準ではありません．供血児は臍帯動脈の拡張期途絶逆流など動脈系の異常を示しやすく，受血児は心拡大，臍帯静脈の波動，静脈管の逆流，三尖弁逆流など静脈系の異常を示すことが多くうっ血性心不全の状態です．

診断基準は，一絨毛膜双胎において「多尿による羊水過多（膀胱が大きい，羊水深度＞8cm）」と「乏尿による羊水過少（膀胱が小さい，羊水深度＜2cm）」を同時に示すものと定義されています．

一絨毛膜双胎の一児死亡とその変化

一絨毛膜双胎において一児が死亡すると，両児の間の吻合血管を通じて生存児から死児へ急激に血流移動が起こり，生存児の虚血・低血圧により神経学的後遺症を引き起こすメカニズムが推測されています．特に太い動脈–動脈吻合や生存児から死児への動脈–静脈吻合はリスク因子と考えられています．この変化は胎児死亡が起きたときには既に引き起こされている可能性があるため生存児の早期娩出によりリスクを回避することは困難です．これらの変化は二絨毛膜双胎では吻合血管が存在しないため理論的に起きることはありません．

（村越　毅）

2-1. 胎児・胎児付属物の異常　胎児治療

胎児治療とは

胎児が未熟な場合や，その病気（疾患）が進行性であるなど，出生前に胎児に対して治療を行った方がメリットがある場合に胎児治療が選択されます．胎児に対しては治療効果が期待できますが，母体（母親）を通して治療を行うため，母体への影響が最小限となる治療が選択されます．

双胎間輸血症候群

双胎間輸血症候群で発症週数が早い（妊娠 26 週未満）場合は，出生後の新生児治療では限界があり生存率も低く神経学的後遺症も高頻度です．

経皮経子宮的に挿入したトロッカー（3～4mm）を通して胎児鏡下に胎盤吻合血管を YAG レーザー凝固焼灼する治療（胎児鏡下胎盤吻合血管レーザー凝固術）が行われ，生存率と神経学的後遺症の改善が図られています．本邦では 2002 年にこの治療が開始されて以降 500 例以上に治療が行われており，生存率 80 %，神経学的後遺症 5 %の成績です．また母親にとっては少なくとも一児生存率は 90 %以上です．

無心体双胎（TRAP sequence）

一絨毛膜双胎の一児の心臓が欠損もしくは痕跡程度の発育の場合，両児間の吻合血管（動脈-動脈吻合）を通じて健常児からの血流が無心体児の臍帯動脈を逆行性に流れ（twin reversed arterial perfusion；TRAP）無心体児が発育する状態を TRAP sequence もしくは無心体双胎と診断します．無心体への血流が豊富な場合，健常児（pump twin）は心不全や胎児水腫を引き起こし胎児死亡となることが知られています．

子宮内で無心体への血流を遮断することで健常児の心不全を回避および治療が可能です．無心体への臍帯血流を遮断したり（バイポーラー，レーザー，糸など），無心体内の血流を遮断（ラジオ波，レーザーなど）します．母体への侵襲の少なさと確実性から超音波ガイド下ラジオ波血流遮断術（radiofrequency ablation；RFA）が多く行われています．

胎児貧血

血液型不適合妊娠（Rh 不適合）やパルボウイルス感染症（りんご病）などでは，胎児が重症の貧血となり，重症例では，胎児水腫を併発し，子宮内胎児死亡に至ります．重症胎児貧血に対して，臍帯静脈から胎児に輸血を行うことで貧血を改善させ児の予後を改善させる胎児輸血が行われています．

超音波ガイド下に針を臍帯静脈に穿刺し臍帯採血を行います．濃厚赤血球（O 型 Rh 陰性）を貧血の程度により計算された輸血量で同じ針からゆっくりと輸血します．貧血が改善されると状態は改善し，胎児水腫なども経過とともに消失します．

胎盤吻合血管レーザー凝固術

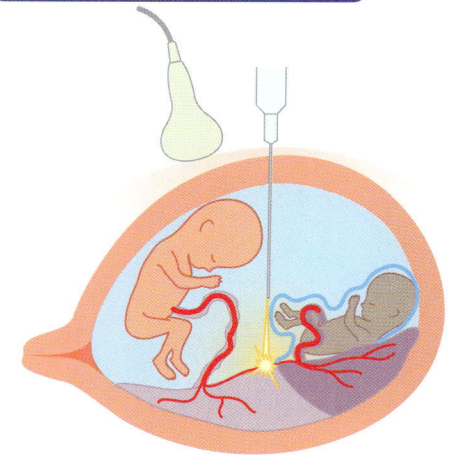

経皮経子宮的に胎児鏡を挿入し吻合血管を直接確認後，YAG レーザーで全ての吻合血管を凝固する

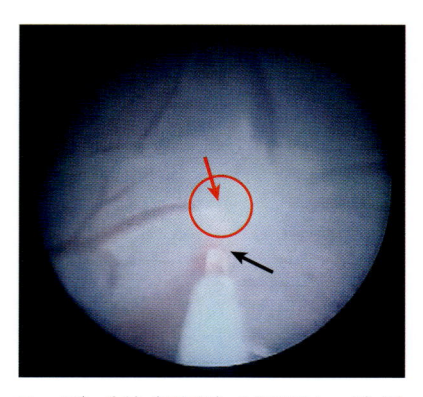

ファイバー先端（黒矢印）から YAG レーザ（目には見えない）を赤円部に照射したところ．赤矢印部分にあった吻合血管は白く変色して見えない．

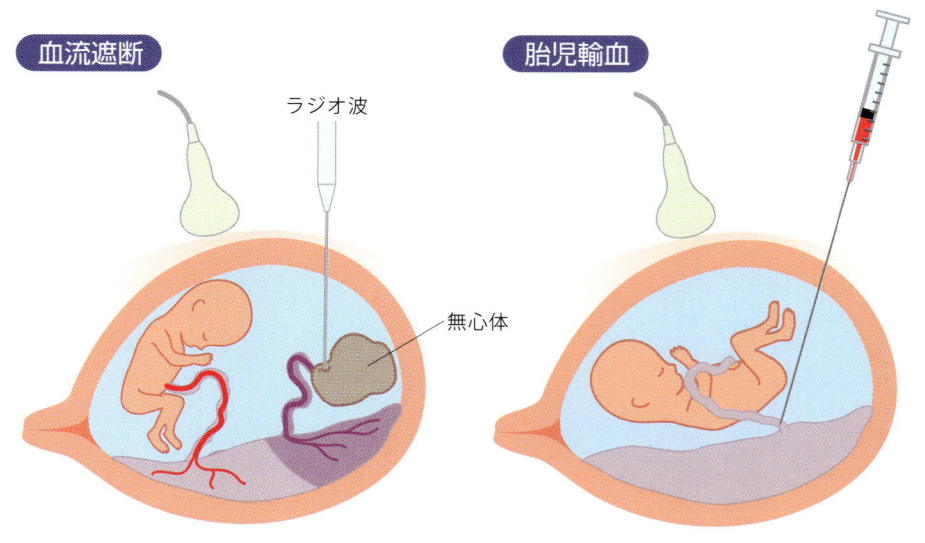

血流遮断

ラジオ波
無心体

胎児輸血

経皮経子宮的に針を臍帯静脈に留置し胎児輸血を行う

第1部　胎児・新生児
第2章　異常

胎児胸腔羊水腔シャント術

羊水

胸水

羊水

胸水

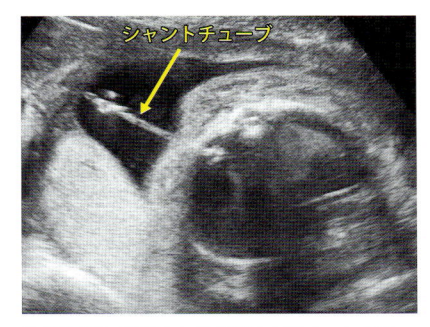

シャントチューブ

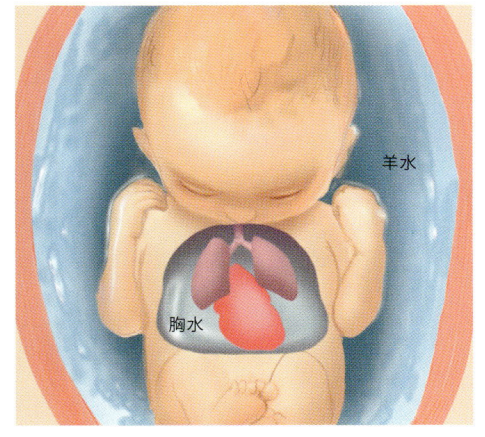

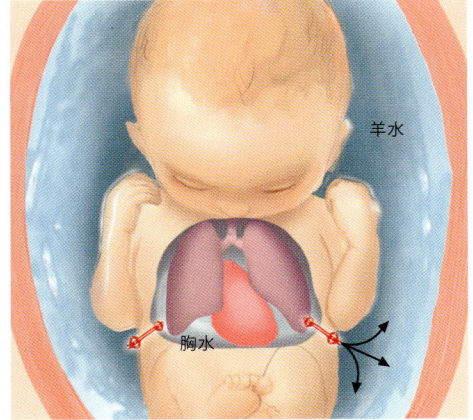

胎児胸壁に留置されたダブルバスケットカテーテル

ダブルバスケットカテーテル

ダブルバスケットカテーテル

肺
心臓

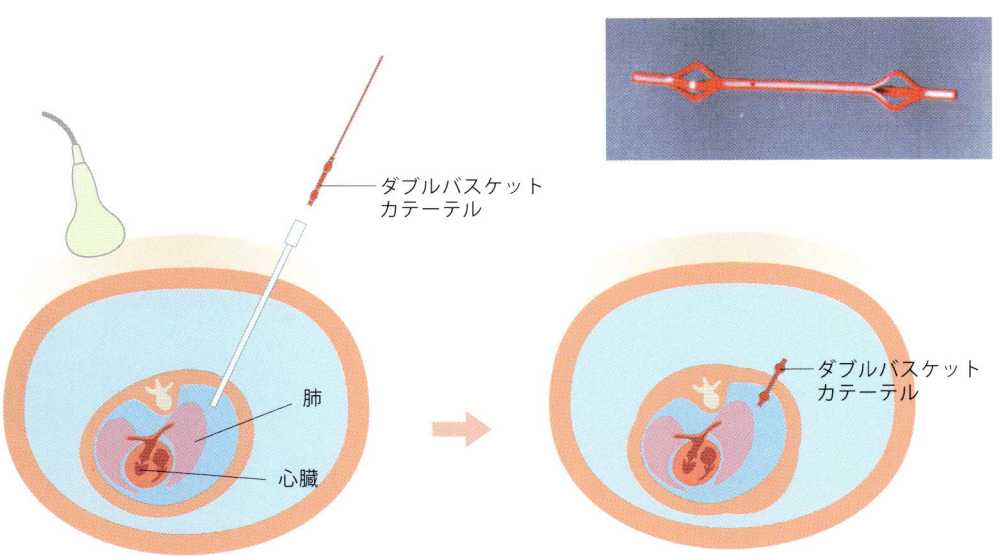

超音波ガイド下に穿刺針を胎児胸腔内へ穿刺し，そこからダブルバスケットカテーテルを挿入する．バスケット部分が胎児胸腔内と羊水腔内となるように超音波ガイド下に慎重に留置する．

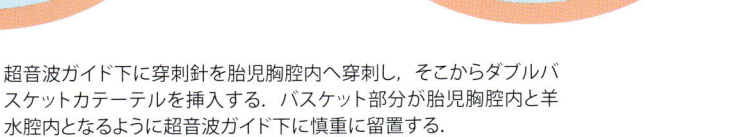

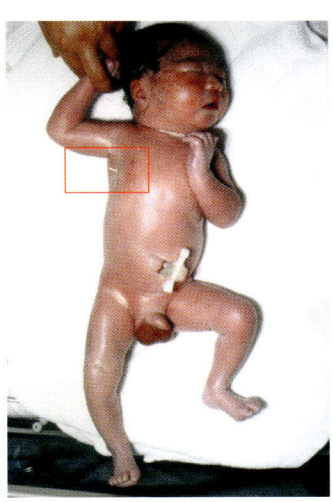

出生直後のダブルバスケットカテーテル．カテーテルの先端が胎児皮膚より見えている

胎児胸水

　原発性胎児胸水は胸水以外の異常を認めないもので，原因のほとんどは先天性乳糜胸です．原発性胎児胸水は自然に胸水が消失（自然寛解）することもありますが，胸水の増量に伴い心臓や肺，静脈を圧迫して，うっ血性心不全や胎児水腫になることが知られています．肺を長期圧迫することで肺低形成を引き起こします．
　超音波ガイド下に胎児胸水を除去し，再貯留を認める症例に対して，胎児胸腔-羊水腔シャント術を行います．胎児の胸腔にカテーテルを留置し，胸腔内の胸水を羊水腔に持続的に排液する治療です．超音波ガイド下に16Gの専用針を経皮経子宮的に胎児胸腔内に挿入し，それを外套としてシャントチューブ（ダブルバスケットカテーテル）を留置します．

胎児頻脈

　胎児の脈拍数は120～160bpm程度ですが，頻脈性の不整脈では200bpmを超えることがあります．200bpm以上の頻脈が持続する場合は胎児心不全や胎児水腫となり子宮内胎児死亡に至ることがあるため胎児治療が行われます．抗不整脈薬であるジギタリスを母体に投与することで胎盤を通して胎児に薬剤が移行し治療効果を発揮します．ジギタリス投与で効果が不十分な場合は他の抗不整脈薬を使用することがあります．

（村越　毅）

2-1. 胎児・胎児付属物の異常　絨毛検査，羊水検査，臍帯穿

出生前診断の種類と妊娠週数

出生前診断には，超音波検査，絨毛検査（妊娠9～12週），母体血清マーカー検査（同15～20週），羊水検査（同15週～），臍帯穿刺（同18週～）などがあります．絨毛採取，母体血清マーカー検査，羊水穿刺などの遺伝学的検査は，事前に十分な遺伝カウンセリングを行い，夫婦の自発的な意思に基づいて行われます．

絨毛検査

妊娠9～12週に，絨毛（将来胎盤を形成します）を採取し，胎児の染色体や遺伝子を検査します．

採取する絨毛の部位により，経頸管的採取と経腹的採取のいずれかを選択します．

超音波検査によって胎児，絨毛を観察しながら絨毛採取用鉗子（カテーテル）あるいは穿刺針を挿入し，胎嚢（胎児が入っている袋）周囲の絨毛を約30mg採取します．

検査による流産の可能性は約2％です．妊娠8週以前の絨毛採取では，四肢切断児の報告があります．

絨毛細胞が十分に得られなかったり，母体細胞の混入が認められる場合には，絨毛採取を繰り返したり，羊水穿刺が必要となります．

母体血清マーカー検査

妊娠15～18週頃に，妊婦血液中のα-フェトプロテイン（AFP），ヒト絨毛性ゴナドトロピン（hCG），非抱合型エストリオール（uE$_3$），二量体インヒビンAなどを測定して，胎児にDown症候群や開放性神経管欠損症（二分脊椎など）がある可能性を推定するための検査です．

検査結果は確率で示されますので，偽陽性，偽陰性が避けられません．Down症候群などの染色体異常を確定診断するためには羊水検査が必要です．開放性神経管欠損症を確定診断するためには，超音波検査や羊水中AFP測定が必要です．

出生前診断と妊娠週数

超音波検査	随時
絨毛検査	9～12週
母体血清マーカー検査	15～20週
羊水穿刺	15週～
臍帯穿刺	18週～

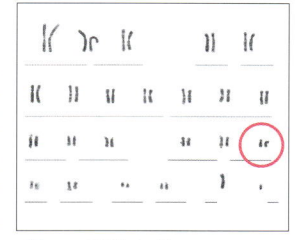

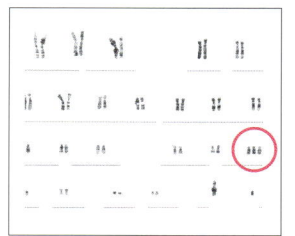

↑ 正常染色体　↑ 18トリソミー
（荒木勤：最新産科学 正常編，第22版，文光堂，p188, 194）

絨毛検査

→ 経頸管的絨毛採取
超音波ガイド下に子宮口から経頸管的に絨毛採取用生検鉗子あるいは絨毛採取用カテーテルを挿入し，絨毛膜有毛部より絨毛を採取する．

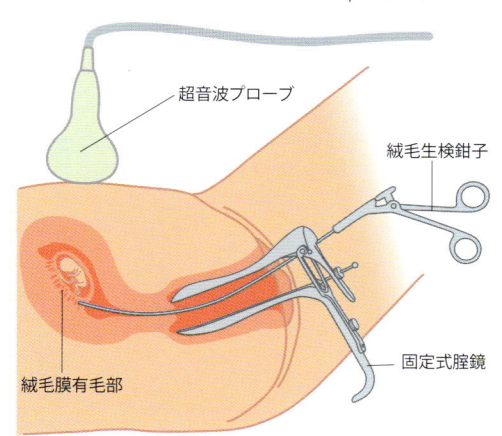

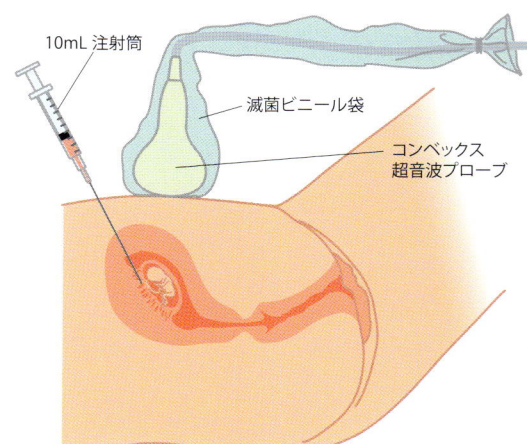

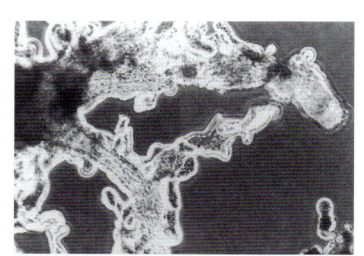

（超音波プローブ，絨毛生検鉗子，絨毛膜有毛部，固定式腟鏡）

（10mL注射筒，滅菌ビニール袋，コンベックス超音波プローブ）

↑ 位相差実体顕微鏡下絨毛像
（荒木勤：最新産科学 正常編，第22版，文光堂，p198）

← 経腹的絨毛採取
超音波ガイド下に下腹部腹壁から絨毛採取針を刺入し，絨毛膜有毛部より吸引・採取する．

羊水検査

妊娠15週以降に，羊水を採取し，羊水中の細胞を用いて胎児の染色体や遺伝子を検査します．羊水中AFPなどの物質を測定することもあります．

超音波検査によって胎児，羊水腔を観察しながら下腹部より穿刺針を挿入し，羊水を約20mL採取します．

およそ0.3～0.5％の確率で流産が引き起こされる可能性があります．また，破水（1/100）・性器出血・羊水塞栓・感染などの副作用があります．

染色体異常を認めない多くの先天異常は，染色体検査では検出できません．

臍帯穿刺

妊娠18週以降に，臍帯（臍の緒）を穿刺し，胎児血を用いて，ウイルスなどによる胎内感染症，胎児貧血，胎児低酸素血症の有無などを診断します．

超音波検査によって胎児，臍帯を観察しながら下腹部より穿刺針を挿入

刺，児頭採血，母体血による胎児診断

第1部 胎児・新生児
第2章 異常

羊水検査

- 注射器
- 穿刺アダプター
- 胎盤
- 滅菌ビニール袋
- 超音波プローブ
- 腹壁
- 臍帯
- 羊水
- 胎児
- 子宮

← **羊水穿刺**
超音波ガイド下に下腹部腹壁から羊水穿刺針を刺入し，羊水腔より吸引・採取する．

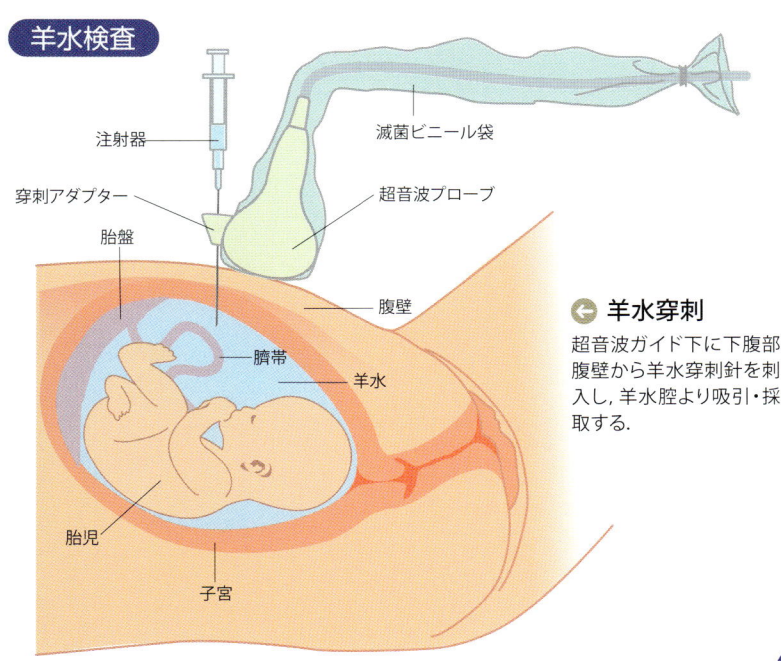

臍帯穿刺

- 穿針針
- 滅菌ビニール袋
- 穿針用プローブ
- 穿刺アダプター
- 母体皮膚
- 母体腹壁
- 子宮前壁
- 臍帯
- 胎児

↓ **臍帯穿刺**
超音波ガイド下に下腹部腹壁から穿刺針を臍帯静脈に刺入し，胎児血を吸引・採取する．

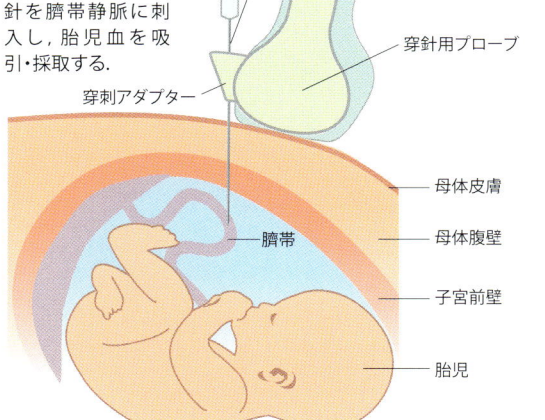

母体血清マーカー検査

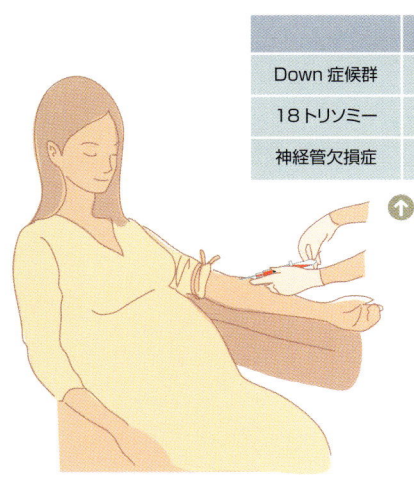

	AFP	hCG	uE3	インヒビンA
Down症候群	↘	↗	↘	↗
18トリソミー	↘	↓	↘	—
神経管欠損症	↑	—	—	—

↑ Down症候群・開放性神経管欠損症などにおける各母体血清マーカーの変化

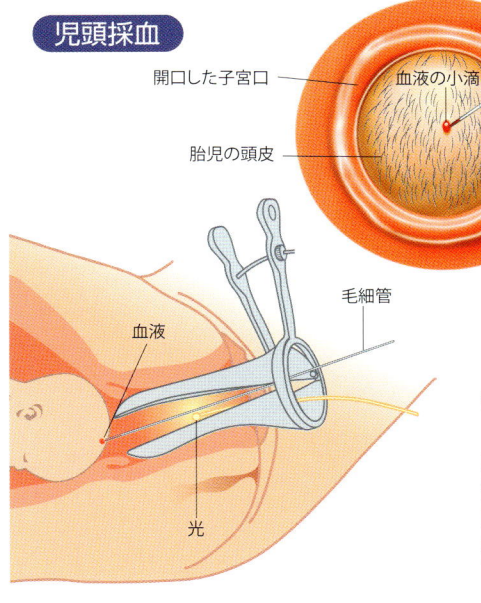

児頭採血

- 開口した子宮口
- 血液の小滴
- 胎児の頭皮
- 胎児血採取用毛細管
- 毛細管
- 血液
- 光

← **胎児先進部からの採血**
腟鏡にて児頭を確認し，頭皮に小切開を加え，滴下する胎児血液を毛細管で回収する．

し，胎児血を約1～3mL採取します．

約40％の確率で穿刺部位からの出血がありますが，1～3分間で止血します．また，3～12％の確率で胎児徐脈が引き起こされる可能性があり，数分間で回復しない場合は緊急帝王切開が必要です．およそ1％の確率で胎児死亡の可能性があります．

児頭採血

分娩が進行して子宮口が開大し，破水した状態で，胎児の頭皮から少量の血液を採取し，胎児の低酸素血症や血小板数などを評価します．

腟に腟鏡を挿入して胎児の頭部を確認し，頭皮に小切開を加えて血液の小滴を採取します．

まれに胎児頭皮からの出血が多量となったり，胎児に感染症を起こす可能性があります．

（髙井　泰）

NIPT(Non-invasive Prenatal Genetic Testing, 非侵襲的出生前遺伝学的検査)

母体血漿中に存在する胎児由来のcell-free DNAを母体由来のDNA断片とともに網羅的にシークエンスすることにより各染色体に由来するDNA断片の量の差異を求め，胎児の染色体の数的異常を推測する検査です．近年普及しつつある技術は，染色体13番，18番，21番に対するものですが，技術的進歩によって対象疾患が増える可能性があります．採血だけで施行でき，絨毛検査や羊水検査のような流産の危険性が無く，母体血清マーカー検査と比べて診断精度が高いため，高い関心を集めています．しかし，診断精度は100％ではなく羊水検査による確定診断が必要であり，検査前後の十分な遺伝カウンセリングが不可欠であるなど，慎重な対応が強く望まれます．

2-2. 胎児・胎児付属物の検査法　超音波検査

超音波検査は，3.5～9MHz（1秒間に350～900万回の振動という意味）程度の超音波を使って行う検査で，産科領域では欠かせない重要な検査法の1つです．

経腹法と経腟法

超音波プローブを妊婦さんのお腹に当てる経腹法は簡単に検査を行うことができるうえ，妊娠の全期間を通じて使用することができます．ただし，妊娠初期の胎児は母体下腹部の奥深い場所にいるため，明瞭な画像を得ることが困難です．

腟の中にプローブを挿入する経腟法を用いると，妊娠初期の胎児の明瞭な画像を得ることができます．しかし，妊娠中期以降になると内子宮口付近にある胎児の一部分しかみることができなくなります．

したがって，妊娠初期は主として経腟法，中期以降は経腹法が使われます．ただし，頸管や内子宮口付近の観察（前置胎盤など）には経腟法も使われます．

超音波断層法，3次元超音波，超音波ドプラ法のすべてにおいて，経腹法と経腟法を使うことができます．

超音波断層法

プローブ表面から体内に向けて一瞬だけ超音波を発すると，超音波は直線上を進んでいき，体の中のいろいろな部分で反射して，同じ道を通ってプローブに戻ってきます．その直線状の軌跡を表示画面上に描き，強く反射する部分を明るく，弱く反射する部分を暗く光らせます．これをプローブの一端から他端に向けて順番に行うことにより，たくさんの直線によって1つの断面が描かれます．断面は毎秒10回以上のスピードで書き換えられているので，胎児の動きも観察できます．超音波断層法は，反射の強さによって明るさ（brightness）を変えることから，頭文字をとってBモード法とも呼ばれます．

経腟法と経腹法

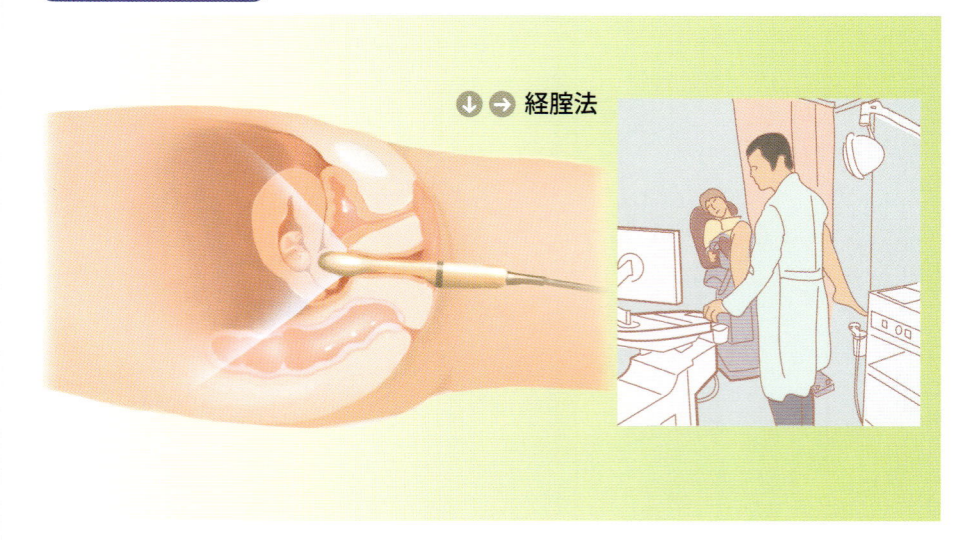

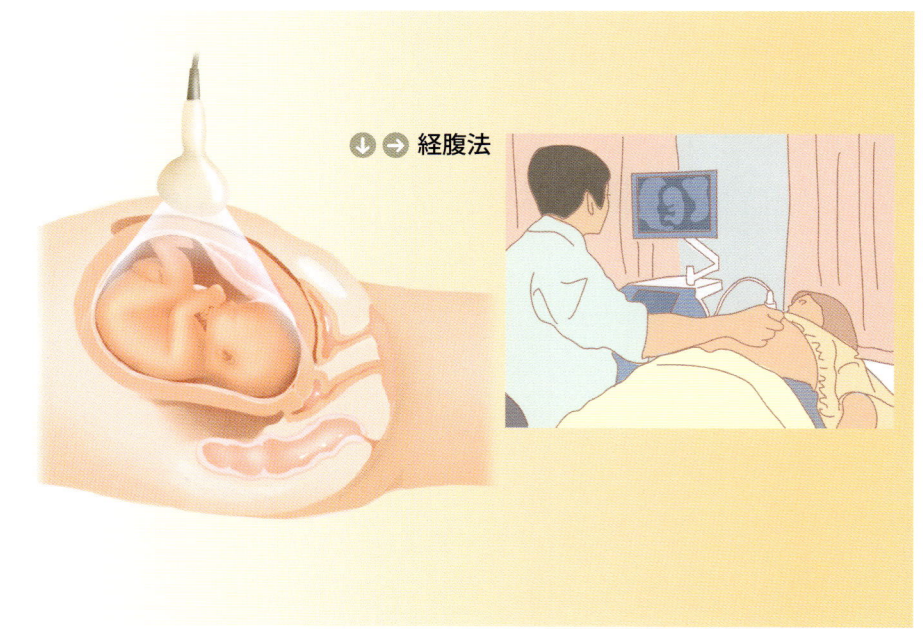

↓→ 経腟法

↓→ 経腹法

3次元超音波

3次元プローブを用いて，連続したたくさんの断層像を超音波診断装置に内蔵されたコンピュータに自動的に取り込みます．3次元用の超音波診断装置では，取り込まれたデジタルデータを使って，元の断層像とは異なる断層像を自由に作り出すことができます．

通常は，お互いに直角に交わる3つの断面を同時に表示する表示法（直交3断面表示）が使われ，胎児の縦断面，横断面，前額断面を同時に表示したり，胎児をどの方向から見たように3次元表示させるかを決めるのに使われたりします．

3次元超音波では，コンピュータに取り込まれたデジタルデータから胎児部分だけを切り出し，コンピュータグラフィックスの手法によって胎児のリアルな3次元像（立体的な画像）を作り出すことができます．体の表面の3次元像だけでなく，骨の3次元像や血管の3次元像など多彩な3次元像を作り

第1部 胎児・新生児
第2章 異常

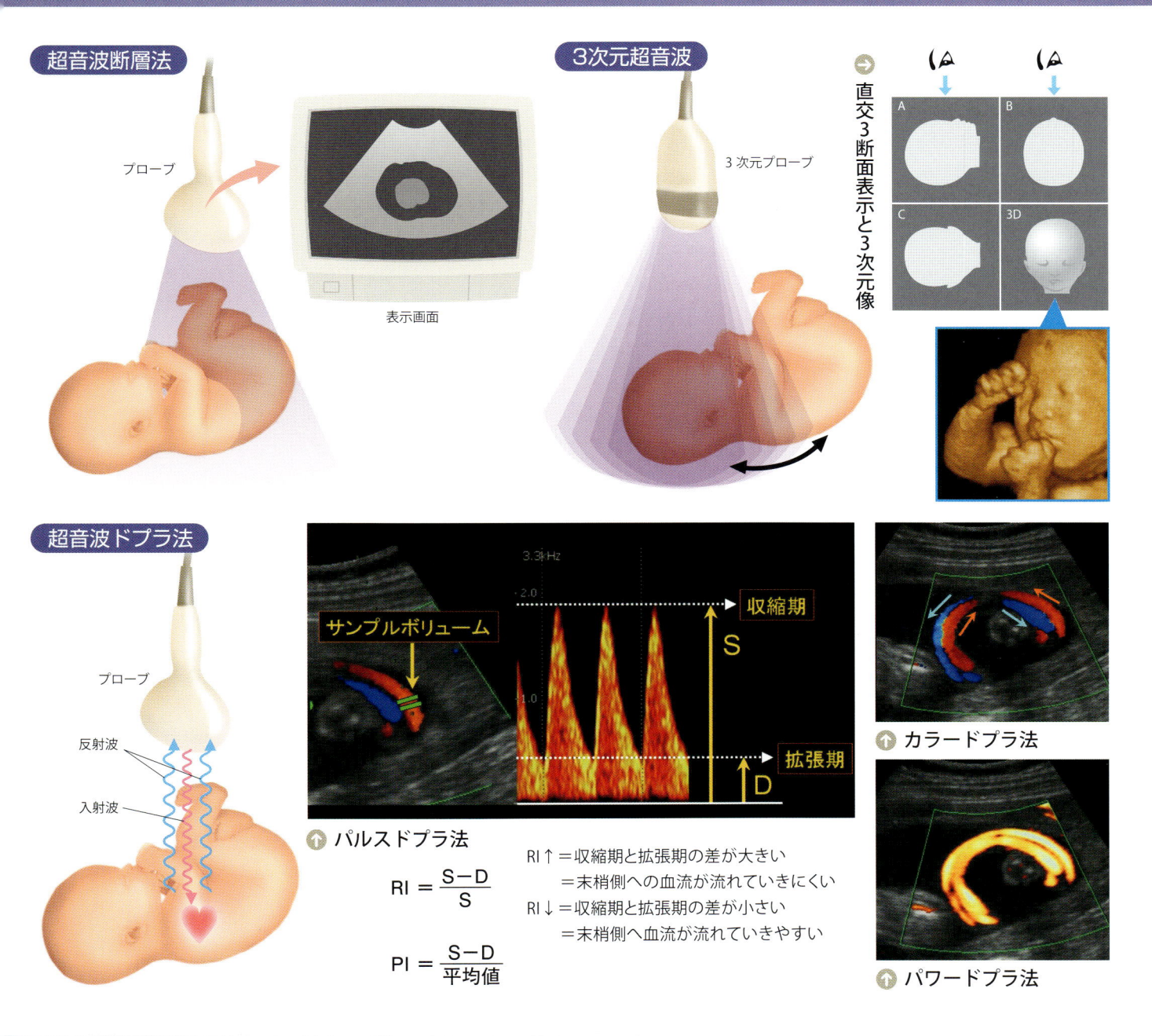

超音波断層法
プローブ
表示画面

3次元超音波
3次元プローブ

直交3断面表示と3次元像

超音波ドプラ法
プローブ
反射波
入射波

↑ パルスドプラ法

サンプルボリューム
収縮期
拡張期
S
D

$$RI = \frac{S-D}{S}$$

$$PI = \frac{S-D}{平均値}$$

RI↑＝収縮期と拡張期の差が大きい
　　＝末梢側への血流が流れていきにくい
RI↓＝収縮期と拡張期の差が小さい
　　＝末梢側へ血流が流れていきやすい

↑ カラードプラ法

↑ パワードプラ法

出すこともできます．

超音波ドプラ法

　超音波ドプラ法によって，血流に関する情報を得ることができます．

　カラードプラ法では，プローブに向かってくる血流が赤系統の色で，プローブから遠ざかる方向の血流が青系統の色で表示されるため，血液の流れている場所（血管）と流れの方向を知ることができます．ただし，プローブ表面と平行な方向の血流は，プローブから見て近づくでも遠ざかるでもないため，カラー表示されません．そのため，連続した血流（血管）でも途切れ途切れに表示されてしまうことがあります．

　パワードプラ法では，血液が流れている部分すべてがカラー表示されるため，血流が連続して表示されますが，血流の方向による色の違いがないため，血流の方向を知ることはできません．

　パルスドプラ法では，ひとつの血流にサンプルボリュームを合わせることで，血流の時間的変化を表示できます．収縮期の山の高さ（S）と拡張期末期の谷の高さ（D）からRI（resistance index）を算出し，その動脈の血流を定量的に評価します．RIの値が大きければ末梢側に血液が流れていきにくい，RIが小さければ流れていきやすい状態にあると判断されます（p68「胎児胎盤循環系の評価法とその異常」参照）．

　PI（pulsatility index）で評価されることもありますが，計算方法の違いだけで，意味はRIと同じです．

（馬場一憲）

2-2. 胎児・胎児付属物の検査法　MRI

MRIってなに？

　MRIは磁気を用いて画像を得る診断方法です．放射線を用いていないため，妊婦や胎児を対象とした撮像が可能です．MRI撮像の際に発生するエネルギーは極めて小さく，動物による実験では催奇形性は否定的です．密閉された空間の温度上昇を懸念する意見がありますが，妊娠ウサギを用いて実験してみたところ，子宮内の温度は全く安定していました．少なくともX線検査よりは安全といえます．

妊娠中のMRIの適応

　妊娠中のMRIの適応はいろいろありますが，以下の4つに大別できると思われます．①母体の腫瘍，②骨盤計測，③胎児の形態を中心とする異常，④胎盤や臍帯などを含めたその他の問題点．妊娠初期の施行には慎重にならざるを得ませんが，これらの適応のうち母体腫瘍以外はこのような時期にMRIが施行されることはありません．母体の腫瘍に関しては，必要性と危険性のバランスを考慮して施行します．

母体腫瘍

　妊娠中の超音波検査は胎児に集中しがちです．その結果，母体の腫瘍が見逃されてしまうこともあります．週数が進んでしまうと，大きくなった子宮が母体の腫瘍の超音波診断の妨げとなります．MRIは妊娠末期でも子宮の全体像を1画面に表示することができ，腫瘍の位置も正確に診断できます．また信号強度の違いから子宮由来の腫瘍と卵巣腫瘍の鑑別も可能です．

骨盤計測

　通常はX線検査で行いますが，妊娠中は原則として放射線被曝は避けるべきです．MRIによる骨盤計測は，放射線被曝がないだけではなく，母体の矢状断面像から骨盤径を計算することなく測定できます．骨盤の形状を観察する際に，母体の矢状断面像から撮像断面を決定することができ，理論に忠実な計測が可能です．また軟部組織の画像が得られるため，糖尿病合併妊娠では皮下脂肪を含めた巨大児と骨盤の適合性を評価できます．

胎児形態異常

　胎児の異常はまず超音波検査で発見されます．しかし超音波検査も万能ではありません．胎児の位置や母体の皮下脂肪などによって，診断に十分な情報が得られない場合があります．このようなときはMRIが威力を発揮するのです．MRIは妊娠末期でも胎児の全身を1画面に表示できるため，異常部分の大きさを胎児の全身と比較しながら評価することができます．

組織診断

　MRIは臓器間のコントラストが明瞭であり，また信号強度の違いから組織診断ができるなど，超音波とは異なった情報をもたらしてくれます．横隔膜ヘルニアのように，臓器が大きく

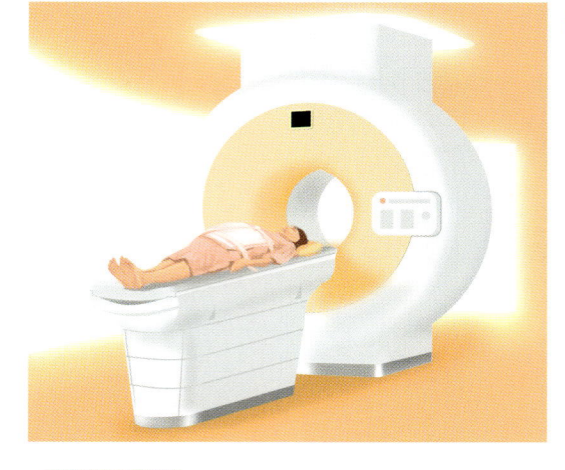

撮像方法

MRI撮像にあたっては，撮像する部屋の中がすでに高磁場となっているため，金属を持ち込まないようにしなければならない．

MRI原理

超強力な電磁石を使って，強大な磁場を作る．

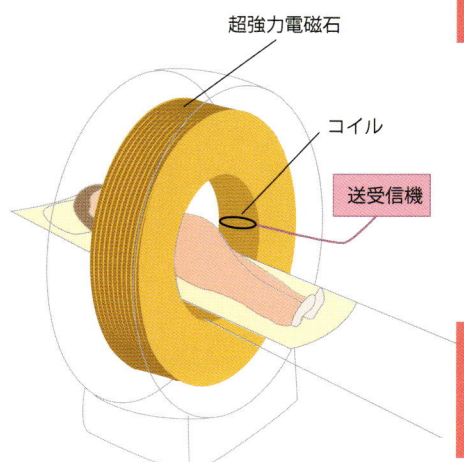

超強力電磁石
コイル
送受信機

その強大な磁場の中にいる人体に，コイルから特定の周波数の電波をごく短時間当てると，その電波のエネルギーは，人体の中の主に水素原子に吸収される．

コイル
電波送信
電波エネルギー吸収

電波受信
電波エネルギー放出

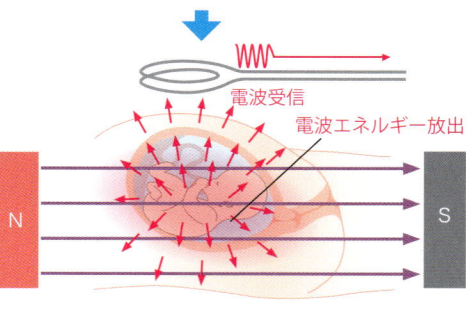

コイルからの電波が切れると，吸収されたエネルギーは，逆に電波として放出される．この人体から放出された電波をコイルで受信して，コンピュータ処理して画像化することによって，MRI画像が得られる．

骨盤計測

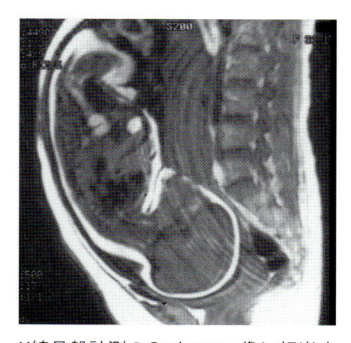

X線骨盤計測のGuthmann像に相当する画像である．母体の矢状断面撮像によって容易に得ることができる．ここでの骨盤径の計測は，X線の場合のような計算は必要ない．またこの胎児は糖尿病性巨大児であるが，肥厚した皮下脂肪が高信号として描出されており，この皮下脂肪を含めた胎児と骨盤の適合性を評価することができる．

胎児形態異常

水頭症
胎児水頭症のHASTE画像である．この方法は数秒で画像が得られるため，従来のMRIよりも格段にきれいな画像が安定して得られる．拡大した脳室や脳実質の状況が，超音波のよりも明瞭に描出されている．

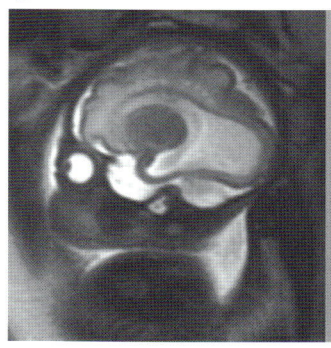

諧調反転画像
左の画像の諧調，すなわち白と黒を反転させた画像である．この工夫により脳脊髄液は低信号となり，超音波画像と同じような色調を呈するようになる．また脳の構造も把握しやすくなる．

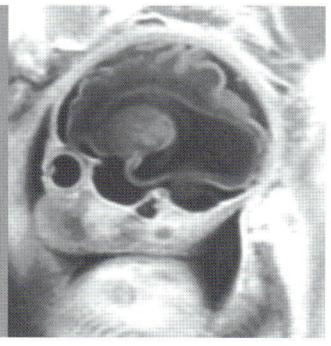

脊髄髄膜瘤
胎児の全身を描出できるため，変形した脊椎や変形部分を中心に背部に大きな隆起病変が存在している様子を観察できる．

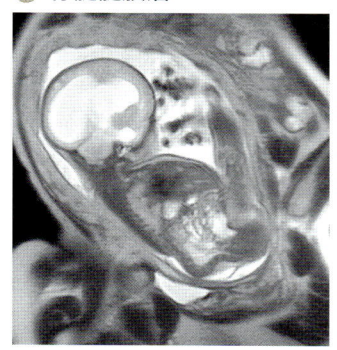

横隔膜ヘルニア T1強調画像
横隔膜ヘルニアの重症度評価に肝臓の位置がある．ここでは高信号を呈する肝臓が胸腔内に入り込んでいる様子が描出されている．

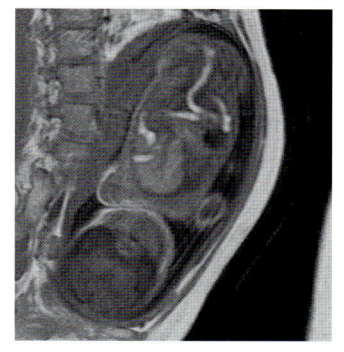

横隔膜ヘルニア HASTE画像
HASTEは基本的にT2強調画像である．ここでは胸腔内に消化管が入り込んでいる様子が明瞭に描出されている．このように臓器の特定が可能となることがMRIの大きな特徴である．

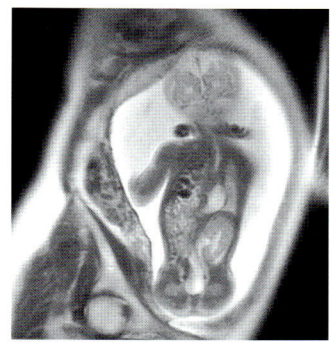

脳室内出血 T1強調画像
水頭症として紹介されてきた症例であるが，脳室内の信号強度は高信号となっている．すなわち拡大した脳室には脳脊髄液ではないことが示唆されている．

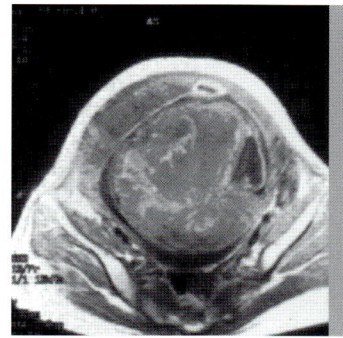

脳室内出血 T2強調画像
ここでは脳室内は均一な高信号を呈している．T1の所見とあわせて考えると，脳室内には血性の脳脊髄液があることが示唆される．したがってこの症例は水頭症ではなく，脳室内出血であると診断された．

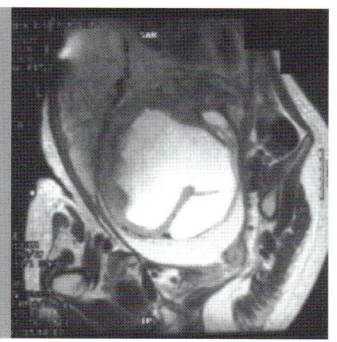

偏位しているような場合には，移動している臓器をMRIで特定することができます．超音波では単なる占拠病変としか認識できないものが，実は血腫であると評価されることもあります．この機能は超音波検査では不可能であり，MRI独自のものといえます．

胎盤，臍帯その他

胎盤の位置の問題は，超音波検査が簡便性においても再現性でも勝っています．癒着胎盤をMRIで診断できるかという問題がありますが，重症な場合は可能ですが微妙な症例は難しいと思われます．臍帯は超音波で観察できますが，週数が進んでくると全長を捉えることは不可能です．MRIを用いると，妊娠末期の臍帯の全長を1画面に表すことができます．この画像から臍帯の長さの計測も可能になります．

MRIの意義

MRIは決して超音波を凌ぐものではありません．超音波の弱点を補い，異なった角度からの情報をもたらすものです．MRIによってどのような情報が得られるのかをよく理解しなければ，有効利用とはいえません．したがってMRIを施行する際には，撮像の目的を明確にし，最も適切な撮像方法や撮像条件を選択することが重要です．超音波とMRIを上手に利用すれば，効率のよい診療ができることになります．

（川鰭市郎）

2-2. 胎児・胎児付属物の検査法　胎児心拍数陣痛図

胎児心拍数陣痛図とは何か

　胎児心拍数陣痛図（cardiotocogram；CTG）は胎児の心拍数（1分間の心拍数，beats per minutes；bpm）と子宮収縮を同時に記録したもので，記録するために用いる装置を分娩監視装置（cardiotocometer, cardiotocography）といいます．分娩監視装置は分娩時のみならず，妊娠中も用いられることから，英語では，electronic fetal heart rate monitoring といいます．

　なお，妊娠中に使用する場合は，陣痛というストレスがない状況での検査という意味で，NST（non-stress test）と呼ばれます．

胎児心拍数陣痛図から何がわかるか

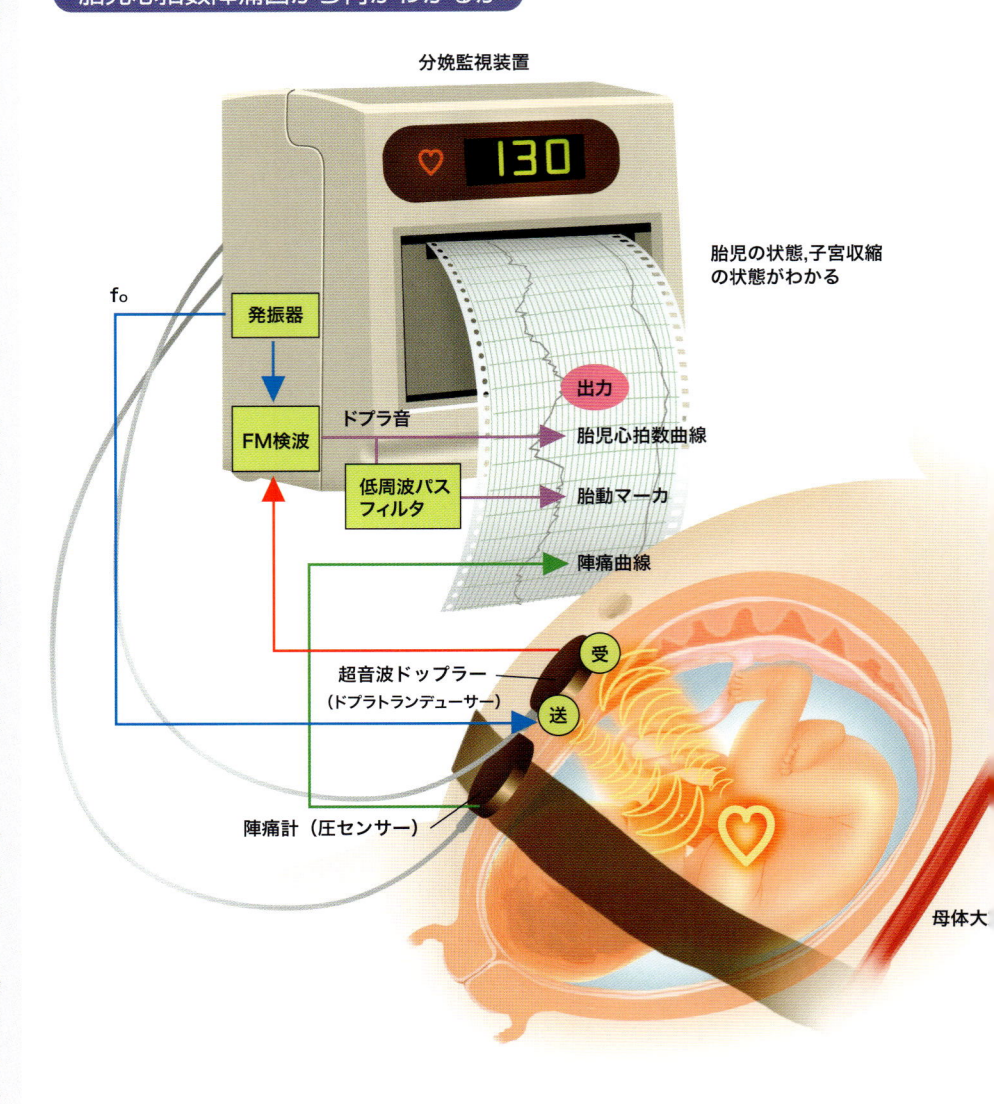

　胎児心拍数図からは胎児の健康状態を，陣痛図からは陣痛（周期的な子宮収縮）や妊娠中の子宮収縮の状態を知ることができます．

　胎児心拍数は，胎児の血液ガスや血圧の情報，さらに上位中枢からの指令によって制御されています（p182「胎児心拍数モニタリング」参照）．そのため，胎児心拍数を連続的に記録することによって，胎児に十分な酸素が供給されているか，脳が正常に機能しているかなど，胎児の状態を判断することができます．この判断のためには，次の4つに注目します．

1. 心拍数基線（FHR baseline）
2. 基線細変動（FHR variability）
3. 一過性頻脈
4. 一過性徐脈

（詳細は，p70「胎児健康状態の評価法とその異常」，p182「胎児心拍数モニタリング」，p198「胎児心拍数異常」の項参照）

分娩監視装置の原理

　胎児心拍数と子宮収縮の情報を取得するにはそれぞれ内測法と外測法とがありますが，一般臨床で用いられているのは，ほとんどが外測法です．

　外測法による胎児心拍数検出法では，腹壁上に装着したトランスデューサーから超音波を発信し，心臓などで反射してきた超音波を受信して得られるドプラ信号から心拍数を算出します．

　子宮収縮は，腹壁上にベルトで固定された圧センサーが子宮収縮によって押されることにより生じる電気信号を用いて検出します．外測法では子宮収縮の強さに関しては絶対的な評価はできません．

　内測法による胎児心拍数検出法は児頭（または殿部）に装着した電極から得られた胎児心電信号から心拍数を算出し，また子宮収縮については，カテーテルを子宮腔内に挿入して子宮内圧を直接モニターするため，外測法と異なり，破水した後でないと行うことができません．

分娩監視装置の使い方

　外測法では，まず触診で胎位，胎向を確認して，最も明瞭にドプラ心音が聴取できる場所に心拍測定用のトランスデューサーをベルトで固定し，続い

第1部　胎児・新生児
第2章　異常

使用法の実際

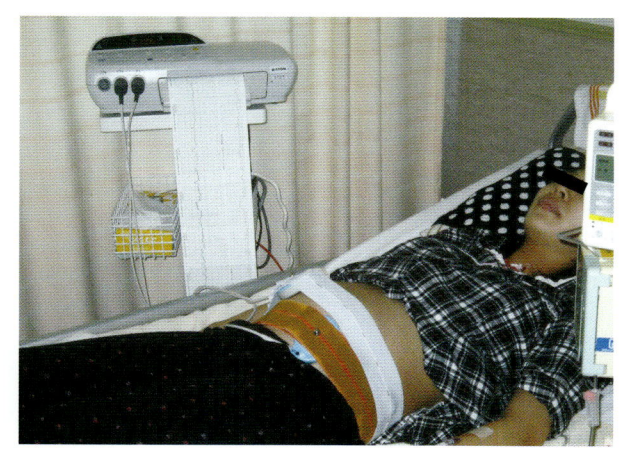

妊婦はsemi Fowler位とし，腹部の最適な位置にドプラトランスデューサーと陣痛計（陣痛トランスデューサー）をベルトで固定する．

陣痛計測の原理と取り付け位置の注意

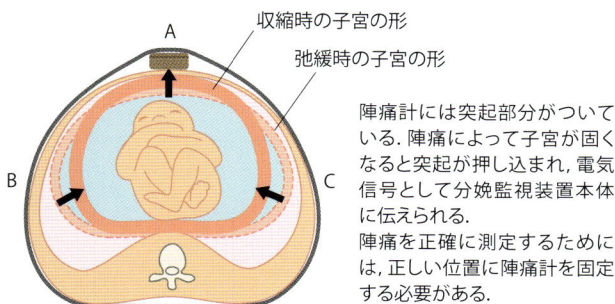

陣痛計をAの位置に取り付けた場合の陣痛曲線

胎児心拍数陣痛図

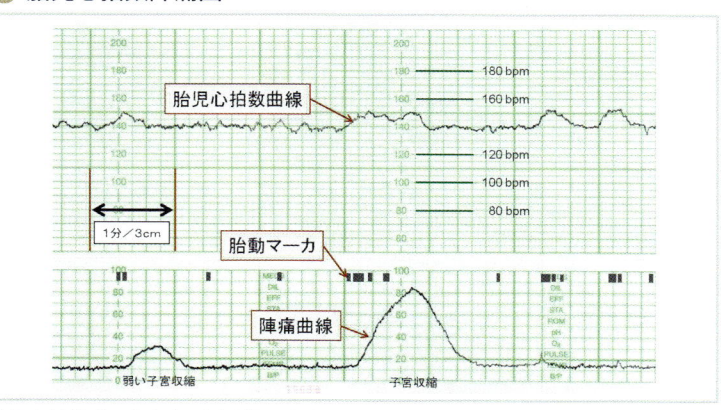

胎児心拍数が，陣痛（子宮収縮），胎動と同時に記録されている．陣痛や胎動によって，胎児心拍数が，どう変化するかを知ることができる．

胎児心拍数の誤表示

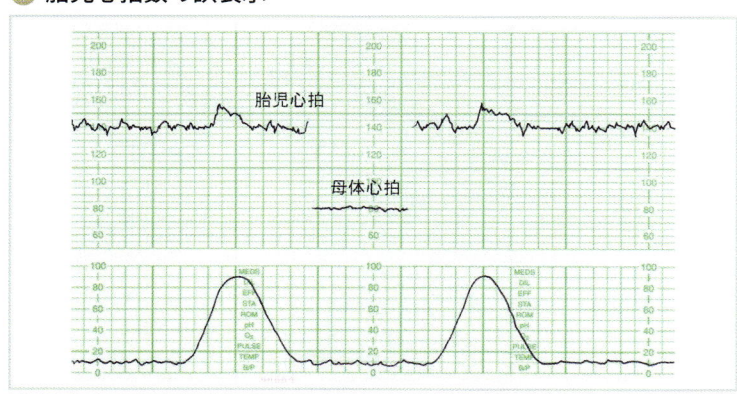

超音波の通り道から胎児心臓の位置が外れると，その下の母体大動脈からの信号を捉えて，母体心拍数を胎児心拍数として間違って表示してしまう．

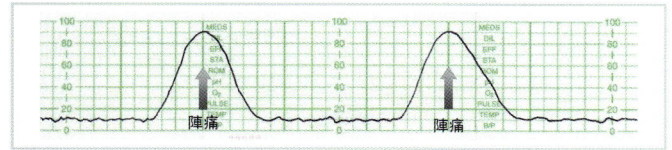

陣痛計をB，Cの位置に取り付けた場合の陣痛曲線

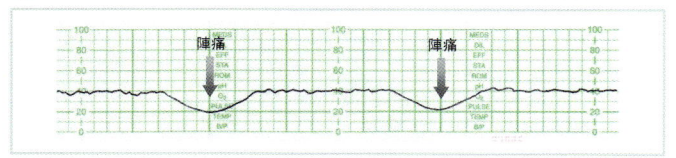

て陣痛用トランスデューサーを臍のやや上方にベルトで適度な強さで固定します．仰臥位で装着する場合，仰臥位低血圧症候群にならないよう，妊婦はsemi Fowler位とすることが大切です．

陣痛曲線については，子宮収縮のないときに分娩監視装置にあるゼロ設定ボタンを押して，子宮収縮のないときの陣痛曲線が記録紙の10くらいの高さになるようにしておきます．

胎児心拍数陣痛図は常に良好な記録が取れるように努めることが肝要で，まめにトランスデューサーの位置やベルトの巻き方を調節します．

たとえば，胎児が動いて心臓が超音波の通り道から外れると，胎児よりも深いところを流れる母体の大動脈内の血液で反射されてきた超音波から心拍数を算出して，母体心拍数を胎児心拍数として間違って表示してしまったり，圧センサーが腹壁の横にずれてしまうと子宮収縮時に押し付けられる力が逆に弱くなって陣痛図の山が下向きに記録されてしまうすることがあります．

胎動は緩やかな運動であるため，分娩監視装置の超音波ドプラ信号のうち，胎動によるものは周波数が低く，胎児心臓由来のドプラ信号とは分別が可能です．このことを利用して胎動由来のドプラ信号を検出して記録するものを胎動計といいます．スパイクで表示するものと，ドットで表示するものとがありますが，いずれも分娩監視装置の記録紙上に胎児心拍数曲線と陣痛曲線とともに表示されます．

（箕浦茂樹）

3. 新生児　新生児仮死と蘇生法

新生児仮死とは？

出生を契機として，新生児は母体の子宮・胎盤に依存した呼吸循環動態から，胎外生活に適応した独立した呼吸循環動態に移行しなければなりませんが，この移行が障害された状態が新生児仮死です．出生直後の第一呼吸が遅れることは約10％の分娩でみられ，そのうちの約10％は積極的な新生児心肺蘇生法を受けなければ死亡するか，障害を残すと言われています．

新生児仮死の病態

Dowesらは，満期のアカゲザルの胎児を帝王切開で娩出させ，顔をゴム袋で覆ってから臍帯を結紮したときの，児のvitalを連続記録しました（図1）．

娩出直後に酸素を肺に取り込めない状態が続くと一時的に呼吸運動が速くなった後に，呼吸運動を停止します（一次性無呼吸；primary apnea）．その時点では心拍数と血圧は高めで，全身のチアノーゼが顕著です（青色仮死，一度仮死）．この時点でゴム袋を取り除けば，皮膚刺激に反応して，自発呼吸が確立します．しかし，ゴム袋を被せたままだと，あえぎ呼吸が始まりますが，心拍と血圧は低下し，やがて再び呼吸が停止します（最終無呼吸；terminal apnea）．この状態で出生した児は末梢循環が悪く，全身蒼白（白色仮死，二度仮死）で，仮死の原因を取り除いても，単なる皮膚刺激や酸素投与のみでは自発呼吸は確立されません．この段階では呼吸性アシドーシスと代謝性アシドーシスも高度で，積極的に人工呼吸をしなければ心拍，血圧は急速に低下し，やがて死亡します．しかし適切な人工呼吸が開始されれば，まず心拍が回復し，やがて自発呼吸も再開して救命出来ます．

重篤な仮死では，脳室内出血・脳室周囲白質軟化症・低酸素性虚血性脳症・急性腎不全・壊死性腸炎・胎便吸引症候群・一過性心筋虚血・胎児循環遺残・DIC等の合併症が続発することがまれではありません（図2）．

仮死時の呼吸循環動態

仮死時の呼吸，心拍数，血圧（図1）

満期のアカゲザルの胎児を帝王切開で娩出させ，顔をゴム袋で覆ってから臍帯を結紮したときの，児の呼吸運動，心拍数，血圧を連続記録したもの．

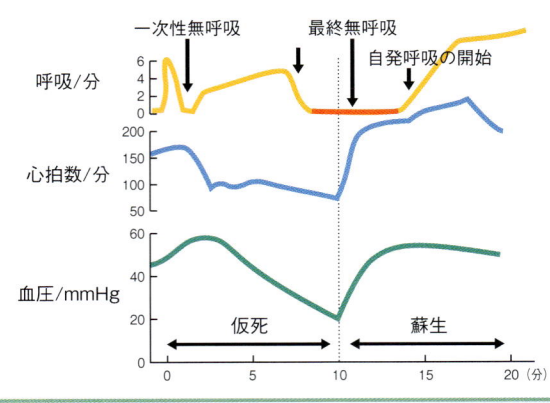

新生児仮死の病態（図2）

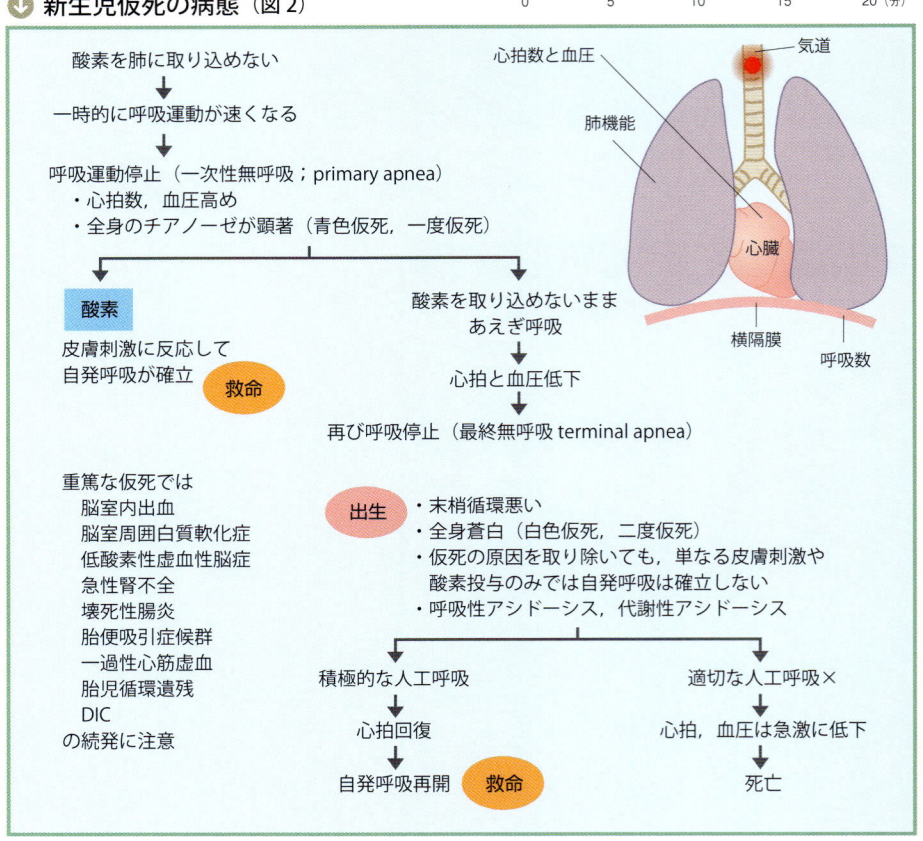

Consensus 2010に基づく標準的新生児蘇生法

2010年に発表された国際蘇生法連絡委員会（International Liaison Committee on Resuscitation：ILCOR）のConsensus 2010を基にして，日本蘇生協議会と日本救急医療財団合同の日本版救急蘇生ガイドライン策定委員会が作成した日本版新生児心肺蘇生法ガイドラインの基本的アルゴリズム図に加筆したものを図8に示します．

（1）出生直後の児の状態の評価（図3）

出生時に蘇生処置が必要かどうかを判定するためには，評価A1の①"成熟児か？"，②"呼吸か啼泣は良好か？"，③"筋緊張は良好か？"の3項目を評価し，3項目がすべて問題なければルーチンケアを行い，もし異常があれば蘇生処置を開始します．

（2）ルーチンケア（保温，気道確保の体位，羊水の拭き取り）

出生時に特に問題の無い児のルーチンケアとしては，低体温防止に努めな

第1部 胎児・新生児
第2章 異常

新生児蘇生法

出生直後のチェックポイント（評価A1）（図3）

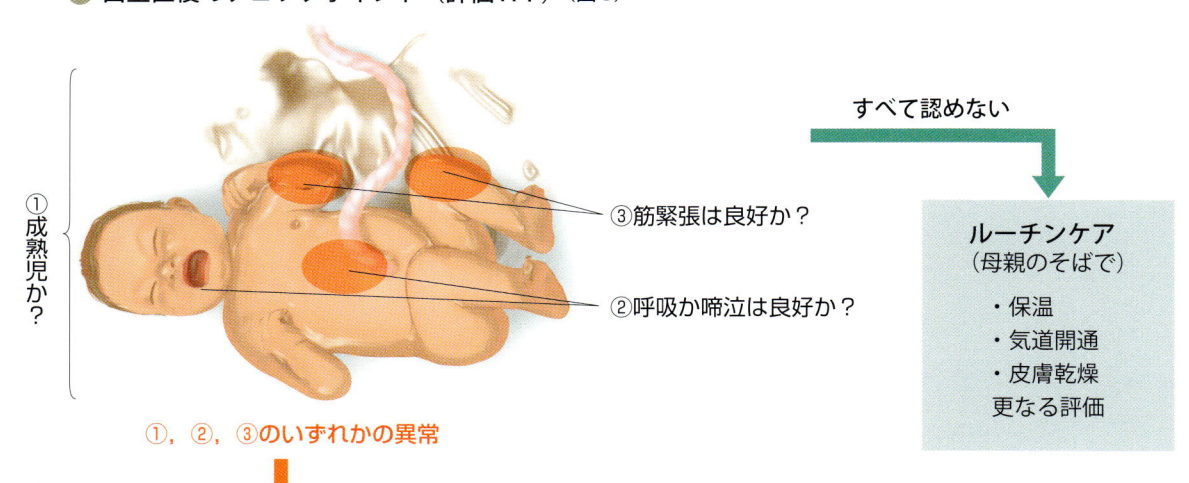

①成熟児か？
②呼吸か啼泣は良好か？
③筋緊張は良好か？

すべて認めない → ルーチンケア（母親のそばで）
・保温
・気道開通
・皮膚乾燥
更なる評価

①，②，③のいずれかの異常

処置C1（図4）

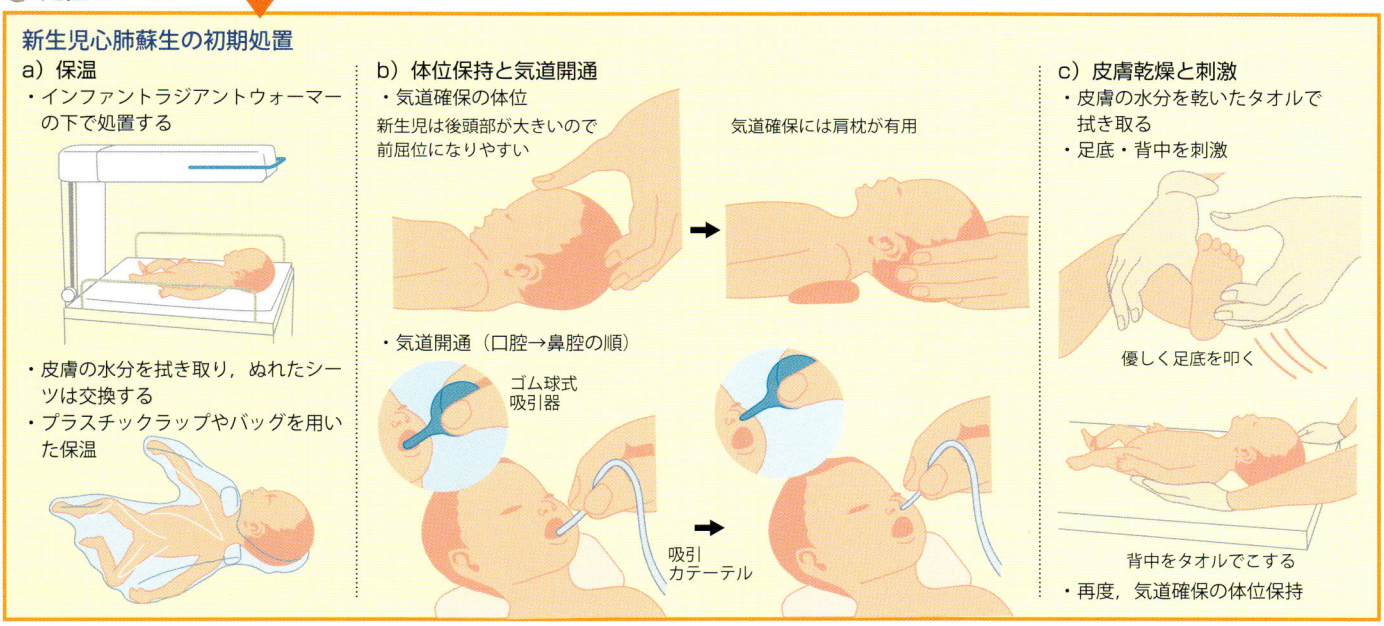

新生児心肺蘇生の初期処置

a) 保温
・インファントラジアントウォーマーの下で処置する
・皮膚の水分を拭き取り，ぬれたシーツは交換する
・プラスチックラップやバッグを用いた保温

b) 体位保持と気道開通
・気道確保の体位
新生児は後頭部が大きいので前屈位になりやすい
気道確保には肩枕が有用
・気道開通（口腔→鼻腔の順）
ゴム球式吸引器
吸引カテーテル

c) 皮膚乾燥と刺激
・皮膚の水分を乾いたタオルで拭き取る
・足底・背中を刺激
優しく足底を叩く
背中をタオルでこする
・再度，気道確保の体位保持

がら，気道確保の体位をとらせ，ガーゼで鼻をぬぐい，喘鳴など上気道閉塞の徴候があれば口・鼻を優しく吸引し，皮膚の羊水を拭き取ります．

(3) 蘇生の初期処置（処置C1）（図4）

評価A1のいずれかに異常がある場合は，蘇生の初期処置（保温，気道確保の体位を保持，必要なら気道吸引，皮膚の羊水を拭き取り，皮膚刺激し，気道確保の体位を取り直す）を施行します．ただし，Consensus 2010では"胎便による羊水混濁があって児の活気が無い"場合の気管内吸引はルーチン処置からは外されました．しかしこれは気管内吸引をしても胎便吸引症候群の防止が出来るというエビデンスが乏しい事からルーチンに気管内吸引する必要は無いということであって，気道内に胎便貯留が疑われる場合に気管内吸引を行っても差し支えはありません．

a) 保温

分娩室や新生児蘇生室の室温は高く保ち，分娩室での蘇生処置は，新生児の身体を乾いたタオルでよく拭いたのち，ラジアントウォーマ下か閉鎖式保育器で行います．シーツもあらかじめ温めた吸収性のよいものを敷いておき，濡れたらすぐに新しいものに交換します．

極低出生体重児の体温保持法として，皮膚を乾燥させる前に，plasticラップで覆ったりplastic bagに収容することがoptionとして推奨されます．

b) 気道確保（体位や吸引等）

新生児では後頭部が大きいので，仮死の徴候のある新生児では，肩枕（肩

3. 新生児　新生児仮死と蘇生法

の下に，たたんだハンドタオルやおむつを敷く）を用いて気道確保をします．

気道確保の体位にしても，呼吸が弱々しい場合や呼吸努力があるにもかかわらず十分な換気が得られない場合は気道の吸引を行います．呼吸が確立していない児に吸引を行う場合は，ゴム球式吸引器または吸引カテーテルでまず口腔を吸引してから鼻腔を吸引します．この順番が推奨されるのは，鼻腔の吸引は自発呼吸を誘発しやすいので，口腔内を吸引する前に施行すると口腔内分泌物を誤嚥する危険性があるからです．

c）皮膚刺激（皮膚をタオルで拭う，足底を叩いたり背中をこする）

乾いたタオルで皮膚を拭くことは，低体温防止だけでなく，呼吸誘発のための皮膚刺激としても有用です．児の背部，体幹，あるいは四肢をやさしく拭います．これで自発呼吸が誘発されなければ，児の足底を指ではじいたり，背部をタオルでこすってから再度気道確保の体位をとります．

(4) 蘇生の初期処置の効果の評価と次の処置（図5）

蘇生の初期処置としてa）保温，b）気道確保，c）皮膚刺激を行ったら，その効果を判定するために，呼吸と心拍数とをチェックします（評価A2）．あえぎ呼吸は換気効果がほとんど無いので無呼吸と同じように対処します．Consensus 2005で推奨されていた臍帯の付け根の部分を指でつまんで臍帯動脈の拍動をカウントするという方法では心拍数を過小評価する恐れがあるということから，Consensus 2010では，聴診器を用いた胸部心音のチェックが第一選択とされました．

肉眼的なチアノーゼは低酸素血症の指標としては信頼性が乏しいので，蘇生処置が必要な児では，パルスオキシメーターの新生児用プローベを右手に装着してSpO₂と心拍数をモニターします．右手に装着するのは，出生直後は動脈管が開いているので，脳の酸素化をモニターするためには動脈管前の

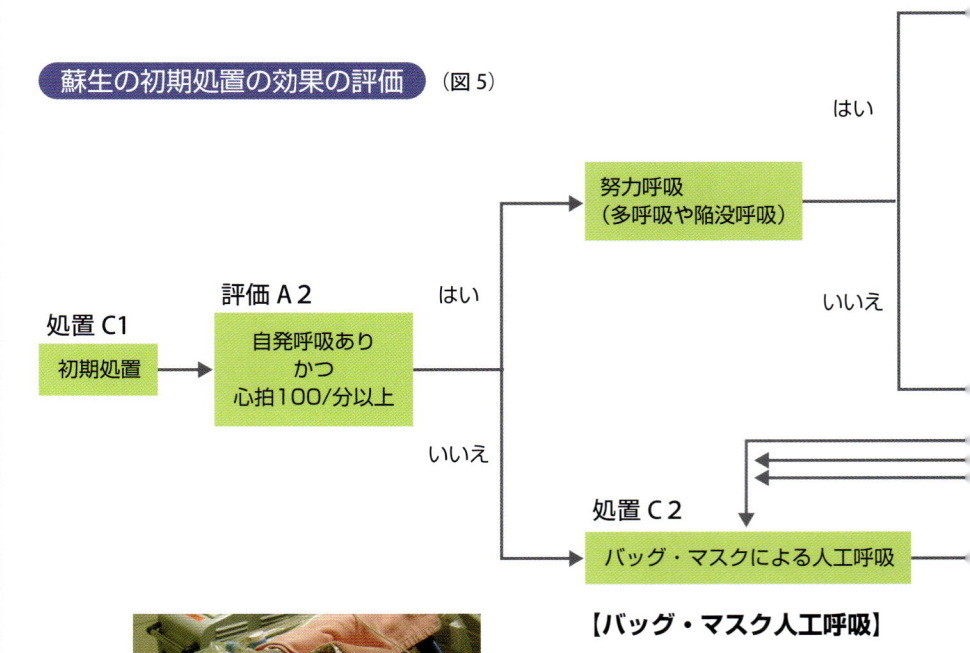

蘇生の初期処置の効果の評価 （図5）

処置C1：初期処置 → 評価A2：自発呼吸あり かつ 心拍100/分以上
- はい → 努力呼吸（多呼吸や陥没呼吸）→ はい / いいえ
- いいえ → 処置C2：バッグ・マスクによる人工呼吸

低体温療法
（長野県立こども病院 宮下進先生のご厚意による）

出生時の仮死が強く，低酸素性虚血性脳症が心配される場合，神経細胞障害の予防のために，施設によっては脳低体温療法が行われている．
写真は脳温34℃を目標に，冷却液灌流による選択的頭部冷却を行っている様子．

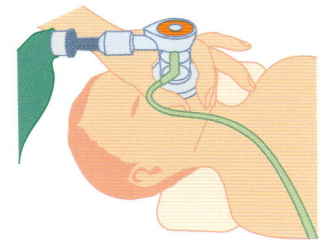

【バッグ・マスク人工呼吸】

人工呼吸の回数は単独で行う場合は1分間に40〜60回．新生児仮死では90％以上はバッグ・マスク換気だけで改善するので急いで挿管しなくてよい．まず空気で開始する．右手のSpO₂が上昇してこなければ酸素を追加する．

SpO₂を測定する必要があるからです．

(5) 蘇生の初期処置の後の対応〈処置C2〉と〈処置C2'〉

Consensus 2010では蘇生時に100％酸素を用いることの問題点（第一啼泣までの時間を延長させる，死亡率の増加，細胞レベルでは有害である可能性，脳に有害な生化学的変化）が明らかとなってきたことから100％酸素の使用を出来るだけ控えることになりました．そのためには蘇生時にはパルスオキシメーターの新生児用プロー

ベを右手に装着して動脈管前のSpO₂をモニターすることが必須になったとともに，蘇生室には酸素ブレンダーやCPAPの準備が望ましいとされます．

a）処置C2：バッグ・マスク人工呼吸

蘇生の初期処置の後も，100回/分未満の徐脈か自発呼吸が無い場合には，直ちに人工呼吸を開始します．あえぎ呼吸は換気の効果が乏しいので無呼吸とみなして人工呼吸を行います．90％の仮死児はバッグ・マスクを用いた人工呼吸で蘇生が可能ですので，

第1部 胎児・新生児
第2章 異常

処置C2'
空気を用いたCPAPもしくは酸素投与 → 中心性チアノーゼ → はい → **処置C2** 人工呼吸下に経過観察

中心性チアノーゼのみ続く場合はチアノーゼ性心疾患を鑑別する

いいえ → 初期処置（保温，体位保持と気道開通，皮膚乾燥と刺激）

【CPAP】
パルスオキシメーターでSpO₂と心拍数をモニターする
マノメータを見ながらCPAP圧を調節
最初は空気から始める

【フリーフロー酸素投与】（CPAPができない場合）
口元に酸素を流す

→ 経過観察

評価A3 心拍数確認
- 60〜100 → **処置C3** 人工呼吸と胸骨圧迫（1:3）
  - 1分間では人工呼吸30回と胸骨圧迫90回となる
- 60未満 → 処置C3へ
- 100以上 → 初期処置（保温，体位保持と気道開通，皮膚乾燥と刺激）

評価A4 心拍数確認（30秒毎に6秒間）
- 60以上 → **処置C4** 以下を順次試みる
  - アドレナリン
  - 生理食塩水 10mL/kg
  - 原因検索
- 60未満 → 人工呼吸と胸骨圧迫 + 処置C4

↑ **胸郭包み込み両母指圧迫法（サム法）（推奨）**
・疲労が少ない
・圧迫の強さ，深さのコントロールが容易

↑ **2本指圧迫法**
・一人だけで蘇生が可能
・小さな手にはよい
・臍帯静脈からの薬剤投与を可能にする

↑ **胸骨圧迫の強さ**
・圧は胸骨のみにかける
・指は胸骨に垂直にかける
・胸壁の1/3がへこむ強さ
・1秒間に2回

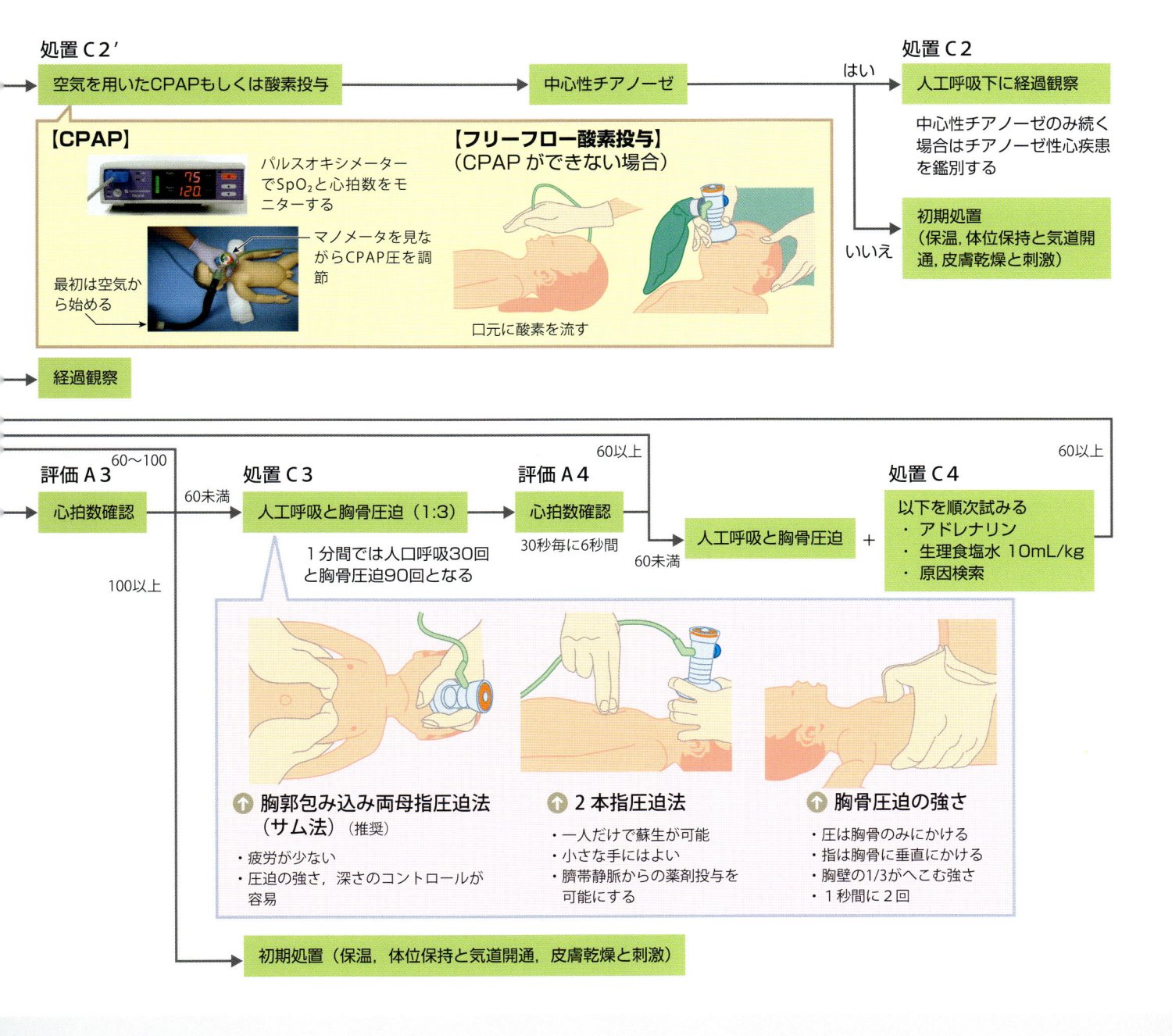

まずバッグ・マスク人工呼吸を開始します．人工呼吸の回数は40〜60回/分を目標とします．

Consensus 2010での最も重要な変更点は，<u>正期産児や正期産に近い児では空気で人工呼吸を開始する</u>ことです．その後は，右手に装着したパルスオキシメーターでの動脈管前のSpO₂の値を指標に酸素を付加するかどうかを決めます．

b）動脈管前のSpO₂の目標値（図6）

胎児は子宮内では非常に低い酸素環境で生存しており，出生後10分くらいの間に徐々にSpO₂が上昇します（図6）．そこで心拍数が100/分以上でかつ酸素飽和度が上昇傾向にあれば緊急に酸素を投与する必要はないと考えられます．右手に装着したパルスオキシメーターのSpO₂値が図6の値以下の場合には吸入酸素濃度を上げます．いずれの時点でも右手のSpO₂が95％以上では酸素を漸減して中止します．

c）ブレンダー装置が無い施設での吸入酸素濃度の調節法（図7）

ブレンダー装置が無い施設で，空気を用いた人工呼吸でSpO₂が上昇しない場合は，自己膨張式バッグで酸素流量を調節して目標とするSpO₂を維持する方法があります．自己膨張式バッグでは酸素チューブをバッグに接続してもリザーバーが無ければ，吸入酸素濃度（FiO₂）は40％以下にしかならない（図7②）ので低濃度酸素を投与出来ます．この方法で，右手に装着したパ

3. 新生児 新生児仮死と蘇生法

ルスオキシメーターのSpO₂値が図6まで上昇しない場合は自己膨張式バッグにリザーバーを装着して高濃度酸素を投与します（図7③）．

d）気管挿管

100％酸素で約30秒間バッグ・マスクを用いた人工呼吸を行っても，自発呼吸が十分でなく，胸の上がりが悪く，かつ心拍数が100回/分未満であれば気管挿管を検討します．

胎便の気管内吸引が必要な場合，胸骨圧迫で換気効果が妨げられる場合，薬物の気管内投与が必要となった場合，先天性横隔膜ヘルニアとか超低出生体重児など特殊な蘇生を必要とする場合には積極的に気管挿管を行います．

蘇生時の気管挿管では経口挿管が一般的で気管チューブのサイズは予測体重に合わせて内径2.0〜3.5mmのものを準備し，口唇からの挿入長（cm）は，体重（kg）＋6cmを指標とします．

e）処置C2'：CPAPかフリーフロー酸素投与（図5）

自発呼吸があり，心拍数100回/分以上であるが中心性チアノーゼのみが認められる場合は，出来るだけ100％酸素の使用を避けるために，パルスオキシメーターを装着した上で，空気を用いた持続的気道陽圧（CPAP）が推奨されますが，空気を用いたCPAPが施行できない場合はフリーフロー酸素投与を行います．

（6）人工呼吸の効果の評価（図8評価A3）と次の処置（胸骨圧迫）（図8処置C3）

バッグ・マスクを用いた人工呼吸が適切に行われれば，通常は速やかな心拍数の増加とそれに引き続いて皮膚色（酸素飽和度）・筋緊張・自発呼吸が改善します．

しかし，約30秒間人工呼吸を行っても，心拍数が60回/分未満であれば胸骨圧迫を開始します．

a）胸骨圧迫（図8処置C3）（図5）

胸骨圧迫は胸骨上で両側乳頭を結ぶ線のすぐ下方の部分を圧迫します．胸郭包み込み母指圧迫法と2本指圧迫法があり，通常は胸郭包み込み母指圧迫法のほうが効果的で術者の疲労も少ないので推奨されます．しかし，静脈路確保のために臍処置をする場合には2本指圧迫法が選択されます．

胸郭包み込み母指圧迫法は，両手で児の胸郭を包み込むように保持し，両親指で両側乳頭を結ぶ線のすぐ下方の部位を，児の胸郭前後径の約1/3がへこむくらいの強さで1秒間に2回のペースで圧迫を反復します．（図5）

2本指圧迫法は，胸郭包み込み母指圧迫法と同じ部位を人差し指と中指，もしくは中指と薬指の2本の指で，胸骨圧迫を反復します．胸骨圧迫と人工呼吸との比率は3対1の割合で行い，1分間に胸骨圧迫90回，人工呼吸30回の回数になります．胸骨圧迫の施行者が「一，二，三，バッグ」「一，二，三，バッグ」と声を出してペースメーカーの役割を果たします．

（7）人工呼吸＋胸骨圧迫の効果の評価（図8評価A4）と次の処置（薬物投与）（図8処置C4）

100％酸素を用いた適切な人工呼吸

正常正期産新生児の出生後10分間のSpO₂の推移（図6）

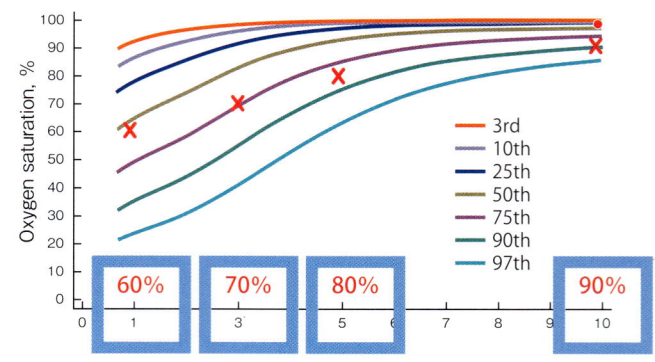

SpO₂ 95％以上ならば酸素濃度を下げるか，または中止

下限を超えてSpO₂が上昇傾向にあれば，95％に達しなくても中断してもよい

1分：60％　3分：70％　5分：80％　10分：90％　酸素開始／濃度UPの指標

ブレンダーが無い場合の低濃度酸素と高濃度酸素の投与法（図7）

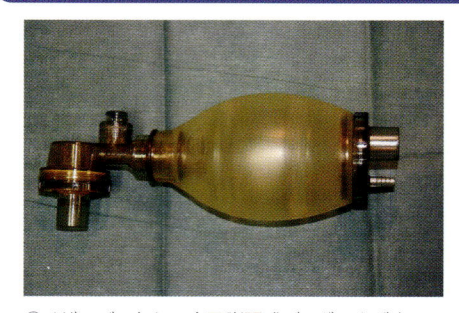

①リザーバー無しの自己膨張式バッグでまず空気で人工呼吸を開始する

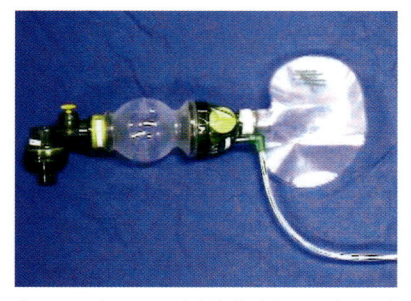

③40％以上の吸入酸素濃度が必要な時は，自己膨張式バッグにリザーバーをつける

②SpO₂上昇してこなければ自己膨張式バッグ＋酸素

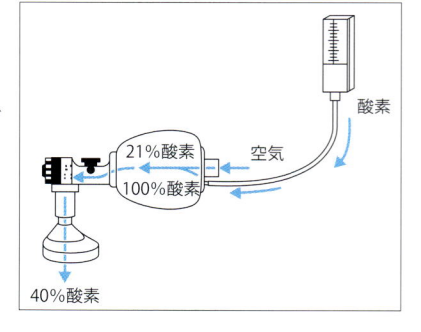

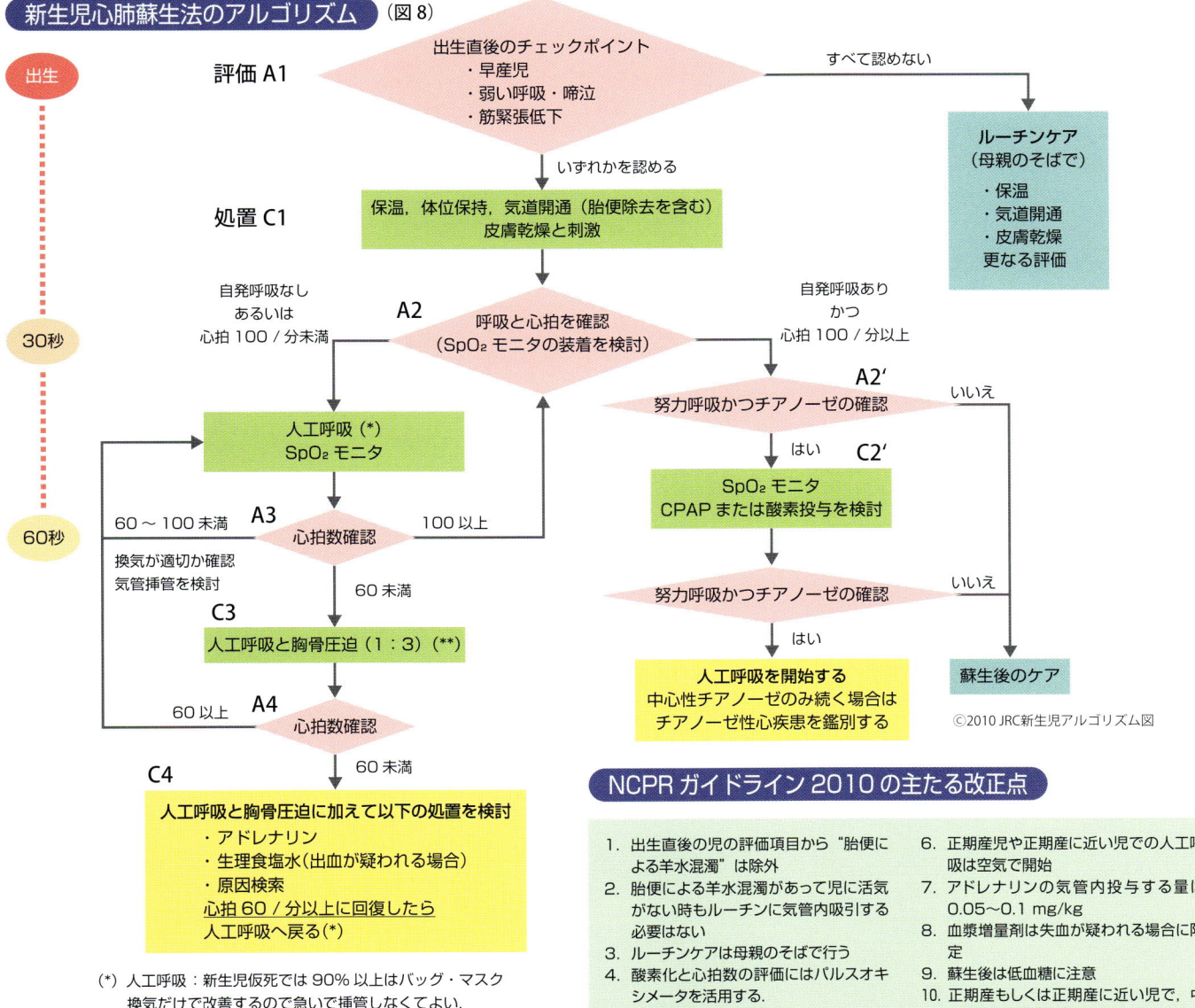

新生児心肺蘇生法のアルゴリズム （図8）

出生

評価A1：出生直後のチェックポイント
・早産児
・弱い呼吸・啼泣
・筋緊張低下

すべて認めない → ルーチンケア（母親のそばで）
・保温
・気道開通
・皮膚乾燥
更なる評価

いずれかを認める

処置C1：保温，体位保持，気道開通（胎便除去を含む）皮膚乾燥と刺激

30秒

A2：呼吸と心拍を確認（SpO₂モニタの装着を検討）

自発呼吸なしあるいは心拍100/分未満 → 人工呼吸（*）SpO₂モニタ

自発呼吸ありかつ心拍100/分以上 → A2'：努力呼吸かつチアノーゼの確認
- はい → C2'：SpO₂モニタ CPAPまたは酸素投与を検討
- いいえ → 蘇生後のケア

60秒

A3：心拍数確認
- 60〜100未満：換気が適切か確認 気管挿管を検討
- 100以上
- 60未満 → C3：人工呼吸と胸骨圧迫（1:3）（**）

努力呼吸かつチアノーゼの確認
- はい → 人工呼吸を開始する 中心性チアノーゼのみ続く場合はチアノーゼ性心疾患を鑑別する
- いいえ → 蘇生後のケア

A4：心拍数確認
- 60以上
- 60未満 → C4：人工呼吸と胸骨圧迫に加えて以下の処置を検討
  ・アドレナリン
  ・生理食塩水（出血が疑われる場合）
  ・原因検索
  心拍60/分以上に回復したら人工呼吸へ戻る（*）

(*) 人工呼吸：新生児仮死では90％以上はバッグ・マスク換気だけで改善するので急いで挿管しなくてよい．
(**) 人工呼吸と胸骨圧迫：1分間では人工呼吸30回と胸骨圧迫90回となる．

©2010 JRC新生児アルゴリズム図

NCPRガイドライン2010の主たる改正点

1. 出生直後の児の評価項目から"胎便による羊水混濁"は除外
2. 胎便による羊水混濁があって児に活気がない時もルーチンに気管内吸引する必要はない
3. ルーチンケアは母親のそばで行う
4. 酸素化と心数の評価にはパルスオキシメータを活用する．
5. 酸素投与は慎重に（パルスオキシメータ，ブレンダー，CPAPの活用）
6. 正期産児や正期産に近い児での人工呼吸は空気で開始
7. アドレナリンの気管内投与する量は0.05〜0.1 mg/kg
8. 血漿増量剤は失血が疑われる場合に限定
9. 蘇生後は低血糖に注意
10. 正期産もしくは正期産に近い児で，中等症から重症の低酸素性虚血性脳症の児では，低体温療法を検討

と胸骨圧迫を併用しても心拍数が60回/分未満の徐脈が持続する場合には薬物投与の適応となります．

a）薬物投与（図8処置C4）

出生直後の児の緊急薬物投与ルートとしては，臍帯静脈が容易です．

1）アドレナリン（エピネフリン）：第一選択薬として投与されます．10,000倍希釈アドレナリン（ボスミンを生理的食塩水で10倍に希釈）を0.1〜0.3mL/kg（0.01〜0.03mg/kg）の1回量で，静脈内へ投与します．静脈路確保に時間がかかるときのみ高用量（10倍希釈ボスミンで0.5〜1mL/kg{0.05〜0.1mg/kg}）を気管内投与します．

2）循環血液量増加薬：アドレナリン投与でも蘇生に反応しない児では循環血液量低下を疑います．循環血液量増加薬として，生理食塩液もしくは乳酸リンゲル液などの等張晶液を，10mL/kgの量で5〜10分かけてゆっくり静注します．

3）炭酸水素ナトリウム：他の治療に反応しない長く続く心肺停止時には，十分な換気と循環が確立してから，体重当たり1〜2mLまでの量を等量の蒸留水で2倍に希釈して，2mL/分を超えない速度でゆっくり静注します．

（田村正徳）

最新の情報については下記のホームページをご覧下さい．

http://www.ncpr.jp

3. 新生児　分娩時の新生児の損傷

末梢神経麻痺

頻度は，1,000分娩のうち0.3〜2.5例です．視診によって，患肢を動かさないことで診断が可能です．C_5〜Th_1の上腕神経叢が複数牽引されることで，特徴的な所見を呈します．

● Erb麻痺

腕神経叢麻痺の約80％の頻度を占めます．C_5〜C_6の神経根障害で，上腕三頭筋，棘上筋，上腕二頭筋，腕橈骨筋の神経支配が欠如し，上腕の内転，肘の伸展，前腕の回内位をとります．また，ときに横隔膜神経（C_4）麻痺を伴うことがあります．手と指の運動，把握反射は保たれます．予後はよいといわれており，肩を直角に開いた位置で1〜2週間固定することで，80〜90％が生後数ヵ月で自然回復します．

● Klumpke麻痺

C_8〜Th_1の障害で，手の内在筋（虫様筋，骨間筋），手関節，手指の屈筋群が障害されます．肩と上腕の過外位，claw hand（鷲手）になります．この際，把握反射は消失します．予後は不良で，早期に拘縮予防が必要です．

● Erb-Duchenne-Klumpke麻痺

上記の麻痺を合併したものを指します．腕は下垂したままとなります．

骨折

分娩時に強い外力が加わるか，児の骨に異常がある場合に認めます．

● 鎖骨骨折

経腟分娩のうち1〜2％と多く，分娩骨折の中で一番多くみられます．肩甲難産など，分娩時に肩や腕に強い外力が加わった場合に発生します．典型例では，患肢をあまり動かさずに，骨折部位を触れると痛がって泣きます．ていねいに診察を行うと，骨折部位を触診できます．鎖骨骨折が疑われる場合は，X線撮影で確認します．経過観察で，1〜2週間後には仮骨形成をし，予後良好です．

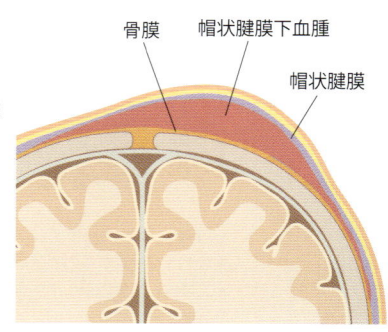

● 大腿骨骨折

頻度は低く，骨盤位分娩児に多く認められます．患肢をあまり動かさずに，患肢を触れると泣くことが多く，患側大腿部の腫脹を認めます．副木やギプスなどの治療が必要となります．

鉗子または吸引による損傷

● 顔面神経麻痺

顔面神経麻痺は，鉗子によって耳の前で顔面神経が圧迫された際に出現します．泣いたときに，口角が動かない側が患側です．2ヵ月程度で自然回復することが多く，予後は良好です．

● 圧痕

経過観察だけでよいのですが，眼部に圧痕を認めた場合は，眼球損傷の有無について眼科医の診察が必要です．

● 頭蓋骨骨折

全分娩の10〜20％に認められます．線状骨折は多くは無症状で，外見上変化は認めないため，難産で，骨折を疑ってX線撮影を行うことで，はじめて発見されることが多いとされています．

末梢神経麻痺

Erb麻痺 / Klumpke麻痺

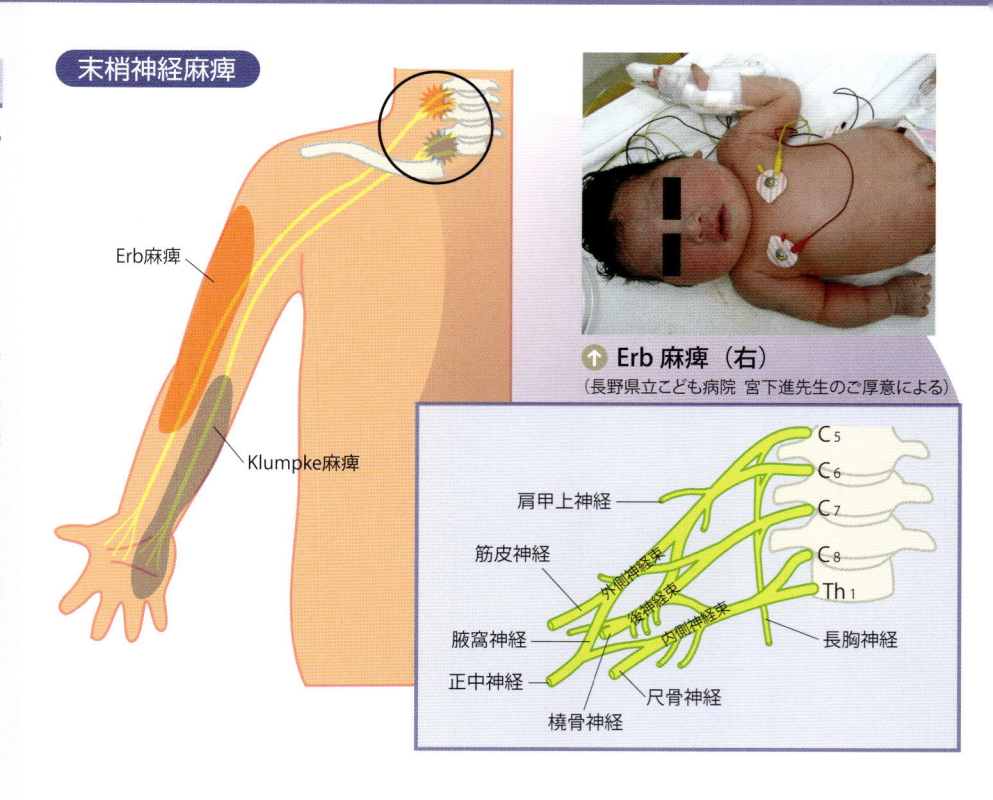

↑ Erb麻痺（右）
（長野県立こども病院　宮下進先生のご厚意による）

C_5, C_6, C_7, C_8, Th_1
肩甲上神経，筋皮神経，腋窩神経，正中神経，橈骨神経，尺骨神経，長胸神経
外側神経束，後神経束，内側神経束

血腫

↓ 頭血腫，硬膜外血腫，硬膜下血腫
産瘤／頭血腫／硬膜外血腫／硬膜下血腫
皮膚／帽状腱膜／骨膜／頭蓋骨／硬膜

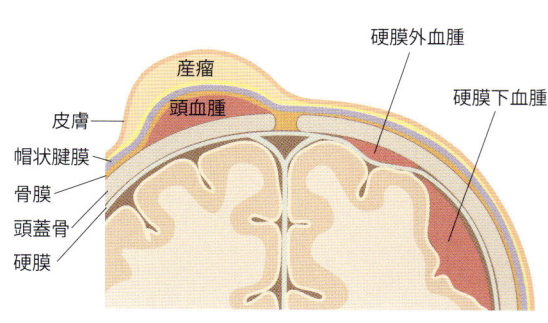

↓ 帽状腱膜下血腫
骨膜／帽状腱膜下血腫／帽状腱膜

第1部 胎児・新生児
第2章 異常

損傷しやすい部位

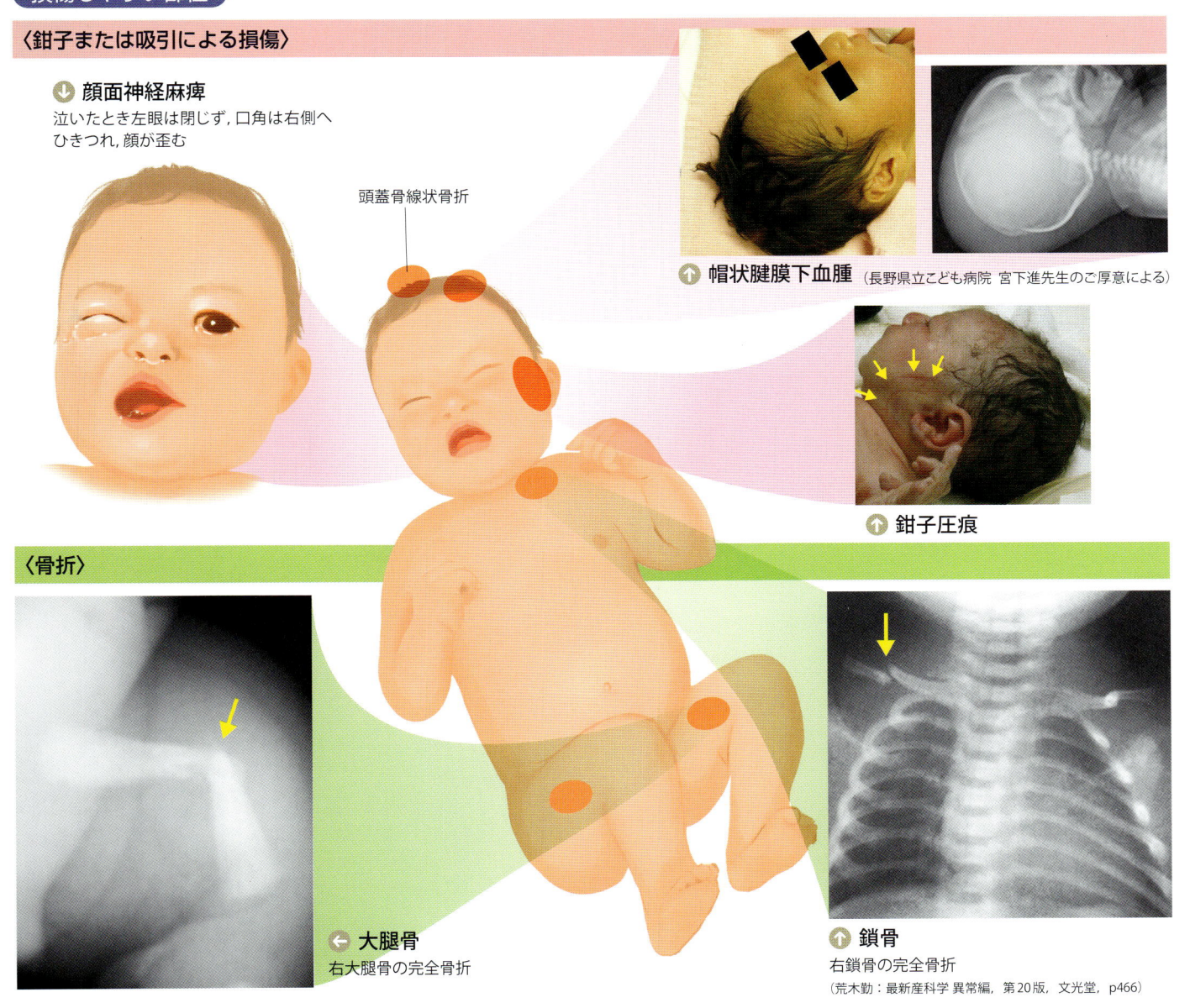

〈鉗子または吸引による損傷〉

顔面神経麻痺
泣いたとき左眼は閉じず，口角は右側へひきつれ，顔が歪む

頭蓋骨線状骨折

帽状腱膜下血腫 （長野県立こども病院 宮下進先生のご厚意による）

鉗子圧痕

〈骨折〉

大腿骨
右大腿骨の完全骨折

鎖骨
右鎖骨の完全骨折

（荒木勤：最新産科学 異常編，第20版，文光堂，p466）

治療は必要ありませんが，硬膜下血腫などの治療を要する合併症の有無を調べる必要があります．陥没骨折は，脳挫傷や硬膜下血腫，硬膜外血腫，脳室内出血を伴うことがあるので，頭部エコーや頭部CTを含めた精査が必要です．これらの合併症の有無にかかわらず，圧迫による脳への影響が懸念される場合には，整復が必要となります．

血腫

頭蓋骨の血腫部位により，頭血腫，帽状腱膜下血腫に分けることができます．血腫量が多いと黄疸が遷延することがあります．実際の診察の際には，産瘤も鑑別に入れる必要があります．

● 産瘤

産瘤は胎児が産道を通過する際に先進部に発生する頭皮下のうっ血性浮腫性腫脹です．骨縫合を越えて存在します．

● 頭血腫

頭蓋骨と骨膜の間に発生した血腫です．産瘤との鑑別は，血腫が骨縫合を越えず，波動を触れることです．頭血腫は治療の必要性はありませんが，血腫の石灰化を認めることがあります．

● 帽状腱膜下血腫

帽状腱膜下血腫は，帽状腱膜と骨膜の間に出血をきたしたもので，吸引分娩に多くみられます．出血は有髪部から眼瞼，前額部まで広がることが多く，急速に進展してショック状態を引き起こすことがあるため，新生児科の入院が必要となります．

（江崎勝一）

3. 新生児 異常な症状

陥没呼吸

吸気時に剣状突起下，肋間，鎖骨上窩などに陥没が認められます．典型的には呼吸窮迫症候群で認められますが，その他新生児一過性多呼吸，胎便吸引症候群，慢性肺疾患，気胸，感染症，高体温，気道閉塞などでも認められます．新生児は胸郭が柔らかいため，特に病気ではなくても，強い陰圧がかかるような啼泣時には健康な児でも認められます．

陥没呼吸

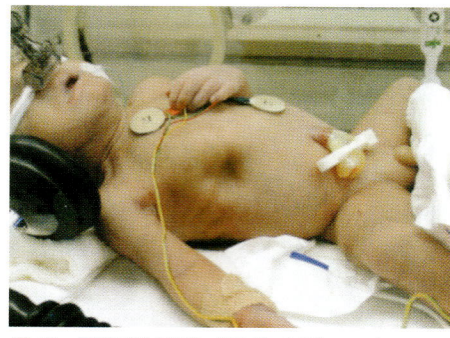

（荒木勤：最新産科学 異常編，第20版，文光堂，p446）

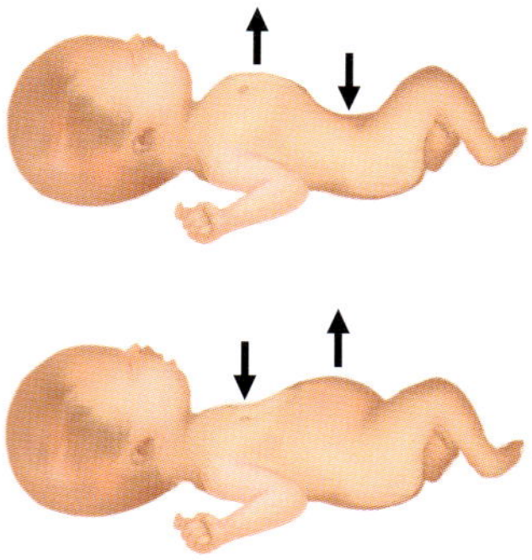

↑ シーソー呼吸

チアノーゼ

還元ヘモグロビンが5g/dL以上存在する病態のことを指しますが，臨床では皮膚・粘膜や爪床などが暗紫色を呈する状態のことであり，中心性と末梢性に分類できます．中心性には呼吸器障害，心機能障害，中枢神経障害，異常ヘモグロビン症などがあり，末梢性には心拍出量の低下や寒冷障害によるものなどがあります．

チアノーゼ

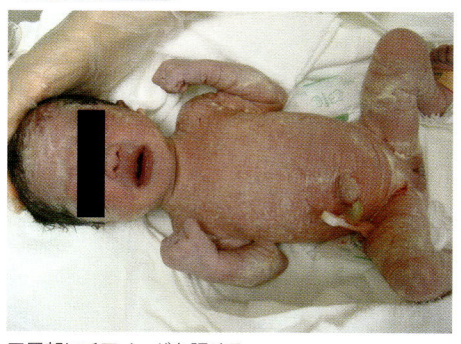

口唇部にチアノーゼを認める．

〈中心性チアノーゼ〉
呼吸器障害
心機能障害
中枢神経障害
異常ヘモグロビン症

〈末梢性チアノーゼ〉
心拍出量低下
寒冷障害

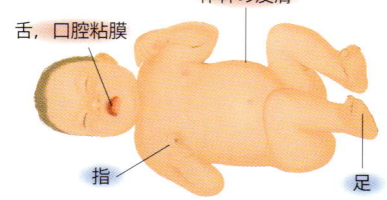

舌，口腔粘膜 / 体幹の皮膚 / 指 / 足

黄疸

通常血清ビリルビンが5～7mg/dLを超えると皮膚や眼球結膜が黄染し，肉眼的に黄疸を呈します．ほとんどの新生児において生理的黄疸(p40)が認められ，生後1週間を過ぎると徐々に消退していきます．病的黄疸は早発黄疸（生後24時間以内に出現し，血液型不適合性の溶血性黄疸などの怖い病態が含まれる），重症黄疸（ビリルビン値が生理的範囲を超えて高くなる），遷延性黄疸（生後2週以上持続する病態で，隠れた病態を鑑別する必要がある）に分類できます．

黄疸

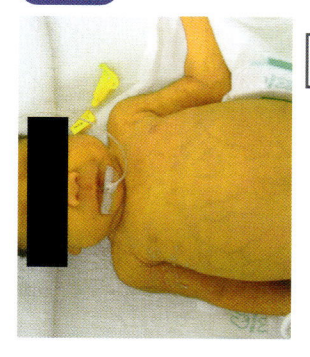

- 生理的黄疸
- 病的黄疸
  - 早発黄疸：生後24時間以内
  - 重症黄疸：生理的範囲を超えて高いビリルビン値
  - 遷延黄疸：生後2週以上持続

→ 治療

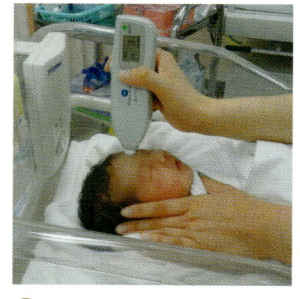

↑ 光を用いた経皮的ビリルビン測定器

無呼吸

20秒以上の呼吸停止，あるいは20秒未満であっても徐脈やチアノーゼを伴う呼吸停止を無呼吸と定義します．中枢性と閉塞性に分けられますが，両者が合併して起こることが多いです．呼吸中枢は34～35週で成熟すると考えられており，それ未満の週数ではある意味生理的にも無呼吸が出現すると考えられます．しかし，未熟性以外の原因を除外することが大切であり，感染症（未熟性以外では頻度的に最も多い），急激な環境温の変化，低血糖，低カルシウム血症，頭蓋内出血，気道の閉塞，胃食道逆流現象，薬剤の影響などを否定しなければいけません．基礎疾患が否定されて未熟性が原因と考えられれば，呼吸中枢刺激薬などで治療を考えます．成熟児の無呼吸は通常は病的と考えて対応します．

多呼吸

新生児は生理的にも比較的多呼吸がありますが，通常呼吸数が60回/分を超えた状態を多呼吸と考えます．呼吸窮迫症候群や新生児一過性多呼吸，胎便吸引症候群などの呼吸器疾患，高体温，先天性心疾患などを鑑別します．特に，心疾患が隠れていることを常に念頭において対応しなければなりません．人工呼吸されている児において多呼吸が認められたときは，気道が

光線療法の適応基準

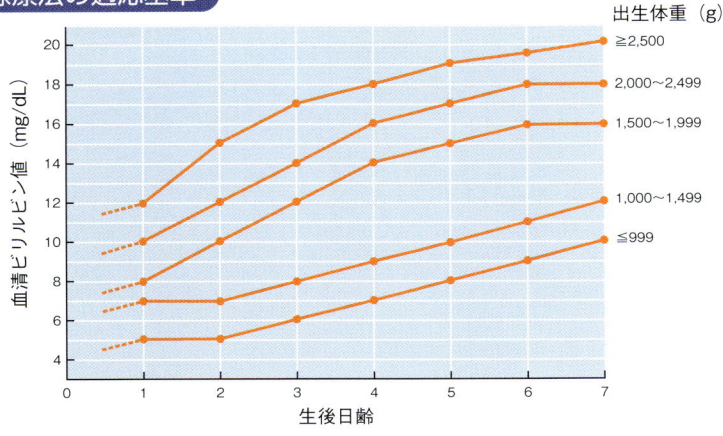

出生体重（g）
- ≧2,500
- 2,000～2,499
- 1,500～1,999
- 1,000～1,499
- ≦999

（縦軸：血清ビリルビン値（mg/dL）、横軸：生後日齢）

【註1】日齢，出生体重から基準線をこえたときに光線療法を開始する．
【註2】下記の核黄疸発症の危険因子がある場合には1段低い基準線をこえたときに光線療法を考慮する．
①周産期仮死（5分後アプガースコア＜3），②呼吸窮迫（PaO₂≦40mmHgが2時間以上持続），③アシドーシス（pH≦7.15），④低体温（直腸温＜35℃が1時間以上持続），⑤低蛋白血症（血清蛋白≦4.0g/dLまたは血清アルブミン≦2.5g/dL），⑥低血糖，⑦溶血，⑧敗血症を含む中枢神経系の異常徴候
【註3】中止基準：その日齢における開始基準値よりも2～3mg/dL低くなった場合に中止

（村田を一部改変．井村，1985）

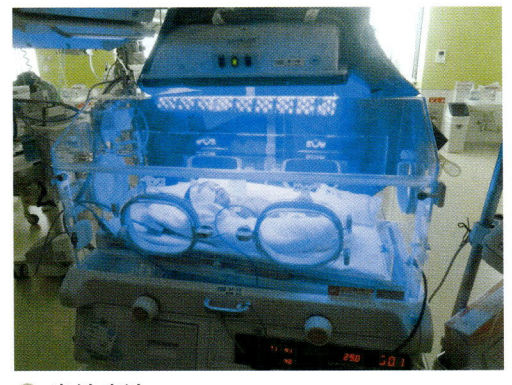

光線療法
目を保護するために目を覆い，保育器の上に置いた装置から発せられる青い光を当てる

痙攣

新生児痙攣の原因
- 低酸素性虚血性脳症（新生児仮死後）
- 髄膜炎・脳炎
- 頭蓋内出血・脳梗塞
- 低血糖
- 低カルシウム血症
- 先天性代謝異常症
- 脳発生異常症
- その他の痙攣性の症候群
- 薬物離脱

→ 治療が可能であれば，速やかに原因疾患の治療を行う

例）低血糖に対してグルコースを投与する

- 焦点性強直性運動 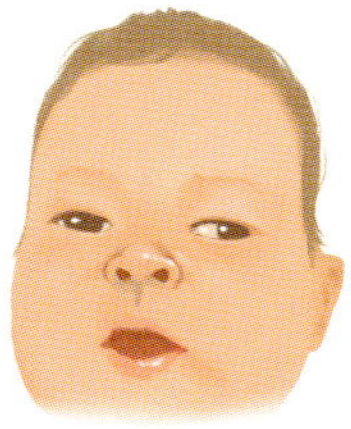
- 焦点性間代性運動 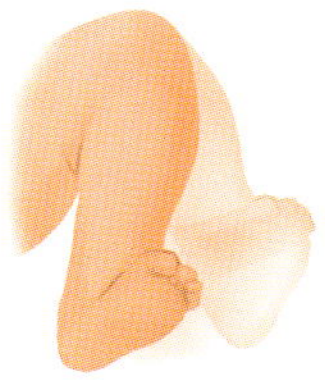 — ミオクローヌス
- 全身性強直性運動 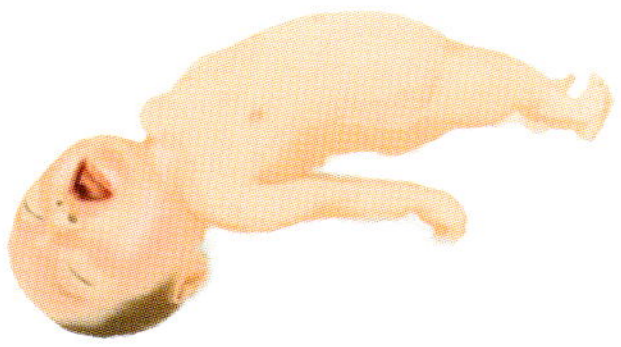
- 微細発作

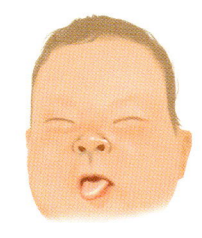

閉塞されていないか，人工呼吸器の設定は適切か，気胸などの合併症を併発していないかなどの細心の注意が必要です．

痙攣

新生児痙攣（発作）を十分見極めることは非常に困難です．実際，脳波異常を確認することが大切です．新生児痙攣の原因を表に示します．治療が可能であれば，速やかに原因疾患の治療を行うことが最も大切です．

外からみて，新生児痙攣は以下のような動きを示すことが多いといえます．

①**焦点性強直性運動**：四肢の一つが持続してある一定の姿勢をとる状態であり，眼球の偏位を伴うことが多いようです．

②**焦点性間代性運動**：四肢や体幹がリズミカルに反復する収縮のことで，びっくん・びっくんという動きです．

③**ミオクローヌス**：びくびくした動きですが，通常反復はされません．刺激で誘発されることが多いようです．

④**全身性強直性運動**：全身がつっぱった状態，いわゆる固まった状態であり，持続的に対称的な姿勢をとるものです．脳波異常は伴わないことが多いようです．

⑤**微細発作**：新生児に特有の発作であり，眼球の微細発作，口・舌の微細発作（ぺろぺろ・もぐもぐ），四肢の微細発作（クロール様，ペダルこぎ様）に分けられ，脳波異常は伴わないことが多く，発作かどうかの鑑別に苦慮することが多いです．

（國方徹也）

3. 新生児　合併症妊婦から出生した児のケア

糖尿病

母体のインスリンは胎盤を通過しませんが，ブドウ糖は胎盤を通過し胎児に供給されます．母体で高血糖状態が続くと胎児も高血糖になり，これが胎児のインスリン分泌を刺激して高インスリン血症になります．高インスリン状態にある胎児が生まれると，急に母親からの高栄養供給が絶たれるために，分娩後に新生児低血糖を起こしやすくなります．血糖値は生後1～2時間が最も低値となります．生後5～6時間までは，1～2時間毎に血糖値をチェックする必要があります．新生児の呼吸障害，多血症，低カルシウム血症，高ビリルビン血症，心筋肥大なども児の高インスリン血症が原因とされています．

甲状腺機能亢進症（Basedow病）

母体の抗甲状腺刺激ホルモン受容体抗体（TRAb），抗甲状腺薬が経胎盤的に児に移行します．移行抗体が児の甲状腺に作用して一過性甲状腺機能亢進症を発症します．妊娠後期のTRAb活性が80％以上のときに発症の可能性が高く，出生直後から児を注意深く観察する必要があります．抗甲状腺薬の半減期が刺激抗体より短いため，出生時は甲状腺機能低下状態または正常であっても，日齢4以降に甲状腺機能亢進症の症状（頻脈，発汗，眼球突出，甲状腺腫，骨年齢促進，心不全など）が出現することがあるので注意を要します．

甲状腺機能低下症

妊娠初期から母体の遊離サイロキシン（FT₄）は胎児に移行するため，母体のFT₄が低値の場合，児は発育不全となり，神経発達障害を合併することもあります．自己抗体が児に移行して，一過性甲状腺機能低下症をきたすことがあり，黄疸の遷延や，便秘，活動性の低下などの症状がみられた場合は採血を行い，T₄補充療法が必要な場合もあります．

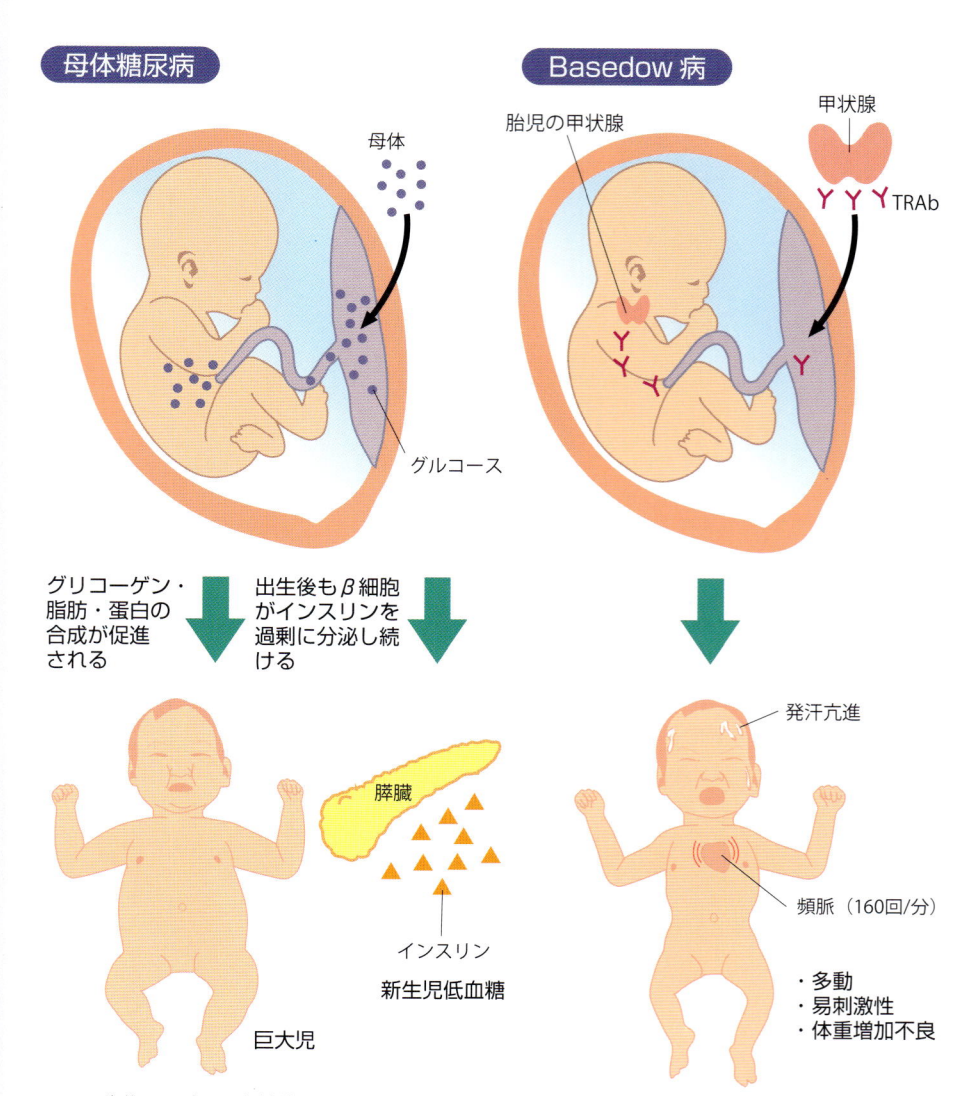

母体糖尿病

- グリコーゲン・脂肪・蛋白の合成が促進される
- 出生後もβ細胞がインスリンを過剰に分泌し続ける

膵臓　インスリン
新生児低血糖
巨大児

生後1～2時間で血糖値をチェックし，無症候性の低血糖がみられた場合は，母乳かミルクの経口摂取を行います．経口摂取が不可能な場合や，低血糖の症状がみられた場合はグルコースの輸液を開始します．

Basedow病

胎児の甲状腺　甲状腺　TRAb

- 発汗亢進
- 頻脈（160回/分）
- 多動
- 易刺激性
- 体重増加不良

基本的には症状は一過性のため経過観察しますが，症状が強い場合（著明な頻脈など）はプロプラノロールまたはインデラルを投与します．抗甲状腺薬はプロピルチオウラシル（PTU）を投与します．経過とともに移行したTRAbが消失していくため，甲状腺機能低下症に注意する必要があります．

特発性血小板減少性紫斑病（ITP）

ITPが妊娠に合併する率は0.1～0.2％の頻度で起こります．母体由来の抗血小板抗体（IgG）が胎盤を通過して胎児に移行し，胎児の血小板に付着し，母体と同様に血小板が胎児脾臓で破壊されます．そのため，児の血小板も減少することがありますが，母体由来のIgGが消失する生後3～4週間で正常化します．母体の血小板数やPAIgG値はともに新生児の血小板数とは相関しません．約14％の頻度で，血小板数10万/mm³未満の新生児血小板減少症を発症しますが，頭蓋内出血などの重篤な出血がみられるのは1％以下です．

全身性エリテマトーデス（SLE）

新生児に皮膚症状（環状紅斑），房室ブロック，血小板減少，顆粒球減少，溶血性貧血，肝機能異常などが出現することがあり，新生児ループスとよば

ITP

抗血小板抗体 IgG
IgG
脾臓
血小板

頭蓋内出血

出生時の臍帯血もしくは新生児血で血小板数をチェックします．血小板数が低下していた場合はフォローが必要です．血小板数が2万/μL未満の場合はγ-グロブリン療法が適応となります．

SLE

母体
抗SS-A抗体
抗SS-B抗体

紅斑

顔面，四肢，体幹に輪状紅斑がでます．光感受性で，紫外線曝露にて発症します．そのため太陽光曝露を予防する必要があります．

B型肝炎母子感染防止対策フローチャート

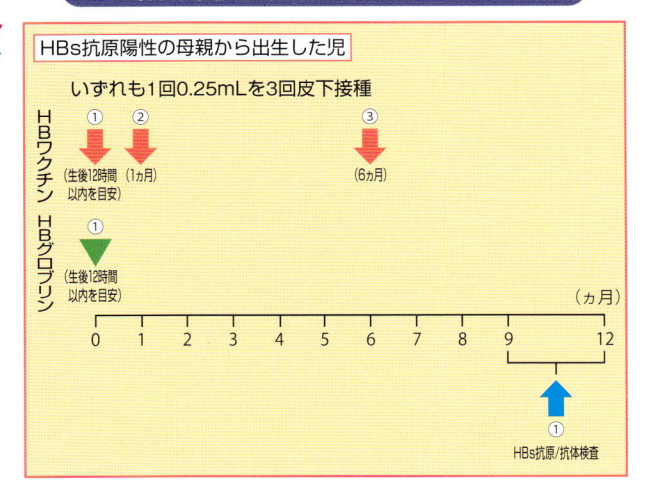

HBs抗原陽性の母親から出生した児

いずれも1回0.25mLを3回皮下接種

HBワクチン ① (生後12時間以内を目安) ② (1ヵ月) ③ (6ヵ月)
HBグロブリン (生後12時間以内を目安)

HBs抗原/抗体検査

- 3回接種後，生後9〜12ヵ月を目安にHBs抗原とHBs抗体検査を実施し，HBs抗原が陽性だった場合は，専門医療機関へ紹介する．
- 10mIU/mL以上のHBs抗体が獲得された場合は，予防処置終了．10mIU/mL未満の場合は，あと3回追加接種する．
- 3回の追加接種終了の1〜2ヵ月後に再度，HBs抗原とHBs抗体検査を実施し，HBs抗原が陽性だった場合は，専門医療機関へ紹介する．HBs抗体が10mIU/mL未満の場合は，無反応例と判断して専門医療機関へ紹介する．

れています．

母体の抗SS-A抗体，抗SS-B抗体が児に移行して症状を引き起こすとされています．これらの抗体をもつ母体からの約10％に新生児ループスを発症します．

房室ブロックを合併する頻度は1％程度ですが，非可逆的です．

完全房室ブロック以外の症状は，母体からの移行抗体が消失する生後6ヵ月頃には消失します．完全房室ブロックを発症した場合は，多くは生後早期にペースメーカーを必要とすることが多いです．

B型肝炎母子感染

B型肝炎ウイルスの母子感染は通常分娩での産道感染で起こるとされており，上図のような母子感染防止対策が決められています．

精神疾患

母体がベンゾジアゼピンを服用していた場合は，フロッピーインファント症候群（低体温，弱い啼泣，哺乳不良）に注意します．

また，妊娠中に服用していた向精神薬や期間により，新生児離脱症候群（易刺激性，筋緊張亢進，反射亢進，無呼吸）が発症することがあるため出生後慎重に経過をみる必要があります．

（高山千雅子）

3. 新生児　早産低出生体重児の特徴とケア

脳

低出生体重児は毛細血管が脆弱であるため，側脳室周囲に厚く存在する脳室上衣下胚層から頭蓋内出血を起こすことがあります．全身状態を安定し血圧の変動を少なくすることで予防します．重症例だとその後水頭症が出現することがあり注意を要します．脳室周囲白質軟化症は脳室周囲白質の虚血性変化であり，脳の低灌流によって生じます．両者とも脳性麻痺のハイリスクであり専門医による定期的な健診が必要になります．

甲状腺・副甲状腺

早産児では体内におけるカルシウム，リンの不足を基盤としてくる病（未熟児くる病）を引き起こすことがあります．採血や尿検査，手関節のX線で評価します．また早産児の場合一過性に甲状腺機能低下が起こることがあり甲状腺ホルモン療法を行う場合があります．

肺

多呼吸，陥没呼吸，呻吟，無呼吸，チアノーゼなどがあれば病態にあわせ酸素投与，nasal directional positive airway pressure (nDPAP)，人工呼吸器 (SIMV, HFO) の管理を考慮します．呼吸窮迫症候群 (respiratory distress syndrome；RDS) は呼吸障害の程度により気管内挿管を行いサーファクタント補充をします．一過性多呼吸との鑑別が必要です．

自発呼吸が確立しても呼吸中枢が未熟のため無呼吸発作に注意する必要があります．また早産児では慢性肺疾患となり長期に呼吸のサポートが必要になることがあります．

心臓

出生早期の適応障害として新生児遷延性肺高血圧症に注意します．左上肢のSpO2と下肢のSpO2の差で動脈管の前と後のSpO2の差を観察します．また血圧の測定は循環不全の程度を知るうえで重要であり必要に応じて動脈ラインでモニタリングを行います．

早産児は動脈管が閉じづらく程度によっては心不全へと移行することもあります．

呼吸障害がなく全身にチアノーゼを認める場合，先天性心疾患に注意します．

腎臓

水分のバランス，電解質のバランスに注意する必要があります．低出生体重児では生後早期に高カリウム血症を起こすことがあり注意する必要があります．体重測定，採血でのフォローアップが必要になります．

腸

壊死性腸炎やメコニウム病に注意し慎重に経管栄養を行います．プロバイオティクス，早期母乳投与にて腸管の成長，常在菌の定着，感染防御因子の補充など促します．状態に応じ

早産低出生体重児の特徴とケア

脳の特徴とケア

特徴　毛細血管が脆弱　低灌流

ケア　頭蓋内出血（→水頭症），脳室周囲白質軟化症，脳性麻痺に注意し，フォローアップ（超音波検査，頭部MRI）リハビリテーション

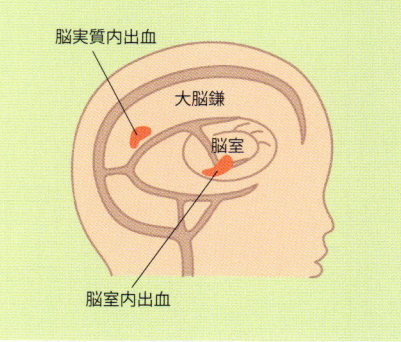

↑ 脳室内出血の超音波像

（図：脳実質内出血，大脳鎌，脳室，脳室内出血）

甲状腺の特徴とケア

特徴　カルシウム，リン不足

ケア　未熟児くる病
　採血，尿検査，手関節X線
　未熟児用ミルク
　リン・カルシウム製剤
　一過性甲状腺機能低下
　Vit.D製剤
　甲状腺ホルモン療法

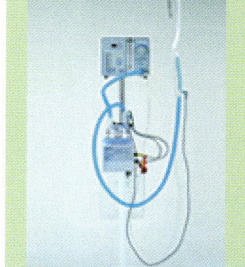

肺の特徴とケア

特徴　呼吸中枢が未熟　生後早期に呼吸障害を起こしやすい

ケア　呼吸障害の治療を行う　無呼吸発作に注意　慢性肺疾患　長期に呼吸をサポート

↑ 人工呼吸器（nDPAP）

肝臓の特徴とケア

特徴　多血　肝機能，排泄，腸肝循環が未熟

ケア　黄疸の場合，光線療法

腎臓の特徴とケア

特徴　不感蒸泄が多い　糸球体濾過率が低い　尿の濃縮率が低い　細胞外液の割合が大きい

ケア　水分のバランス，電解質のバランスに留意（生後早期に高カリウム血症）　体重測定，採血でのフォローアップが必要

第1部 胎児・新生児
第2章 異常

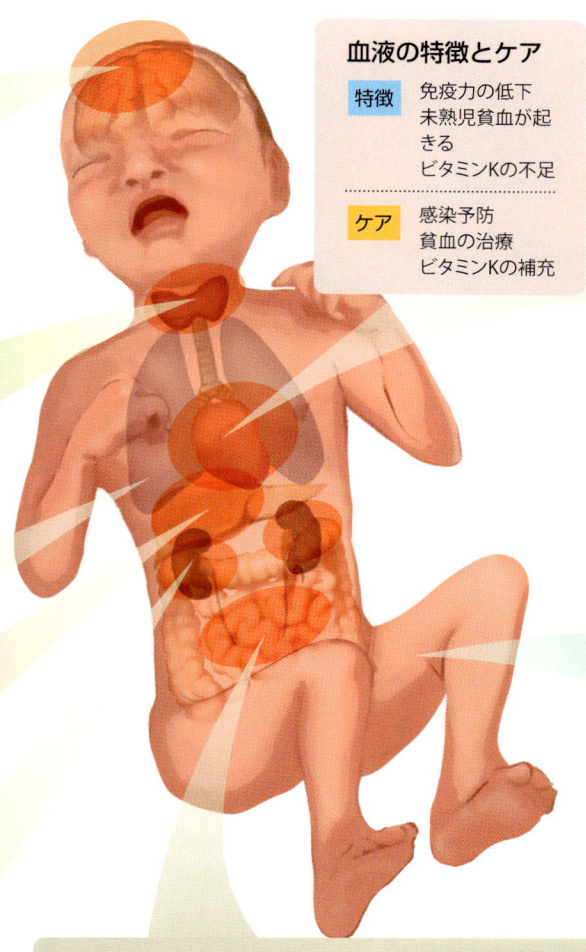

血液の特徴とケア

特徴
免疫力の低下
未熟児貧血が起きる
ビタミンKの不足

ケア
感染予防
貧血の治療
ビタミンKの補充

心臓の特徴とケア

特徴
動脈管が閉じづらい
肺高血圧になることがある

ケア
心不全への移行に注意

治療
動脈管開存に対しインドメタシン投与，手術を行う

→ SpO₂ モニター

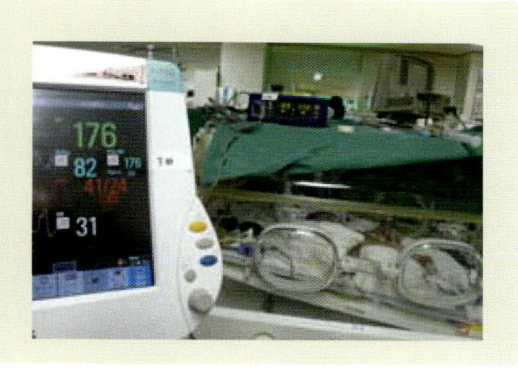

皮膚の特徴とケア

特徴
体温調節が不十分
不感蒸泄が大きい

ケア
保育器で管理を行う

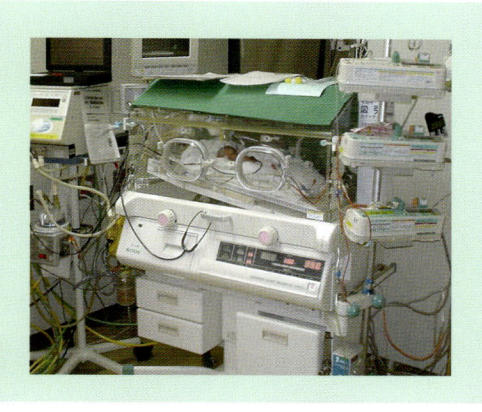

→ 保育器

腸の特徴とケア

特徴
早期より栄養が必要（低栄養を避ける）
よい腸内細菌の定着が必要

ケア
早期母乳，プロバイオティクス
中心経静脈栄養（PIカテーテル，臍カテーテル）
経口栄養は修正34〜35週より

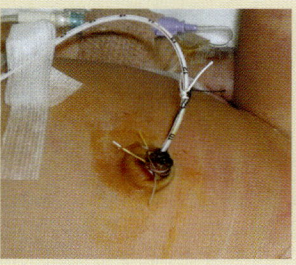

← 臍カテーテル
（埼玉医科大学 側島久典先生のご厚意による）

📖 コラム　低出生体重児と虐待

低出生体重児が被虐待児となるリスクは，およそ4〜6倍と推定されています．

虐待を防止するためには，具体的には面会時間制限の緩和や積極的なカンガルーケアなどの皮膚接触を推奨することにより両親と児ができるだけ直接ふれあえる環境をととのえるべきです．また両親に対して適切な情報提供を行い，しっかりした児の病状把握ができるように努めるとともに，精神的なサポートや社会的なサポートが受けられるように体制をととのえる必要があります．

て末梢静脈挿入式中心静脈用カテーテル（peripherally inserted central catheter；PIカテーテル），臍カテーテルなどの方法で中心静脈栄養（アミノ酸，脂肪など）を行います．経口栄養は嚥下運動や吸啜運動の協調運動が確立した修正34〜35週で始めます．

皮膚

角質層が薄く感染を起こしやすいので，注意を要します．

肝臓

早産児では生理的に多血であり，また肝臓でのビリルビンの取り込み，抱合，排泄および腸肝循環が未熟なため黄疸になりやすく注意が必要です．

血液

早産児は免疫機能が発達していないため重篤な感染症が起きることがあります．血液を作り出す機能も未熟なため未熟児貧血を引き起こします．また

ビタミンKを産生する腸内細菌叢が発達していないことや，母乳中にはビタミンKが少ないなどの理由によりビタミンKを補う必要があります．またNTED（新生児TSS様発疹症）や感染症により血小板の低下を引き起こすことがあります．

（星　礼一）

3. 新生児　早産低出生体重児の合併症と予後

未熟児網膜症

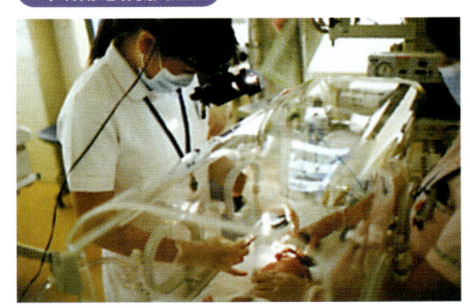

未熟児網膜症（retinopathy of prematurity；ROP）は未熟な網膜血管に起こる非炎症性血管病変です．在胎期間が短いほど，出生体重が低いほど発症率が高いです．わが国では超低出生体重児の86％が発症し，41％が網膜凝固術を施行され，5％が視力に重大な影響を及ぼす瘢痕形成が起こるといわれています．酸素がROPの発生に関与していることが明らかになっています．ただ，酸素を全く使用していない症例にROPが発症している事実や，酸素を多量に使用している症例で必ずROPを発症するわけではなく，本症の発生にはさまざまな要因が関係していることがわかります．酸素濃度の急激な変化や水分過剰なども要因として示唆されています．治療は網膜凝固術が施行され，現在は冷凍凝固よりも光凝固術が主流になっています．

慢性肺疾患

慢性肺疾患（chronic lung disease；CLD）は先天奇形を除く肺の異常により酸素投与が必要な呼吸窮迫症状が新生児期にはじまり，日齢28を超えて続くものです．酸素毒性，人工呼吸器による圧損傷などの侵襲が未熟な肺に加わることで局所の炎症が生じ，損傷をうけた肺の修復が不完全に行われて発症すると考えられています．また，絨毛膜羊膜炎などによる炎症性サイトカインの肺への影響についても言及されています．また出生前のグルココルチコイドはサーファクタント系の促進はしますが，肺胞化を妨げるはたらきがあることも動物実験で分かっています．CLDの予防はまず出生後はCLDを悪化させない管理法，肺に優しい換気方法を心がけるとともに，感染など炎症の合併がないように心がけることが大切です．薬物に関しては以前はデキサメタゾン療法が抗炎症作用，肺浮腫の軽減作用により，人工呼吸器の離脱または換気条件の軽減目的に使用さ

未熟児網膜症

未熟児網膜症スクリーニング検査
クベース内で眼底検査をしている．
（平岡美依奈：眼科プラクティス20，文光堂，p63）

I型2期
網膜無血管領域
血管を有する網膜
境界線

I型3期 中期
隆起部
網膜無血管領域
血管の拡張，多分枝
中程度の網膜外線維血管増殖組織

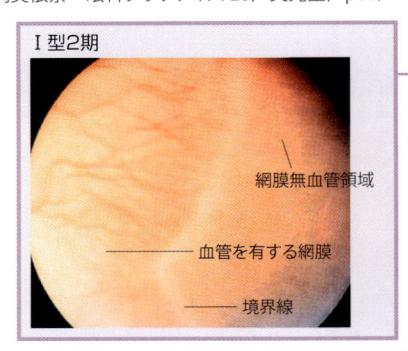

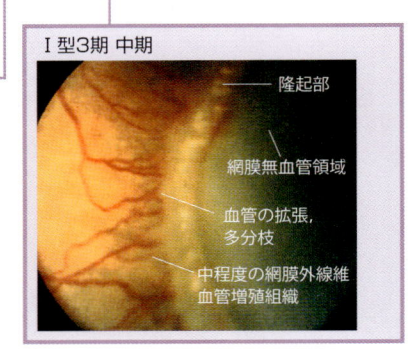

（重藤真理子：眼科学，文光堂，p341）

未熟児網膜症活動期臨床経過分類

活動期	I型	II型
1期	血管新生期	血管新生期
2期	分界線形成期	
3期	硝子体内滲出・増殖期	
4期	部分的網膜剥離期	
5期	全網膜剥離期	

脳室周囲白質軟化症

側脳室体部外側の囊胞形成（cystic PVL）
（長野県立こども病院 宮下進先生のご厚意による）

側脳室後角周辺の囊胞（cystic PVL）
（長野県立こども病院 宮下進先生のご厚意による）

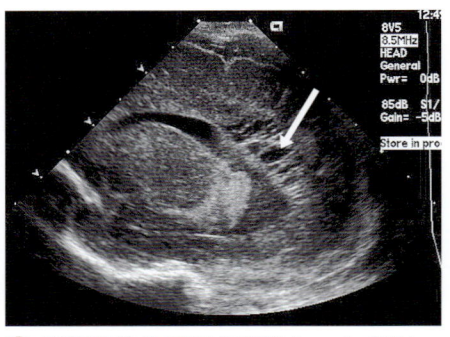

れていましたが，現在ステロイドに神経学的な長期予後の問題が指摘されており，また早期の大量のステロイドはかえって肺胞の発達を抑制する可能性も考えられ，最近は否定的な意見も多いのが現状です．その他，吸入ステロイド剤や抗酸化物質のsuperoxide dismutase（SOD），ビタミンEなどの投与も試みられていますが，臨床的には証明されていません．肺高血圧，肺浮腫の軽減のため，水分制限や利尿薬の投与が行われており一定の効果は認められています．一般に2～3歳までは喘鳴などの呼吸器症状を残したり，肺炎を併発しやすいケースが多いのですが，徐々に改善することが多いと考えられています．

脳室周囲白質軟化症

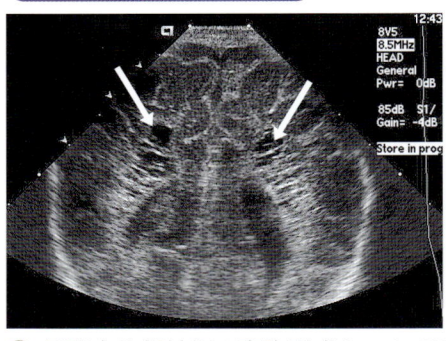

早産児の代表的な神経学的合併症として脳室周囲白質軟化症（periventicular leukomalacia；PVL）が挙げられます．PVLは主として在胎32週以下の早産児に高頻度にみられる虚血性

第1部 胎児・新生児
第2章 異常

慢性肺疾患

病型	呼吸窮迫症候群先行	子宮内感染徴候
Ⅰ型	あり	なし
Ⅱ型	あり	なし
Ⅲ型	なし	あり
Ⅲ'型	なし	あり
Ⅳ型	なし	なし
Ⅴ型	なし	なし
Ⅵ型	分類不能	（先天性肺胞蛋白症：S-BA欠損）

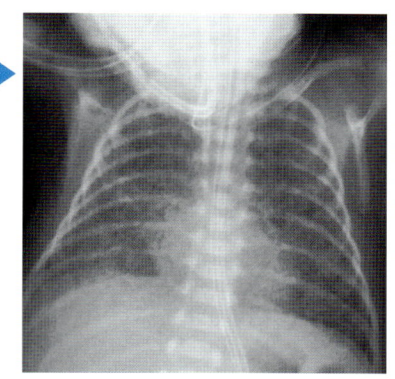

CLD Ⅰ型
超低出生体重児，日齢18
無気肺と過膨張の混在により，網状影となり肺野の透過性は低下する．心陰影も不明瞭となる．

（長野県立こども病院 宮下進先生のご厚意による）

予後

胎児週数別神経学的予後6歳時調査（予後良好の率）

1995年出生児 n=292

1995年出生児の6歳時の調査では在胎週数が24週を超えなければ，正常の割合が7割に達しない結果となっています．

（上谷良行：厚生労働科学研究予後全国調査，2004より引用改変）

6歳児判定による超低出生体重児（1,000g未満）における障害発生数と率：全国調査成績（1995年出生児）

	脳性麻痺	知能発達遅滞	視覚障害	聴覚障害	てんかん	喘息
障害発生数	61/394	80/394	82/394	2/394	20/394	42/394
障害発生率	15.5%	20.3%	20.8%	0.5%	5.1%	10.7%

（上谷良行他：周産期医学 35：553-556, 2005）

コラム：RSウイルス肺炎の予防注射

RSウイルス感染症は2歳までにほぼ全員が感染する代表的な感染症で，多くの児では通常の風邪症状を呈して数日で経過する．しかし，一部には細気管支炎，肺炎を発症し呼吸障害を呈するとされる．重症化の頻度は乳児，早産児，慢性肺疾患児，先天性心疾患を合併する児で高くなる．
その予防策としてパリビズマブはマウスで得られたモノクローナル抗体をヒトに投与できるように改良した遺伝子組み換えのIgGである．米国で実施された有効性の検討では，RS感染症自体の頻度は低下の効果はないが，RSウイルス下気道感染の入院率が50％減少したと述べられている．本邦では在胎期間28週以下の早産で，12ヵ月齢以下の新生児および乳児，在胎期間29～35週の早産で，6ヵ月以下の新生児および先天性疾患を有した2歳未満の乳児に投与の適応があるとされる．
一方で，効果持続期間が約1ヵ月のため流行期には毎月投与する必要があること．また，薬価が100mgで1本約15万円と高価であり，成長に伴い複数個必要なこともまれではなく，社会的な負担が大きく対費用効果の面など議論は必要である．

脳障害です．好発部位は，側脳室三角部から後角の上部および外側部の脳室周囲白質であり，大脳白質から脊髄に下行する運動神経（錐体路）を含んでいます．そのため下肢の痙性麻痺が多くみられます．新生児早期に感染症や血圧低下のエピソードがあった早産児がリスクの高い症例であると考えられています．胎児期，新生児期を含めて虚血性変化が起こりうる因子が発症に関与していると考えられますが，近年，前期破水（PROM）や絨毛膜羊膜炎の症例にPVLが多いことから，感染とそれに伴うサイトカインもその発生に関与していると考えられています．発生頻度は超音波診断によると約5％，MRI/CTで8～9％となっています．

予後

厚生労働科学研究班によれば6歳児判定では1995年出生児の超低出生体重児で脳性麻痺は15.5％で，知的発達遅滞は20.3％でした．また，出生体重児が700gにならないと脳性麻痺も精神発達遅滞も合併しない正常児の割合が7割を超えず，在胎週数では24週を超えなければ正常児が7割に達しない結果が出ています．小学校への就学に関しては，超低出生体重児の74.3％が普通学級に，8％が障害児学級に就学しており，学習障害は12％から47％程度にみられるとされています．また，近年，早産児，低出生体重児は将来生活習慣病発症のリスクが高いという報告もあり注意が必要です．

（伊藤智朗）

3. 新生児　先天異常

心疾患

心疾患は種類が多いので，ここでは主なものを挙げます．

● **心室中隔欠損（VSD）**

心室中隔が閉じていない疾患です．初期には欠損部分を通じて左室から右室方向へ血液が流れ，肺血流が次第に増加します．欠損の大きさによっては出生直後から心雑音が聴取されます．小さい欠損は自然閉鎖が期待できます．

● **Fallot四徴症**

心室中隔欠損症に加えて，大動脈起始部の前方への偏位（騎乗），肺動脈狭窄や肺動脈閉鎖を伴う疾患です．肺血流が減少するためチアノーゼが生じやすくなります．2歳くらいまでに根治手術を行います．

● **完全大血管転位**

心室と大血管の関係が通常とは逆で，左室から肺動脈が，右室から大動脈が起始しています．
全身チアノーゼ，肺うっ血，心不全が進行します．

横隔膜ヘルニア

横隔膜に欠損部位があり，腸管など腹部の臓器が胸腔内に脱出している生まれつきの異常です．

X線像では，左胸腔内に腸管ガス像を認めています．

ヘルニアによる肺への圧迫で呼吸障害を起こしやすく，人工換気療法および外科手術による修復が必要です．

心臓，肺は反対側（図では右側）に押しつけられ，肺が完全に拡張できないため呼吸障害を生じます．

口唇口蓋裂

上口唇（うわくちびる）の発生過程の異常で，割れた状態にみえます．
口蓋裂，顎裂を伴う場合があります．最近は出生前に診断されることも多いです．染色体異常に伴うことがあります．口蓋裂があり吸啜がうまくいかない場合，授乳には特殊な乳首を用いるなど工夫が必要となります．形成外科手術により，口唇裂だけの場合は比較的早期（3ヵ月まで）に修復できますが，口蓋裂を伴う場合，早期の修復は上顎の発達に影響するので，1～2歳頃の手術を考えます．

臍帯ヘルニア

臍帯（臍の緒）の中に内臓（通常は腸の一部）が脱出している生まれつきの異常です．
ヘルニア嚢が破れている場合は早期の外科手術による修復が必要となります．生まれる前に診断されている場合は，帝王切開とすることも多いです．

脊髄裂（二分脊椎）

発生過程で神経管が閉鎖せず，脊髄神経組織が体表に露出する先天異常です．椎骨の椎弓も左右に分離しています（二分脊椎）．

神経組織への感染が問題となるため，生後早期に脳神経外科にて修復手術が必要となります．出生前に診断された場合は，感染予防のため，帝王切

心疾患

↑ 心臓の内腔と血液の流れ（正常）
↑ Fallot四徴症
↑ 心室中隔欠損
↑ 完全大血管転位

横隔膜ヘルニア

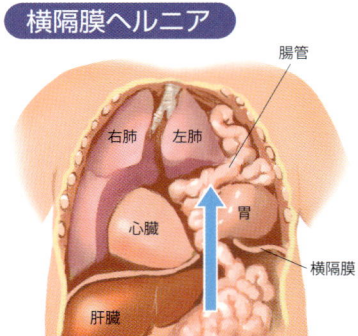

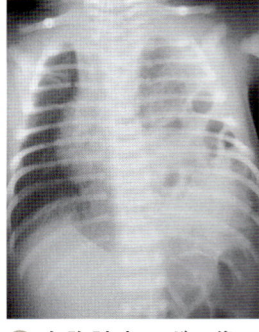

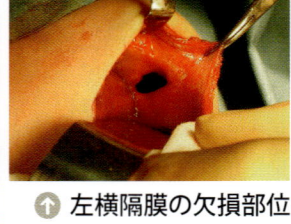

↑ 左胸腔内にガス像
↑ 左横隔膜の欠損部位
横隔膜の欠損箇所から腸管が胸腔内に脱出していた．

第1部 胎児・新生児
第2章 異常

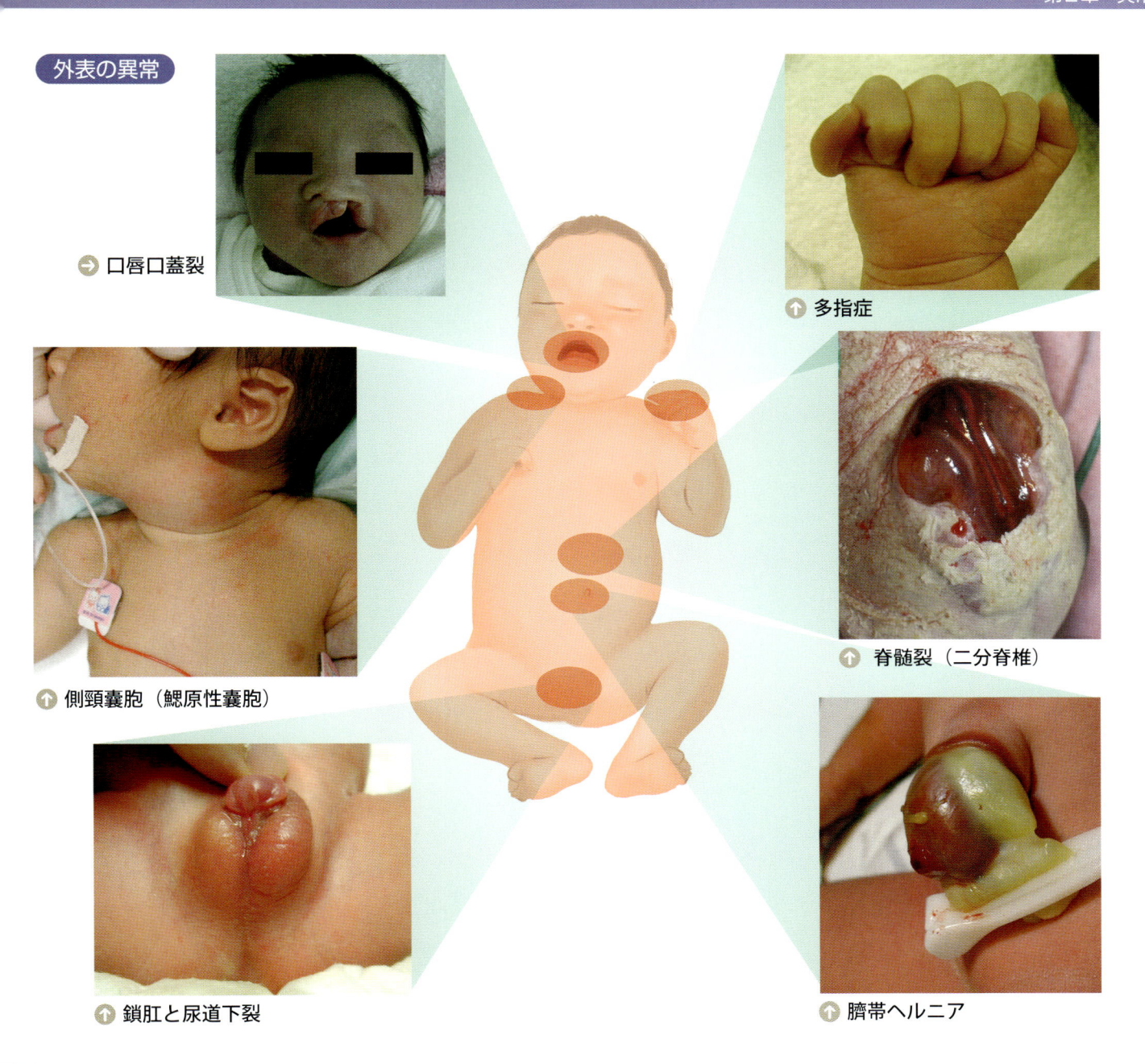

外表の異常

- → 口唇口蓋裂
- ↑ 多指症
- ↑ 側頸嚢胞（鰓原性嚢胞）
- ↑ 脊髄裂（二分脊椎）
- ↑ 鎖肛と尿道下裂
- ↑ 臍帯ヘルニア

開での分娩を行います．

脳室拡大・水頭症やChiari奇形（小脳，脳幹の偏位）を伴う頻度が高く，修復術後に脳室腹腔シャント術が必要となる場合があります．

鎖肛

肛門が開いていない生まれつきの異常です．胎児期に診断することは極めて難しいです．

排便ができないため早期の外科手術を必要とします．閉鎖のタイプによってはまず人工肛門を造り，成長を待って根治手術を行います．

男児の場合，尿道の奇形を伴う場合も多いです．染色体異常に伴うことがあります．

側頸嚢胞（鰓原性嚢胞）

鰓弓の発生，退縮過程で鰓溝が残存して嚢胞を生じると考えられています．

皮膚や咽頭との間に瘻管がある場合は，感染を起こしやすいです．

新生児期の外科的切除は困難です．

気道への圧迫による症状がある場合には穿刺・内容物除去および薬剤（エタノールなど）注入による硬化療法が試みられます．

多指症

手の原基の発生過程で指の分離に問題があった場合，過剰指を生じて多指症となります．

指の機能を考慮しつつ，形成外科で1歳頃までに手術が考慮されます．

（宮下　進）

3. 新生児　新生児期の疾患

呼吸窮迫症候群

早産児に合併しやすい呼吸障害です（p96）．

胎便吸引症候群

正期産以降の児に多くみられます．分娩経過中に羊水中の濃い胎便成分を気道から肺へ吸い込んでしまうと，細い気管の閉塞が起こり換気が障害されます．呼吸障害が高度の場合は人工換気，サーファクタントによる気道洗浄が試みられます．重症の場合は遷延性肺高血圧症を合併しやすく，循環管理が必要となります．

気胸

気道から胸腔（胸郭の内側）に空気が漏れだしている状態です．高度な場合は人工換気療法を必要とします．呼吸障害が高度の場合や緊張性気胸の場合には，胸腔穿刺・脱気を行います．

新生児期の風邪症状

母体から移行する免疫抗体のため，新生児期のウイルスによる上気道炎（鼻水，くしゃみ，咳）はそれほど重症化しないことが多いです．発熱を伴う場合は，髄膜炎，敗血症を鑑別する必要があります．

新生児期の肺炎

リステリア，サイトメガロウイルス，風疹ウイルス，梅毒スピロヘータなど母体からの経胎盤感染と，溶連菌，大腸菌，カンジダなどの上行性感染によるものがあります．前期破水は上行性感染のリスクです．いずれも呼吸障害（呻吟，多呼吸，チアノーゼなど）が出生直後～出生数時間で目立つようになります．経腟分娩では腟内の溶連菌，クラミジアなどの感染を起こす場合があります．この場合，呼吸障害は出生数時間～数日で発症します．

新生児期の嘔吐

原因は様々であり，原因により対応が異なります．げっぷに伴う生理的溢乳は問題ありませんが，胃軸捻転（胃の捻れ）による嘔吐は哺乳後腹臥位による経過観察が必要となります．肥厚性幽門狭窄症［幽門（胃の十二指腸側出口）の通過障害］では手術を要する場合があります．血性嘔吐，胆汁性嘔吐（緑色の吐瀉物），高度の腹部膨満は外科的疾患の鑑別が必要となります．

血便

血性羊水嚥下，ビタミンK欠乏，凝固機能異常，腸炎などで血便がみられる場合があります．腹部の所見，哺乳状況に注意し，中腸軸捻転，腸重積などの器質的腸管狭窄で，早期に手術が必要な疾患を鑑別する必要があります．

新生児の白色便（胆道閉鎖症疑い）

新生児期には典型的な白色便となることはむしろまれです．

壊死性腸炎

早産児，特に超低出生体重児に発症

早期新生児で特に注意すべき疾患

発症時期	疾患名	主な症状	発症のリスク
出生直後～数時間	呼吸窮迫症候群	呼吸障害（多呼吸，呻吟，陥没呼吸），チアノーゼ	早産児，母体の糖尿病　帝王切開
	一過性多呼吸		
	気胸・エアリーク		
	胎便吸引症候群		新生児仮死
	先天性肺炎		前期破水，産道感染
	敗血症，髄膜炎	ショック症状，活気不良，体温異常	早産児，前期破水
	血小板減少症	紫斑，出血傾向	敗血症，母体の血小板減少症
	先天性心疾患		
	完全大血管転位	チアノーゼ，呼吸障害	
	総肺静脈還流異常		
	遷延性肺高血圧症	チアノーゼ	新生児仮死，胎便吸引症候群
	横隔膜ヘルニア	呼吸障害，チアノーゼ	
出生当日～数日	高ビリルビン血症	黄疸	
	新生児発作（痙攣）	発作的な不随意運動	新生児仮死，低血糖症，髄膜炎
	頭蓋内出血	痙攣	新生児仮死，早産児，血小板減少症，ビタミンK欠乏症
	動脈管開存症	心不全，呼吸障害	早産児
	先天性心疾患		
	肺動脈閉鎖・狭窄症	チアノーゼ，ショック症状	
	左心低形成症候群		
	大動脈縮窄・離断		
	外科的疾患		
	食道閉鎖	嘔吐，呼吸障害	
	胃軸捻転	嘔吐	
	肥厚性幽門狭窄症	嘔吐	
	特発性消化管穿孔	腹部膨満，ショック症状	早産児
	壊死性腸炎	腹部膨満，血便	早産児
	消化管閉塞	腹部膨満	
	中腸軸捻転	腹部膨満，血便	腸回転異常
	Hirschsprung病	腹部膨満	

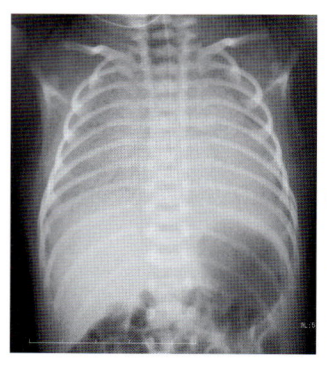

← 呼吸窮迫症候群
肺野全体がびまん性に透過性が低下し，スリ硝子様を呈している．

↓ 胎便吸引症候群
肺野全体の透過性が不均一で，粗大顆粒状陰影を呈している．

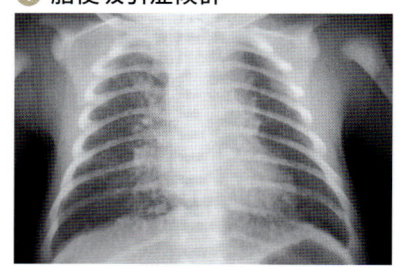

第1部 胎児・新生児
第2章 異常

気胸

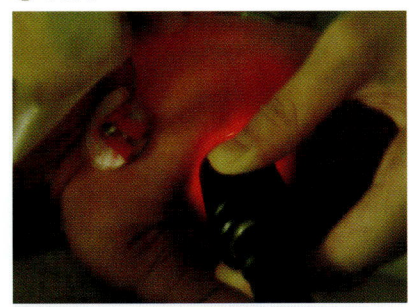

トランスイルミネーション(透光法)にて,肺の虚脱を確認しているところ.

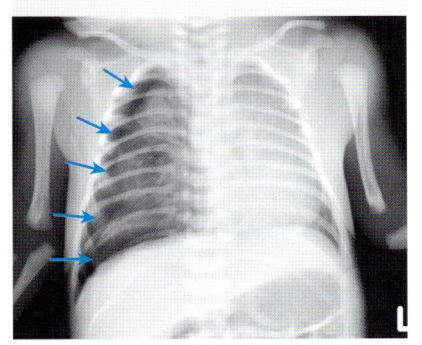

X線像で,肺周囲への空気の貯留が認められる.

胎便性腹膜炎

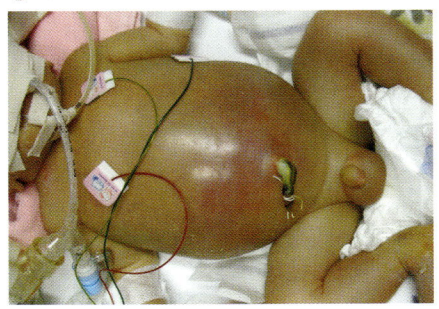

出生時から全身に境界鮮明,不定形,鮮紅色の表面平滑な紅斑が認められた.

壊死性腸炎

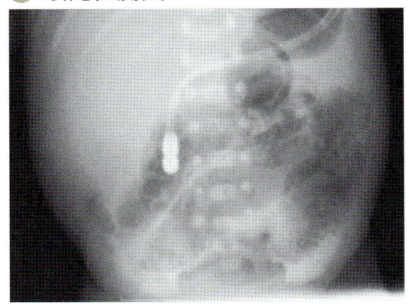

腸管の部分的拡張,ループ形成および腸管壁内ガス像を示している.

新生児中毒疹

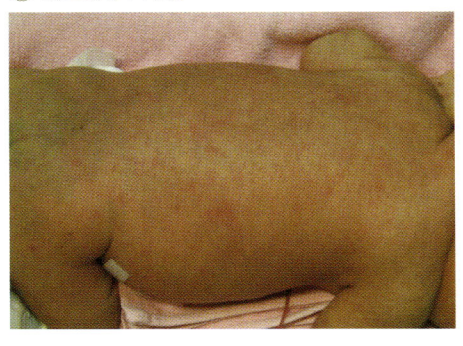

皮下点状出血（血小板減少症）

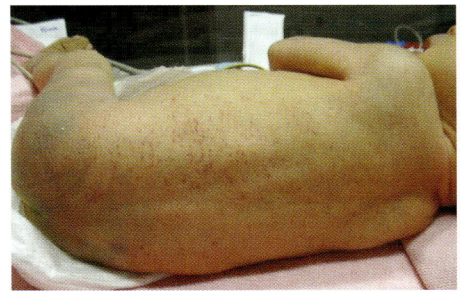

日齢1頃から躯幹背側を中心に点状出血が増強した症例で,血小板減少によるものと診断された.

血便

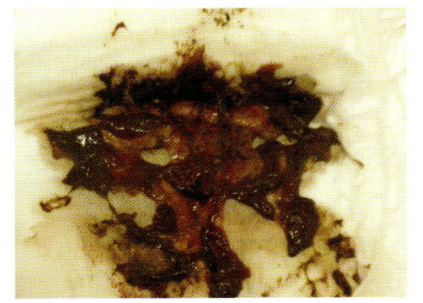

出生時に腹水貯留による腹部膨満が高度で呼吸障害を呈した症例.

白色便

胆道閉鎖症などにみられる典型的な白色便
（筑波大学小児外科 増本幸二先生のご厚意による）

血管腫

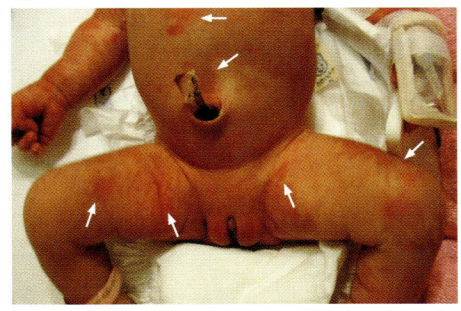

出生時より全身に境界鮮明,不定形鮮紅色の表面平滑な紅斑.圧迫で退色,啼泣で赤色調が増強するため単純性血管腫と診断された.

しやすい合併症です.腹部膨満,消化不良,感染徴候を初発症状とすることが多いです.穿孔後に診断される場合もあります.絶食,胃内減圧のうえで,早期の外科手術が必要となります.

胎便性腹膜炎

胎内で腸穿孔が起こると,腹腔内に漏出した腸内容物による化学的な炎症で腹膜炎を生じます.高度な場合は腹壁,腸管相互の癒着を起こし,腸閉塞の原因となります.早期の外科手術が必要となります.

新生児中毒疹

手掌と足底以外の全身にみられる大小不定形の紅斑で,中心部に小囊胞を伴う場合があります.成熟児の1/3〜1/2にみられますが,早産児では1/20程度と少ないです.日齢2くらいが最も顕著で日齢4〜7で自然に消退します.

皮下点状出血（血小板減少症）

血小板は止血に働く血球であり,少なくなると皮下の微細な出血がみられるようになります.血小板減少の原因により治療法は異なります.

血管腫

血管組織の異常な増殖で多くの新生児にみられ,"赤あざ"と称されます.2歳までに大部分は軽快します.

（宮下　進）

3. 新生児　新生児搬送

新生児搬送の基準とタイミング

	児の症状・診断	考えられる主な疾患	搬送を考慮するタイミング
早産児 低出生体重児	・在胎32週または出生体重1,800g未満 ・呼吸障害があり、酸素投与している		速やかに
呼吸障害	・呻吟、多呼吸、陥没呼吸のいずれかを示す	RDS、気胸、肺炎、MAS、敗血症、胸部外科疾患、先天性心疾患	速やかに
無呼吸発作	・頻発する無呼吸発作	未熟性、感染症、心疾患	速やかに
チアノーゼ	・中心性チアノーゼ（下肢SpO_2<90%） ・呼吸障害、嘔吐、活気不良、浮腫を伴う ・心雑音を伴うチアノーゼ	先天性心疾患、多血症、過粘稠症候群、呼吸器疾患、敗血症、遷延性肺高血圧症	速やかに
新生児仮死	・呼吸障害、チアノーゼ ・痙攣	低酸素性虚血性脳症	速やかに
痙攣	・痙攣（強直性、間代性）またはその疑い	低酸素性虚血性脳症、頭蓋内出血、髄膜炎、低血糖症、低カルシウム血症、核黄疸	速やかに
新生児黄疸	・交換輸血適応基準を超える ・光線療法にも関わらずビリルビンが上昇傾向 ・Rh不適合または不規則抗体陽性で光線療法適応基準に合致するか直接Coombs試験陽性	新生児溶血性疾患 頭蓋内出血、頭血腫、帽状腱膜下血腫 感染症、消化管通過障害	なるべく早期に
嘔吐、腹部膨満	・胆汁性嘔吐物があり、胃内容も胆汁性 ・カテーテルが胃内まで挿入できない ・皮膚緊満、光沢、腹部皮膚色調に変化 ・胃内容が胆汁性 ・腹部腫瘤 ・胎便排出なし ・血便	消化管閉塞、腹膜炎、敗血症、食道閉鎖、初期嘔吐、胃軸捻転、消化管穿孔、腸回転異常、中腸軸捻転、Hirschsprung病	速やかに
低体温	・直腸温36.0～36.5℃が24時間以上持続 ・直腸温36.0℃未満が12時間以上持続	敗血症、髄膜炎	速やかに
発熱	・直腸温38.0℃以上 ・直腸温37.5℃が12時間以上 ・直腸温37.5℃以上で他に症状あり	敗血症、髄膜炎、脱水症	速やかに
出血（吐血・血便）	・血性羊水嚥下の可能性なし ・喀血・肺出血 ・臓器出血を疑わせる所見、既往、蒼白皮膚	新生児メレナ、消化管出血、肺出血、中腸軸捻転	速やかに
哺乳不良 活気不良 体重増加不良	・他の症状項目に該当する ・左記3症状が同時に48時間以上持続する	敗血症、先天代謝異常	速やかに
下痢	・発熱 ・脱水症状 ・持続する体重減少	ミルク・母乳アレルギー 感染症	速やかに

● **呼吸障害**

呻吟、多呼吸、陥没呼吸などの正常とは異なる呼吸を認めた場合は、X線撮影や血液ガス分析などの原因検索が必要です。補助人工換気が必要となるケースで、自施設での管理が難しい場合は新生児搬送を考慮します。

● **無呼吸発作**

適応障害などの軽症例でもみられますが、敗血症や心疾患など重篤な病態を鑑別します。なかなか軽快しない場合には新生児搬送を考慮します。

● **チアノーゼ**

中心性チアノーゼ（躯幹や口唇の色調不良）が続く場合には、X線撮影や心エコーを含めた原因検索が必要です。心疾患が否定できない状況で酸素投与を漫然と行うのは避けましょう。自施設での管理が難しい場合は新生児搬送を考慮します。

● **痙攣**

新生児仮死後の痙攣は低酸素性虚血性脳症の症状である場合があり、脳低体温療法の適応となるケースがあるため治療可能施設への速やかな搬送が必要です。

血糖異常、感染症、電解質異常などを鑑別します。継続する場合は脳波検査や頭部の画像診断も必要になるため、自施設での管理が難しい場合は新生児搬送を考慮します。

● **嘔吐・腹部膨満**

すべての胆汁性嘔吐は異常と考えられます。腹部膨満については原因検索が必要です。速やかに外科的治療が可能な施設への搬送を考慮します。

	児の症状・診断	考えられる主な疾患	搬送を考慮するタイミング
子宮内感染	・羊水の悪臭（foul smell） ・母体の発熱（38℃以上） ・児の活気不良	敗血症，髄膜炎	速やかに
髄膜瘤，脊髄髄膜瘤，脊髄裂	・皮膚欠損・瘻孔，髄液の漏出		速やかに
口蓋裂，顎裂	・誤嚥，嚥下障害，他の合併異常		速やかに
重症心疾患	・チアノーゼ ・呼吸障害 ・哺乳不良	・右心系閉塞（肺動脈閉鎖・狭窄，三尖弁閉鎖，Ebstein 奇形，極型 Fallot 四徴症など） ・左心系閉塞（左心低形成，重症大動脈弁狭窄，大動脈縮窄・離断など） ・完全大血管転換 ・総動脈幹症，両大血管右室起始症 ・総肺静脈還流異常，肺静脈閉鎖・狭窄 ・完全房室ブロック，頻脈性不整脈	速やかに
食道閉鎖	・泡沫状流涎，羊水過多症	誤嚥性肺炎合併	速やかに
中腸軸捻転 消化管穿孔 腸回転異常	・嘔吐，腹部膨満，血便		速やかに
鎖肛	・排便開始の遅延 ・肛門部の視診所見	総排泄腔遺残 直腸尿道瘻（男児）	速やかに

NICU 管理が必要な病態を挙げたが，地域により新生児搬送の基準には相違があるので担当医師の判断が優先する．

コラム　新生児搬送用救急車とクベース

産科診療所や一般病院から高次周産期医療施設へ新生児・小児を搬送するために設計された救急車で，医師や看護師による治療を行いつつ児を搬送することができる．内部に人工換気装置や医療ガス配管などを備えたものや，複数の搬送用クベースを収容可能なものもあり，「動く NICU」として運用されている．児は専用の搬送用クベースに収容して搬送する．保温のための熱源，医療ガスボンベ，シリンジポンプやモニタリング装置を常備し，いつでも出動できるように点検・保守が行われている．

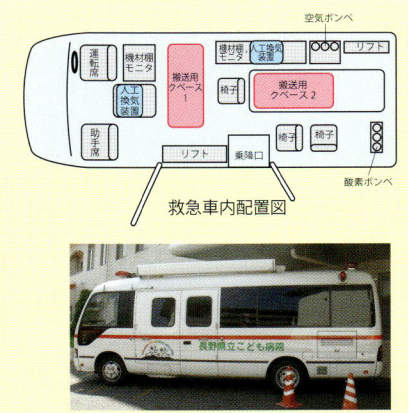

新生児搬送用救急車外観（長野県立こども病院）　　新生児搬送用クベース

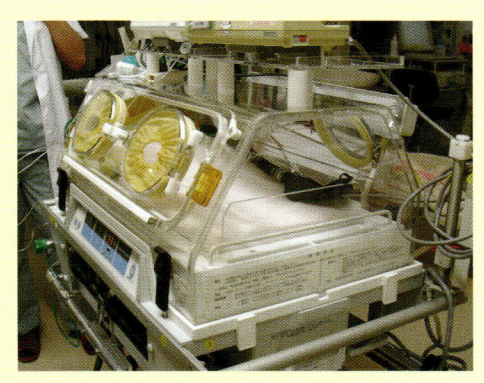

● **低体温・発熱**
体温は直腸温などの中枢温で評価します．新生児の体温は環境温に大きく影響されます．体温の異常では感染症を疑い，原因検索し，自施設での管理が難しい場合は搬送を考慮します．

● **出血（吐血・血便）**
血性羊水の嚥下による，仮性メレナなどの軽症例もありますが，ビタミン K_2 不足による消化管出血，ミルクアレルギー，中腸軸捻転による血便のような重篤な病態による場合がありま

す．症状が継続する場合は外科的治療が可能な施設への搬送を考慮します．

● **哺乳不良，活気不良，体重増加不良**
感染症，代謝異常疾患や循環器疾患の可能性があります．継続する場合はX線撮影や心エコーを含めた原因検索が必要です．自施設での管理が難しい場合は新生児搬送を考慮します．

● **下痢**
持続する下痢は電解質異常を起こしやすいため，原因検索とともに適切な輸液療法が必要となります．治療に特

殊ミルクが必要となる場合もあります．自施設での管理が難しい場合は新生児搬送を考慮します．

● **食道閉鎖**
胎児期の羊水過多，泡沫状の流涎，哺乳困難，胃カテーテルの coil up 像などから疑われますが，全てみられるとは限りません．誤嚥性肺炎の危険があるため否定できなければ哺乳を開始できません．原因検索や管理が難しい場合は新生児搬送を考慮します．

（宮下　進）

第2部 母体

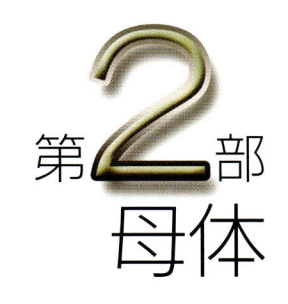

第1章 妊娠・産褥の正常経過

1. 妊娠中　妊娠経過に伴う母体の変化

子宮

妊娠に伴い子宮の大きさは増し，硬度は軟化し，さらに形や位置も変化します．これらの変化は体部と頸部で異なり，前者で著しくみられます．また両者の移行部を子宮峡部といい，非妊娠時は1cm未満で頸部と一体をなしています．峡部は妊娠が進むに伴い延長し，末期には7〜10cmに達し子宮下部を形成しますが，分娩時には頸部とともに胎児の通過管となります．

子宮体部の変化

● 妊娠初期（妊娠15週まで）

非妊娠時の子宮は西洋梨状で鶏卵大ですが，妊娠7週には鵞卵大となります．妊娠初期の子宮体部の増大は平等に起こらず，妊卵の着床した部位に一致してとくに膨大します（Piskaček徴候）．妊娠12週（4ヵ月）には手拳大となり，恥骨結合の上に子宮を触れることができるようになります．

● 妊娠中期（妊娠16〜27週）

妊娠16週（5ヵ月）で小児頭大，子宮体部は平等に球状になり，下腹部増大が目立つようになります．妊娠20週（6ヵ月）には下腹腔を満たすようになり，22〜24週頃子宮底は臍の高さに達し，27週末で子宮底は臍上3横指となります．また妊娠中期以降，子宮は次第に縦長となり，卵球形になります．

● 妊娠後期（妊娠28週〜）

妊娠31週末には子宮底は臍と剣状突起の中間まで上がり，胃が押し上げられ食欲不振がみられることがあります．妊娠35週末には腹腔の大部分を占め，子宮底は剣状突起下まで上がり，胃・肺・心臓を圧迫します．このため肩呼吸や動悸が出現します．36週以降になると児の下降に伴い子宮底が下がり，圧迫が解除され，このような症状は軽減します．また必ずしも規則正しい卵球形ではなく，胎児の位置や羊水の量に影響され不平等になります．例えば胎児が横位の場合，子宮体

子宮体部の変化

⬆ 妊娠4週0日〜
7週6日（2ヵ月）

⬆ 妊娠8週0日〜
11週6日（3ヵ月）

⬆ 妊娠12週0日〜
15週6日（4ヵ月）

⬆ 妊娠16週0日〜
19週6日（5ヵ月）

⬆ 妊娠20週0日〜
23週6日（6ヵ月）

⬆ 妊娠24週0日〜
27週6日（7ヵ月）

⬆ 妊娠28週0日〜
31週6日（8ヵ月）

⬆ 妊娠32週0日〜
35週6日（9ヵ月）

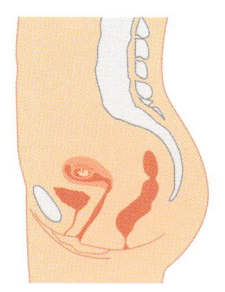

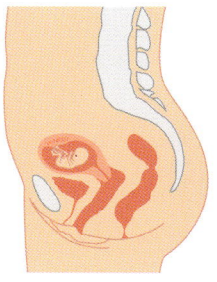

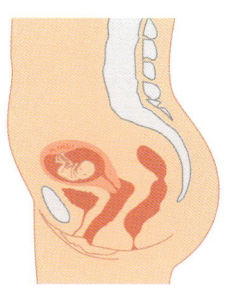

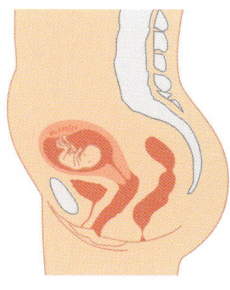

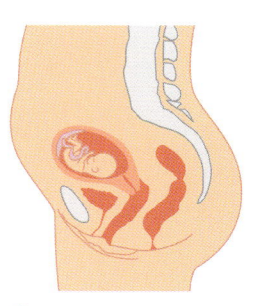

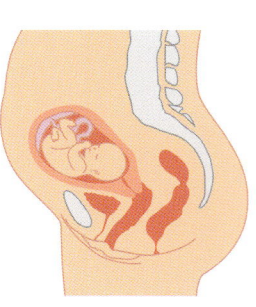

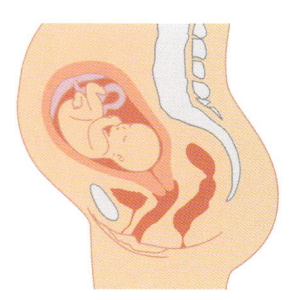

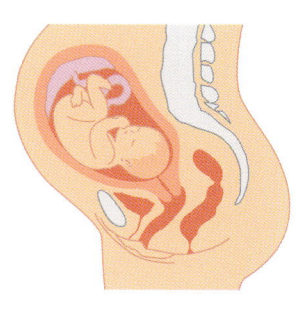

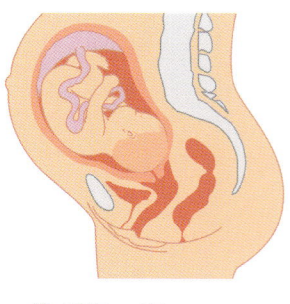

⬆ 妊娠36週0日〜
（10ヵ月）

非妊娠時の子宮重量は50g前後，内腔容積は10mL以下であるが，妊娠末期には各々約1,000g，5,000mLに達する．子宮が大きくなるのは子宮筋細胞のある程度の増殖もあるが，大部分は細胞の肥大に起因する．またコラーゲン線維や弾性組織の蓄積，血管・リンパ管の増加，増大も子宮の肥大に寄与する．

部は横長になります．

子宮頸部の変化

子宮頸部は増大しませんが，子宮体部に遅れて硬度は軟化し，妊娠後半期には口唇のような軟らかさになります．子宮腟部には充血による赤紫色のリビド着色がみられ，これは妊娠によって増加したエストロゲン（卵胞ホルモン）の作用によります．妊娠中は頸管粘液が栓の役目をして頸部を閉鎖していますが，分娩が近づくと"粘液栓"が排出され，同時に頸管内膜も一部一緒に剝がれるため血性分泌物，いわゆる"産徴（おしるし）"がみられます．

腟

妊娠が進むに伴い腟は拡大，延長します．子宮腟部と同様にリビド着色がみられます．腟粘膜は肥厚，静脈は拡張し，潤軟になります．また白色乳汁様の分泌物が増加します．Döderlein桿菌による乳酸の産生が増加するため腟内の酸性度は上昇し，病原菌，雑菌

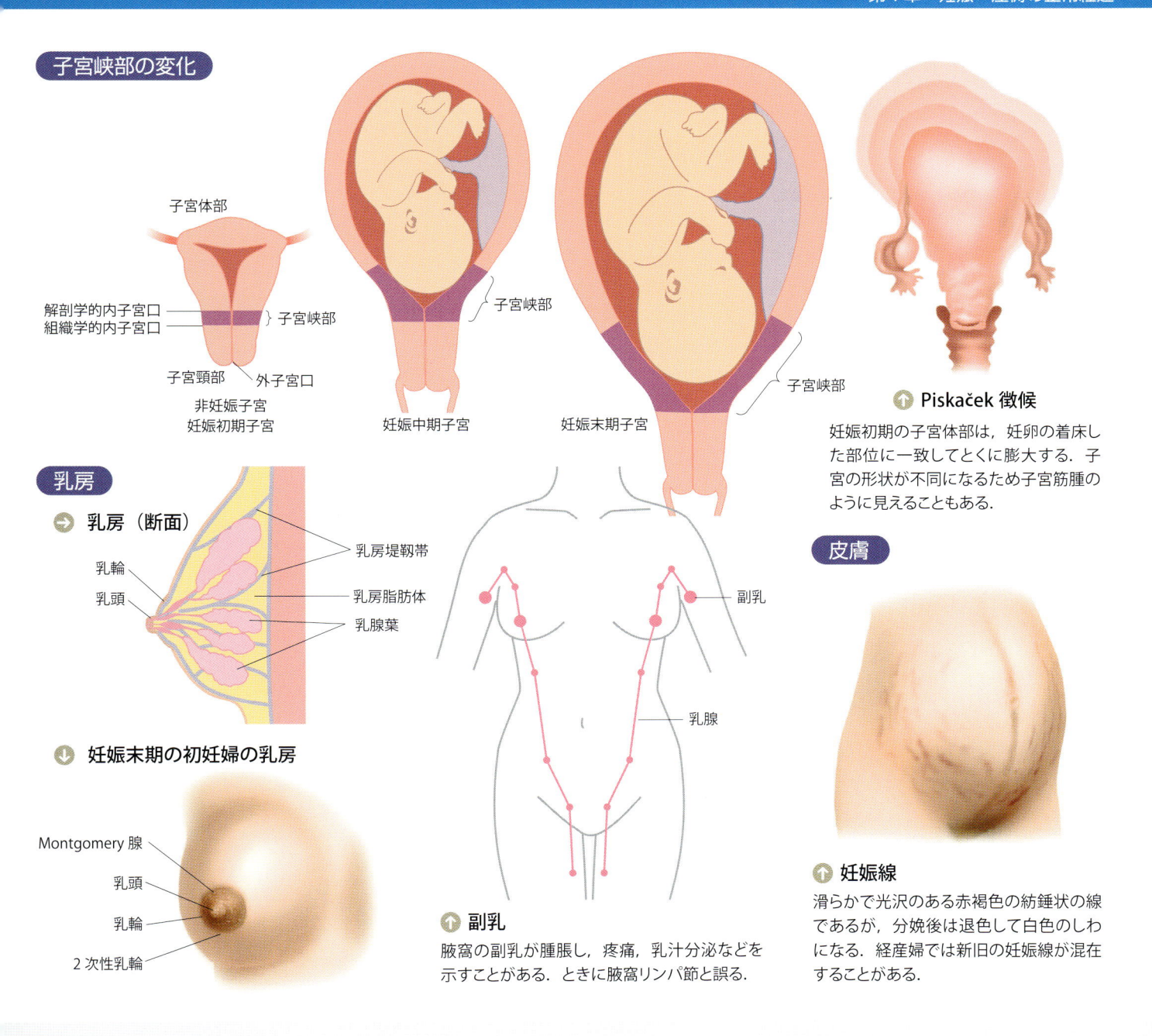

第2部 母体
第1章 妊娠・産褥の正常経過

子宮峡部の変化

- 子宮体部
- 解剖学的内子宮口 ┐子宮峡部
- 組織学的内子宮口 ┘
- 子宮頸部
- 外子宮口
- 非妊娠子宮／妊娠初期子宮
- 妊娠中期子宮（子宮峡部）
- 妊娠末期子宮（子宮峡部）

Piskaček 徴候
妊娠初期の子宮体部は，妊卵の着床した部位に一致してとくに膨大する．子宮の形状が不同になるため子宮筋腫のように見えることもある．

乳房

乳房（断面）
- 乳輪
- 乳頭
- 乳房堤靭帯
- 乳房脂肪体
- 乳腺葉

妊娠末期の初妊婦の乳房
- Montgomery 腺
- 乳頭
- 乳輪
- 2 次性乳輪

副乳
腋窩の副乳が腫脹し，疼痛，乳汁分泌などを示すことがある．ときに腋窩リンパ節と誤る．

- 副乳
- 乳腺

皮膚

妊娠線
滑らかで光沢のある赤褐色の紡錘状の線であるが，分娩後は退色して白色のしわになる．経産婦では新旧の妊娠線が混在することがある．

の発育は不可能となります．このように通常妊娠中は腟内の清浄が保たれています．

乳房

妊娠初期から緊満感が強まり，感受性が鋭敏になるため痛みを伴う場合があります．乳房の増大はすでに妊娠8週頃から始まり，末期には非妊娠時の3〜4倍の重量になります．この増大はエストロゲン，プロゲステロンの影響による乳腺の肥大増殖，分葉と皮膚との間の脂肪蓄積によります．また妊娠8週頃から乳頭，乳輪の着色が強くなり，乳輪内の皮脂腺は肥大し，Montgomery 腺と呼ばれる小結節となって隆起します．妊娠12週頃からは初乳の分泌がみられることもあります．下等動物の名残として副乳がみられることもあります．

皮膚

全体的に皮下脂肪は増加し，腹壁・乳房・殿部・大腿で著しくみられます．増大した子宮の圧迫により静脈血の還流が妨げられ，下肢の浮腫，また下肢・外陰部の静脈怒張，ときに静脈瘤がみられます．妊娠8ヵ月以後，まれに3ヵ月頃から下腹部を中心に乳房・殿部・大腿に妊娠線が出現します．滑らかで光沢のある赤褐色の紡錘状の線ですが，分娩後は退色して白色のしわになります．皮膚の急速な伸展が原因のひとつと考えられています．また顔面・乳頭・乳輪・外陰部・腹壁正中線などに著明な色素沈着が起こります．

1. 妊娠中　妊娠経過に伴う母体の変化

栄養・代謝

　全妊娠期間の生理的体重増加は7～13kgで，胎児および付属物の発育，子宮の増大以外に，乳房の増大，循環血液量や体液量の増加，皮下脂肪の貯蔵などが関与しています．また酸素消費量は約20％増加し，基礎代謝率（kcal/m²/時）は8～15％亢進します．

糖代謝：糖質は母児にとって最も重要なエネルギー源です．胎児発育は大部分がグルコースに依存しており，また母体にとっても増大する子宮，乳腺，赤血球の増加などのため糖質消費は高まります．妊婦は空腹時には血糖値は低く，一方食後で高い傾向になります．また非妊娠時に比べて，特に食後のインスリン分泌は亢進しますが，組織においてインスリン抵抗性がみられるのが大きな特徴です．このため，母体の組織ではグルコース取り込みが抑制され，胎児へのグルコース供給を促します．これは胎児に効率的に栄養供給するための合目的的な変化と考えられています．ただし相対的にはインスリン不足の状態であり，妊娠中は糖尿病の悪化や妊娠糖尿病の出現に注意が必要です．

脂質代謝：妊娠中の母体には，初期から中期にかけて脂肪がどんどん蓄積されますが，後期にはむしろ減少するとされています．これは妊娠後期以降，胎児の発育は急速になり，エネルギー消費が増大するためと考えられます．また妊婦血液中の総コレステロール，トリグリセリド（中性脂肪）は著しく増加します．これは母体のインスリン抵抗性と関連していると考えられますが，生理的意義は不明です．

蛋白質代謝：妊娠中，蛋白質に含まれる窒素の排泄量は摂取量に比べてはるかに少なく，蛋白質も母体に蓄積されます．胎児の発育に利用されるだけではなく，分娩時の出血，産褥の悪露による消失，授乳分泌に備えられています．妊婦血液中の総蛋白量は増加しますが，血液希釈のため濃度は見かけ上減少します．

栄養・代謝

↑ 正常妊娠中の体重増加の内容
（Hytten FE, et al : The Physiology of Human Pregnancy, 2nd ed, 1979 より引用改変）

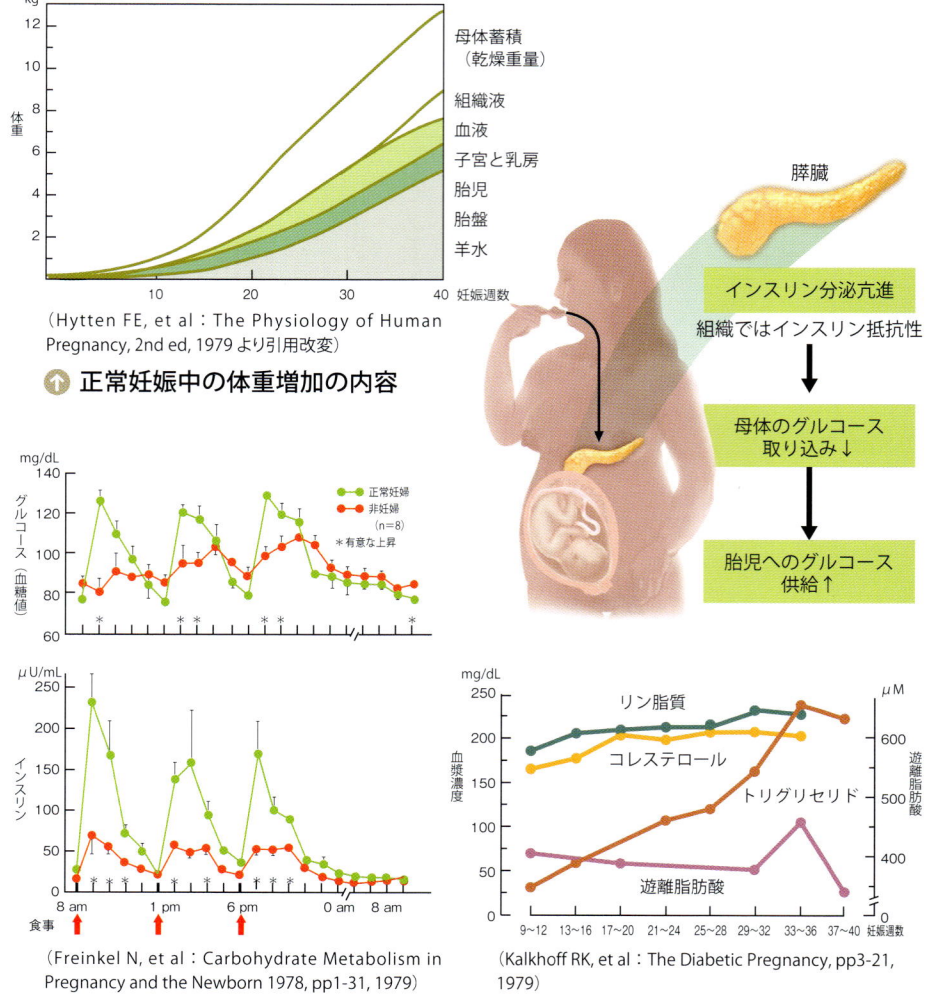

↑ 妊娠母体血中グルコース，インスリンの日内変動
（Freinkel N, et al : Carbohydrate Metabolism in Pregnancy and the Newborn 1978, pp1-31, 1979）

↑ 妊娠時の血中リン脂質，コレステロール，トリグリセリドおよび遊離脂肪酸濃度の変化
（Kalkhoff RK, et al : The Diabetic Pregnancy, pp3-21, 1979）

血液・凝固線溶

　循環血液量は妊娠が進むに伴い増加し，妊娠32週頃をピークに非妊娠時に比し約40％も増加します．赤血球や蛋白も増加しますが血漿量の増加がそれを上まわるため，ヘマトクリット値が低下し"水血症"という血液が希釈された状態となります．この循環血液量の増加は，妊娠子宮により増大する血液需要に対応し，また分娩時出血から母体を保護するという点で重要です．白血球数は軽度増加し，特に分娩時には著増します．血小板数はほとんど変動しません．

　妊娠すると多くの血液凝固因子は増加しますが，これは分娩時出血の止血に備えた合目的的な変化です．特にフィブリノーゲンの増加は著しく分娩時止血の主役を果たしますが，一方で血液の粘度を上昇させ静脈血栓ができやすい一因となります．先に述べた血液の希釈により血液粘度の異常上昇は

第2部 母体
第1章 妊娠・産褥の正常経過

血液・凝固線溶

妊娠中は凝固優位
凝固因子 ↑
線溶系 ↓〜→

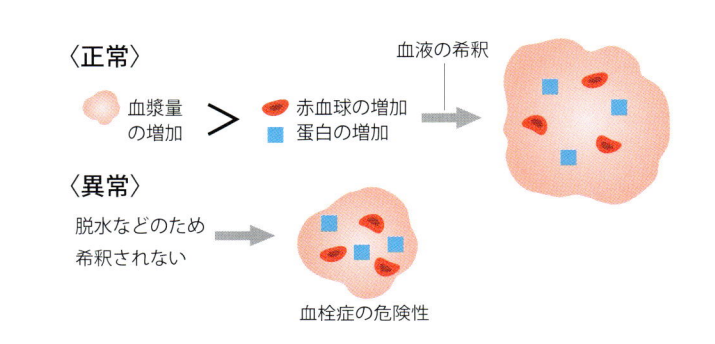

〈正常〉
血漿量の増加 ＞ 赤血球の増加、蛋白の増加 → 血液の希釈

〈異常〉
脱水などのため希釈されない → 血栓症の危険性

妊娠の進行に伴う血漿量・赤血球量，総血液量，および血液粘度の変動

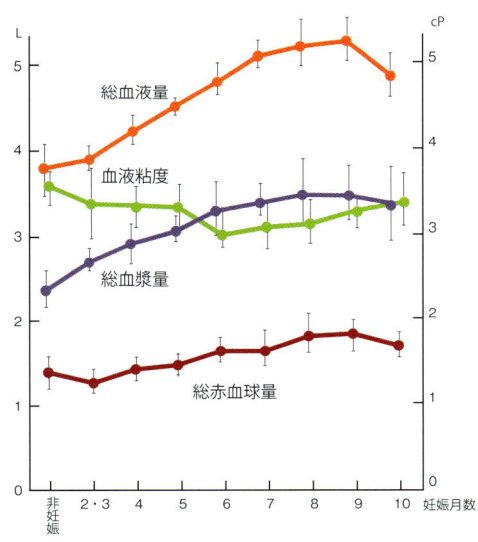

（寺尾俊彦：新女性医学大系 22「正常妊娠」，中山書店，p149-159）

内分泌

妊娠中の内分泌環境

hCG：ヒト絨毛性ゴナドトロピン

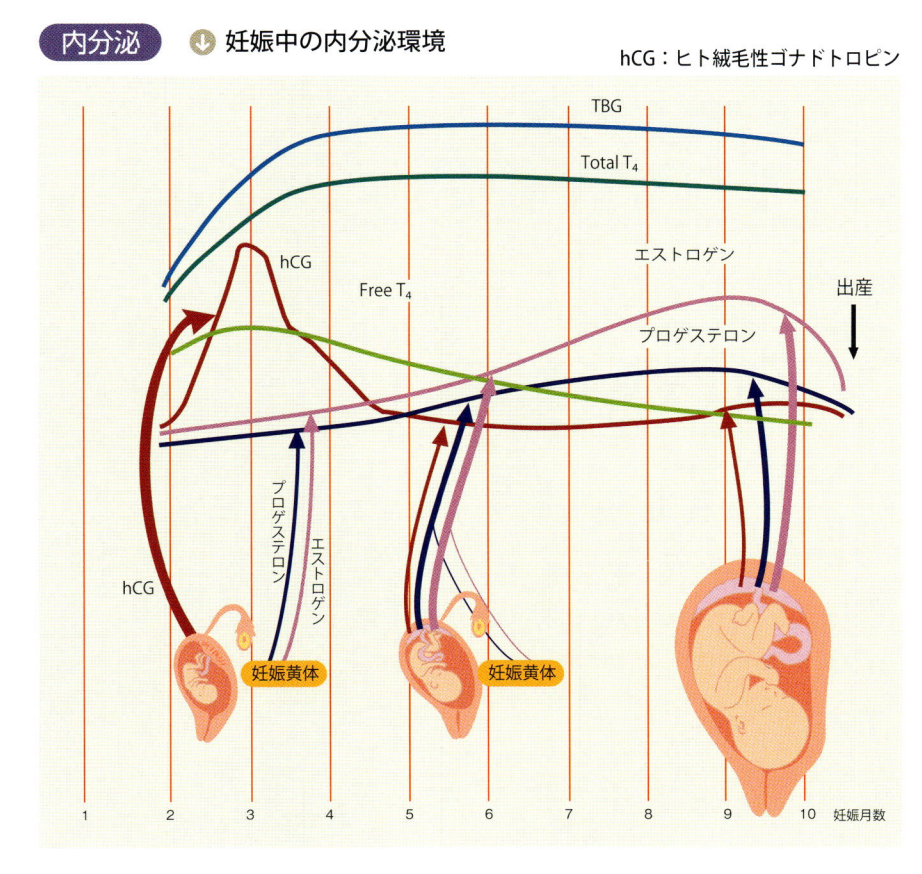

防止され，流動性が保たれています．このことは，循環血液量増加による母体の心負荷を軽減し，血栓形成傾向を抑え，子宮から胎盤への血流を良好にする，など重要な意義をもちます．また妊娠中は線溶抑制状態にありますが，実際には様々な機序により過剰な線溶抑制を抑えていると考えられています．

内分泌

妊娠により最も大きな変化がみられるのが卵巣ホルモンです．プロゲステロンは受精卵の着床，妊娠維持に重要であり，妊娠10〜12週頃まで妊娠黄体から分泌され，その後は主に胎盤からの産生に移行します．エストロゲンは乳房，性器に変化をもたらし分娩へ備える作用を持ち，妊娠初期には卵巣から分泌されますが，のちに胎児・胎盤系からの産生が主になります．これらのホルモンは妊娠経過とともに増加し，下垂体性ゴナドトロピンは卵胞刺激ホルモン（FSH），黄体化ホルモン（LH）ともに抑制されます．一方，ヒト絨毛性ゴナドトロピン（hCG）は妊娠成立から妊娠10週頃まで漸増，黄体機能をサポートし，以後漸減し分娩後2週間程度で消失します．プロラクチンは妊娠の進行とともに増加しますが，一般に分娩後エストロゲンが低下するまでは乳汁分泌は開始しません．

妊婦では甲状腺はわずかに腫大します．エストロゲンに反応して甲状腺ホルモン結合蛋白（TBG）が増量し，これに伴いサイロキシン（T₄），トリヨード

1. 妊娠中　妊娠経過に伴う母体の変化

サイロニン（T₃）は妊娠初期より増加します．ただし，実際に作用を発揮する遊離型の甲状腺ホルモン（TBGに結合していないフリーT₄，フリーT₃）は妊娠初期に一過性の増加をみるのみで，その後は非妊娠時と大きな差は認められません．この妊娠初期の一過性の甲状腺機能亢進は，hCGによる甲状腺刺激が主な原因と考えられています．

循環器

妊娠中は1回拍出量・心拍数ともに増加し，心拍出量としては28〜32週で最大となり，30〜60％増加します．このため心臓は特に左室が拡張します．また妊娠後期には増大した子宮によってやや前方に押しつけられ，左上方に挙上されます．

収縮期血圧は妊娠中期に若干下降傾向を示し，後期には上昇しますが正常範囲内にとどまります．拡張期血圧は末梢血管抵抗が減少するため妊娠期間中は若干低下します．この末梢血管抵抗の減少は，子宮胎盤循環を良好にして胎児発育を守るのに重要と考えられています．妊娠後期では仰臥位になったときに増大した妊娠子宮が下大静脈を圧迫し，下半身から心臓への静脈還流が妨げられ，心拍出量の低下から血圧低下を招くことがあります．この結果，失神状態に陥ることがあります（仰臥位低血圧症候群）．

呼吸器

肺は妊娠子宮のため挙上され胸郭は横に拡がります．胸式呼吸になり呼吸数は軽度増加します．プロゲステロンの影響により呼吸中枢が刺激され分時換気量が増加し，胎児への酸素供給を保ちます．換気量の増加により母体血液中の二酸化炭素分圧（PCO₂）は低下し呼吸性アルカローシスに傾きます．

消化器

妊娠中は主にプロゲステロンの影響により腸管運動は低下し，妊娠子宮の圧迫も相まって胃・腸の内容通過時間は延長します．このため胃酸の逆流による胸やけ，便秘がしばしばみられます．妊娠嘔吐（つわり）は5週頃から現れ12〜16週頃に消失します．つわりの原因はいまだ不明ですが，ホルモン環境の急激な変化，胃の平滑筋弛緩，精神的要因などが関連していると考えられています．

腎・泌尿器

膀胱は妊娠子宮に圧迫されて頻回の尿意を招きます．尿管は緊張低下と子宮による圧迫のため拡張し尿の停留をきたしますが，これは右側の尿管に好発します．加えて膀胱から尿管への逆流が起こりやすくなるため，妊娠中は腎盂炎などの尿路感染症を合併しやすくなります．

腎機能は妊娠初期から著明に亢進し，非妊娠時に比べて糸球体濾過量は約50％，腎血漿流量は妊娠中期をピークに50〜80％増加します．妊娠中はしばしば尿糖が陽性となりますが，これはグルコースの糸球体濾過量

循環器

→ 妊娠時の血圧の変化

非妊娠時に比べて拡張期血圧は若干低下する．末梢血管抵抗が減少し，子宮胎盤循環を良好にすると考えられている．

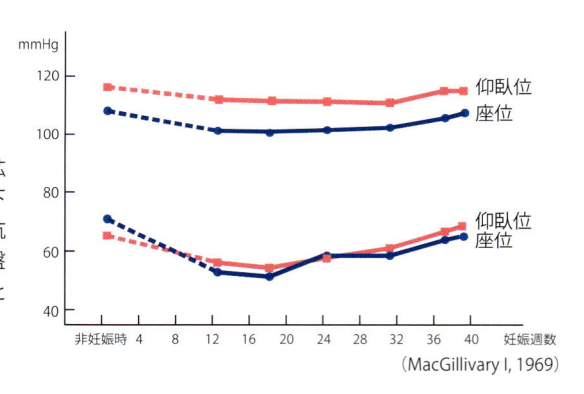

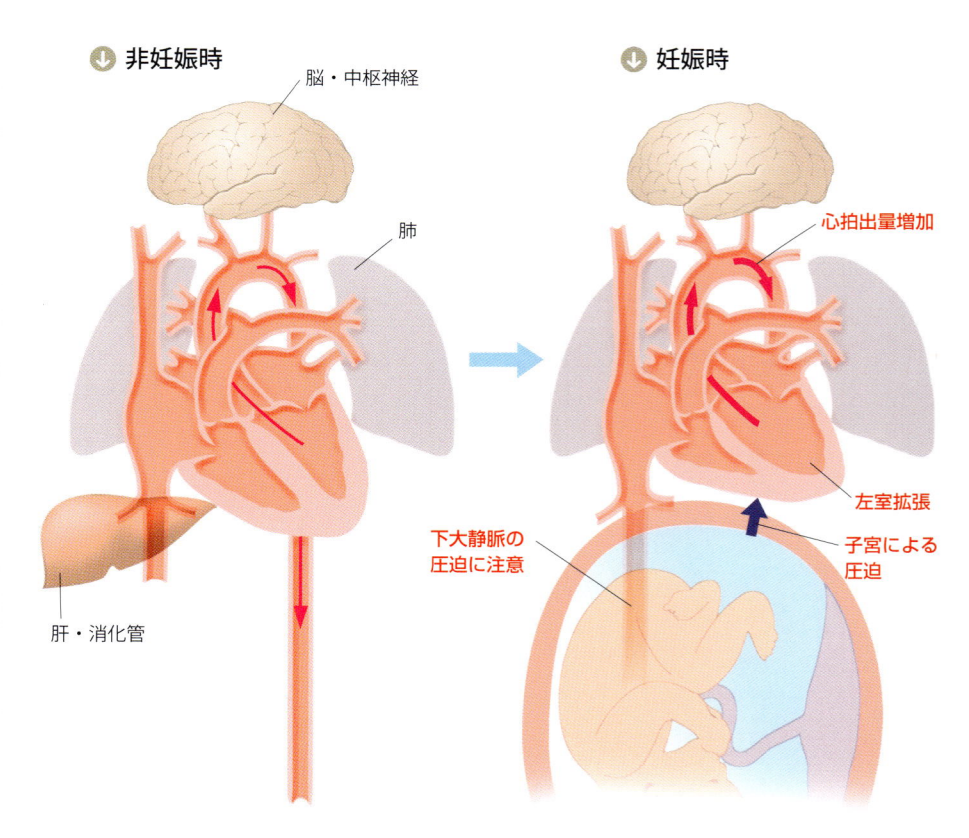

（MacGillivary I, 1969）

非妊娠時／妊娠時

脳・中枢神経　肺　肝・消化管
心拍出量増加　左室拡張　子宮による圧迫　下大静脈の圧迫に注意

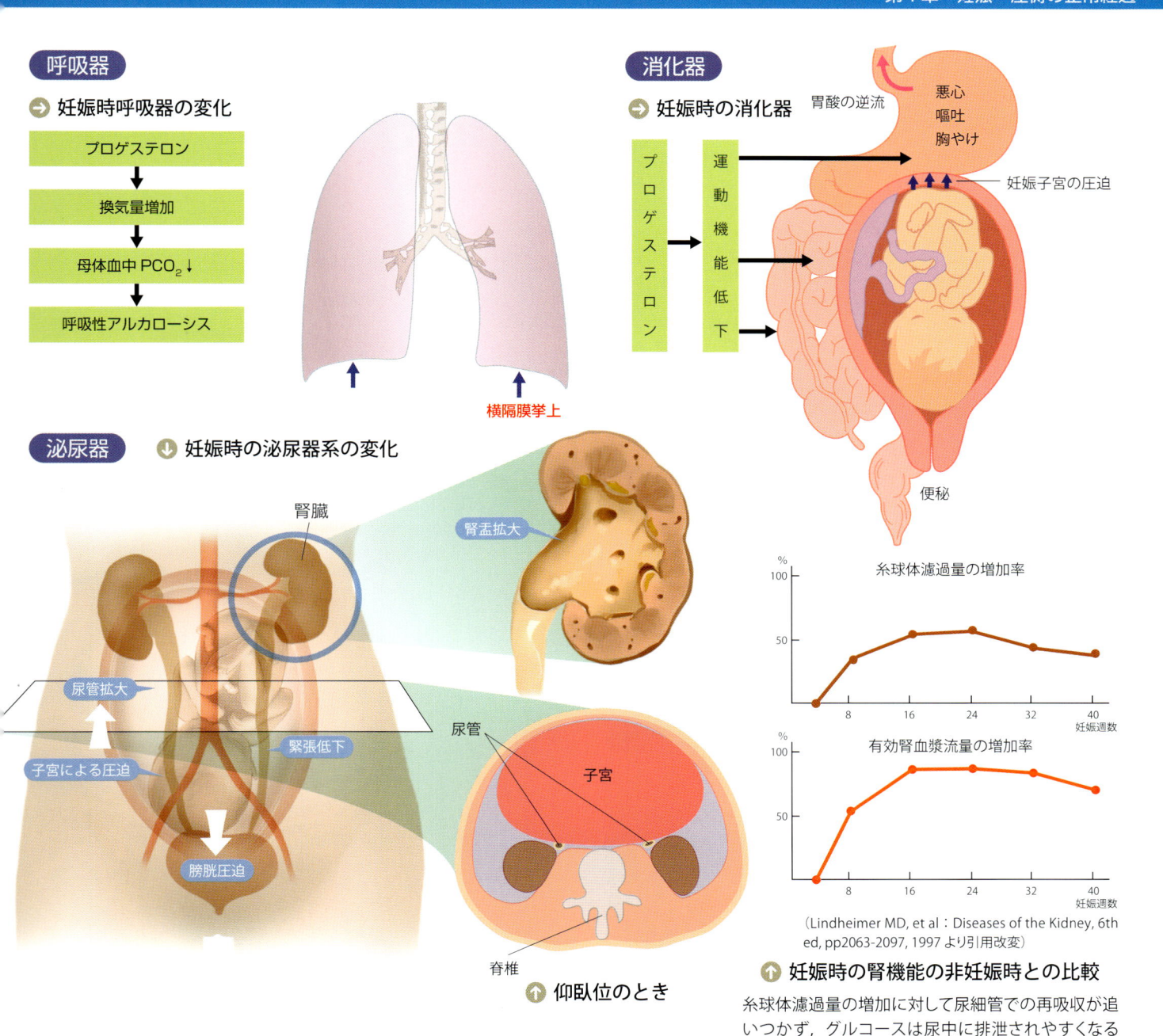

第2部 母体
第1章 妊娠・産褥の正常経過

呼吸器

▶ 妊娠時呼吸器の変化

```
プロゲステロン
   ↓
換気量増加
   ↓
母体血中 $PCO_2$ ↓
   ↓
呼吸性アルカローシス
```

横隔膜挙上

消化器

▶ 妊娠時の消化器

プロゲステロン → 運動機能低下 →

胃酸の逆流 / 悪心・嘔吐・胸やけ

妊娠子宮の圧迫

便秘

泌尿器

⬇ 妊娠時の泌尿器系の変化

腎臓 / 腎盂拡大

尿管拡大 / 緊張低下 / 子宮による圧迫 / 膀胱圧迫

尿管 / 子宮 / 脊椎

⬆ 仰臥位のとき

糸球体濾過量の増加率

有効腎血漿流量の増加率

（Lindheimer MD, et al：Diseases of the Kidney, 6th ed, pp2063-2097, 1997 より引用改変）

⬆ 妊娠時の腎機能の非妊娠時との比較

糸球体濾過量の増加に対して尿細管での再吸収が追いつかず，グルコースは尿中に排泄されやすくなる（腎性糖尿）．また糸球体濾過量の増加のため尿蛋白の排出も非妊娠時に比べ多少増加する．

の増加に対して尿細管（にょうさいかん）での再吸収が追いつかず，尿中に排泄されやすくなるためです（腎性糖尿（じんせいとうにょう））．また糸球体濾過量の増加のため尿蛋白の排出も非妊娠時に比べ多少増加します．

（林　隆）

📖 コラム　母性の発現

「白金も黄金も玉もなにせむに　まされる宝子にしかめやも」（山上憶良），「一億の子に一億の母あれど　わが母にまさる母なし」（明烏　敏）という歌があります．母が子を思い，子が母を思う究極の歌といってもよいでしょう．また，鎌倉時代の源実朝は「親思う心にまさる親心」と詠みました．わが子を愛する親の思いがどれほど深いか読み取ることができます．親が子を思う気持ちは普遍的なものであることは上記の歌を読めば理解できますが，命をかけてまで子の命を守りたいという母親の思い，すなわち母性はどこにその源を探せばよいのでしょうか．子宮の中にわが子がいる間にはエストロゲン，プロゲステロンという女性ホルモン，プロラクチン，オキシトシンという母乳分泌を中心とした母性を引き出す愛情ホルモンの4つのホルモンの関わりがあることは誰も否定しないでしょう．しかし，母体から離れ，離乳し自立したわが子に対しても母親は「命をかけてわが子の命を守る，命を賭してわが子の命を助ける」という母性の心を決して忘れないのです．どんなに困難な事態に遭遇しても命を賭けて子どもを守ろうとする母親の姿は凛として強く，逞しく，美しく輝いています．自分の命を守ることよりも大事なことは子どもの命を守り，そのDNAを未来につなげ，伝えてゆくことだと母親の遺伝子の中に組み込まれているのかもしれません．母性本能は生まれたときから備わっているものなのでしょう．

1. 妊娠中　妊婦健診

スケジュール
妊娠12週～23週まで：4週間ごと
妊娠24週～35週まで：2週間ごと
妊娠36週～分娩まで：1週間ごと

基本健診項目
子宮底長，腹囲，血圧，浮腫，尿蛋白，尿糖，体重．

子宮底長や腹囲の計測により胎児発育異常や羊水量の異常を推測し，また，妊娠高血圧症候群や妊娠糖尿病などの母体異常の早期発見に努めます．

妊娠初期に行う検査
血液検査：母体の健康状態を把握するとともに，胎内感染や胎児異常を引き起こす可能性のある項目のスクリーニングを行います．また，妊娠初期での耐糖能異常の検索として随時血糖検査を行います．
子宮頸部細胞診：内診の機会のない女性にとって，妊娠は検査のよい機会となるためスクリーニングとして行います．
腟分泌物細菌培養：早産の予知や予防を目的として，腟炎・頸管炎のスクリーニングを行います．
クラミジア抗原：母子感染予防を目的として行います．

妊娠中期に行う検査
血液検査：貧血や血糖の検査を行います．妊娠糖尿病のスクリーニングとして，妊娠中期には50gグルコースチャレンジテスト（GCT）を施行する二段階スクリーニング法が推奨されています．

妊娠後期に行う検査
血液検査：貧血や血小板減少の有無を評価する目的で行います．
腟分泌物細菌培養：母児垂直感染を引き起こすB群溶血性連鎖球菌（GBS）のスクリーニングを行います．

経腹超音波検査
胎位・胎向や胎児心拍動を確認するなどの簡単な検査以外に，胎児発育の評価や，胎児形態異常の観察，羊水量の異常や胎盤付着位置異常などの診断

尿検査
↑ 尿検査
中間尿をとり，採尿直後に試験紙を使って調べる．

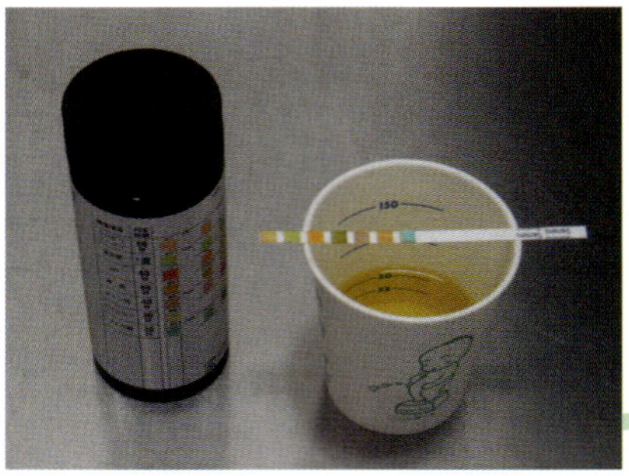

血圧
← 血圧測定
基本的には座位で，数分間の安静の後に右腕の測定を行う．測定部位と心臓の位置は同じ高さになるようにする．

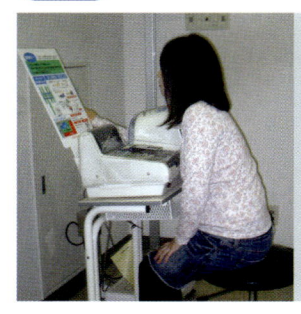

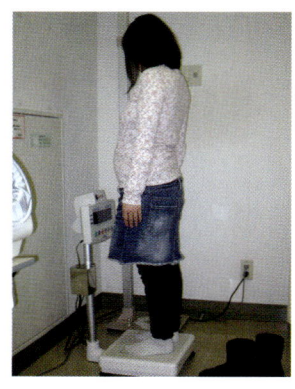

← 体重測定

経腟超音波検査
妊娠初期には胎児形態異常の確認や絨毛膜下血腫，子宮奇形，卵巣嚢腫の診断などに用います．また，妊娠中期以降は頸管長計測による早産の予知や胎盤の付着部異常（前置胎盤・低置胎盤など）の診断を行います．

内診
妊娠初期から中期には切迫流・早産徴候の有無により適宜行います．妊娠後期には健診ごとに行い，頸管の開大度，展退度，児頭の下降度，頸管の硬度や位置などを診察します．

血液検査
必須と考えられる項目
ABO式血液型，Rh式血液型
不規則抗体スクリーニング
血算，血糖検査
HBs抗原，HCV抗体，梅毒検査
風疹抗体（HI），HIV検査
HTLV-1抗体

経腹超音波検査
↑ 妊娠21週　胎児

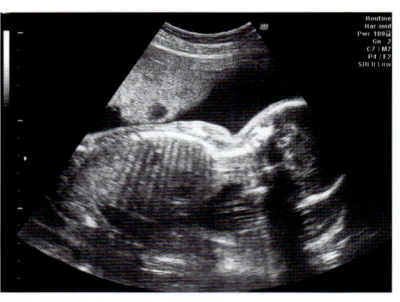

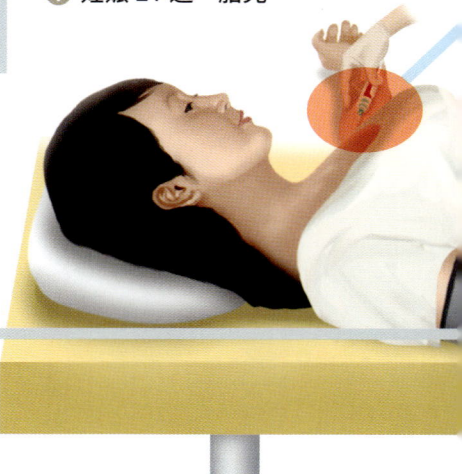

NST（non-stress test）
妊娠後期に胎児well-beingを評価する目的で行います．施行時期は各施設により異なりますが，40週以降には週に1～2回施行します．

（岩田　睦）

第2部　母体
第1章　妊娠・産褥の正常経過

母子健康手帳

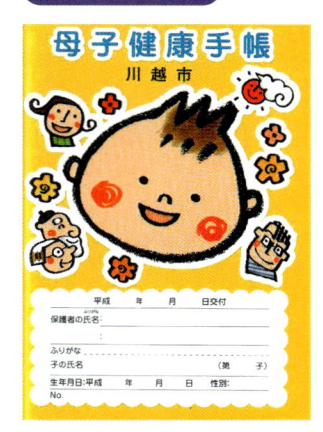

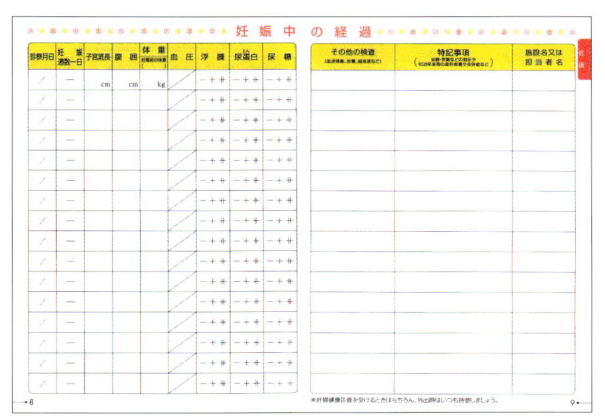

腹囲
臍の位置で腹部周囲を測定．メジャーはベッドに垂直にあてるようにする．

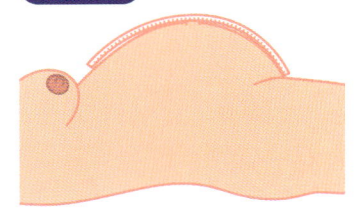

子宮底
腹壁のカーブに合わせ，恥骨結合上縁中央から正中線上の子宮底までを測定する．

コラム　未受診妊婦

近年，妊産婦の経済的負担を軽減する目的で出産育児一時金や妊婦健診費用などの公的補助の拡充が行われてきました．それにもかかわらず未受診妊婦は一向に減少する気配がありません．これら未受診妊婦の背景には経済的問題以外に「妊娠に対する知識不足」「多産婦による妊婦健診の軽視」「母性意識の欠除」「複雑な家庭環境」などがあります．未受診妊婦は，妊婦健診受診妊婦に比べハイリスクであることは知られており，未受診妊婦の減少には病院内のみでなく地域関連機関と連携した教育・啓発活動の充実や行政の介入が必要です．

浮腫
脛骨前面を指で圧迫し圧痕が残るかどうかを観察する．同時に上肢や顔面の浮腫も観察する．

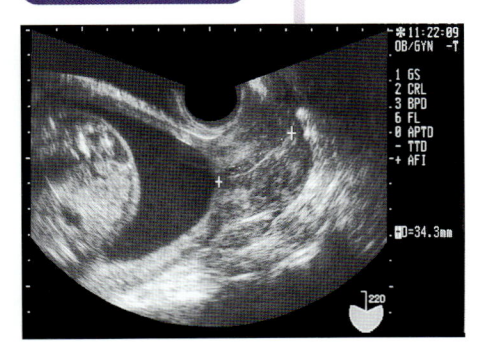

経腟超音波検査
↑子宮頸管の長さを測定

経腟的検査
子宮頸部細胞診
クラミジア抗原
腟分泌物細菌培養

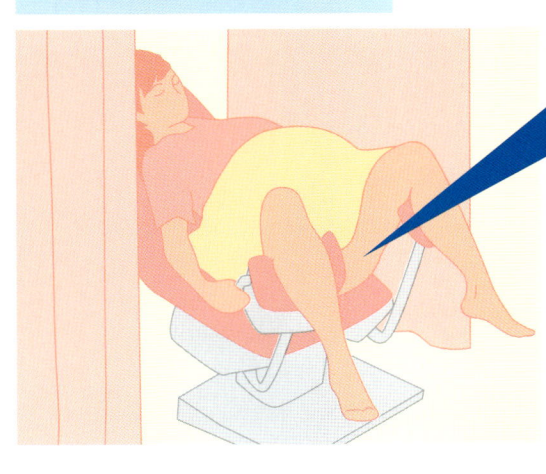

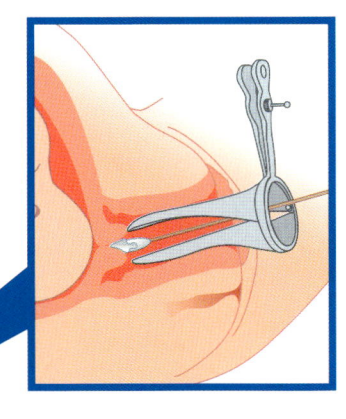

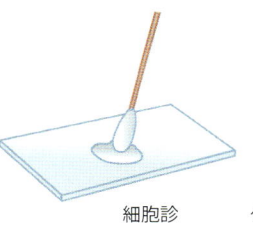

細胞診　　クラミジア

1. 妊娠中　妊娠初期

妊娠初期の母体の変化

　心拍数などの循環器系はまだ非妊時と変わりませんが，血液量，血漿量の増加が始まります．呼吸器系もまだ変化してきませんが，妊娠5週頃より"つわり"が始まります．神経過敏になり感情の変化が強く，快活になる妊婦と憂鬱になる妊婦がいます．基礎体温はまだ高い状態が続いています．子宮はだんだん大きくなり4ヵ月にはグレープフルーツより大きいくらいになりますので，4ヵ月末にはおなかは膨らんでみえるようになります．下腹部に痛みを訴える妊婦もいます．乳房が張り，乳輪が黒ずんできます．

つわり

　妊娠するとからだ全体の代謝が変化し疲れやすくなります．また吐気，嘔吐，唾液がたくさん出るなどの症状を伴う"つわり"を経験する人もいます．原因はストレス説，ホルモン説などがありますが未だ定説はありません．胎盤が完成する4ヵ月になると自然に軽快してきます．つわりの症状が強い人は治療の必要があります．つわりの時期に唾液分泌が亢進する人がいます．これを"流涎"といいます．害はありませんが，決して気分のよいものではありません．通常は"つわり"の時期を過ぎると自然に治ってきます．

頻尿

　初期に頻尿になるのは，体内の水分が増加し腎臓の機能が高まるためと，狭い骨盤の中で大きくなった子宮が膀胱を圧迫するためです．夜間頻尿になる場合は，寝る前の水分摂取を控えめにします．頻尿だからといって水分の摂取を制限する必要はありません．昼間は十分に水分を補給しましょう．水分が欠乏すると排尿回数は減りますが尿路感染症の危険が高まります．

便秘・おなかにガスがたまる

　妊娠するとホルモンの分泌が増え腸の筋肉が弛緩し蠕動運動が低下するので排泄作用が弱まることが便秘の原因です．妊娠初期から繊維質のものを多く食べるように心がけ，ガスを発生させる食品を避けることなどが大切です．妊娠すると食べ物の好みが変化する人がいます．妊娠中はバランスのとれた食事を心がけましょう．十分な炭水化物，蛋白質，カルシウム，ビタミンの摂取が必要です．特に食物繊維を十分にとり，よくかんで食べるようにします．妊娠中には決してダイエットをしてはいけません．ドーナツやポテトチップスなどのジャンクフードはこの際やめましょう．香辛料の辛いものは妊娠経過や胎児には影響しませんので食欲の低下したときには大いに食べてください．ただし塩分摂取過剰はいけません．

頭痛

　妊娠中の頭痛はおもにホルモンの変化，緊張，疲労，心身のストレスなどにより発生します．特に不安が高まる

基礎体温表

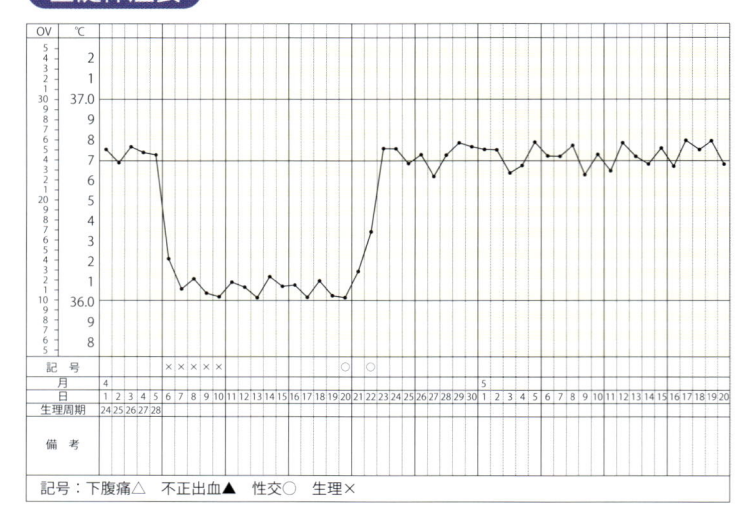

妊娠した場合は高温期が続く

記号：下腹痛△　不正出血▲　性交○　生理×

妊娠中の基礎体温の変化
黒線は多くの経過を，赤線は少数例の経過を示す．下降後の低温期の体温レベルが排卵前の低温相よりやや高い例もある．

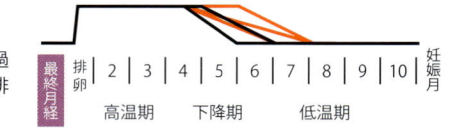

最終月経｜排卵｜2｜3｜4｜5｜6｜7｜8｜9｜10｜妊娠月
高温期　下降期　低温期

妊娠初期の注意事項

●運動について
・疲労を感じない程度の運動はよい
・重労働，下腹部に力を入れる仕事は行わない
●旅行について
・妊娠2〜4ヵ月はなるべく控える
●X線検査について
・予定月経の前2週間以降は避けるのが望ましい
・歯科治療のX線撮影は微量なので問題ない
●歯のトラブルについて
・1日2回以上歯を磨く
・つわりで磨けないときは殺菌作用のあるうがい薬などで口をすすぐ
・歯の治療は，妊娠中であることを必ず伝える（できれば16〜27週の安定期，または出産後の治療が望ましい）
●薬について
・妊娠判明後は産婦人科医にまず相談する
・特に妊娠4〜9週までは，器官形成期なので注意する
・ビタミン剤のうちビタミンAやDの過剰摂取はしない（ビタミンBやCは水溶性なので問題ない）
・ステロイド剤は用法・用量を守れば問題ない
●つわりについて
・ひどい場合は，環境を変えて気分を変える
・食べられないことは気にせず，食べたいときに食べたい量を食べる
・脱水に注意し，水分を小まめにとる

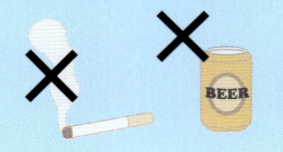

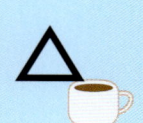

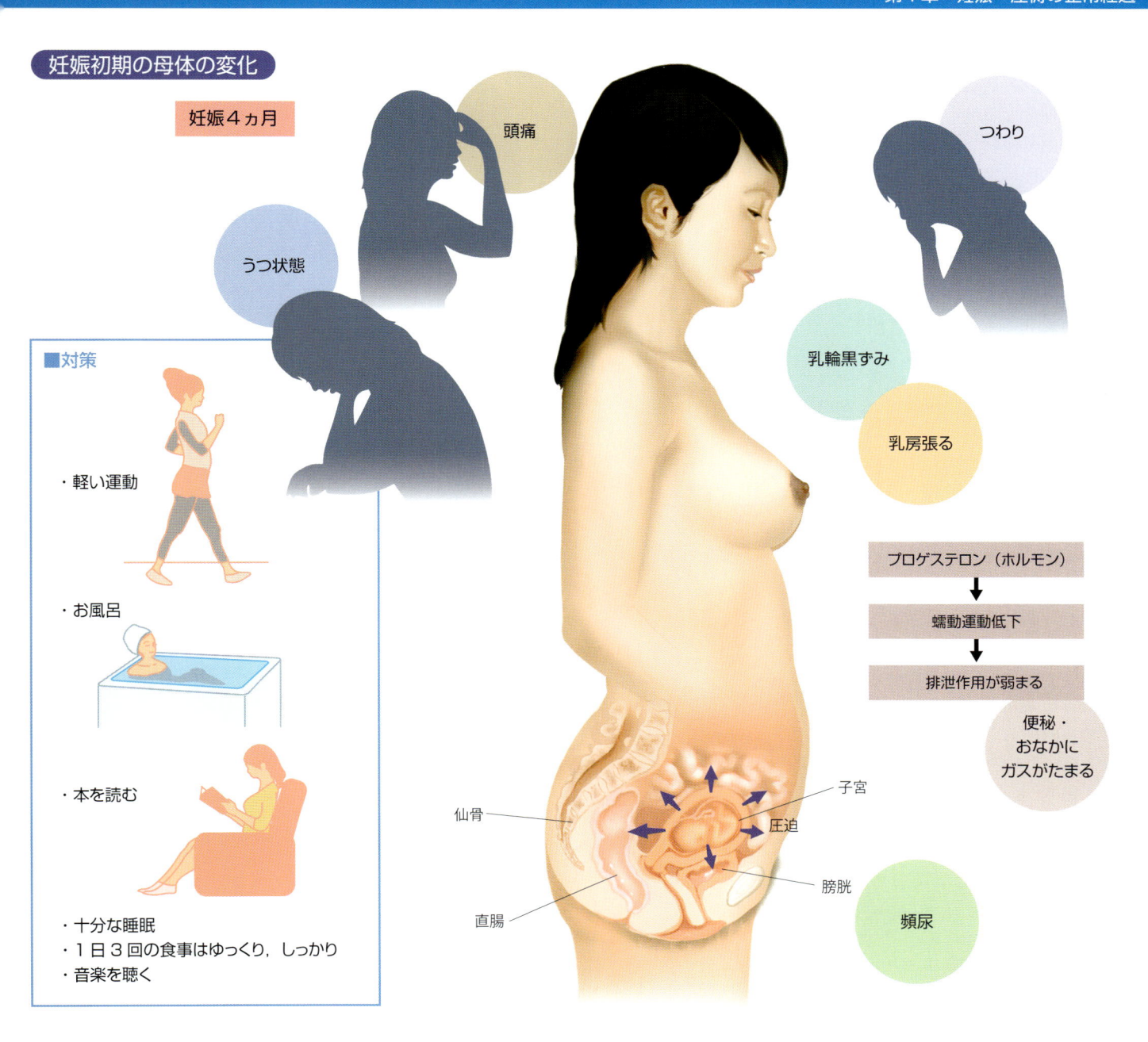

第2部 母体
第1章 妊娠・産褥の正常経過

妊娠初期の母体の変化

妊娠4ヵ月

うつ状態　頭痛　つわり　乳輪黒ずみ　乳房張る

プロゲステロン（ホルモン）
↓
蠕動運動低下
↓
排泄作用が弱まる
↓
便秘・おなかにガスがたまる

仙骨　直腸　子宮　圧迫　膀胱　頻尿

■対策
・軽い運動
・お風呂
・本を読む
・十分な睡眠
・1日3回の食事はゆっくり，しっかり
・音楽を聴く

ため緊張性頭痛を起こしやすくなります．静かな環境で十分に休息をとり，規則正しい食生活を励行することです．部屋の換気をしたり，部屋のレイアウトを変えたりすることと，長時間前かがみになって読書し続けないことなどで回避することができます．

うつ状態

赤ちゃんの健康に不安を抱いていたり，自分の健康に不安があって妊娠を継続できるだろうかなど悩んでいたり，夫との意思疎通が不足し出産後の将来に不安を抱いていると気分が落ち込み「うつ状態」になることがあります．睡眠障害，拒食・過食，集中力・思考力の低下，異常に疲れやすいなどの症状が出てきます．

ストレスの原因をつきとめるために夫婦で十分に話し合うこと，十分な睡眠をとり体の緊張をとること．1日3回の食事はゆっくり，しっかりとること．お風呂に入ったり，軽い運動をしたり，音楽を聴いたり，本を読んだり

することも緊張を和らげるのに役立ちます．症状が2週間以上続くようなら治療が必要です．

（進　純郎）

1. 妊娠中　妊娠中期・後期

妊娠中期

●妊娠中期の母体の変化

循環器系の変化が著明になり，心拍数・心拍出量は7ヵ月末には最高に達するようになります．血液が水で希釈され生理的に水血症となるため血色素は妊娠7ヵ月で最低となります．子宮も増大し臍輪より高くなり胎動が感じられるようになります．それとともに増大した子宮の圧迫やホルモンのため消化器系に変化が起こり便秘や胸やけなどが起こりやすくなります．鉄分の需要も増大し，鉄欠乏性貧血を招きやすくなります．

●腰痛・腹痛

妊娠中期になると赤ちゃんを出産する準備態勢を整えるため骨盤の関節がだんだん緩んできます．緩む関節は左右の仙腸関節と恥骨結合です．さらに大きくなったおなかのためバランスをとりにくくなり，おなかを突き出し反り返った姿勢となります．その結果，腰の弯曲が大きくなり，背中の筋肉が突っ張って痛くなるのです．体重増加を正常範囲内に抑え，幅広で少しかかとのあるヒールの靴を履くこと，長時間立ち続けないこと，座り続けないこと，硬いマットレスに寝ることのほか，入浴し，リラクゼーションを心がけましょう．

妊娠中期になるとしばしばわき腹が痛くなりますが，これは大きくなった子宮を支えている靱帯や筋肉が伸展されるため，赤ちゃんがよく動くようになったためです．妊娠30週前後には相対的に羊水量が多くなり，赤ちゃんが動きやすくなるのもおなかの張りの原因です．横になるか楽な姿勢で椅子に座ることで治るものは心配いりませんが，出血を伴ったり持続的な痛みが治らないときには切迫早産の徴候ですので医師の診察が必要になります．

●息切れ

妊娠するとホルモンの分泌により生理的に呼吸中枢が刺激されて呼吸数や呼吸の深さが増し，息切れを感じるよ

妊娠中期の母体の変化

妊娠6ヵ月

貧血　← 鉄分の需要高まる

胎児の動き活発に

わき腹痛

・羊水の割合↑
・円靱帯伸展

おなかの張り

うになります．また，気道の毛細血管が広がり，気管支や肺の筋肉も弛緩します．妊娠中期を過ぎると子宮底が高くなり横隔膜を下から押し上げる状態となりますので，肺が広がりにくくなり，深い息をすることが困難になります．

●手の痛みやしびれ

妊娠中は手足の先の指がしびれることがよく認められます．細胞組織が水ぶくれとなり肥大し神経を圧迫するためです．手の親指，人差し指，中指，薬指の半分だけがしびれて痛くなるときには手根管症候群が疑われます．手の指につながっている正中神経が通る手根管がむくむと神経が圧迫されてしびれや痛みを生じるのです．正常体重範囲の体重増加に努めます．

●皮膚の痒み

妊娠すると痒みを伴った皮疹がしばしば出現します．この発疹は「妊娠性瘙痒性丘疹」といい，主に妊娠線の上に発生しますが，全身いたるところに出現します．おなかの場合は皮膚が

第2部 母体
第1章 妊娠・産褥の正常経過

腰痛

重心線／骨盤の傾斜／30°／重心線／腰痛
正常／スウェイバック

手の痛みやしびれ

尺骨神経／横手根靱帯／正中神経

貧血

妊娠中の血色素量と赤血球数の推移

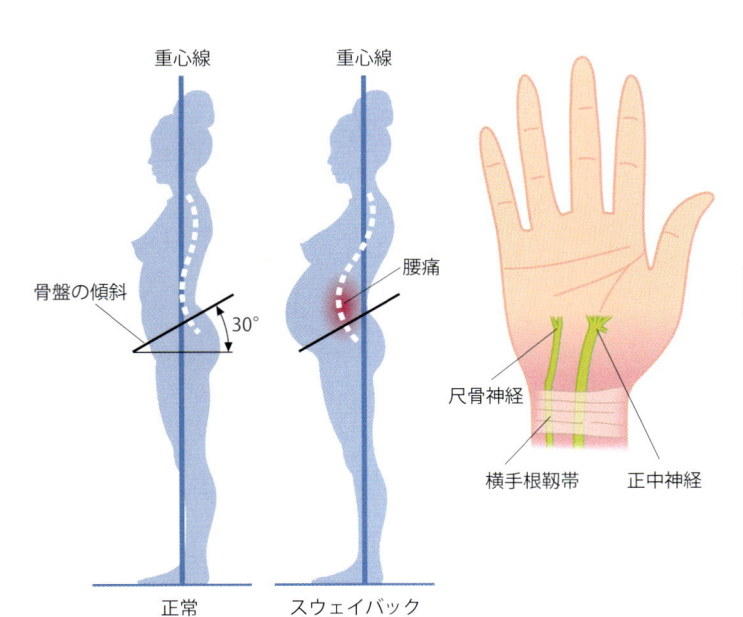

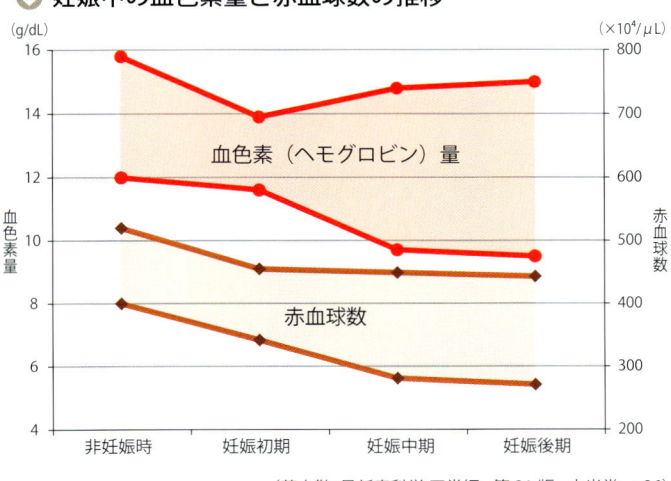

血色素（ヘモグロビン）量
赤血球数

横軸：非妊娠時／妊娠初期／妊娠中期／妊娠後期
左縦軸：血色素量 (g/dL)
右縦軸：赤血球数 ($\times 10^4/\mu L$)

（荒木勤：最新産科学 正常編，第21版，文光堂，p96）

痔と肛門からの出血

直腸／内痔核／痔瘻／痔裂／肛門周囲腫瘍／外痔核

子宮周辺骨・靱帯

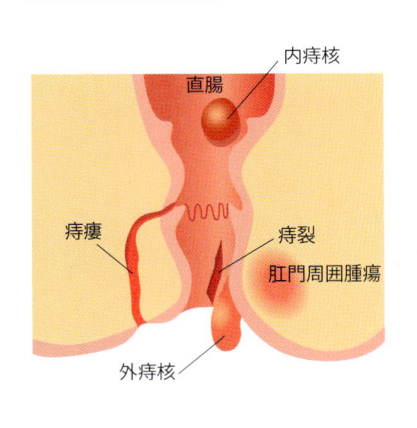

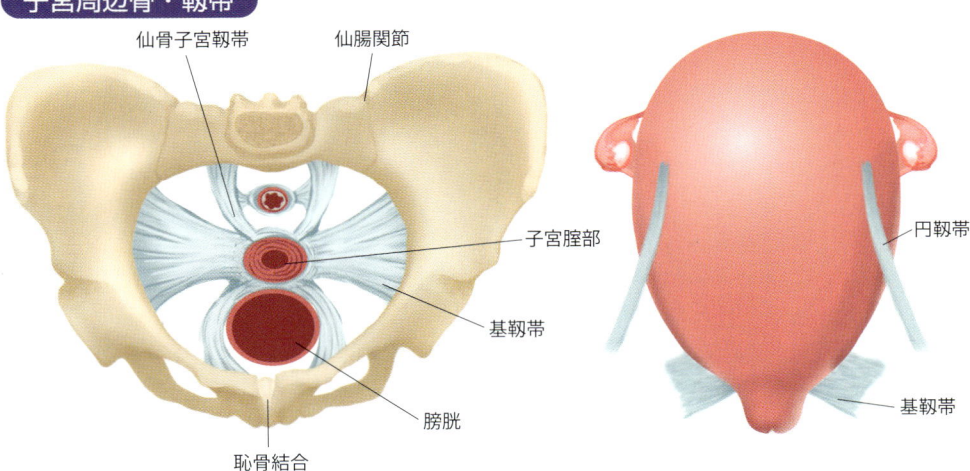

仙骨子宮靱帯／仙腸関節／子宮腟部／基靱帯／膀胱／恥骨結合／円靱帯／基靱帯

引き伸ばされて乾燥することも大きな要因です．出産後は速やかに改善します．症状がひどければ病院で軟膏や抗ヒスタミン薬を処方してもらいましょう．

● 痔と肛門からの出血

妊娠中は直腸から肛門周囲の静脈のうっ滞が進み，30〜50％の人に痔が出現します．痔には痛み，痒み，出血などが伴います．便秘が頑固だと排便時に肛門裂傷を伴い出血したり，瘤がさらに腫れて強い痛みを伴います．予防策としては便秘をしないこと，排便時無理にいきまないこと，横向きに寝ること，排便後は肛門部をお湯で洗い清潔を保つことです．

● 貧血と立ちくらみ

妊娠中期になると鉄欠乏性貧血（Hb 11g/dL以下）に注意が必要です．酸素を運ぶ赤血球の不足は赤ちゃんの発育にも影響しかねません．鉄分の豊富に含まれる食品を摂取します．また，妊娠中に"立ちくらみ"や"めまい"を訴える人がいます．妊娠状態では黄体ホルモンの影響で末梢血管抵抗が減少し，下半身へ血液が貯留して"起立性低血圧"が生じるためです．

妊娠後期

● 妊娠後期の母体の変化

乳房，腹壁などに皮下脂肪が蓄積され，妊娠線が著明になります．増大した子宮の重力が前にかかるため，重心が前方に移動し妊婦は反り返るような姿勢をとるようになります．7〜8ヵ月頃最高になった心拍数は減少傾向と

119

1. 妊娠中　妊娠中期・後期

なります．血液性状ではグロブリンが増加，白血球は軽度増加，凝固系は亢進してきます．下肢の血液循環が悪くなり"むくみ"や静脈瘤がみられることがあります．増大した子宮により横隔膜が持ち上げられるため肺は挙上され胸式呼吸となり呼吸数は増加します．子宮はお産の準備態勢に入りますので前駆陣痛が頻繁に感じられるようになり，帯下も増加してきます．

●足のむくみと静脈瘤

妊娠後期になると足のむくみが目立つようになり，いつも履いていた靴も履きにくくなります．また経産婦では下肢の表面血管が怒張し静脈瘤が顕著になります．これは大きくなった妊娠子宮で下肢の血行（静脈還流）が悪くなるためで，気分的には不快ですが問題のない症状といわれています．長時間立ち続けないこと，休むときは少し足を高くすること，左側を横にして休むことなどが必要です．水分は1日2L以上とるとむしろ過剰な水分の貯留を防げるといわれています．高血圧がない限り塩分摂取の制限もありません．

●体重増加

妊娠後期には妊娠高血圧症候群の危険がもっとも高くなります．7～10kgの体重増加で分娩を迎えるのが，よいお産の遂行にはもっとも大切なことです．バランスのとれたメニューの食事を1日3回きちんととり，できるだけ間食は控えること．塩分はとり過ぎないように注意しましょう．

●腰や太ももの痛み（坐骨神経痛）

大きくなった妊娠子宮で坐骨神経が圧迫されて起こるもので，おしり，太ももの裏側が痛くなり，歩くことも困難になることがあります．多くは分娩が終わるまで続きます．痛い部分を温めたり（入浴，温湿布），マッサージが有効です．立位で背中を壁に密着させ腰のくびれ部分を壁に押し付けて息を吸い込む骨盤傾斜運動が有効といわれています．

●息切れと多呼吸

妊娠も後期になると大きくなった妊娠子宮で横隔膜が圧迫され，それにより肺が押し上げられ，胸郭は横に広がり，前後にやや短縮するようになります．呼吸は胸式呼吸となり呼吸数は増加します．うまく呼吸運動が換気亢進に追いつけなくなると息切れを起こすことがあります．パニック症状を起こす傾向にある妊婦には過換気症候群を起こすこともしばしばみられます．

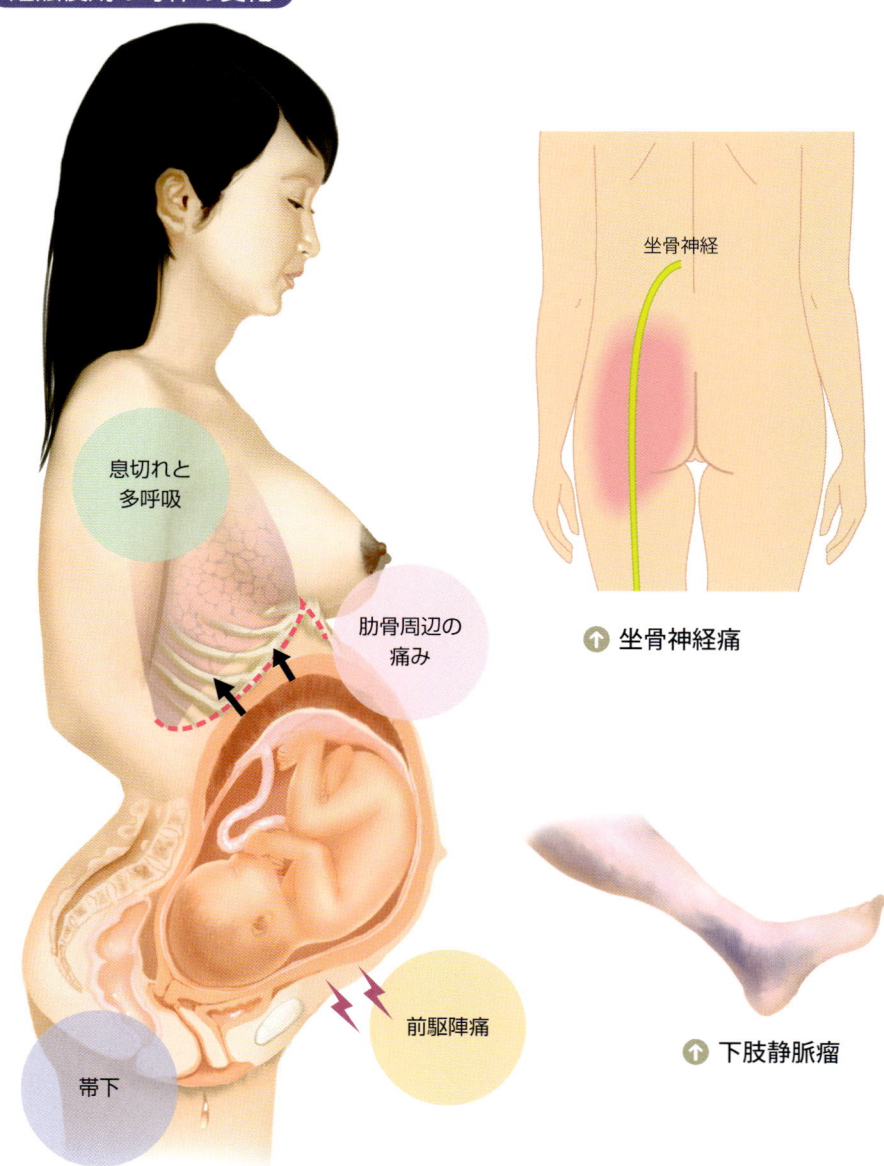

●肋骨周辺の痛み

妊娠後期におなかが妊娠子宮で充満してしまうと，赤ちゃんが手足を伸ばす余地がほとんどなくなります．それでも赤ちゃんは手足を伸ばそうとし肋骨の下側にまで入り込んでいこうとします．これが肋骨周辺の痛み（肋間神経痛）の原因です．赤ちゃんの姿勢が変われば痛みもなくなります．痛みがひどいと呼吸することも困難となります．

●おりものの増加と出血

妊娠後期の白い帯下（おりもの）の増量はホルモンによるものです．また子宮口も柔らかくなり充血し，わずかの

第2部 母体
第1章 妊娠・産褥の正常経過

妊娠中期・後期の注意事項

- **予防接種について**
  - 中・後期であればインフルエンザ予防接種を受けてもよい
- **車の運転について**
  - 車の運転はやめる
  - 乗車する場合は，シートベルトの締め方に注意する
- **その他乗り物について**
  - 自転車・バイクはなるべく避ける
  - 飛行機に乗る場合は，深部静脈血栓症の予防のためマッサージをする
  （妊娠後期の搭乗には診断書などが必要になる場合があるので注意する）
- **性交について**
  - 妊娠末期6週間では避ける（感染防止）

肩ベルトは首にかからないようにする
胸の間を通し，腹部の側面に通す

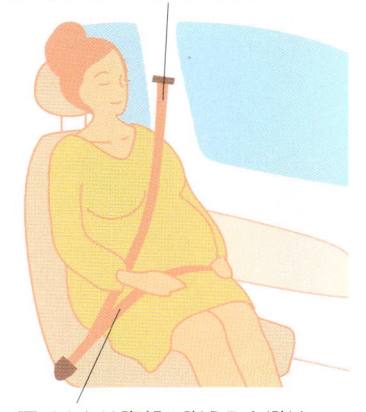

腰ベルトは腹部の膨らみを避け，腰骨のできるだけ低い位置を通す

↑ シートベルトの締め方

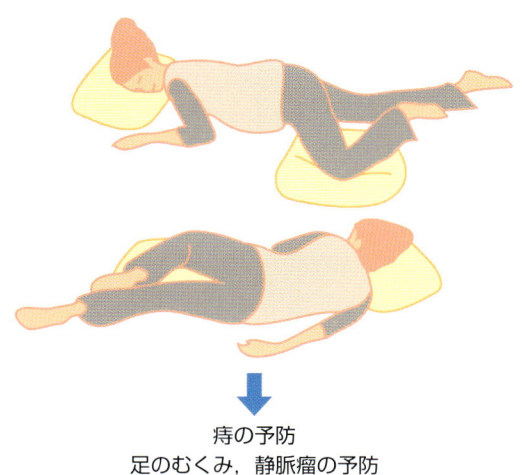

痔の予防
足のむくみ，静脈瘤の予防

↑ Sims の体位

マイナートラブルの予防・対応

- **お腹の張り**
  - 安静にする
  - 多量のおりもの，出血，痛みを伴う場合は病院に連絡
- **腰痛・腹痛**
  - 少しかかとのある幅広の靴を履く
  - 長時間立ち続けたり座り続けたりしない
  - 硬いマットレスに寝る
- **手の痛み・しびれ**
  - 塩分をとりすぎないように気をつける
  - 手を強く開閉するマッサージをする
- **痔と肛門からの出血**
  - 便秘に気をつける
  - 排便時無理にいきまない
  - 肛門周辺の清潔を保つ
  - 横向きに寝る
- **貧血**
  - 鉄分を豊富に含む食品の摂取
- **足のむくみ・つり，静脈瘤**
  - 水分を1日2L以上とる
  - 左側を上にして休む
  - 足を高くして寝る
  - 入浴中にマッサージする
- **坐骨神経痛**
  - 痛い部分を温める（入浴，温湿布）
  - マッサージ
  - 骨盤傾斜運動
- **おりものの増加と出血**
  - 通気性のよい下着を身につけ，小まめに取り替える
  - お湯で流す（腟内までは洗わない）
  - 痒みのあるとき，色に異常があるときは医師に相談

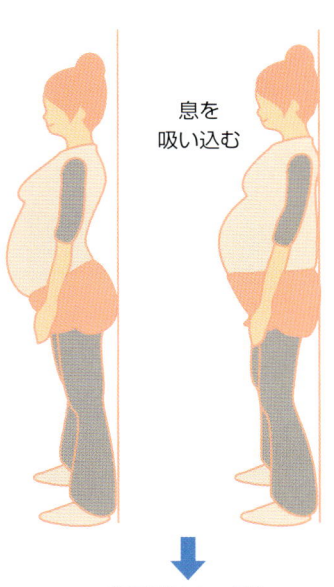

息を吸い込む

坐骨神経痛の緩和

↑ 骨盤傾斜運動

妊娠中に注意すべき症状

- **胎動減少**
  - 胎児の健康状態の悪化の可能性
  ➡ かかりつけ医へ連絡する
- **仰向けで気持ちが悪くなる**
  - 仰臥位低血圧症候群
  ➡ 横向きになる
- **子宮が頻回に硬くなる**
  ➡ どの程度までなら大丈夫で，どの程度なら病院に行くか，かかりつけ医と相談する

刺激で出血しやすくなります．内診やセックス後の茶色のおりものは熟化し過敏になった子宮腟部が傷ついたためです．血性のおりものに子宮収縮が認められる場合には妊娠36週までは切迫早産（せっぱくそうざん）の危険徴候，妊娠37週以後は陣痛（じんつう）が開始した可能性があります．

● **不安とイライラ**

お産が近づいてくると，ほっとした気持ちよりあせりを感じたり落ち着かない気分になります．無事に産めるのだろうかという不安感が増し，イライラしたり神経過敏になったりもします．周囲の人たちに「まだ？」と質問されると動揺したり，ときには興奮しやすくなります．ゆったりと散歩したり，夫との語らいの中で心のリラクゼーションを保つことが必要です．

（進　純郎）

2. 産褥　母体の変化

母体の変化

後陣痛とともに子宮復古が促進されます．悪露は赤色，褐色，黄色を経て産褥3週で白色悪露となります．脈拍は健常女性と変わらず，分娩中に上昇した血圧は徐々に下降し，分娩時に0.5℃程度上昇した体温は24時間で平熱に戻ります．血色素量は産褥5日目まで減少しますが，その後速やかに回復します．白血球数は分娩時15,000/μLまで上昇するものの，産褥6日目までには正常に復します．分娩後子宮が収縮すると腎機能は活発化し尿量が増加します．乳汁分泌は促進され，産褥3～5日まで初乳が，以後は成乳が分泌されます．尿量の増加，発汗，悪露排出，乳汁分泌などのため産褥初期には体重が減少しますが，約5週間程度で妊娠前の体重に戻ります．

マタニティーブルーズと産後うつ病

産後数日～2週間して涙もろくなり，落ち着かず悲しくなり，不安になったり，怒りっぽくなったりする状態がマタニティーブルーズで，産後一過性にみられる生理的なものです．出産後急激に低下するエストロゲン，プロゲステロンにともなって気分が落ち込んでいきます．育児が思い通りにいかず赤ちゃんに対する失望感，激しい疲労，授乳のトラブルなどによる母親としての力不足が絶望に変わり，夫の非協力や失った過去への希求憧憬の念が病態を悪化させます．落ち込みがひどいと"産後うつ病"(p142)の可能性があります．産後うつ病では涙もろい，怒りっぽいだけでなく摂食障害や無力感，育児放棄，記憶喪失など深刻な病態となります．マタニティーブルーズの対策として夫立会い出産，分娩直後のカンガルーケア，タッチケアなどが有効です．また，育児支援としての医療スタッフ，臨床心理士，保健婦などの関わりが大切です．

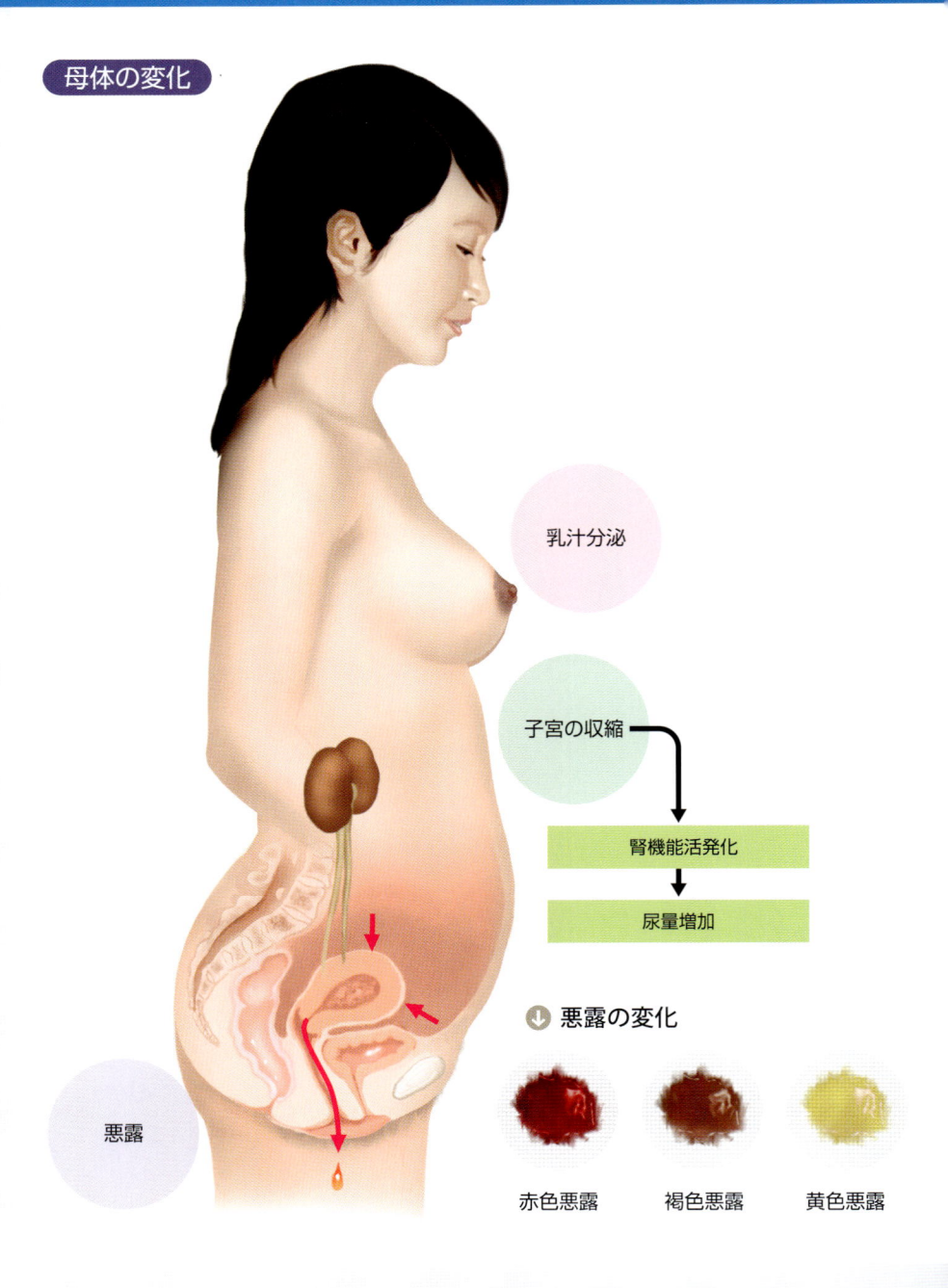

激しい疲労

産後1ヵ月頃，どうにもならないような慢性的疲労を感じる人がいます．これが母体疲労症候群です．母親は年中無休で，睡眠を奪われ，常に新しいことの連続で，一瞬たりともその緊張から逃れる術はありません．母乳保育では栄養バランスも変動し体力を徐々に奪われていきます．夫にも家事，子育てを分担してもらい頑張りすぎないようにすることが大切です．

マイナートラブル

● 正常の範囲内の子宮の痛み

分娩後すぐに生じるのは後陣痛で，大きくなった妊娠子宮が収縮してゆくためです．経産婦や多胎妊娠などで過度に子宮が伸展されていると痛みは強くなりますが，産後1週間も経てば自然に消失します．授乳期には子宮収縮を促すオキシトシンが分泌されるため痛みを感じることが多いのですが鎮痛薬を服用するほどの痛みは発来しません．

母体の変化

- 乳汁分泌
- 子宮の収縮 → 腎機能活発化 → 尿量増加
- 悪露

悪露の変化

赤色悪露　褐色悪露　黄色悪露

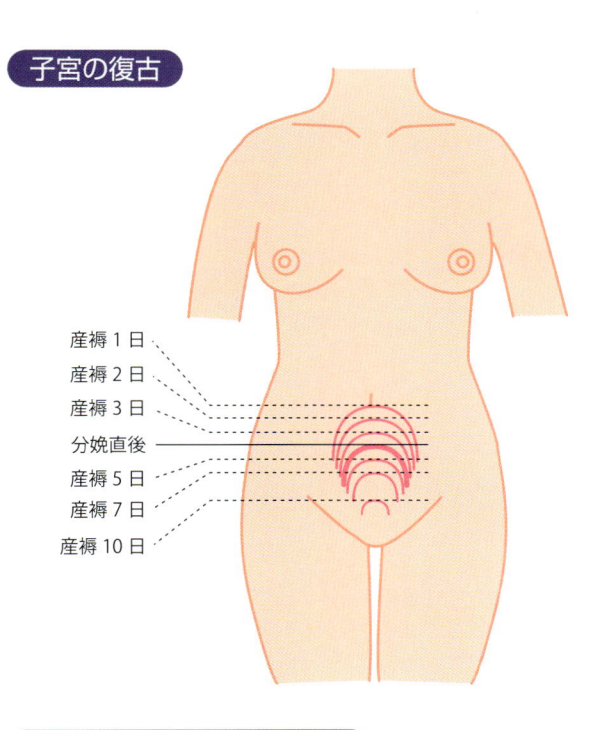

第2部 母体
第1章 妊娠・産褥の正常経過

子宮の復古

- 産褥1日
- 産褥2日
- 産褥3日
- 分娩直後
- 産褥5日
- 産褥7日
- 産褥10日

産褥期の注意事項

- **入浴について**
  - 分娩後1日でシャワー浴，4日目から洗髪してよい
  - 2〜4週目より入浴可能
- **旅行について**
  - 子宮復古が良好で心身への負担が少なければ可能である
- **家事について**
  - 子宮復古の時期（産後4週間）は無理をせず新生児の世話と身の回りのことのみ行う
- **月経の再開，性交について**
  - 性交は1ヵ月健診後にする
  - 一般的には産後5〜8ヵ月で排卵・月経再開
  - 授乳している場合は遅めになる
  - 個人差があるので，妊娠したくない場合は避妊する
- **睡眠と休養**
  - 1日8時間以上睡眠をとり，昼間もできるだけ横になる
- **腹帯**
  - 4〜6週間は巻いておく

妊娠期・授乳期の体重変化

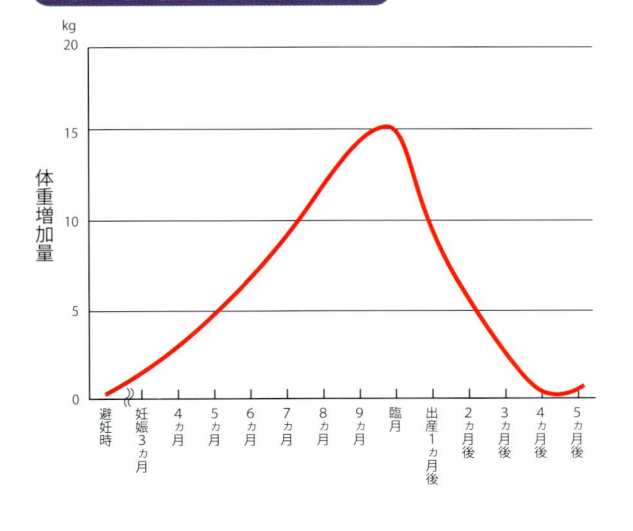

（kg / 体重増加量。避妊時・妊娠3ヵ月・4ヵ月・5ヵ月・6ヵ月・7ヵ月・8ヵ月・9ヵ月・臨月・出産1ヵ月後・2ヵ月後・3ヵ月後・4ヵ月後・5ヵ月後）

マイナートラブルの予防・対応

- **後陣痛**
  - 急速な子宮復古のためなので，気にせず安静を心がける
- **会陰切開の痕の痛み**
  - 通常会陰切開は吸収糸で行うため，産後1ヵ月くらいまでには緩和される場合が多い
  - 拍動性の場合は注意する
- **マタニティーブルーズ**
  - 分娩後のカンガルーケア，タッチケア
  - 育児支援者，スタッフとの関係が大切
  - 一過性のものなので，無理に解消しようとしない
  - ひどい場合は"産後うつ病"の可能性があるので専門家に相談
- **分娩後尿失禁**
  - 骨盤底筋群の弛緩，膀胱の下垂のためで，経産婦に多い
  - 骨盤底筋を鍛えるエクササイズを行う

● 抜糸されると痛いか

　会陰裂傷部縫合部に感染を伴うと痛みを強く感じることがあります．産後は局部の消毒などのケアを行うことで痛みを軽減できます．抜糸時には一過性に痛みを伴いますが，抜糸後は局所の循環障害が改善されるため発赤・腫脹が消失し疼痛が消失します．

● 産後1ヵ月までの生活上の留意点

①入浴：以前は湯からの感染を避ける目的で産後1ヵ月は入浴を控えるように指導されていましたが，最近では入浴による細菌感染はなく，会陰部の腫脹や発赤を軽減させ傷跡を癒す作用があること，痔の改善に役立つこと，全身の代謝を活発にして産後の肥立ちをよくするなどの利点が確認され産後2〜4週目より入浴することが推奨されています．

②旅行：産後は育児・授乳により慢性的な疲労を感じる女性が多いようです．疲労の元は母親業に伴う精神的なストレスが主なので，時には夫と一緒に旅行することも気分転換になります．

③家事：産後の疲労の蓄積は育児と家事によるものです．からだが母親業に順応していけるように家事・育児ともに夫に分担してもらい，暇な時間をつくって休息できるように努めましょう．冷たい水での家事は冷え症の原因になります．

● 月経開始とセックス

　月経開始は授乳の有無で遅くなったり，早くなったりします．セックスは産後4週間も経てば再開できます．

（進　純郎）

2. 産褥　乳汁分泌と乳房ケア

乳房の解剖

　ヒトでは，乳房は胸壁前面に半球状の隆起として存在し，乳房の中央に突出する部分を乳頭といいます．乳頭には勃起組織があり，刺激により大きくなり授乳しやすくなります．その乳頭の周囲に乳輪があります．
乳輪：乳輪には，乳頭の皮膚を保護する働きのあるMontgomery腺があります．
乳管：乳腺の各小葉から乳頭へ乳汁を運ぶ導管を乳管と呼びます．
乳頭と乳管口：乳頭の表面には15～20の乳管の開口部が存在します．
腺胞：ここで母乳がつくられます．

乳汁分泌のしくみ

　妊娠すると胎盤から分泌されるエストロゲン，プロゲステロンの働きにより乳腺は発育します．さらに下垂体前葉からプロラクチン，副腎皮質ホルモン，甲状腺ホルモン，インスリン，胎盤性ラクトーゲンなどの作用も加わり乳腺の発育は促進されます．
　分娩により胎盤が排出されると，プロラクチンが増加し乳汁分泌が開始します．新生児が乳頭を吸引すると，その刺激によってオキシトシンの放出が促されます．

● **プロラクチン**
・プロラクチンは腺胞に作用して母乳を作らせます．
・プロラクチンは母親の眠気を誘い，リラックスさせることができます．
・腺胞が母乳を産生するためには，プロラクチンの濃度が高く保たれる必要があります．その濃度は新生児が吸啜する間に増加します．

● **オキシトシン**
・オキシトシンは腺胞のまわりの細胞を収縮させて母乳を乳管から乳管口へ送り込みます．この過程を射乳反射と呼びます．
・オキシトシンは，子宮に働き産後の子宮復古を促進します．

乳房の解剖

乳管／乳腺組織（腺胞）／乳頭／乳管口／乳輪／支持組織／乳管／筋上皮細胞　オキシトシンにより収縮する／腺細胞　プロラクチンによって分泌が起こる

乳汁分泌のしくみ

視床下部／下垂体／プロラクチン／オキシトシン／吸啜刺激／乳腺組織／子宮

ユニセフ・WHO「母乳育児成功のための10カ条」

1. 母乳育児の方針を全ての医療に関わっている人に，常に知らせること
2. 全ての医療従事者に母乳育児をするために必要な知識と技術を教えること
3. 全ての妊婦に母乳育児の良い点とその方法をよく知らせること
4. 母親が分娩後，30分以内に母乳を飲ませられるように援助すること
5. 母親に授乳の指導を十分にし，もし，赤ちゃんから離れることがあっても母乳の分泌を維持する方法を教えること
6. 医学的な必要がないのに母乳以外のもの，水分，糖水，人工乳を与えないこと
7. 母子同室にする．赤ちゃんと母親が一日中24時間，一緒にいられるようにすること
8. 赤ちゃんが欲しがるときに，欲しがるままの授乳を進めること
9. 母乳を飲んでいる赤ちゃんにゴムの乳首やおしゃぶりを与えないこと
10. 母乳育児のための支援グループを作り援助し，退院する母親に，このようなグループを紹介すること

妊娠中の乳房ケア

● **ゆったりとした下着をつける**
　赤ちゃんに吸われても痛みを感じないですむように妊娠中から乳頭を鍛えておくことが大切です．乳房・乳頭の圧迫を防ぎ，皮膚の強化のために，ブラジャーは無理に使用する必要はありません．もし，ブラジャーを使用するときは，乳腺組織を圧迫しないゆったりとしたものを選ぶようにします．

● **乳かすがあったら取り除く**
　妊娠初期より，初乳分泌がみられるようになります．そのまま放置しておくと乳管口をふさぐことがあるため，入浴時に洗って清潔にするようにします．

● **動物性脂肪の過剰摂取を控える**
　母乳は白い血液とも言われます．動物性脂肪の多い血液から作られる母乳は授乳期の乳管閉塞を起こしやすくします．

乳管開通法

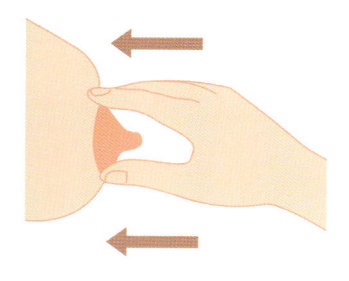

乳輪の境界線に親指，示指，中指の3指の腹を当て，基底部に向けて水平にゆっくり押します．

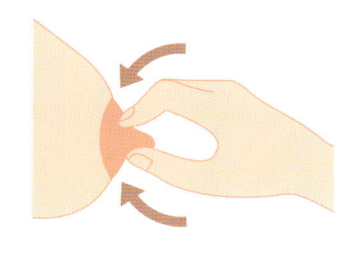

3指の腹を合わせるようにしながら，乳輪全体をつまむようにします．

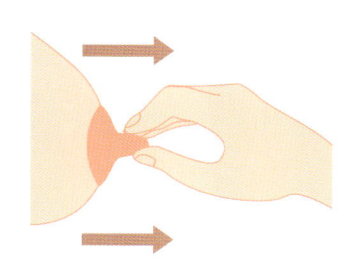

乳輪全体をつまんだまま，乳管の開口部に向かってしごくような感じで引き伸ばすようにします．

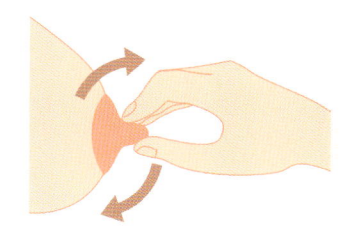

そのまま，親指，示指，中指の3指で乳頭を直角になるようにつまみ，3指の腹でこよりをよるように，徐々に力を加えて繰り返しもみます．

効果的な吸啜のための吸着

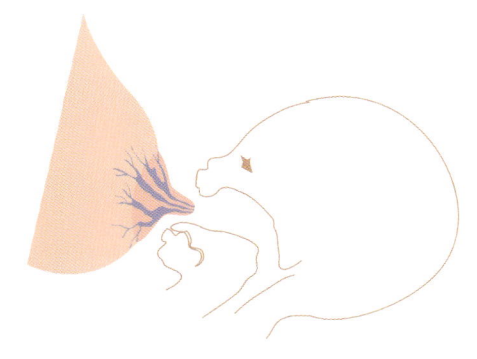

良い吸啜姿勢

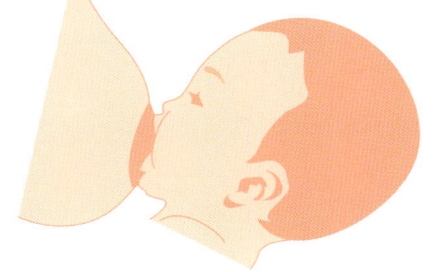

赤ちゃんがうまく乳房に吸い付いている．

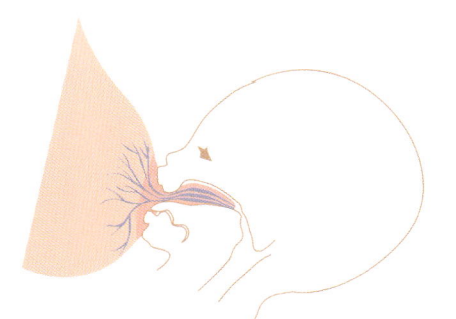

乳房が伸びて赤ちゃんの口の中で「吸い口」を形成している．

赤ちゃんは，大きく口を開けて乳房を含もうとしている．乳首は赤ちゃんの口蓋を向いている．下唇は，乳首の十分下方にある．

悪い吸啜姿勢

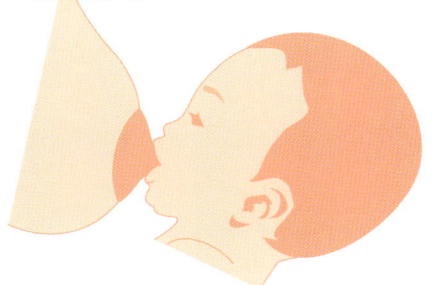

赤ちゃんがちゃんと乳房に吸い付いていない．

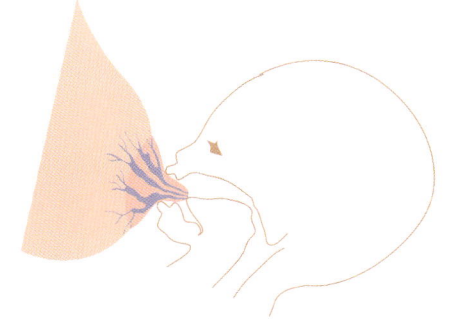

赤ちゃんは乳首だけを吸っていて，舌は口の中の後方に保持されている．

● 乳管開通を行う

正期産の時期に入ったら，乳頭のマッサージを行うようにします．

産褥期のケア

産褥期は，早期に母親の乳頭を赤ちゃんに吸わせることに大きな意味があります．

分娩後は，早期からの母子同室を行い，赤ちゃんの欲求に合わせた授乳が大切です．

また，効果的に母乳育児を行うためには，母親と赤ちゃんの授乳姿勢（p45）・正しい吸着の観察が必要です．

母乳育児成功のための10ヵ条

ユニセフとWHOが母乳育児がスムーズにはじめられることを目的に，1989年に発表しました．

これらは母乳育児支援を行う医療提供者側が守るべき項目です．

母乳育児支援のポイント

母乳育児支援は，授乳を通じて母親になっていく過程を支えることであり育児力を育てることが大切です．よって，乳房のケアも母親の乳房ばかりに視点を置かず，その母親と赤ちゃんすべてに目を向けていく必要があります．大切なことは，母親のできたことを認め，その姿勢を支持し，見守ることです．

（小澤千恵）

2. 産褥　家族計画

家族計画の目的

家族計画の目的とは，親としての責任を自覚して，子どもを産み育て，幸せな家庭を築いていこうということです．そのためには，健康状態や年齢，子どもの数や間隔，家庭の経済力などを考慮して，すべての子どもは待ち望まれた子（every child a wanted child）として産むことを意味します．

産後の避妊

授乳しない女性や離乳後の女性の場合，何らかの避妊を産直後から考えなければなりません．授乳しなければ，産褥期最初の排卵は，分娩後30〜90日頃には再来すると推計されます．そのためにも，避妊は産後30日くらいまでには始めなければなりません．その際，経口避妊薬では授乳していなければ分娩後21日を経過後，授乳していても6ヵ月経過後から，子宮内避妊具（IUD/IUS）は分娩直後，あるは子宮がある程度復古した産後4週間以降に挿入することが原則です．

● コンドーム

産後は排卵抑制のために妊孕力が低下していることもあって，失敗妊娠の可能性は少なくなります．また授乳中であっても，母乳の質や分泌量に影響を与えないので産後の避妊法としては適当です．しかし，排卵の再開が見込まれ，妊娠の危険性が高くなってからのコンドーム単独使用は推奨しかねます．そのため，コンドーム使用に際しては，殺精子剤などの併用が重要です．

● 不妊手術

避妊の確実性から，出産直後に卵管結紮術を行う方法があります．帝王切開を施行する場合には，術中に合わせて手術を行えば，入院期間の延長を必要としません．出産直後であれば，乳汁分泌に影響を及ぼすことがありませんが，産後7〜14日での手術では麻酔の使用によって分泌量が低下することがあります．最近では，再吻合手術が可能になったとはいえ，永久不妊の手術と考えるべきで，出産回数が少なく，将来さらに妊娠を望むカップルには不向きです．

● 子宮内避妊具（IUD/IUS）

IUDは避妊効果が高く，しかも乳汁分泌の量，質ともに悪影響を及ぼさないことから，産後の避妊法として推奨されるものの一つです．IUDの装着時期は，出産直後では炎症や子宮穿孔などの危険があったり正しい位置に装着できず失敗妊娠の起こる危険性があるので，悪露が完全に消失し，子宮復古も完了する産後4週間以降がよいと一般的に考えられています．授乳中には，オキシトシン分泌の過剰のために子宮穿孔の恐れがあるとの研究があるので，授乳期女性のIUD挿入に際しては，特に入念にゾンデを用いて子宮腔長を測定することが必要です．最近ではレボノルゲストレル放出子宮内避妊システム（ミレーナ）が発売されています．

● 経口避妊薬（ピル）

ピルは，現在ある可逆的な避妊法の

各種避妊法の特徴

方法と失敗率*	避妊機序と内容	長所	短所
経口避妊薬（ピル） 0.3〜9% （ただしわが国で行われた臨床試験成績では0.29%）	・エストロゲン＋プロゲストーゲンの配合剤 ・排卵を抑制，子宮頸管粘液の性状を変化させ精子の進入を困難にさせる．子宮内膜の変化により着床を阻止する	・正確に服用すれば避妊効果がきわめて高い ・行為と無関係に避妊できる ・副作用に対する期待が大きい．周期調節，月経困難症の改善，貧血，良性乳房疾患，骨盤内感染症，子宮外妊娠，良性卵巣嚢腫，子宮体癌，卵巣癌などの予防	・医師の診察を受け，正確な服用が必要 ・悪心，破綻出血，点状出血，乳房緊満感，頭痛，体重増加，気分の変化など ・副作用：血栓症，心血管障害，脳血管障害，乳癌，子宮頸癌
子宮内避妊具（IUD） 0.2〜0.8 0.1〜0.8% （薬剤付加IUD）	・プラスチック製の器具を子宮内に挿入する ・受精卵の着床を妨げる ・わが国ではユウセイリング，FD-1，銅付加IUD，IUS（レボノルゲストレル放出子宮内避妊システム）がある	・いったんIUDを挿入しておけば避妊の必要はない ・挿入後は数年間使用できる ・熟練した医師によって挿入してもらう ・性行為と無関係に避妊できる	・子宮を傷つけたり穿孔しないよう挿入には注意を払わねばならない ・時に不正出血や脱出がある ・骨盤内感染症が増加 ・月経痛，腹痛，子宮外妊娠が起こり得る
コンドーム 2〜18%	・ラテックスゴムあるいはポリウレタン製でペニスに装着する ・精子の腟内進入を防ぐ ・わが国で最もポピュラーな避妊具	・性感染症（STI）を防止できる ・男性が避妊に責任を果たせる	・性感を損ねるという声もある ・ラテックスアレルギーの男女には不向き
殺精子剤 18〜28% （ただし，わが国では殺精子剤は発売されていない）	・錠剤，フィルムなどでできている ・性交前に腟内に挿入し，精子の受精能力を奪う ・精子の子宮内進入を防ぐ	・使用方法が簡単 ・医師の処方が不要 ・他の方法と併用すると避妊効果を高められる ・あるSTI予防に効果がある	・失敗率が高い ・挿入と性交の間に，効果を高めるための待ち時間が必要 ・効果持続時間が限られている ・薬物アレルギーの男女には不向き
腟外射精 4〜22%	・性交中の射精直前に男性がペニスを腟外に抜去して射精する	・若い世代でよく使われる ・経費がいらない	・失敗率が高い ・特に男性の射精コントロールが必要 ・精液が腟内や外陰部に付着すると妊娠しやすい
不妊手術 女性0.5% 男性0.10〜0.15%	・精子の体外排泄を防ぐ（精管結紮法） ・卵子の卵管移動を防ぐ（卵管結紮法）	・避妊効果は確実	・手術後，子どもを欲しても不可能であることが多い ・熟練した医師による手術が必要

＊ 失敗率は，各種避妊法使用開始後1年間の失敗率（妊娠率）

産後の避妊法

授乳中	・十分な授乳を行っている間は無排卵，無月経であるが，避妊に無関心であってはならない
コンドーム	・悪露などがある場合には，感染防止を兼ねた避妊法として重要 ・授乳中であれば失敗妊娠の可能性は少ないこと，母乳の質や分泌量に影響を与えないことから，産後の避妊法として適当 ・排卵が再開後はコンドームと殺精子剤の併用を推奨
不妊手術	・帝王切開の術中に行うことがある ・出産直後に行うのであれば，麻酔などによって乳汁分泌に影響が及ぶことはない ・顕微鏡下手術の発達によって再吻合が可能になったとはいえ，永久不妊手術を考えるべきである
IUD（子宮内避妊具）・IUS（レボノルゲストレル放出子宮内避妊システム）	・IUD/IUSは避妊効果が高く，しかも乳汁分泌の質，量に影響を及ぼさないことから，産後の避妊法として推奨される一つ ・IUD/IUSの装着時期は，出産直後では炎症や子宮穿孔などの危険性がある ・一般的には分娩後1ヵ月くらいの挿入が適当
経口避妊薬（OC）	・エストロゲンとプロゲストーゲンとの配合剤では，乳汁分泌抑制作用が強く，授乳中は控えるべき ・断乳を計画している女性では，避妊と乳汁分泌抑制の両面から適当 ・プロゲストーゲン単独ピル，いわゆるミニピルが推奨されるが，わが国では未承認である

各種避妊法

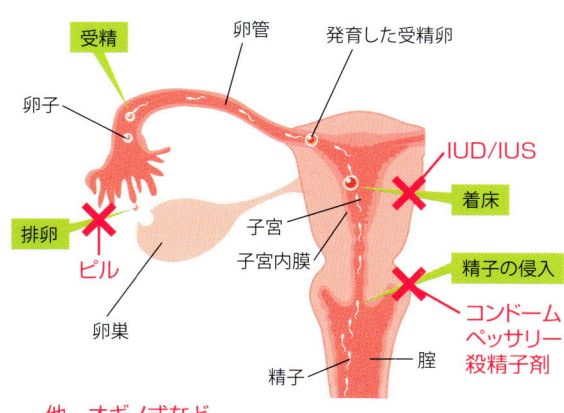

受精 — 卵管 — 発育した受精卵
卵子
IUD/IUS — 着床
排卵 — ピル
子宮 — 子宮内膜
精子の侵入
コンドーム／ペッサリー／殺精子剤
卵巣 — 精子 — 腟
他，オギノ式など

IUDの種類

現在厚労省が許可しているのは5種類．材質はポリエチレン・ナイロン製が多い．

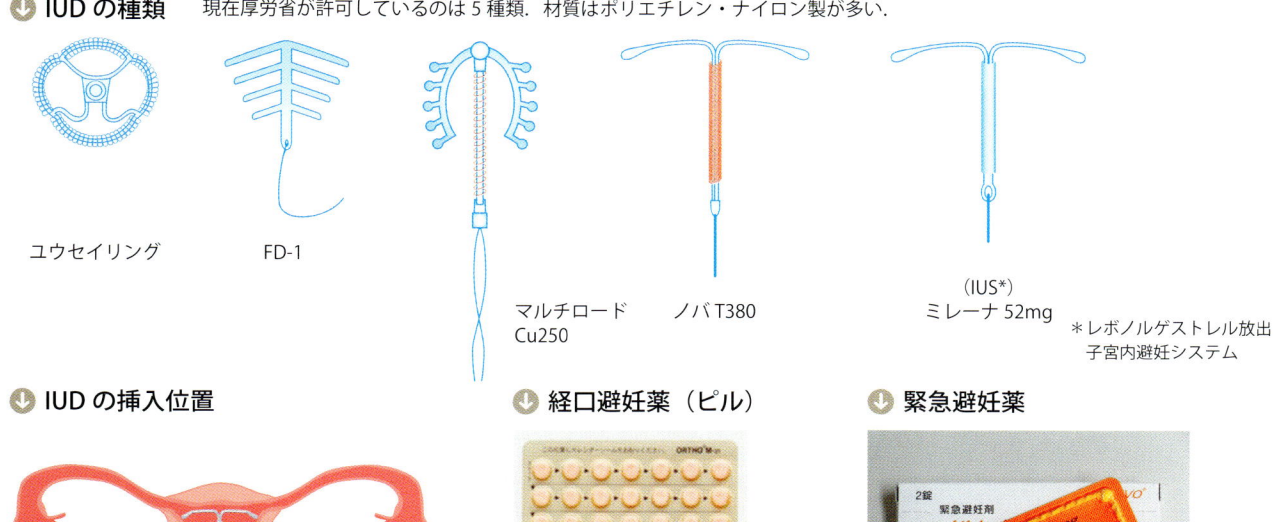

- ユウセイリング
- FD-1
- マルチロード Cu250
- ノバ T380
- （IUS*）ミレーナ 52mg

*レボノルゲストレル放出子宮内避妊システム

IUDの挿入位置

経口避妊薬（ピル）

緊急避妊薬

中で，最も避妊効果の高いものですが，特にエストロゲンとプロゲストーゲンの配合剤ピルでは，乳汁分泌抑制作用が著しく，授乳中は控えるべきです．しかし，働く女性などのように積極的に断乳を計画している女性では，避妊と乳汁分泌抑制という面から配合剤ピルは好都合です．

● 緊急避妊法

避妊しなかった，避妊に失敗した，レイプ被害に遭ったなどに際して，性交後に行う最後の避妊法．レボノルゲストレル単剤（0.75mg）による緊急避妊薬では，性交後72時間以内に2錠服用します．緊急避妊薬の作用機序は排卵の抑制あるいは遅延です．そのために緊急避妊薬服用後，月経が起こる前での性交のために妊娠する場合がありますので，翌日から低用量ピルを服用させます．この場合，7日間はコンドームなどでバックアップする必要があります．妊娠阻止率は84％ですが，要指示薬であるので医療機関受診が必要であり，性交後72時間以内でないと避妊効果が低下します．また，性感染症を予防することはできません．

妊娠経験を有する女性で性交後120時間以内であれば<u>銅付加子宮内避妊具</u>が用いられることがあります．緊急避妊法はあくまでも緊急対応の避妊法ですので，繰り返す必要がないように，低用量ピルなど確実な避妊法選択を心掛けることが大切です．

（北村邦夫）

第2部 母体

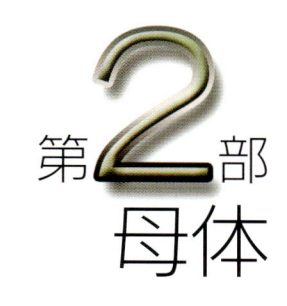

第2章 妊娠・産褥の異常

1. 妊娠中　妊娠初期の異常

妊娠初期の出血

妊娠初期の出血は比較的よくみられる症状ですが，出血量と重症度は必ずしも相関しないため，原因を鑑別することが重要となります（図参照）．

● 絨毛膜下血腫

絨毛膜下血腫は妊娠初期に出血をきたす疾患として頻度の高いものです．超音波検査にて，卵膜と子宮壁の間にエコーフリースペースとして認められ（黒く見える），病理組織学的には脱落膜と絨毛膜との間に母体血流が貯留している状態です．血腫の多くは1～3ヵ月で自然に消失するといわれていますが，増大したり，感染を併発することにより流早産の原因となることもあります．治療は安静，腟内洗浄や抗菌薬による感染の予防，場合により子宮収縮抑制薬の投与が行われます．

重症悪阻

妊娠初期に50～80％の妊婦は悪心・嘔吐を経験します．これを妊娠嘔吐（つわり）といいます．そして"つわり"が悪化し，食物の摂取が損なわれ，体重減少，脱水症状を呈し，治療を要する状態になった場合を妊娠悪阻といい，さらに嘔吐が持続し，高度の脱水状態となり，電解質のバランスが崩れ肝腎機能障害になった場合を重症悪阻といいます．

● つわり・妊娠悪阻の症状

"つわり"は，早朝，空腹時に発症することが多く，気分・嗜好の変化，唾液分泌亢進，全身倦怠感を訴えることもあります．

重症悪阻の状態になると経口摂取困難，頻回の嘔吐により脱水，電解質異常を呈し，肝腎機能を障害します．体内では，飢餓状態により脂肪の分解が進みケトン体が産生され，尿中にケトンを認めます．また，高度の脱水による深部静脈血栓症，ビタミンB₁不足によるWernicke脳症にも注意が必要です．

出血

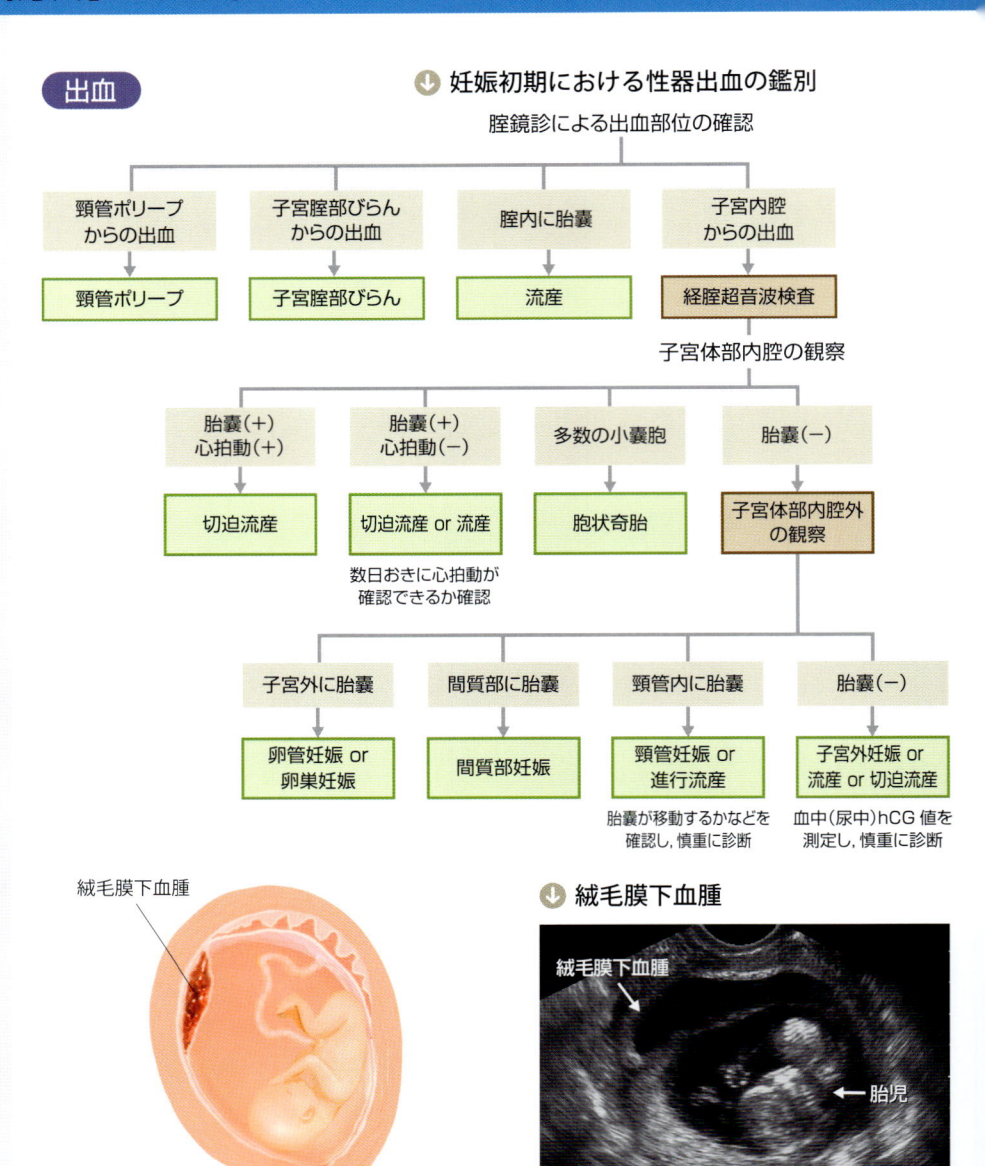

妊娠初期における性器出血の鑑別

腟鏡診による出血部位の確認

- 頸管ポリープからの出血 → 頸管ポリープ
- 子宮腟部びらんからの出血 → 子宮腟部びらん
- 腟内に胎嚢 → 流産
- 子宮内腔からの出血 → 経腟超音波検査

子宮体部内腔の観察

- 胎嚢(＋)心拍動(＋) → 切迫流産
- 胎嚢(＋)心拍動(－) → 切迫流産 or 流産（数日おきに心拍動が確認できるか確認）
- 多数の小囊胞 → 胞状奇胎
- 胎嚢(－) → 子宮体部内腔外の観察
  - 子宮外に胎嚢 → 卵管妊娠 or 卵巣妊娠
  - 間質部に胎嚢 → 間質部妊娠
  - 頸管内に胎嚢 → 頸管妊娠 or 進行流産（胎嚢が移動するかなどを確認し，慎重に診断）
  - 胎嚢(－) → 子宮外妊娠 or 流産 or 切迫流産（血中（尿中）hCG値を測定し，慎重に診断）

絨毛膜下血腫

● つわり・妊娠悪阻の原因

原因は今なお不明ですが，内分泌要因，精神的要因が関与しているとの説が以前よりあります．精神的要因の関与も古くからいわれており，一般に依存的な性格，精神的に未熟な人に発症頻度が高いとされていますが，あくまで修飾因子にすぎないと考えるのが一般的です．

● 重症悪阻の治療

高度の脱水，電解質異常を改善させるため，補液による十分な水分補給および糖質の補給，電解質の補正が必要となります．また，Wernicke脳症を予防するため，ビタミンB剤を中心としたビタミン剤を補給することも大切です．重症例，遷延例では中心静脈からの高カロリー輸液を行うこともあります．悪心・嘔吐に対する薬物療法は，妊娠初期であるため賛否両論もありますが，メトクロプラミドを中心とした制吐剤が一般的に使用されています．また，半夏厚朴湯などの漢方製剤も使用されています．

第2部 母体
第2章 妊娠・産褥の異常

重症悪阻
重症悪阻による身体の変化

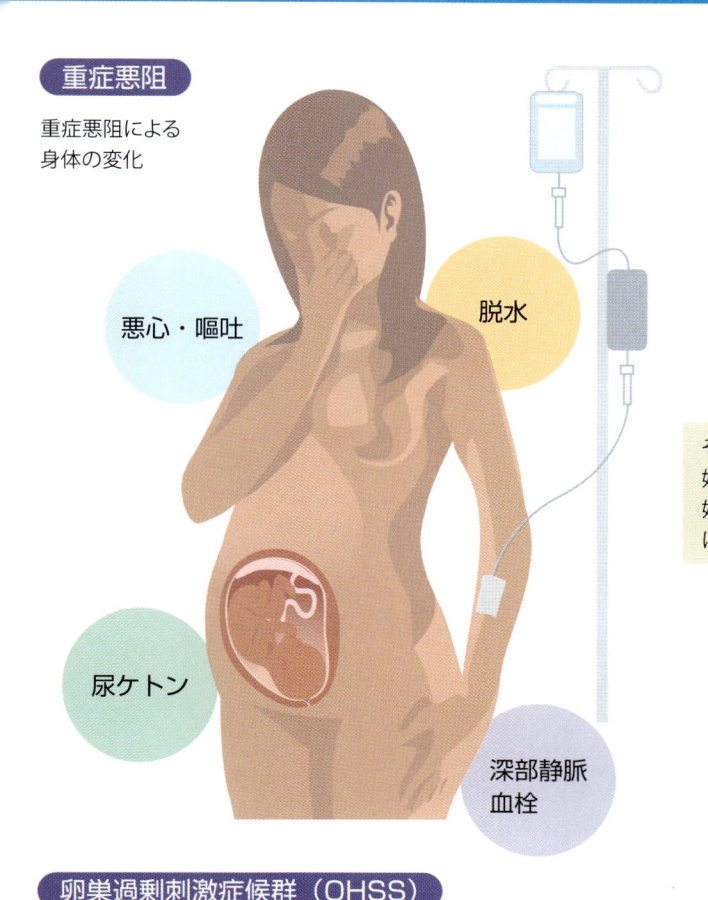

- 悪心・嘔吐
- 脱水
- 尿ケトン
- 深部静脈血栓

ルテイン嚢胞

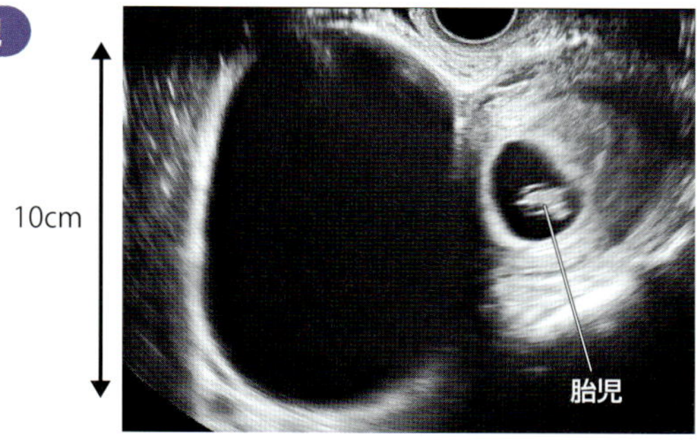

↑ 妊娠7週 経腟超音波
長径約10cm

その後，
妊娠10週で，長径約8.5cm
妊娠12週で，長径約5.5cm
に縮小

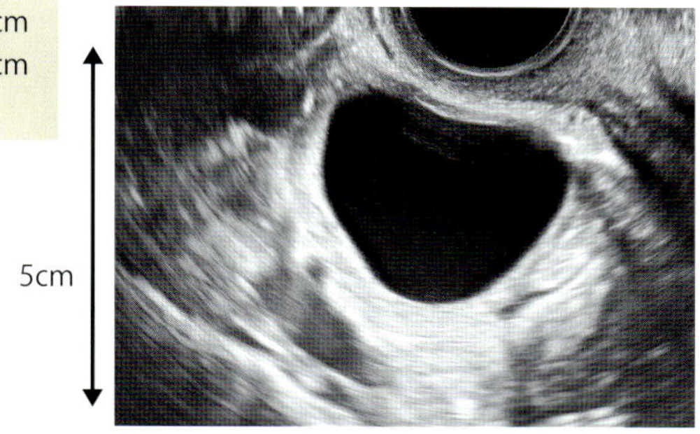

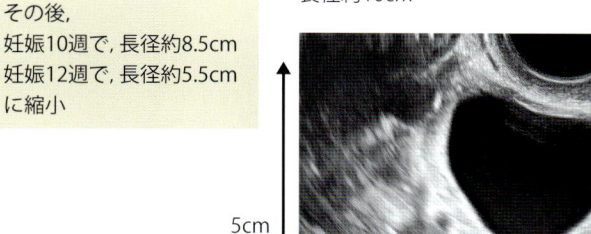

↑ 妊娠17週 経腟超音波
長径約3.5cmに縮小

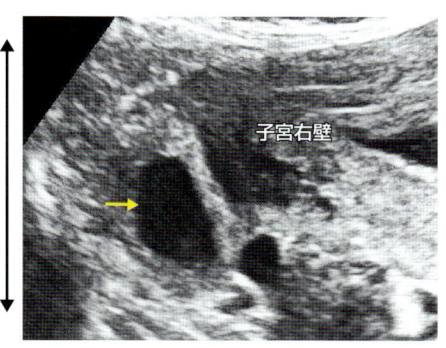

卵巣過剰刺激症候群（OHSS）
多嚢胞性に腫大した卵巣

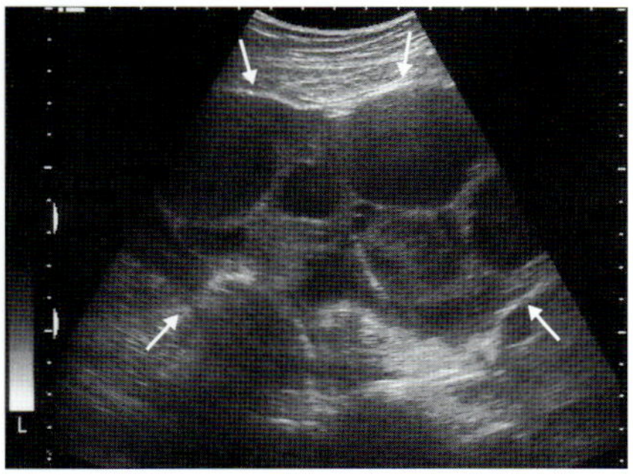

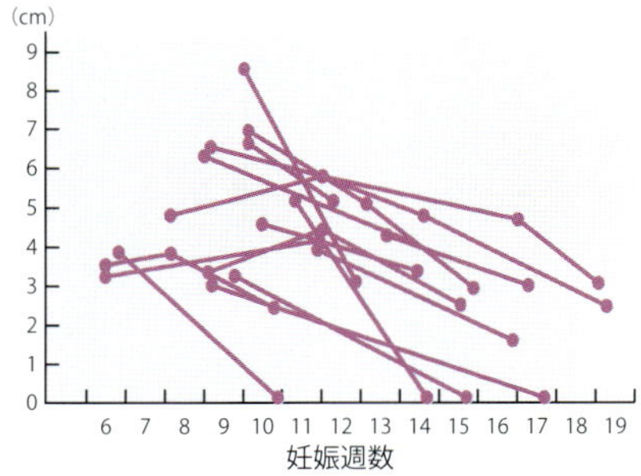

↑ ルテイン嚢胞最大径の変化

↑ 妊娠25週 経腹超音波
長径約2cmに縮小（矢印）

妊娠初期の下腹痛

妊娠初期に下腹痛がみられた場合，それが妊娠によるものか，偶発的に妊娠に合併したものかを鑑別することが重要です．妊娠に伴うものでは，切迫流産や異所性妊娠などを考える必要があります．また偶発的なものとしては卵巣嚢腫茎捻転のような婦人科疾患はもとより，急性虫垂炎などの内科・外科疾患や尿路結石などの泌尿器科疾患も念頭に置かなければなりません．卵巣嚢腫茎捻転では，妊娠前から存在した卵巣嚢腫のほか，ルテイン嚢胞や卵巣過剰刺激症候群（OHSS）により増大した卵巣が茎捻転する場合もあります．

●ルテイン嚢胞

妊娠初期に出現し，妊娠経過とともに自然に縮小するもので，茎捻転を起こさなければ手術の必要はありません．

●卵巣過剰刺激症候群（OHSS）

OHSSは，不妊治療にて使用される排卵誘発剤の投与により，卵巣腫大，胸腹水の貯留，血液濃縮および循環血液量減少を3大症状として発症する症候群であり，妊娠が成立することにより増悪します．重症例では血栓症，腎不全，呼吸不全などを合併し全身管理が必要となることもあり，多臓器不全により死に至ることすらあります．

（長井智則）

1. 妊娠中　切迫早産，pretermの前期破水

絨毛膜羊膜炎と切迫早産，pretermの前期破水

周産期医療の進歩により我が国の周産期死亡率は年々低下し，2009年の周産期死亡率は4.2で欧米と比較しても最も低くなっています．しかし，周産期死亡率が低下した現在でも，妊娠28週未満，特に妊娠25週未満の低出生体重児（未熟児）の生命予後，長期予後はきわめて悪く，妊娠28週未満の早期早産の予防は重要な問題です．妊娠28週未満の流早産は絨毛膜羊膜炎（以下CAM）などの炎症や頸管無力症（以下無力症）が主な原因で，CAMや無力症の予防法，管理法を確立することは重要です．流早産・破水機序とその予防対策を図に示します．

細菌性腟症などが背景にあると容易にCAMが発症します．これらの炎症により，局所での炎症性サイトカイン（IL-1β，TNF-αなど）が誘導され，これらのサイトカインはプロスタグランジン（PGs）の律速酵素であるシクロオキシゲナーゼを誘導し，最終的には子宮筋でPGE_2や$PGF_{2α}$が産生され子宮収縮が起こります．同時に炎症により顆粒球が遊走し，顆粒球エラスターゼが分泌されます．顆粒球エラスターゼは卵膜の脆弱化をもたらし，破水が起こりやすくなります．これが，pretermの前期破水の原因です．

頸管無力症

無力症とは，妊娠中期に明らかな子宮収縮が認められないにもかかわらず，子宮頸管が展退，開大し，適切な治療を行わないとすみやかに流早産に至るものをいいます．また，次回妊娠時も反復するという特徴があります．無力症の既往歴のある経産婦の診断は容易ですが，初産婦の診断は困難な場合が多く，無力症の好発時期（妊娠20～22週）の前後では，2週おきに経腟超音波で子宮頸部の観察を行い，内子宮口の開大や羊水腔の膨隆（funneling）の有無を観察します．それでも，進行が速く流早産を防げない場合があ

子宮頸管長と早産の危険率

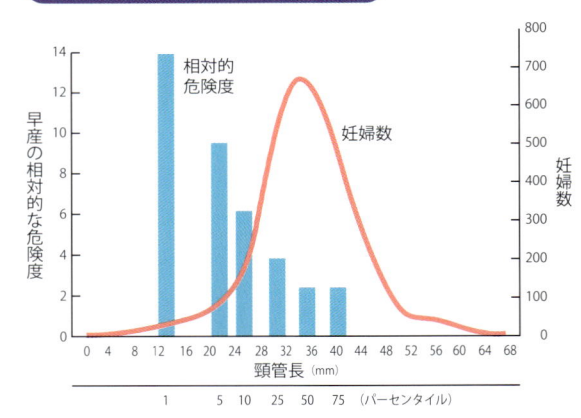

（Iams JD, et al：N Engl J Med 334：567-573, 1996）

頸管長測定

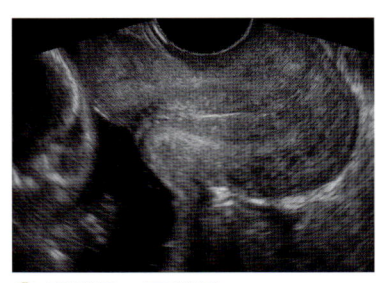

↑ 頸管長　正常例

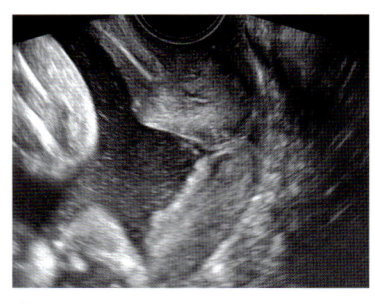

↑ 頸管長　短縮例

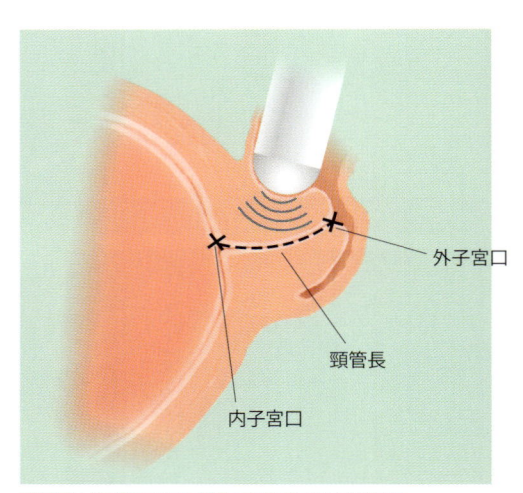

頸管長は外子宮口と内子宮口の間の距離を計測する．

図はOhio州立大学のIamsらが約2,500人の正常妊婦の頸管長を測定することにより作成した，妊娠24週での頸管長の分布と早産の危険率である．曲線は，横軸で示される頸管長に対する右縦軸で示される妊婦数を連続的に繋いだもので，頸管長の分布を表している．棒グラフは横軸で示される頸管長の妊婦が正常な頸管長の妊婦（ここでいう正常とは75パーセンタイル以上と規定）と比較したときの妊娠35週未満の早産のリスクを示す．すなわち，50パーセンタイル（35mm）以下の頸管長の妊婦では正常と比較し，早産のリスクは2.35倍，同様に25パーセンタイル（30mm）以下の妊婦では3.79倍，10パーセンタイル（26mm）以下の妊婦では6.19倍，5パーセンタイル（22mm）以下の妊婦では9.49倍，1パーセンタイル（13mm）以下の妊婦では13.99倍ということになる．

ります．

無力症と診断したら，頸管縫縮術（以下縫縮術）を行います．縫縮術には内子宮口の位置で縫縮するShirodkar手術（以下S手術）と，外子宮口の位置で縫縮するMcDonald手術（以下M手術）があります．S手術の方が技術的には難しいのですが，無力症では始めに内子宮口の部分が開大するので，この部分を縫縮するS手術は外子宮口の位置で縫縮するM手術より効果の点で優れていると考えられます．

●Shirodkar手術

子宮口の開大や展退がない場合は通常S手術を行います．子宮腟部を塚原鉗子で把持し牽引し，20万倍ボスミン生食液®注入後，膀胱下端を2cm横切開します．膀胱剥離後，腟部後壁を1cm縦または横切開し，直腸を頸部から剥離します．その後，前方では子宮頸部の外側で膀胱子宮靱帯の内側，後方では子宮頸部の外側で仙骨子宮靱帯の内側にあたる刺入部位を露出させます．これを左右対称に行います．こ

頸管縫縮術の縫縮位置

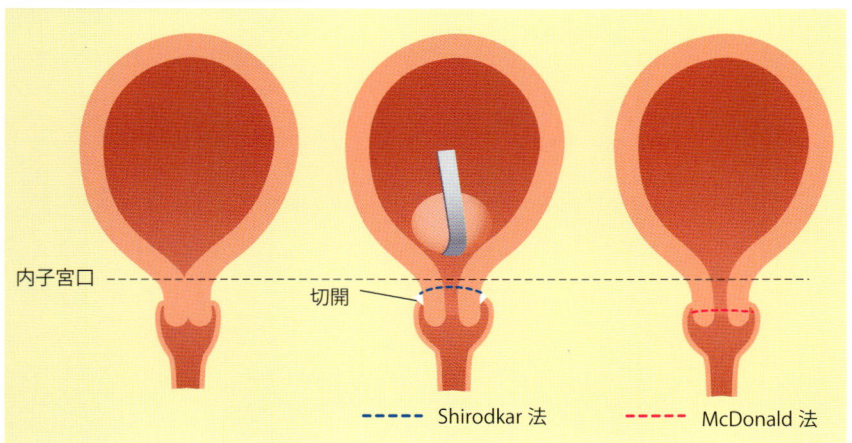

- - - - - Shirodkar 法
- - - - - McDonald 法

McDonald 氏手術

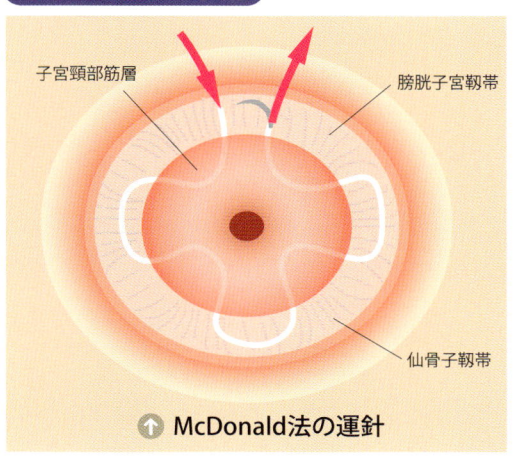

子宮頸部筋層　膀胱子宮靱帯
仙骨子宮靱帯

↑ McDonald法の運針

流早産・破水機序とその予防対策

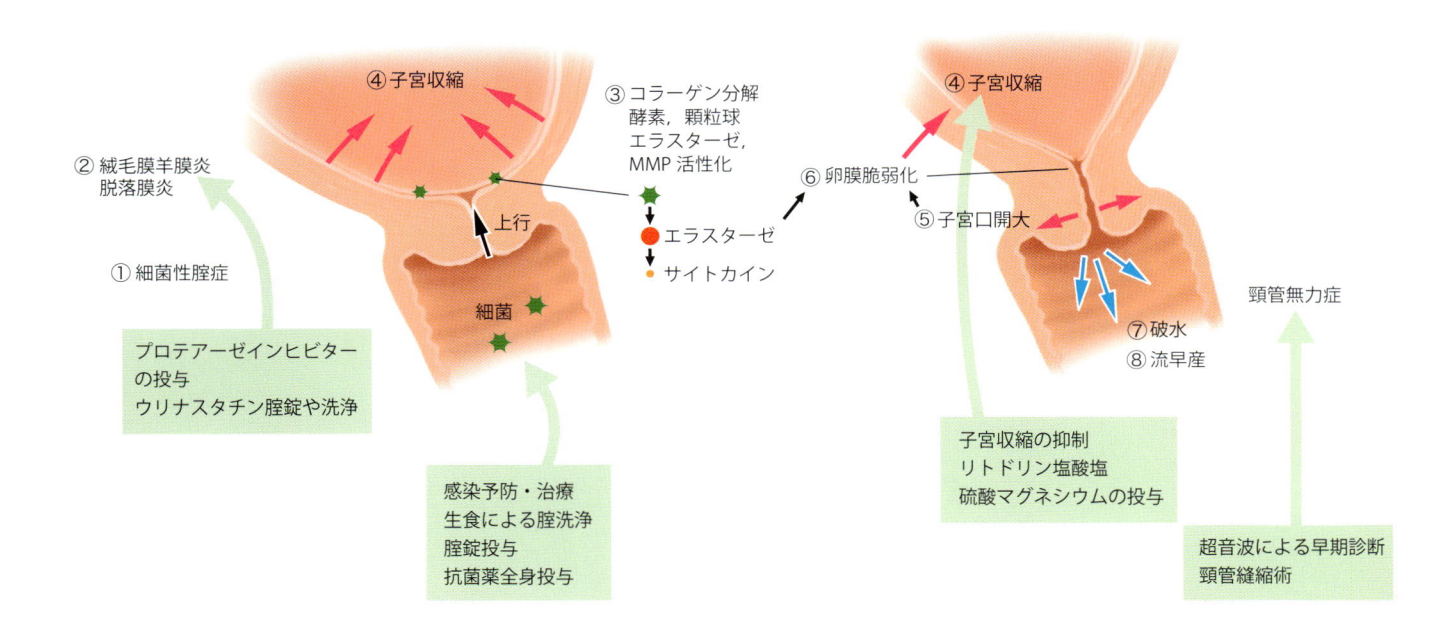

④ 子宮収縮
③ コラーゲン分解酵素，顆粒球エラスターゼ，MMP 活性化
② 絨毛膜羊膜炎　脱落膜炎
上行
エラスターゼ
サイトカイン
① 細菌性腟症
細菌

プロテアーゼインヒビターの投与
ウリナスタチン腟錠や洗浄

感染予防・治療
生食による腟洗浄
腟錠投与
抗菌薬全身投与

④ 子宮収縮
⑥ 卵膜脆弱化
⑤ 子宮口開大
⑦ 破水
⑧ 流早産

頸管無力症

子宮収縮の抑制
リトドリン塩酸塩
硫酸マグネシウムの投与

超音波による早期診断
頸管縫縮術

の部分に糸をかけて縫縮します．この部分はちょうど子宮動脈の上行枝と下行枝の分岐部の内側にあたり，安全に内子宮口の位置に糸がかけられる部位です．

● McDonald 手術

S 手術と同様に子宮腟部を塚原鉗子で把持し牽引した後，膀胱を避けてできるだけ高い位置で縫縮します．図に示すように 12 時の位置から子宮動脈を避けるように 4 針程度の巾着縫合を行います．深さの目安は子宮頸部筋層の 1/2 が妥当です．

子宮頸管長

近年，経腟プローブで測定した頸管長および内子宮口を経時的に追跡することにより，ある程度早産を予知することが可能となりました．頸管長が短くなる原因の多くは，CAM による子宮収縮なので，治療は安静および子宮収縮抑制薬（リトドリン塩酸塩や硫酸マグネシウムなど）です．通常，炎症が存在する時に縫縮術を行うことは禁忌です．子宮口開大のため，前期破水が予想され縫縮術（この場合は M 手術が適している）を行いたい場合は，抗菌薬や顆粒球エラスターゼ阻害薬のウリナスタチンで局所の炎症を鎮静化してから行う必要があります．

（関　博之）

1. 妊娠中　妊娠高血圧症候群

妊娠高血圧症候群(含子癇, HELLP症候群)

妊娠高血圧症候群が妊娠中毒症と呼ばれていたときの定義は「高血圧・蛋白尿・浮腫を妊娠中毒症のtriasとして考え，これらの症状の1つもしくは2つ以上の症状が見られ，かつこれらの症状が単なる妊娠合併症でないもの」というものでした．諸外国の定義・分類との整合性を図り，国際的に通用する新定義・分類が提案され，2005年4月より採用されました．

新定義・分類では，浮腫または蛋白尿のみは診断基準から除外されました．高血圧に先行して浮腫や蛋白尿が発症する場合があり，重度の浮腫や蛋白尿が存在する場合，妊娠経過を厳重にフォローする必要があります．

妊娠高血圧症候群の病因・病態論

妊娠高血圧症候群の原因は未だに不明です．妊娠高血圧症候群の原因は一元論的な説明が困難で，おそらく複数の原因があると考えられています．現在考えられている妊娠高血圧症候群の原因の仮説は以下のとおりです．すなわち，受精卵着床時の子宮螺旋動脈への細胞性栄養膜細胞(cytotrophoblast)侵入が，免疫学的要因や遺伝的素因，環境因子などの影響で障害されると，子宮胎盤血流量が低下し胎盤虚血を起こします．これが，絨毛細胞のhypoxiaを惹起し，絨毛細胞障害を起こし，さらに血管内皮細胞障害や白血球の活性化を生じた結果，妊娠高血圧症候群が発症するというものです．

血管内皮細胞障害は血管攣縮(vasoconstriction)と血液濃縮(hemoconcentration)，さらに凝固系の亢進を惹起し，妊娠高血圧症候群の病態が形成されると考えられています．血管攣縮や血液濃縮による血液粘稠度の増加の結果，高血圧が発症し，慢性播種性血管内凝固症候群(DIC)の状態となります．重度の高血圧によって，生命にかかわるような頭蓋内出血を起こすこともあります．

妊娠高血圧症候群(pregnancy induced hypertension；PIH)の分類

(1) preeclampsia：妊娠高血圧腎症
　妊娠20週以降に初めて高血圧が発症し，かつ蛋白尿を伴うもので分娩後12週までに正常に復する場合をいう．

(2) gestational hypertension：妊娠高血圧
　妊娠20週以降に初めて高血圧が発症し，分娩後12週までに正常に復する場合をいう．

(3) superimposed preeclampsia：加重型妊娠高血圧腎症
　① 高血圧症(chronic hypertension)が妊娠前あるいは妊娠20週までに存在し，妊娠20週以降蛋白尿を伴う場合
　② 高血圧と蛋白尿が妊娠前あるいは妊娠20週までに存在し，妊娠20週以降，いずれか，または両症状が増悪する場合
　③ 蛋白尿のみを呈する腎疾患が妊娠前あるいは妊娠20週までに存在し，妊娠20週以降に高血圧が発症する場合をいう．

(4) eclampsia：子癇
　妊娠20週以降に初めて痙攣発作を起こし，てんかんや二次性痙攣が否定されるもの．
　痙攣発作の起こった時期により，妊娠子癇，分娩子癇，産褥子癇と称する．

症候による亜分類：重症，軽症の病型を高血圧，蛋白尿の程度によって分類する．

1. 軽症
　(1) 血圧：次のいずれかに該当する場合．
　　　収縮期血圧　140mmHg以上，160mmHg未満の場合．
　　　拡張期血圧　90mmHg以上，110mmHg未満の場合．
　(2) 蛋白尿：≧300mg/日，<2g/日

2. 重症
　(1) 血圧：次のいずれかに該当する場合．
　　　収縮期血圧　160mmHg以上
　　　拡張期血圧　110mmHg以上
　(2) 蛋白尿
　　　蛋白尿が2g/日以上のときは蛋白尿重症とする．なお，随時尿を用いた試験紙法による尿中蛋白の半定量は24時間蓄尿検体を用いた定量法との相関が悪いため，蛋白尿の重症度の判定は24時間尿を用いた定量によることを原則とする．随時尿を用いた試験紙法による成績しか得られない場合は，複数回の新鮮尿検体で，連続して3+以上(300mg/dL以上)の陽性と判定されるときに蛋白尿重症とみなす．

3. 発症時期による病型分類
　妊娠32週未満に発症するものを早発型(EO, early onset type)，妊娠32週以降に発症するものを遅発型(LO, late onset type)とする．

gestational proteinuria (妊娠蛋白尿)
妊娠20週以降に初めて蛋白尿が指摘され，分娩後12週までに消失した場合をいうが，病型分類には含めない．症状の記載は従来通り高血圧h, H, 蛋白尿p, P, 子癇C(軽症は小文字，重症は大文字)などの略語を用い，さらに加重型はS (superimposed type)，早発型はEO (early onset)，遅発型はLO (late onset)を記入する．

腎局所での血管攣縮や凝固亢進が蛋白尿や腎機能障害の原因と考えられています．同時に血管透過性の亢進も起こり，血管内の水分が血管外に漏出し，浮腫や腹水を惹起し，血管内の有効循環血液量が減少します．重篤な血管内皮細胞障害が肺で起これば肺水腫，脳で起これば脳浮腫，皮質盲の原因となります．

HELLP症候群

妊婦が溶血(Hemolysis)，肝機能異常(Elevated Liver enzymes：GOT, GPT, LDH)，血小板減少症(Low Platelet)を呈した場合をHELLP症候群といいます．

しかし，GOT, GPT, LDHの値がいくつ以上になったら肝機能異常と診断し，血小板数がいくつ以下になったら血小板減少というかという我が国の診断基準はまだありません．一般的には米国のSibaiが示した診断基準(GOT：70IU/L以上，LDH：600IU/L以上，血小板数：10万/μL以下)を参考にし

第2部 母体
第2章 妊娠・産褥の異常

病因・病態

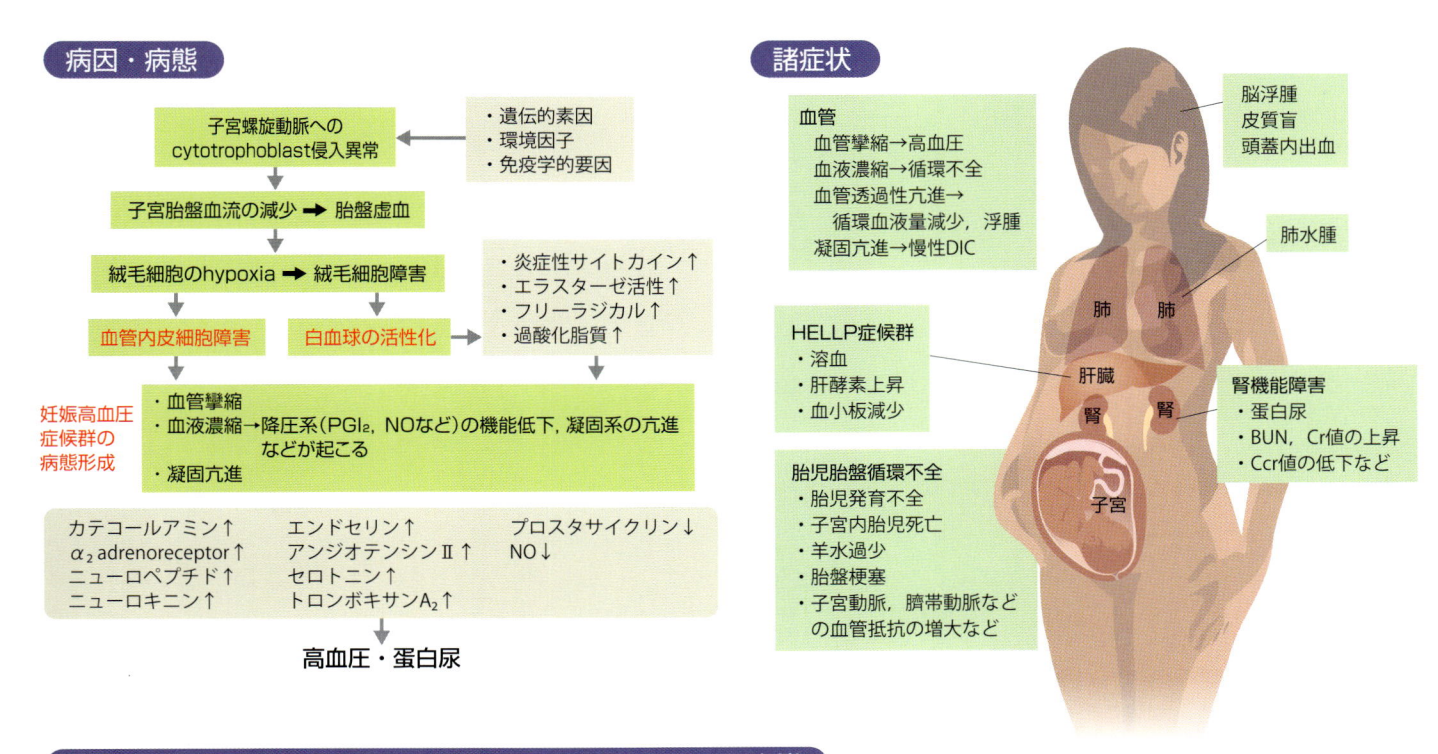

子宮螺旋動脈への cytotrophoblast 侵入異常 ← ・遺伝的素因 ・環境因子 ・免疫学的要因

↓

子宮胎盤血流の減少 → 胎盤虚血

↓

絨毛細胞のhypoxia → 絨毛細胞障害

↓

血管内皮細胞障害　白血球の活性化

・炎症性サイトカイン↑
・エラスターゼ活性↑
・フリーラジカル↑
・過酸化脂質↑

妊娠高血圧症候群の病態形成
・血管攣縮
・血液濃縮→降圧系（PGI₂, NOなど）の機能低下，凝固系の亢進などが起こる
・凝固亢進

カテコールアミン↑
α₂ adrenoreceptor↑
ニューロペプチド↑
ニューロキニン↑

エンドセリン↑
アンジオテンシンⅡ↑
セロトニン↑
トロンボキサンA₂↑

プロスタサイクリン↓
NO↓

→ **高血圧・蛋白尿**

諸症状

血管
血管攣縮→高血圧
血液濃縮→循環不全
血管透過性亢進→循環血液量減少，浮腫
凝固亢進→慢性DIC

HELLP症候群
・溶血
・肝酵素上昇
・血小板減少

胎児胎盤循環不全
・胎児発育不全
・子宮内胎児死亡
・羊水過少
・胎盤梗塞
・子宮動脈，臍帯動脈などの血管抵抗の増大など

脳浮腫／皮質盲／頭蓋内出血
肺水腫
肺　肺
肝臓
腎　腎
子宮

腎機能障害
・蛋白尿
・BUN, Cr値の上昇
・Ccr値の低下など

HELLP症候群，妊娠高血圧症候群に共通して認められる病態

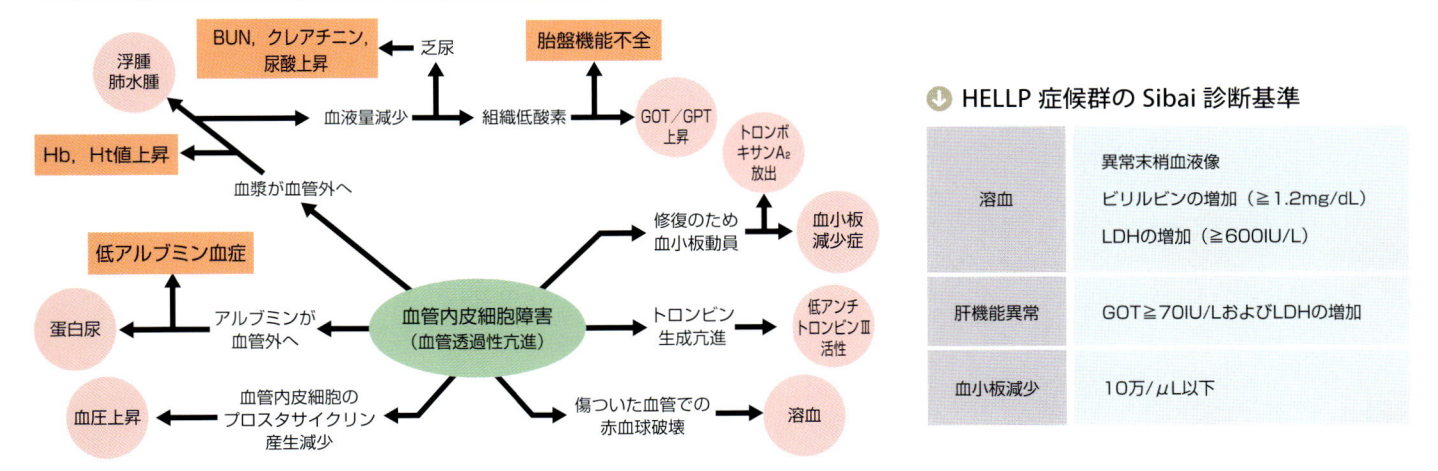

浮腫・肺水腫
BUN, クレアチニン, 尿酸上昇 ← 乏尿
胎盤機能不全
Hb, Ht値上昇
血液量減少 → 組織低酸素 → GOT/GPT上昇
血漿が血管外へ
トロンボキサンA₂放出
修復のため血小板動員 → 血小板減少症
低アルブミン血症
アルブミンが血管外へ
蛋白尿
血管内皮細胞障害（血管透過性亢進）
トロンビン生成亢進 → 低アンチトロンビンⅢ活性
血圧上昇 ← 血管内皮細胞のプロスタサイクリン産生減少
傷ついた血管での赤血球破壊 → 溶血

HELLP症候群のSibai診断基準

溶血	異常末梢血液像 ビリルビンの増加（≧1.2mg/dL） LDHの増加（≧600IU/L）
肝機能異常	GOT≧70IU/LおよびLDHの増加
血小板減少	10万/μL以下

て診断しています．

HELLP症候群の患者の80〜90％が妊娠高血圧症候群を先行して発症し，HELLP症候群は妊娠高血圧症候群には含まれませんが類似した疾患であると考えられています．HELLP症候群の臨床症状は上腹部痛や上腹部不快感などの消化器症状が特徴的です．

管理・治療

原因や病態が完全には解明されていない妊娠高血圧症候群の根治療法は妊娠の中断（termination）しかありません．通常行われている降圧薬投与や安静入院，食事療法（減塩）などはすべて対症療法です．したがって，妊娠高血圧症候群重症型では，降圧薬投与や安静入院，食事療法などでは母体and/or胎児の状態が改善しない場合がしばしばみられ，その場合は，たとえ児が未熟であってもterminationが必要となります．妊娠高血圧症候群では有効循環血液量が減少しているため，利尿薬や水分制限はこの病態をさらに悪化させるため禁忌です．

現在は妊娠高血圧症候群の予防に重点が置かれています．代表的な予防法は低用量アスピリン療法です．副作用も少なく，安価で優れている予防法ですが，その効果に関しては有効だとする報告と無効との報告があり，未だ結論は得られていません．他にカルシウム補充療法や選択的トロンボキサンA₂合成酵素阻害剤（オザグレル）療法などが報告されています．

（関　博之）

1. 妊娠中　胎児・羊水の異常と母体

子宮内胎児死亡

　子宮内胎児死亡は，妊娠中期以降では妊娠40週以降に多く，次いで妊娠20～27週頃に多く認められます．胎動の消失，性器出血，下腹部痛，腹部緊満感，子宮増大感の停止，乳房緊満感の低下などが自覚症状で，超音波断層法による胎児心拍消失の確認で，診断が確定します．原因は母体側要因と，胎児異常や臍帯・胎盤因子といった胎児側要因に分類されます．

　妊娠初期であれば死亡した胎児は自己融解を起こし吸収されますが，それ以降の胎児では浸軟児という状態になります．死亡胎児が子宮内に長くとどまると，胎児成分の組織トロンボプラスチンが母体内に吸収され，母体のフィブリノーゲン消費が起こり，播種性血管内凝固症候群（DIC）を発症することがあります．このため，胎児死亡が確認された場合には，速やかに胎児を娩出させることが必要になります．

　子宮内胎児死亡や死産の場合には，その原因検索が重要になります．死因の確定診断がなされた場合には，次子において同じ疾患が生じるかどうかのリスクを評価することが可能となります．もし基礎疾患が母体合併症であれば，母体の健康管理にも役立てることができます．また，原因が判明することで，児を喪失した両親が死を受容する助けになるかもしれません．しかしながら，その検索にあたっては，心理的，社会的，倫理的問題にも十分配慮する必要があります．

胎児死亡

検査

死産児	外表の検索 全身X線などの画像診断 病理解剖 染色体検査（胎盤絨毛など）
胎盤・臍帯	肉眼的観察 病理検査
母体	不規則抗体 抗リン脂質抗体 TORCH症候群 パルボウイルスB19 糖尿病検査 甲状腺機能検査 凝固系検査 ヘモグロビンF （胎児母体間輸血の検査）

原因

（1）母胎側原因	（2）胎児側原因
妊娠高血圧症候群 過期妊娠 常位胎盤早期剥離 血液型不適合 母胎合併症（糖尿病，腎疾患，膠原病，抗リン脂質抗体症候群など） 既往習慣流死産 子宮の異常 分娩時異常（過強陣痛） 麻酔 薬物投与 放射線被曝	胎児の奇形 染色体異常 双胎間輸血症候群 胎児母体間輸血 感染症（梅毒，トキソプラズマ，パルボウイルス，サイトメガロウイルス，風疹など） 胎盤の異常 卵膜の異常 臍帯因子（臍帯辺縁付着，臍帯脱出など）

DIC
↑
組織トロンボプラスチン

症状

妊娠初期
不正性器出血 下腹痛 腰痛 つわり症状の軽減

妊娠中後期
胎動の消失 腹部の自発痛 圧痛

胎児水腫，mirror症候群

　胎児水腫は，胎児の全身の皮下浮腫と胸水・腹水などの体腔内水分貯留を主徴とする胎児異常です．母児間の血液型不適合によって免疫的に胎児赤血球が破壊されて生じる免疫性胎児水腫と，それ以外の原因による非免疫性胎児水腫に大別されます．非免疫性胎児水腫の原因は多岐にわたりますが，パルボウイルスB19に代表される胎内感染，染色体異常症や胎児心疾患などの胎児異常などが代表的です．

　胎児水腫では母体の肺水腫や全身浮腫を伴うことがあり，mirror症候群といいます．mirror症候群では，高血圧や蛋白尿のような妊娠高血圧症候群様の症状をきたすこともあります．

　胎児水腫の原因によっては，胎内治療が可能です．胎児貧血では胎児輸血を，胎児頻脈では経胎盤的ジギタリス治療などを行います．胎児治療が困難な場合には胎児死亡につながるため，妊娠時期などを考慮して分娩とします．

羊水過多症

　妊娠の時期を問わず，羊水量が800mLを超える場合を羊水過多といいます．超音波検査でいうと，羊水ポケット8cm以上，羊水インデックス25cm以上が相当します．自覚症状としては，子宮底や腹囲の増大，体重増加，胎動を感じにくいといった症状が出現します．増大した子宮は周囲の臓器を圧迫し，呼吸困難，悪心・嘔吐な

第2部 母体
第2章 妊娠・産褥の異常

胎児水腫，mirror症候群

- 肺水腫
- 胸水
- 全身浮腫
- 胎盤肥厚
- 胎児水腫

↑ mirror症候群：母体肺水腫

著明な皮下浮腫
腹水
肝臓　著明に肥厚した胎盤

↑ mirror症候群：胎盤の肥厚

著明な皮下浮腫　左肺
胸水　心臓
胸水　右肺

↑ 胎児水腫（胸部横断面像）

羊水過多症

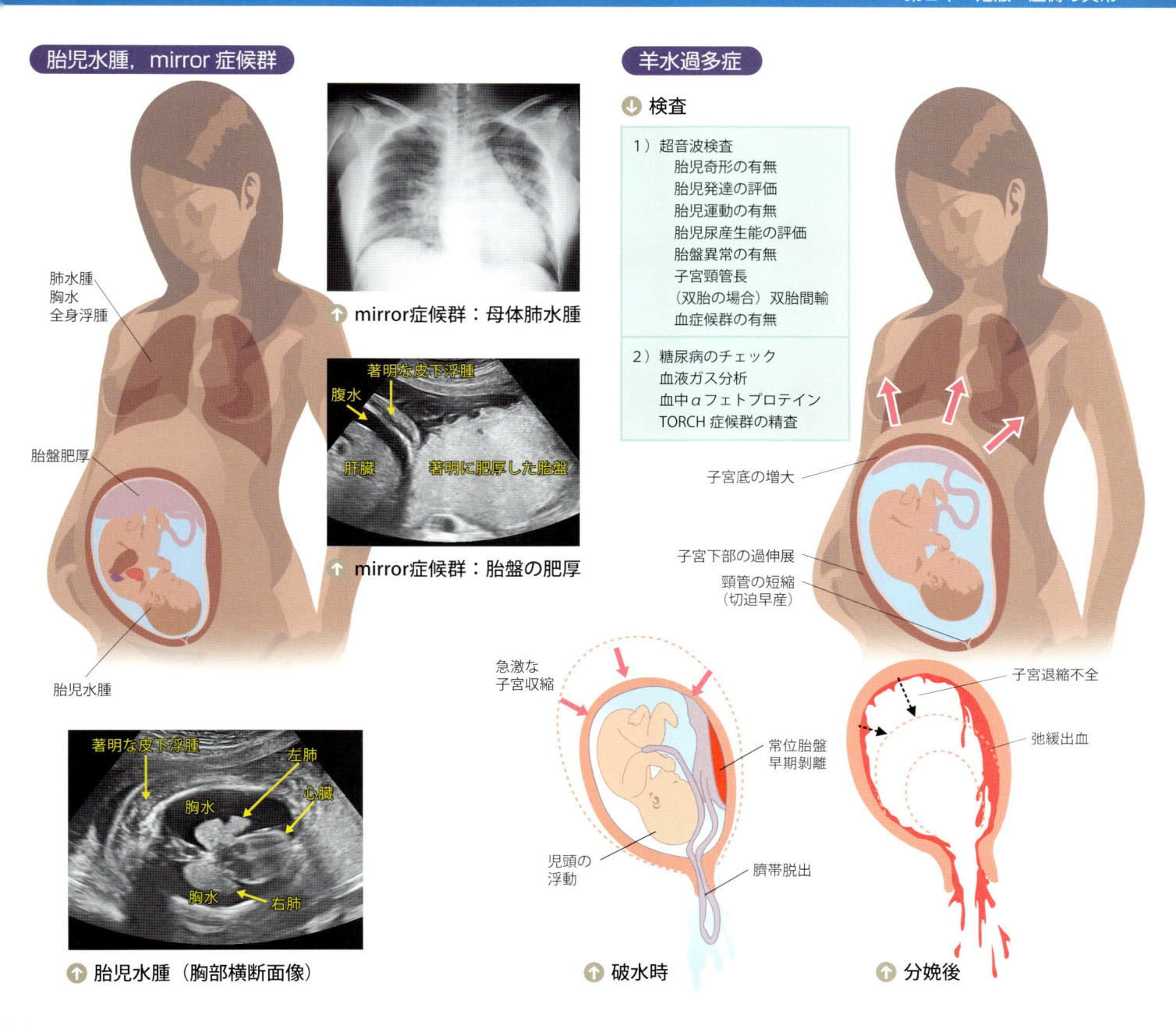

⬇ 検査

1) 超音波検査
　　胎児奇形の有無
　　胎児発達の評価
　　胎児運動の有無
　　胎児尿産生能の評価
　　胎盤異常の有無
　　子宮頸管長
　　（双胎の場合）双胎間輸
　　血症候群の有無

2) 糖尿病のチェック
　　血液ガス分析
　　血中αフェトプロテイン
　　TORCH症候群の精査

- 子宮底の増大
- 子宮下部の過伸展
- 頸管の短縮（切迫早産）

急激な子宮収縮
児頭の浮動
常位胎盤早期剝離
臍帯脱出

↑ 破水時

子宮退縮不全
弛緩出血

↑ 分娩後

どの消化器症状，浮腫や静脈瘤といった症状をきたします．また，子宮下部の過伸展により，切迫早産の徴候が生じます．これらの母体症状が出現した場合を「羊水過多症」といいます．

羊水過多の約60％は，妊娠30週頃に発症する特発性（原因不明）のものです．その他の原因としては，胎児の疾患（消化管閉鎖，神経筋疾患，染色体異常など）や母体糖尿病があります．また，特殊な状況としては，多胎における胎児間輸血症候群の受血児側の羊水過多が挙げられます．このため，羊水過多と診断された場合には，詳細な胎児診断に加えて母体糖尿病の精査，母体の呼吸状態や消化器症状といった全身状態の評価が必要となります．

羊水過多と診断されたら，まず安静を指導します．切迫早産の徴候があれば，切迫早産の治療を行います．圧迫症状が強い場合には，羊水穿刺を行って羊水を除去します．しかし，羊水除去は母体の羊水塞栓症のリスクとなるため，除去が頻回となる場合には分娩を考慮します．

羊水過多の分娩時には，子宮筋が伸びきっているため微弱陣痛をきたしやすくなっています．また，児頭の浮動に伴う臍帯下垂が起きやすく，破水時には臍帯脱出に注意が必要です．破水の際には，子宮の急激な縮小に伴って胎盤早期剝離が生じることがあります．また，分娩後には子宮退縮不全をきたしやすく，それに伴う弛緩出血にも注意が必要です．

（三宅秀彦・中井章人）

1. 妊娠中　胎盤異常と母体

常位胎盤早期剝離

　胎盤は，胎児の娩出後に子宮壁から剝離して娩出されますが，妊娠中または分娩後に胎盤が剝離してしまうことがあり，これを常位胎盤早期剝離といいます．症状としては，出血，腹痛，持続性の子宮収縮，子宮過緊張，そして子宮板状硬などが挙げられます．潜伏出血といって，剝離した胎盤と子宮壁の間に血液が溜まり性器出血を認めない状態があります．重症例の母体では多量出血から播種性血管内凝固症候群（DIC）をきたし多臓器不全を生じます．また，胎児では，胎盤機能不全による低酸素状態から胎児機能不全となり，最終的には胎児死亡に至ります．

　胎盤早期剝離は妊娠の約1％に合併するとされています．妊娠高血圧症候群や母体の外傷，胎盤早期剝離の既往が大きく関与するリスク因子であり，さらに前期破水，喫煙，多胎妊娠，絨毛膜羊膜炎，血栓性素因，体外受精などの生殖補助医療も発症リスクといわれています．

　早期剝離を疑った場合には，まず母体のバイタルサイン，血液凝固などの血液所見，胎児の状態を確認します．超音波断層法による胎盤後血腫の診断は，ときに難しいことがあります．診断がついた場合，全身状態の評価を行い速やかに分娩とします．胎児が生存している場合は緊急帝王切開を行いますが，速やかな経腟分娩が期待される場合には経腟分娩も可能です．DICや子宮退縮不全により分娩後に多量出血が持続する場合には，子宮摘出が考慮されます．胎児死亡の場合では，母体がDICとなっている可能性が高くなっており，全身状態を評価して分娩様式を決定します．

前置胎盤

　胎盤が正常より低い位置に付着して内子宮口を覆っている状態，または胎盤の辺縁が内子宮口にかかっている状態を前置胎盤といいます．痛みを伴わない警告出血と呼ばれる性器出血が，特徴的な症状です．診断は，胎盤が完成した妊娠16週以降に経腟超音波断層法によってなされます．妊娠の中期に診断された症例では，妊娠経過に伴い胎盤の位置が移動し，前置胎盤でなくなることがあるので継続的に胎盤位置の確認をします．前置胎盤と診断がついた場合には，子宮頸管内への内診は避けるようにします．

　前置胎盤は内子宮口を覆う胎盤の辺縁と内子宮口との関係から分類されます．超音波断層法で胎盤辺縁が内子宮口から2cm以上かかっている場合を全前置胎盤，かかっている距離が2cm未満を部分前置胎盤，胎盤辺縁がちょうど内子宮口に位置するものを辺縁前置胎盤といいます．

　前置胎盤症例では早産をきたしやすく注意が必要です．分娩は帝王切開を選択することになりますが，多量出血の可能性を念頭に置いて自己血貯血などの準備をします．

胎盤早期剝離

リスク因子
- 妊娠高血圧症候群
- 常位胎盤早期剝離の既往
- 絨毛膜羊膜炎
- 胎児奇形
- 重症胎児発育不全
- 急激な子宮内圧の減少
- 子宮筋腫
- 喫煙（ニコチン）
- 薬物（コカインなど）

症状
- 下腹部痛，持続性子宮収縮←子宮内容積の増大
- 出血
- 胎児機能不全，胎児死亡←胎盤機能低下
- 臓器障害，DIC←組織因子の遊出

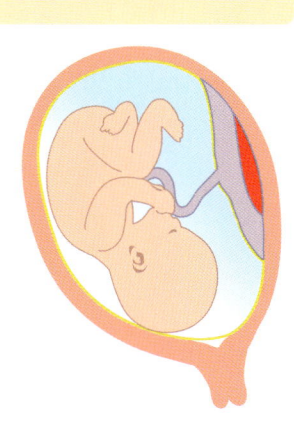

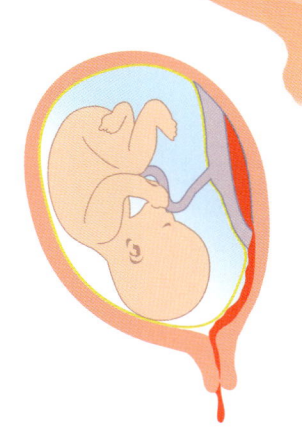

↑ 外出血のない場合　　↑ 外出血がみられる場合

第2部 母体
第2章 妊娠・産褥の異常

検査
内診
腹部触診
バイタルサインのチェック

超音波（胎盤後血腫，胎盤位置）
胎児心拍モニタリング（胎児評価・子宮収縮）
血液検査（血算，凝固系は必須）
HELLP症候群関連検査（AST, LDH）
輸血関連検査

処置
①超緊急帝王切開術（分娩進行が早ければ，鉗子や吸引による経腟分娩）
②分娩後は，止血，子宮収縮を積極的に促し，合併症（出血，ショック，DICなど）の治療を行う
③子宮収縮が不良で出血が持続し，母体の状態が悪化する場合は，子宮全摘出術を施行，困難な場合は腟上部切断術に切り替える

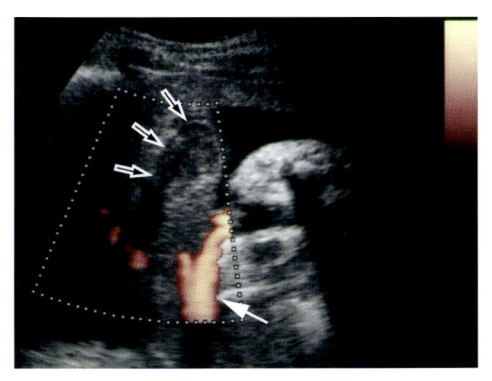

↑ 胎盤早期剥離の超音波断層像
妊娠33週，胎盤早期剥離症例．白矢印は臍帯で血流を認めるが，黒矢印は後血腫の部分であり内部に血流を認めない

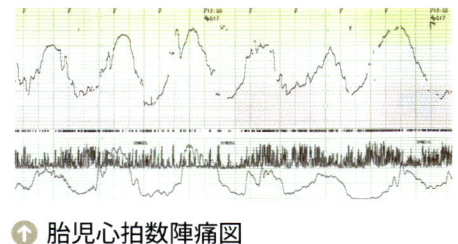

↑ 胎児心拍数陣痛図
頻回の子宮収縮とlate decelerationの頻発を認める

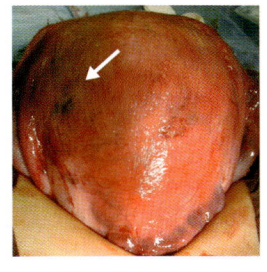

↑ 子宮の肉眼的所見
子宮前壁右側に溢血斑を認める（矢印）

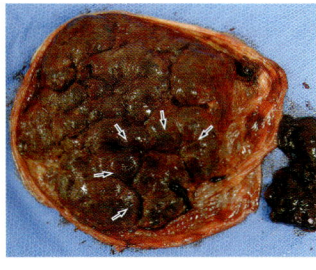

↑ 胎盤早期剥離の胎盤所見
矢印の部分に凝血塊の付着を認めた

前置癒着胎盤

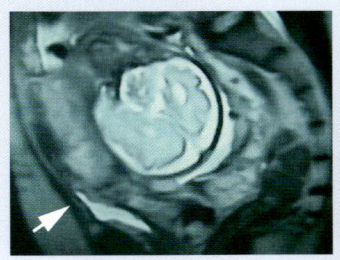

↑ 前置癒着胎盤のMRI
矢印は膀胱への浸潤部分

↓→ 膀胱鏡検査
本症例の膀胱鏡所見．著明な膀胱粘膜の充血を認める

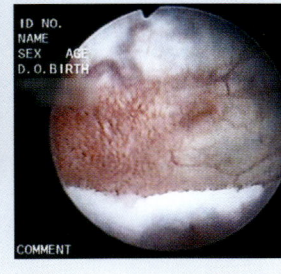

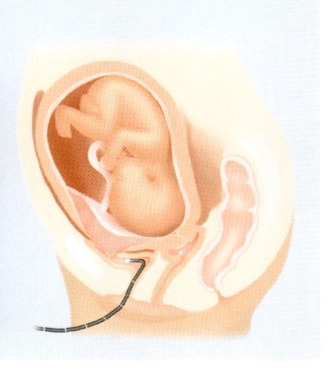

癒着胎盤

　胎盤の絨毛が子宮筋層に侵入して胎盤の剥離が困難になった状態を癒着胎盤といいます．妊娠前の子宮の状態が影響すると考えられており，子宮内膜炎や内膜搔爬術，帝王切開や子宮筋腫核出術などの子宮手術といった既往症のある女性で高リスクになります．

　帝王切開既往妊婦に前置胎盤が合併した場合，既往帝王切開瘢痕部に胎盤が付着して前置癒着胎盤となることがあります．これがさらに重症化すると，胎盤が子宮筋層を穿通して膀胱にまで達します．このとき，隣接した膀胱粘膜では，充血様の所見が認められます．最重症例では，膀胱内出血により膀胱タンポナーデをきたします．

　前置癒着胎盤では，多量出血により母体死亡となる可能性が高く，自己血貯血を含めた十分に輸血の準備をして帝王切開を行います．このような帝王切開の場合には，児を娩出した後に胎盤を剥離せず，そのまま子宮全摘術を行う治療方針が考慮されます．この場合，膀胱および尿管損傷の可能性が高く，前置癒着胎盤の帝王切開では術前から合併症への対策が必要です．

　癒着胎盤症例で，子宮を温存する希望が強い場合には，胎盤を剥離せず遺残した絨毛に対してメトトレキサートなどによる化学療法を行うという選択もあります．しかし，効果が不十分な場合や，出血のコントロールが不可能な場合では，子宮全摘術が必要になります．

（三宅秀彦・中井章人）

2. 産褥　産褥の異常

会陰の痛み

分娩に際して会陰切開をしない場合にはしばしば腟・会陰裂傷を伴います．小陰唇の内側や外側に皮膚表面の裂傷が生じた際に縫合しないと排尿時に焼けるような痛みを生じます．会陰切開には，会陰部を肛門に向かって真っ直ぐ切開する正中切開法と，斜め外側に切開する正中側切開法があります．腫脹・疼痛が強い場合には抗菌薬と消炎酵素剤を投与します．

排尿困難と尿失禁

分娩後 24 時間は尿意をまったく感じなかったり，尿意があるのに排尿できない人がいます．分娩に際して胎児の圧迫により一時的に膀胱が麻痺した場合，会陰部の痛みのために尿道に反射性の痙攣が生じ排尿困難になることもあります．

産後 8 時間以上経過しても排尿がないときには膀胱炎など尿路感染症を併発する危険があります．

子宮復古不全

分娩後に子宮の復古が障害される状態で，胎盤片，卵膜，凝血の残留や子宮内の炎症が原因で子宮の収縮が遅れるものです．産褥期の日数に比較して子宮が軟らかくて大きく腹壁上の触診で子宮底が高いということで診断できます．残存の有無は超音波断層検査により確認します．

乳房痛と発熱

産褥 1〜2 週間までの間に乳房が石のように硬くなり，ときおりズキズキし，押すと激しい痛みを伴う場合には乳汁のうっ滞が考えられますが，硬結部に発赤，圧痛，熱感を伴うとうっ滞性乳腺炎となり，乳頭亀裂や乳管口から細菌感染し膿汁がたまれば化膿性乳腺炎となります．わきの下のリンパ節が硬く腫脹することもしばしば認められます．

子宮復古不全

エコーガイド下に子宮収縮薬を点滴しつつ子宮内容除去術を施行する

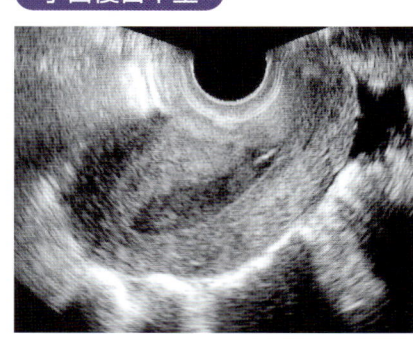

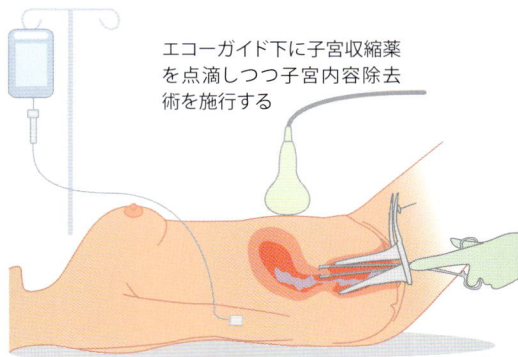

子宮穿孔を起こさないよう，塚原鉗子を左手で持ち子宮口をひっぱる

胎盤遺残

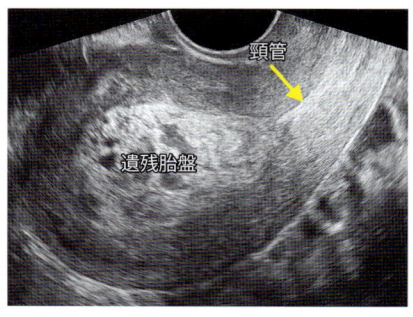

頸管
遺残胎盤

← 産褥 1 ヵ月の子宮縦断像

子宮腔内に残った胎盤が白っぽく写っている．

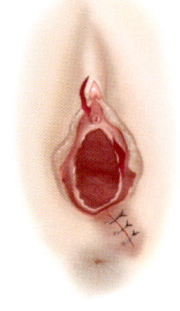

会陰の痛み

乳腺炎

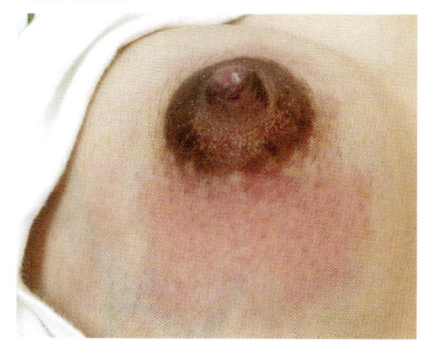

↙ 乳腺膿瘍の切開法

① 乳輪周囲切開
② 放射状切開
③ 乳腺下縁切開

(注)
乳腺内膿瘍は多房性のことがあるのでペアン鉗子などで内腔を一つにする必要がある．
十分内腔を排膿，洗浄しドレナージする．

膀胱炎・腎盂腎炎

腎盂腎炎では，38 ℃以上の発熱，両腎に一致する背部痛，膿尿がみられます．主な起炎菌は大腸菌です．

乳腺炎

産褥 2〜4 週頃には乳腺炎もよく起こります．発熱，乳房痛，乳腺発赤，膿乳などの症状がみられます．うっ滞性乳腺炎の場合，搾乳，マッサージなど，乳汁のうっ滞を解除することが治療です．過剰な乳汁分泌や疼痛がみられる場合には，ブロモクリプチンを投与して乳汁分泌を抑制することもあります．急性化膿性乳腺炎の場合，乳頭の亀裂などからの細菌の侵入が原因です．起炎菌は黄色ブドウ球菌が最も多いため，β-ラクタム系抗菌薬を投与します．膿瘍を形成した場合には，穿刺排膿や切開排膿を行います．

産褥熱

産褥熱とは，分娩終了から 24 時間

産褥熱

鑑別診断

1. 産褥骨盤内感染症
   1) 産褥子宮内膜炎
   2) 産褥子宮筋層炎
   3) 産褥子宮傍結合組織炎
   4) 産褥骨盤腹膜炎
   5) 産褥敗血症
      (septic shock, toxic shock syndrome, streptococcal toxic shock syndrome etc.)
2. 敗血症性骨盤静脈血栓症
3. 創部感染症
4. 尿路感染症
5. 乳腺炎
   1) うっ滞性乳腺炎
   2) 急性化膿性乳腺炎

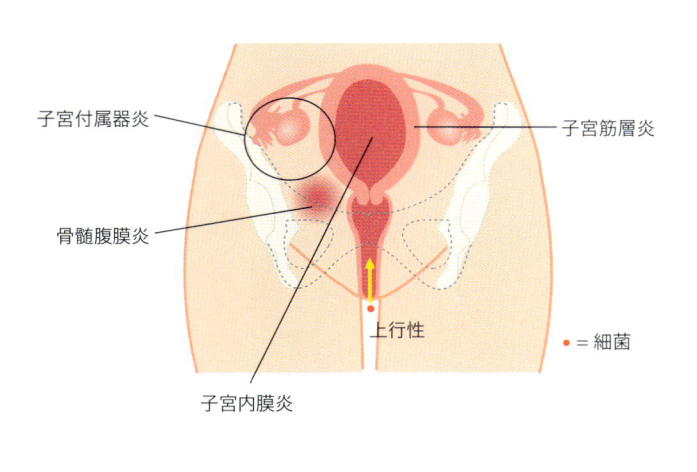

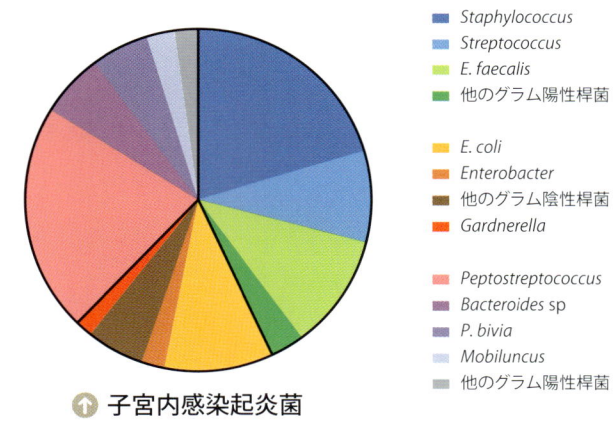

子宮内感染起炎菌

- *Staphylococcus*
- *Streptococcus*
- *E. faecalis*
- 他のグラム陽性桿菌
- *E. coli*
- *Enterobacter*
- 他のグラム陰性桿菌
- *Gardnerella*
- *Peptostreptococcus*
- *Bacteroides* sp
- *P. bivia*
- *Mobiluncus*
- 他のグラム陽性桿菌

近年のように予防的化学療法が行われるようになると，大腸菌や嫌気性菌などの弱毒菌による感染にも注意していかなければならない．また，単一の菌による感染よりも，複数菌による混合感染が増加しているので注意する必要がある．

図中ラベル：子宮付属器炎，骨髄腹膜炎，子宮内膜炎，子宮筋層炎，上行性，●＝細菌

産褥子宮内感染の管理指針

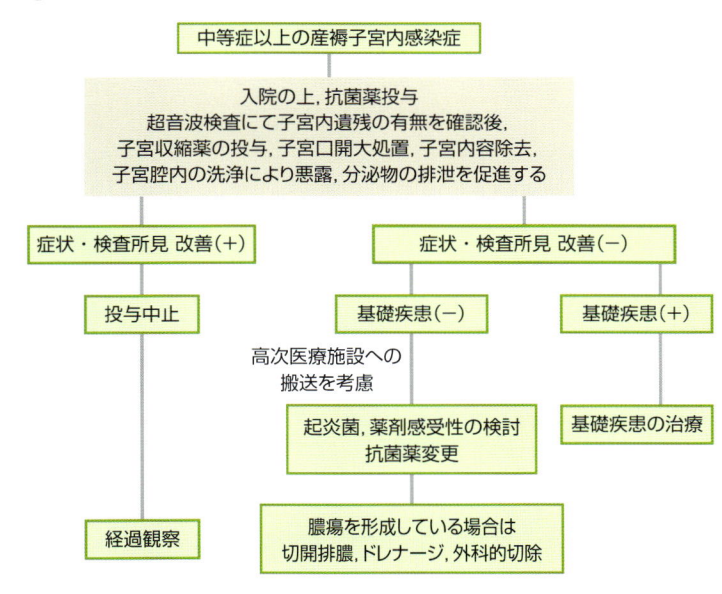

中等症以上の産褥子宮内感染症
↓
入院の上，抗菌薬投与
超音波検査にて子宮内遺残の有無を確認後，子宮収縮薬の投与，子宮口開大処置，子宮内容除去，子宮腔内の洗浄により悪露，分泌物の排泄を促進する

- 症状・検査所見 改善（＋） → 投与中止 → 経過観察
- 症状・検査所見 改善（－）
  - 基礎疾患（－）→ 高次医療施設への搬送を考慮 → 起炎菌，薬剤感受性の検討 抗菌薬変更 → 膿瘍を形成している場合は切開排膿，ドレナージ，外科的切除
  - 基礎疾患（＋）→ 基礎疾患の治療

以降，10日以内に2日以上，38℃以上の発熱が続く場合と定義されています．臨床的には子宮を中心とした産褥骨盤内感染症とほぼ同義語として使用されています．

産褥子宮復古不全による悪露の停滞などに細菌感染が起こり，これが子宮内膜に波及したものが子宮内膜炎です．通常，産褥3～5日に発熱，下腹部痛，子宮の圧痛，悪露の異臭などで発症します．子宮筋層まで波及すると子宮筋層炎となります．子宮よりさらに炎症が周囲に波及すると，子宮付属器炎，骨盤腹膜炎，産褥敗血症となります．腹腔内へ広がると汎腹膜炎となり，敗血症へ移行していきます．

● 起炎菌

グラフに示すように，グラム陽性球菌の比率が高くなっています．

● 治療

抗菌スペクトルが広く，耐性菌のできにくいものが第一選択です．セフェム系，広域ペニシリンなどを重症度に合わせて，内服もしくは点滴で投与します．重症の場合は，抗菌薬の大量投与や併用治療も考慮します．

子宮復古不全がベースにある場合には，産褥子宮内容除去術が必要です．この場合，産褥期の柔らかい子宮に対する処置であるため，子宮穿孔に注意し，エコーガイド下に，子宮収縮薬を点滴しながら手術することも考慮します．また，膿瘍形成がある場合には，開腹術を含む切開排膿が必要です．

（山本智子）

2. 産褥　産後うつ病とエモーショナルサポート

産後うつ病のスクリーニングと評価

産後うつ病は身近な病気です．健やかな母子関係を育むための支援が必要です．

EPDS（右表）は産後うつ病のスクリーニングとして日本でも定着しています．他のスクリーニング手法と同様に，産後1ヵ月健診や新生児訪問時に配布-回収-採点を実施しましょう．

高得点群（産後1ヵ月時は8点以上）の産褥婦に対して，以下の臨床評価を必ず行います．1．抑うつ気分，2．興味や関心の喪失，3．食欲不振（または過食），4．睡眠障害（または過眠），5．動作や話し方が遅いか，いらいらして，落ち着きがない，6．疲れを感じ，気力がわかない，7．自責感，8．集中力の低下，9．自殺念慮または企図といった症状の中で，「抑うつ気分」および「興味や関心の喪失」の症状の中で1つ以上の症状があって，さらに他の症状の合計が5つ以上当てはまる場合，産後うつ病（米国の精神科診断基準DSM-IV-TRでは大うつ病性障害）の可能性が高いといえます．なお，これらの精神症状は少なくとも2週間以上の間続いていることを確認します．うつ病が疑われたら，精神科医などの専門医への受診を勧めましょう．

産後うつ病のリスク

社会心理的には，妊娠中の不安，望まない妊娠，社会的支援の欠如，貧弱な夫婦関係，最近のライフイベント，里帰り分娩の有無が関連しています．

精神科既往歴の把握も重要です．また"マタニティーブルーズ症候群"を経験した女性は5倍高く産後うつ病にかかりやすいので注意が必要です．

赤ちゃんの健康によって影響される場合がありますが，性ホルモンなどの変化には決定的な証拠はありません．

性格要因も無視できません．凝り性，几帳面，責任感のある女性や元来対処行動の取りにくい女性では注意が必要です．

エジンバラ産後うつ病自己質問票（EPDS）

ご出産おめでとうございます．ご出産から今までのあいだにどのようにお感じになったかをお知らせください．今日だけでなく，過去7日間にあなたが感じられたことに最も近い答えにアンダーラインを引いてください．必ず10項目に答えてください．
　　例）幸せだと感じた．　　はい，常にそうだった
　　　　　　　　　　　　　　はい，たいていそうだった
　　　　　　　　　　　　　　いいえ，あまり度々ではなかった
　　　　　　　　　　　　　　いいえ，全くそうではなかった
"はい，たいていそうだった"と答えた場合は過去7日間のことをいいます．この様な方法で質問にお答えください．

1. 笑うことができたし，物事のおかしい面もわかった．
   - (0) いつもと同様にできた
   - (1) あまりできなかった
   - (2) 明らかにできなかった
   - (3) 全くできなかった

2. 物事を楽しみにして待った．
   - (0) いつもと同様にできた
   - (1) あまりできなかった
   - (2) 明らかにできなかった
   - (3) ほとんどできなかった

3. 物事が悪くいった時，自分を不必要に責めた．
   - (3) はい，たいていそうだった
   - (2) はい，ときどきそうだった
   - (1) いいえ，あまりたびたびではなかった
   - (0) いいえ，そうではなかった

4. はっきりした理由もないのに不安になったり，心配した．
   - (0) いいえ，そうではなかった
   - (1) ほとんどそうではなかった
   - (2) はい，ときどきあった
   - (3) はい，しょっちゅうあった

5. はっきりした理由もないのに恐怖に襲われた．
   - (3) はい，しょっちゅうあった
   - (2) はい，ときどきあった
   - (1) いいえ，めったになかった
   - (0) いいえ全くなかった

6. することがたくさんあって大変だった．
   - (3) はい，たいてい対処できなかった
   - (2) はい，いつものようにはうまく対処しなかった
   - (1) いいえ，たいていうまく対処した
   - (0) いいえ，普段通りに対処した

7. 不幸せなので，眠りにくかった．
   - (3) はい，ほとんどいつもそうだった
   - (2) はい，ときどきそうだった
   - (1) いいえ，あまりたびたびではなかった
   - (0) いいえ，全くなかった

8. 悲しくなったり，惨めになった．
   - (3) はい，たいていそうだった
   - (2) はい，かなりしばしばそうだった
   - (1) いいえ，あまりたびたびではなかった
   - (0) いいえ，全くそうではなかった

9. 不幸せなので，泣けてきた．
   - (3) はい，たいていそうだった
   - (2) はい，かなりしばしばそうだった
   - (1) ほんのときどきあった
   - (0) いいえ，全くそうではなかった

10. 自分自身を傷つけるという考えが浮かんできた．
    - (3) はい，かなりしばしばそうだった
    - (2) ときどきそうだった
    - (1) めったになかった
    - (0) 全くなかった

各項目の初めの数字が配点である．最低が0点，最高が30点である．
The Royal College of Psychiatrists 1987. Cox JL, Holden JM, Sagovsky R : Detection of postnatal depression. Development of the 10-item Edinburgh Postnatal Depression Scale. Br J Psychiatry 150 : 782-786, 1987.

頻度

周産期の心の病気の中でも，産後うつ病の発生頻度は高く，産後6週間の時点における産後うつ病の出現頻度は10～15％です．非産褥婦と比較して，産後3ヵ月以内は，産後うつ病の有病率が高いことが判明しています．

プライマリケアでの発見が遅れて，産後6ヵ月を経過しても未治療の女性が多く，母子精神保健の先進国英国でも問題となっています．

発病時期

産後2～3週間以降，産後4ヵ月くらいが注意時期です．特に，日本では里帰りした実家から自宅に戻ってから（自宅で実母からサポートを受けた場合は実母が帰宅してから），家事・育児の負担が増えて発病することが多いのが特徴です．つまり，復職などの社会生活や日常生活に復帰する時点が産後うつ病の好発時期に相当します．

うつ病女性への対応

a) 睡眠の確保，安静保持を最優先させる．家族への理解を深め，育児や家事の負担を軽減できるようにサポートする．
b) 心の病気についての理解を深める
　　終始受容的な態度で接する
　　叱咤激励はうつ病に対して禁忌である
　　適切な治療を継続すれば治ることを保証する
　　自殺念慮の有無を確認して，必要なら介入する
c) 地域との連携
　　保健師と緊密な連携をとり，訪問看護などの社会的資源を有効に活用する
d) 治療開始後の対応

産後うつ病のネット・サイト「ママブルーネットワーク」

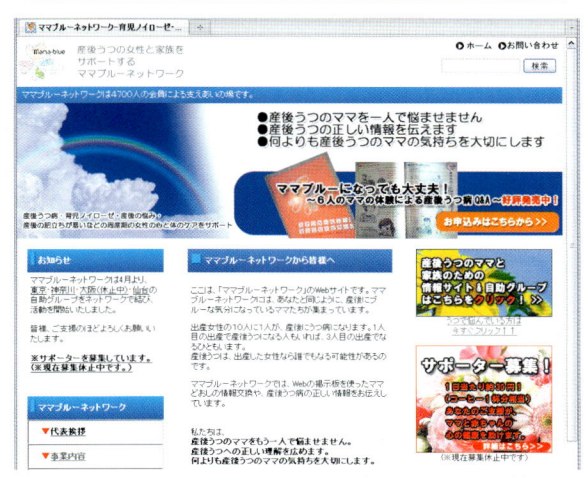

http://www.mama-blue.net/

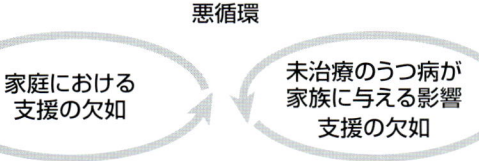

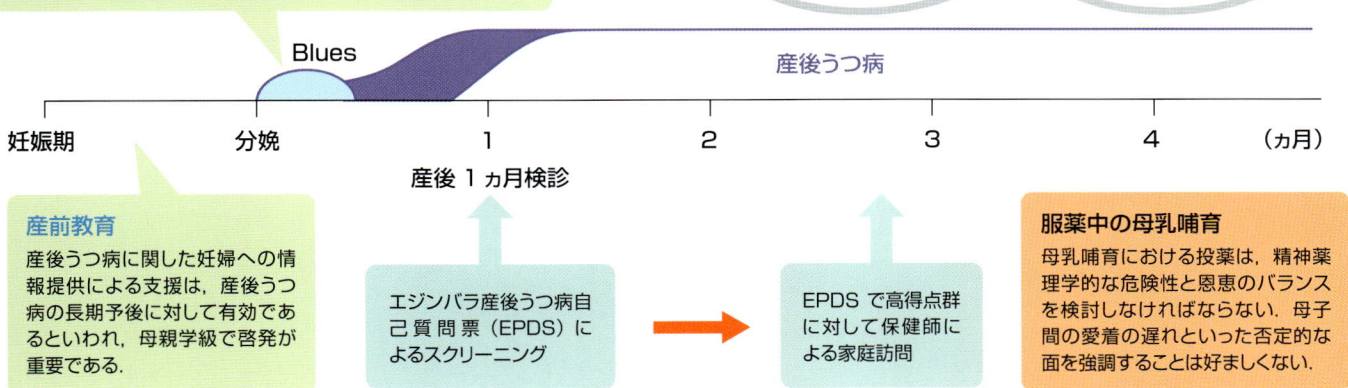

発病時期

マタニティーブルーズ症候群

分娩直後の急激なホルモンの変動と関連してみられる，一過性の涙もろさを主とした情動不安定な精神状態である．日本人女性の場合，その頻度は3～5人に1人と高いが，数時間～数日で消失する．
精神医学ではマタニティーブルーズ症候群を疾患とみなしていない．経過を観察して特別な治療の必要はない．むしろ，母親学級でだれしも経験することなど予備知識を与えることが重要である．

悪循環

家庭における支援の欠如 ⇄ 未治療のうつ病が家族に与える影響 支援の欠如

Blues　産後うつ病

妊娠期　分娩　1　2　3　4　(ヵ月)

産後1ヵ月検診

産前教育
産後うつ病に関した妊婦への情報提供による支援は，産後うつ病の長期予後に対して有効であるといわれ，母親学級で啓発が重要である．

エジンバラ産後うつ病自己質問票（EPDS）によるスクリーニング

→ EPDSで高得点群に対して保健師による家庭訪問

服薬中の母乳哺育
母乳哺育における投薬は，精神薬理学的な危険性と恩恵のバランスを検討しなければならない．母子間の愛着の遅れといった否定的な面を強調することは好ましくない．

家族や社会生活に及ぼす影響

うつ病は，適切な治療が遅れると，母親の家庭や社会への不適応，婚姻関係の崩壊，嫁姑の確執，夫のうつ病，さらに母子関係の障害（愛着の遅れ，拒絶，虐待など），乳幼児に与える影響（神経発達障害，乳幼児の認知・行動の障害）が指摘されています．

母子関係に与える障害を最小限にとどめるためにも，EPDSを用いたスクリーニングによる早期発見が重要です．

治療と予防

精神科治療は主に薬物療法と精神療法が中心です．副作用の少ない抗うつ薬や抗不安薬が使用されます．軽症のうつ病に対する心理療法としては，認知行動療法，対人関係療法があります．

うつ病の既往歴がある女性には予防ができます．産科医と精神科医が連携して，治療方針と再発予防を決めます．分娩直後から抗うつ薬による予防的治療方法が有効です．

有用なサポート組織

地域の「精神保健福祉センター」では，電話による相談窓口も開設しています．産後うつ病のネット・サイトでは，ママブルーネットワークが有用です．

（岡野禎治）

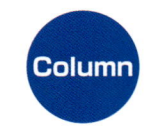

Column 流産，死産，異常児分娩後のケア

■子どもを亡くすということ

妊娠を知ったときから母になる自分を意識し胎児との関係を育んできた当事者にとって，流産，死産は子どもを亡くすということを意味します．お産を終えると同時に深い喪失体験の渦中に入るのです．様々な死別体験の中でも子どもの死は想像を絶するほど恐ろしい喪失です．深い悲しみのあまり感情が麻痺し，何事もなかったかのように振る舞う人もいれば，怒りを医療者に向ける人もいるでしょう．どんな表出であれ，いたずらに励ますのではなく寄り添いその人を支持する気持ちをなくさないでください．

■子どもを亡くしたとわかったときから

子どもを亡くしたとわかったときから妊産婦を産科病室から婦人科病室へ移すなど，元気な子を持つ妊産婦とは距離をおく配慮が医療者に望まれます．妊産婦自身が特別な配慮を望まなければ通常のケアを続けることですが，いずれにせよ当事者の気持ちを確認しながらケアを続けることが大切でしょう．

■生まれた子どもとのこと
当事者の立場

子どもを亡くしたばかりの当事者は動揺も大きく，感情が麻痺して何をしたいのか，あるいはしたらよいのかの判断がつかないことがあります．子どもを失った事実は避けて通れないことです．喪失の痛みや悲しみを遷延させないためにも，医療者をはじめとする周囲が適切な態度や助言で当事者をサポートし，つらい事実と向き合えるような援助を考えたいものです．いつまでも話が切れないのは，当事者が何かにすがりたいからであり，そのすがるような思いを医療者が受け止め，誠実に話を聞くだけでも当事者は癒されるのです．

医療者の態度

「生きられなかった」「死んで産まれた」ではなく，それまでお母さんのおなかの中で育ったことを祝福し，生まれた赤ちゃんを「あなたの子ども」として医療者が認めてあげてください．すでに名前を決めていたら名前を，まだなければおなかの中の赤ちゃんには呼びかけていた愛称などで医療者が呼びかけてあげると，家族はわが子が一人の子どもとして認められたという実感に包まれるでしょう．

子どもとの面会や思い出を作ること

強制するべきことではありませんが，火葬してしまえば親はわが子に二度と会えなくなることを念頭において当事者と話し合います．子どもが人として尊厳を保った姿で家族と面会に臨めるようにして下さい．親子が一緒に過ごせるのは短い時間ですが，家族だけで過ごせるような空間と時間をつくる，沐浴など家族が参加できることは一緒に行う，手型・足型，臍の緒など，形で残せる思い出は積極的に残すようにします．医療者に言われたまま動いているように見えても，当事者は後日その時間や形になって残った思い出が貴重なものであることに気づきます．

言ってはいけないこと

あまりに悲嘆にくれている姿をみると励ましや慰めのつもりで「次はきっと大丈夫よ」とか，「生きていても大変だった」などと言葉をかけたくなります．しかし当事者にとって大切なことは，亡くした子どもを十分に慈しむことであり，周囲からも慈しまれたいのです．

言うべきこと

死亡の原因や病状などについてわかっていること，わからないこと，次回はどうしたらよいのかなど，現段階での医学的情報の提供やその情報を提供できる他の医療機関を紹介することは，当事者が今回のできごとを乗り越えて前へ進もう

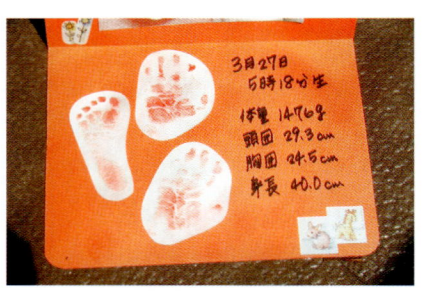

■図1 誕生の記録（手型・足型）

と思ったときの大切な糸口になります．

■出生児に重篤な異常があったとき
一般的でない固有のこと

病状や予後は個々別々に異なるので，子どもの主治医に直接説明をしてもらえるようにすること，その説明を当事者が理解できるように，また子どもの主治医と信頼関係が築けるように援助することが大切です．説明に立ち会わないものが一般的な解説を加えることはむしろ当事者の不安をかきたてます．

面会し向き合うこと

子どもが転院したときは，母体の条件が整いしだい入院中でも子どもとの面会を実現させるようにします．実際のわが子と対面し，説明を聞くことで，当事者もこれからどうしていこうかと考える力も出てくるからです．

その中には，後障害と成長発達の不安など医学だけでは解決できない問題もありますが，そうした不安に対しては病院のソーシャルワーカー，地域の保健師など長期にわたって家族を応援する専門家の存在も伝えたいものです．

（古屋眞弓，後藤彰子）

●SIDS家族の会

周産期の喪失体験（自然流産，胎児喪失など）をされた女性には，「SIDS (sudden infant death syndrome) 家族の会」のビフレンダーの方が対応しています．

第2部 母体

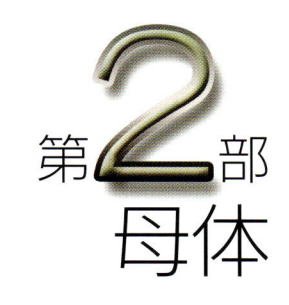

第3章 偶発合併症

心・呼吸器疾患

心疾患

●妊娠に伴う心血管系の変化

妊娠に伴い，母体の循環血液量は大きく増加します．妊娠初期より循環血液量は増加し，妊娠32週前後で最大となり，非妊娠時に比べ約40〜50％増加します．また妊娠中は心拍数と一回心拍出量が増加し，末梢血管抵抗が減少するため心拍出量は増加します．陣痛発来後はさらに心拍出量は増加します．

●心疾患が胎児に及ぼす影響

母親が先天性心疾患を有する場合，胎児が先天性心疾患を有する可能性は約10％前後と高くなります．母体の低酸素状態により，胎児の低酸素を引き起こし，子宮内胎児発育不全や，胎児死亡を起こしやすく，生産率が低くなります．

●妊娠が母体心疾患に及ぼす影響

妊娠に伴い，循環血液量と心拍出量が増加するため，心臓への圧負荷と容量負荷は増加し，母体の心疾患に悪影響を与える危険があります．心房中隔欠損症や心室中隔欠損症などのシャント性疾患では血圧の変化によりシャント量が変化し，低酸素血症をきたすことがあります．弁疾患では，逆流の増加や負荷の増加により，心不全を呈することがあります．Marfan症候群で大動脈弓の拡大を認める場合には解離性大動脈瘤破裂をきたす危険があります．

●妊娠中の管理

妊娠に伴う循環動態の変化を考慮し，産科医や循環器専門医による詳細な観察が必要になります．心臓の仕事量を最小にするためには，安静が重要であり，心機能低下や心不全徴候がみられたら，ただちに入院安静とします．必要であれば，利尿薬や強心薬を投与しますが，胎盤血流の減少が起こる可能性もあり，胎児の厳重な評価が必要です．感染や妊娠高血圧症候群が心不全の誘因となるので注意が必要です．また，肥満による心負荷の増大を防ぎ，心不全状態にある場合には，塩分制限も必要となります．保存的治療によっても症状の改善がみられなければ，妊娠中断（児の娩出）を考慮します．

●分娩時の管理

心疾患合併妊婦において，分娩時は最も血行動態が変化するときであり，慎重な管理が必要とされます．分娩方法の選択は，産科的な適応により判断することが一般的であり，一部の例外的な症例を除いて経腟分娩が推奨されています．分娩に際し，硬膜外麻酔を行うことは，怒責，痛みによる交感神経の興奮を抑え，心拍出量を減少させるため，負荷の軽減に有用です．分娩中は心拍出量の変化を減少させるために左側臥位をとることが推奨されています．母体負荷を軽減するため，分娩第2期を短縮する目的で，吸引分娩や鉗子分娩を行うこともあります．心臓の手術を行った妊婦などでは分娩時に感染性心内膜炎のリスクを有するため，予防のため抗菌薬の投与を行います．

母体の心疾患

1. **理学所見**
   末梢性浮腫・肺雑音・心雑音・チアノーゼなどの検索
2. **X線検査**
   心拡大・胸水などの検索
3. **心電図**
   不整脈の有無・心肥大・STの変化などの検索
4. **超音波断層法**
   心臓の形態・機能・弁異常・心臓内シャントなどの評価
5. **パルスオキシメータ**
   低酸素状態の検索
6. **Swan-Ganzカテーテル**
   右室圧・肺動脈圧・心拍出量などの血行動態の評価

↑ 心機能の評価法

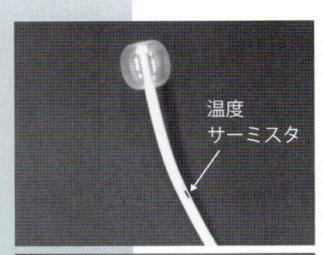

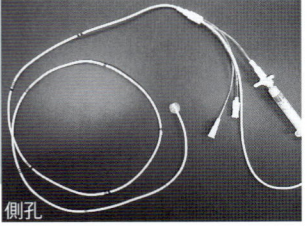

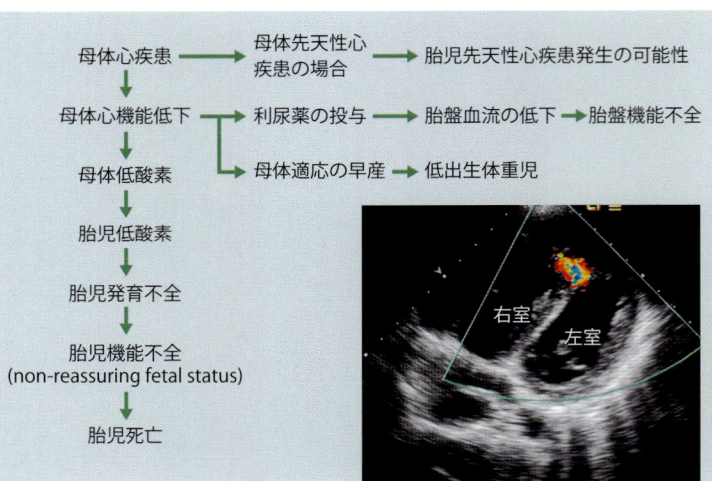

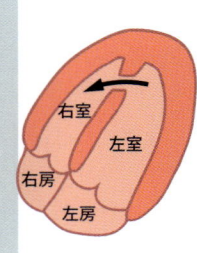

↑ Swan-Ganzカテーテル
（浅野竜太：循環器専門医研修テキスト，文光堂，p51）

↑ 心機能低下の胎児への影響　　↑ 心室中隔欠損症
（田辺一明：臨床心エコー図学，第3版，文光堂，p725）

母体の呼吸器疾患

母体呼吸器疾患

低酸素血症 → 高炭酸ガス血症
↓ ↓
胎児低酸素血症 胎児高炭酸ガス血症
↓ ↓
胎児発育不全 呼吸性アシドーシス
↓
胎児機能不全（non-reassuring fetal status）
↓
子宮内胎児死亡

↑ 呼吸器疾患の胎児への影響

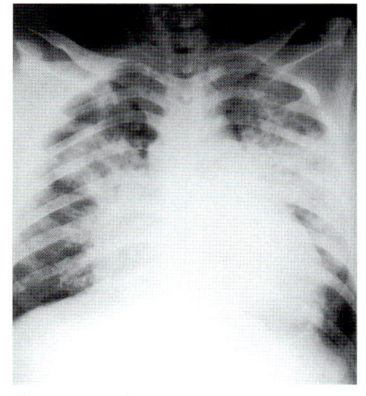

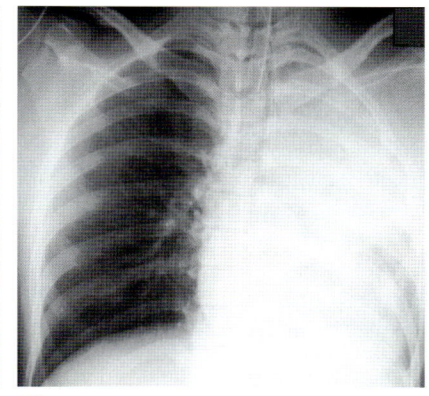

↑ 肺水腫合併妊婦
（荒木勤：最新産科学 異常編, 第20版, 文光堂, p212）

↑ 無気肺

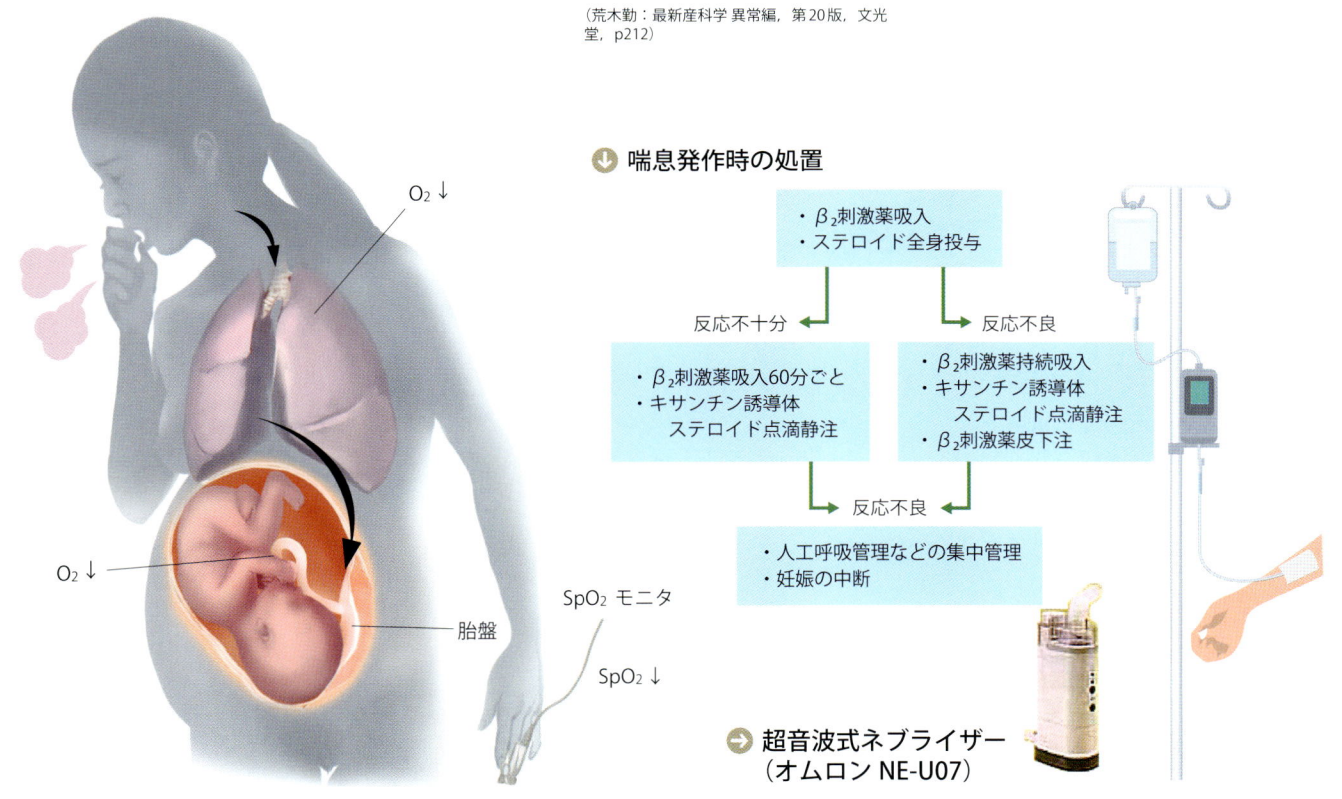

喘息発作時の処置

・β₂刺激薬吸入
・ステロイド全身投与

　反応不十分　　　　　　反応不良

・β₂刺激薬吸入60分ごと　　・β₂刺激薬持続吸入
・キサンチン誘導体　　　　・キサンチン誘導体
　ステロイド点滴静注　　　　ステロイド点滴静注
　　　　　　　　　　　　・β₂刺激薬皮下注

　　　　　反応不良

・人工呼吸管理などの集中管理
・妊娠の中断

→ 超音波式ネブライザー
　（オムロン NE-U07）

O₂↓
O₂↓
胎盤
SpO₂ モニタ
SpO₂↓

呼吸器疾患

●呼吸器疾患が妊娠に与える影響

　胎児の酸素化は母体の動脈血酸素分圧に影響されるため，母体が低酸素血症になると，胎児も低酸素状態に陥りやすく，子宮内胎児発育不全や胎児機能不全（non-reassuring fetal status），さらには胎児死亡を引き起こす危険があります．また母体の高炭酸ガス血症は胎児の高炭酸ガス血症を引き起こし，呼吸性アシドーシスの原因となります．重症の呼吸器疾患では早産や周産期死亡率が高く，低出生体重児や児の神経学的異常が多いとされています．

●妊娠が呼吸器疾患に与える影響

　妊娠中は喘息が悪化することもあり，注意が必要です．妊娠特有の呼吸器疾患としては，妊娠高血圧症候群や，子宮収縮抑制薬使用時の肺水腫があります．また妊娠中は血液が過凝固状態にあるため，肺梗塞を起こしやすい時期といえ，危険因子を有する患者では，注意が必要になります．

●喘息発作時の対応

　妊娠中に喘息発作を引き起こした場合には，母体だけでなく，胎児への危険が増すため，迅速な対応が必要です．基本的には非妊娠時と同様の対応になりますが，エピネフリンや大量のステロイド薬投与は胎児への影響もあるため，慎重な投与が必要になります．β₂刺激薬やステロイド薬の吸入や経口投与，キサンチン誘導体の点滴や経口投与が中心となります．

（松田義雄・三谷　穣）

腎・尿路疾患

妊娠による腎臓の変化

妊娠により腎臓は大きさが1cm長くなり，体積も30％増加します．腎血流量は妊娠初期よりかなり増加し，糸球体濾過率は非妊時に比べ40〜50％増加します．血清中クレアチニン・尿素窒素・尿酸の値は循環血液量の増加や糸球体機能の亢進により，全て低下します．

妊娠が腎疾患に与える影響

軽症の腎機能異常患者（慢性腎炎，IgA腎症など）では，妊娠により悪化することは少ないですが，高度の腎機能低下患者では，高率に腎機能の悪化を認めます．この原因として，妊娠による高血圧の悪化や糸球体内圧の上昇が挙げられ，またすでに損傷を受けている腎臓へのさらなる血小板やフィブリンの沈着や微小血栓などが関与しているのではないかといわれています．高度の腎機能障害がある患者では，妊娠中，定期的な腎機能の評価を行います．尿路感染症により腎機能が悪化することもあるので，尿所見や症状を確認し，早期発見に努めます．保存的な治療に反応せず，悪化を認める場合には透析の導入や妊娠の中断が必要となります．

腎疾患が妊娠に与える影響

高度の腎疾患患者では，加重型妊娠高血圧腎症が高率に発症します．また流早産の危険も高くなります．母体の腎機能悪化に伴い，児の子宮内胎児発育不全や胎児機能不全（non-reassuring fetal status），さらには胎児死亡が起こりやすくなります．特に高血圧を合併していたり，多量の蛋白尿が存在する患者では周産期死亡率が非常に高くなります．したがって妊娠中は母児の厳重な管理が必要となります．

腎機能の評価法

尿検査，尿沈渣
尿糖・蛋白尿・尿潜血・細菌・白血球などの検索
血液検査
血清クレアチニン・尿素窒素・尿酸値などの測定
クレアチニンクリアランス
糸球体濾過率の評価
超音波検査
腎臓の形態的異常・水腎症・尿路結石などの評価
腎生検
確定診断

尿検査法

- 一般検査には清浄中間尿を用いる．
  ①小陰唇を開き，清浄綿で小陰唇，外尿道口を前から後ろへ清拭する．
  ②はじめの約50mLを捨て，中間尿を採取する．終わりの部分は入れない．
- 尿培養検査はカテーテルにより採尿
- 一般尿検査は試験紙法で行い，陽性であれば，定量を行う．
- 尿沈渣は顕微鏡により行う．

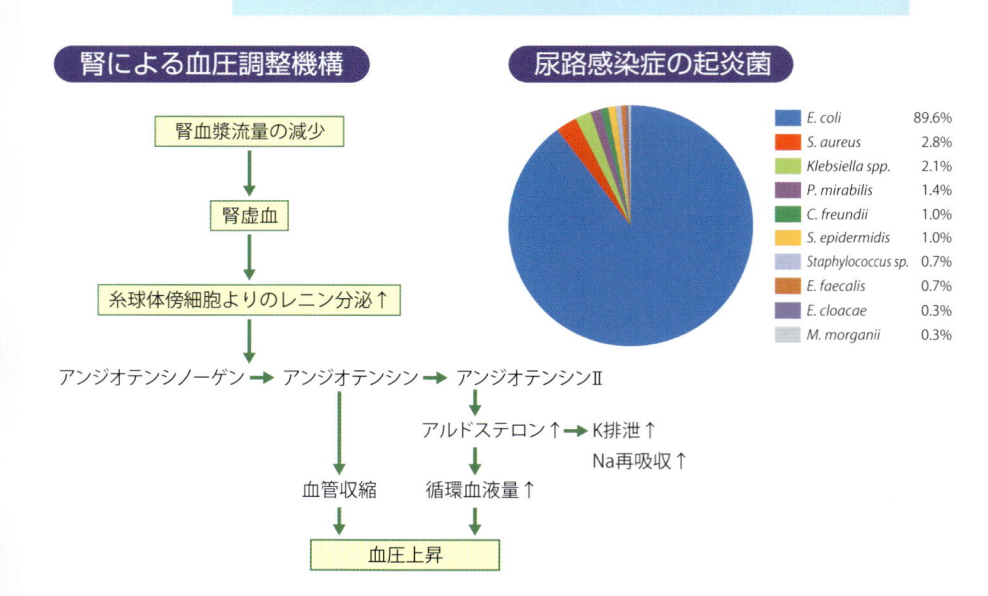

腎による血圧調整機構

腎血漿流量の減少
↓
腎虚血
↓
糸球体傍細胞よりのレニン分泌↑
↓
アンジオテンシノーゲン → アンジオテンシン → アンジオテンシンⅡ
↓   ↓
血管収縮   アルドステロン↑ → K排泄↑
                                              Na再吸収↑
                            循環血液量↑
↓
血圧上昇

尿路感染症の起炎菌

菌	%
E. coli	89.6%
S. aureus	2.8%
Klebsiella spp.	2.1%
P. mirabilis	1.4%
C. freundii	1.0%
S. epidermidis	1.0%
Staphylococcus sp.	0.7%
E. faecalis	0.7%
E. cloacae	0.3%
M. morganii	0.3%

尿路感染症

妊娠中は免疫力の低下もあり，膀胱炎の頻度が増加します．妊娠末期に近づくと膀胱尿管逆流現象も見られるようになり，尿路感染症を起こしやすくなります．一方，臨床症状がないにも関わらず尿中の細菌数が増加するものを無症候性細菌尿といい，低出生体重児や早産などの産科リスクが高くなるといわれています．

水腎症

妊娠中，増大した子宮により尿管の圧迫が起こりやすくなります．またプロゲステロンやヒト絨毛性ゴナドトロピンなどのホルモンが増加する影響で尿管の緊張性や蠕動が低下し，尿管の拡張や蛇行が著明になり，腎盂の拡張を認めます．このようなことから，妊娠中は水腎症を引き起こしやすくなります．子宮は右に回旋し，右に傾くた

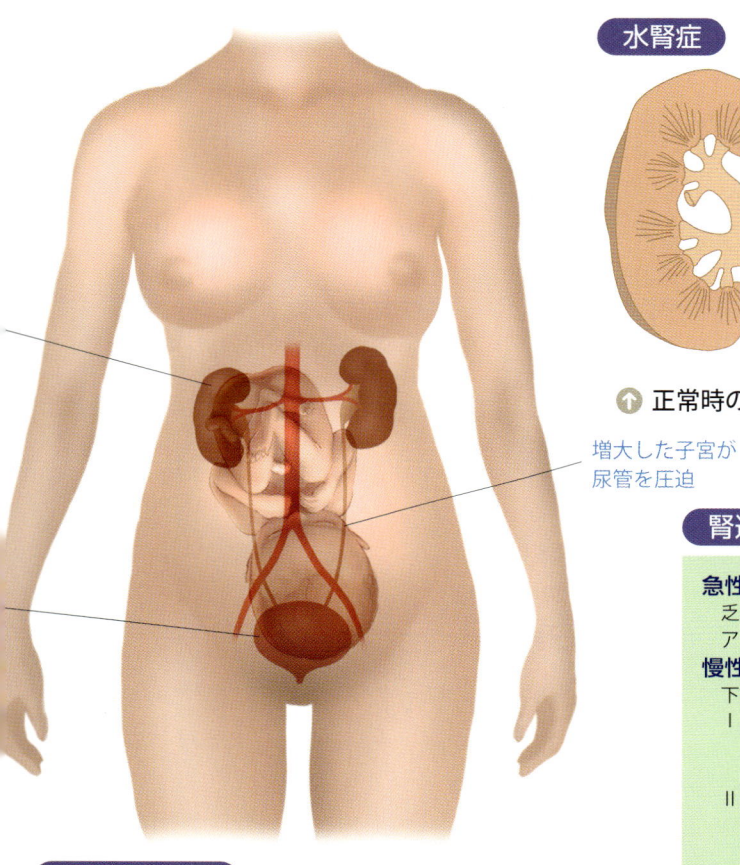

第2部 母体
第3章 偶発合併症

水腎症

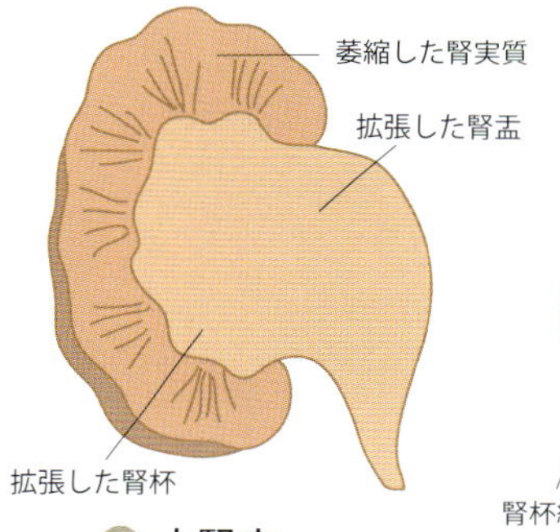

- 萎縮した腎実質
- 拡張した腎盂
- 拡張した腎杯

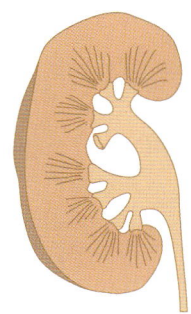

↑ 正常時の腎杯　　↑ 水腎症

腎結石

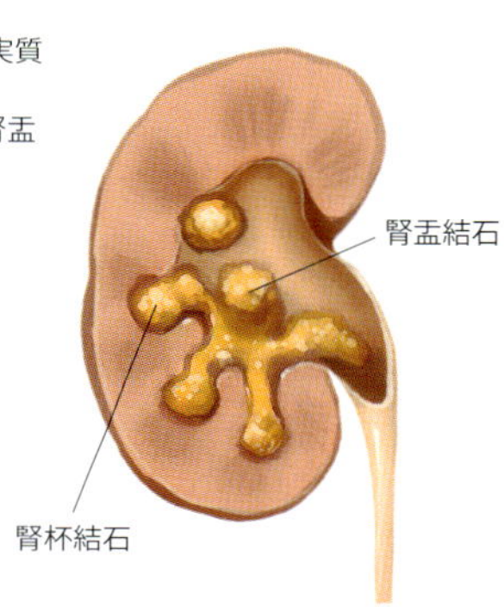

- 腎盂結石
- 腎杯結石

増大した子宮が尿管を圧迫

腎透析

急性腎不全
乏尿・血清尿素窒素の上昇・血清クレアチニンの上昇・治療不応性の代謝性アシドーシス・治療不応性の高カリウム血症・尿毒症症状

慢性腎不全
下記のⅠ～Ⅲのうち2項目以上が存在する
Ⅰ. 末期腎不全にもとづく臨床症状（A～Gのうち2項目以上）
　A. 体液異常　B. 神経症状　C. 消化器症状　D. 血液異常　E. 循環器症状
　F. 体液貯留　G. 視力障害
Ⅱ. 腎機能障害
　持続的に血清クレアチニン値8mg/dL以上
　（あるいはクレアチニンクリアランス10mL/分以下）
Ⅲ. 日常生活能の障害
　透析導入により活動力の回復が期待できる

↑ 透析の適応

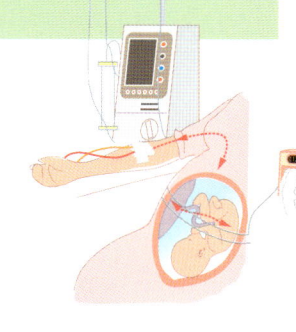

腎移植後妊娠

1) 腎移植後約2年健康であること
2) 蛋白尿がないか，ごく軽度であること
3) 高血圧のないこと
4) 拒絶反応がないこと
5) 最近の腎盂造影で腎盂の拡大がないこと
6) 腎機能が安定していること
　血清クレアチニン2mg/dL以下
　（できれば1.4mg/dL以下）であること
7) 薬剤使用量が維持量にまで減量できていること

↑ 腎移植患者の妊娠許可基準

- 羊水過多
- 感染
- 自然早産
- 胎児発育不全
- 胎児機能不全（non-reassuring fetal status）
- 子宮内胎児死亡

↑ 透析による胎児への影響

め，右側に特に起こしやすくなります．発症した場合には強い痛みを訴え，腎盂炎を起こしやすいため，鎮痛薬や抗菌薬を投与したり，患側を上にする側臥位をとることなどで対処しますが，軽快しない場合には尿管ステントの挿入も行われます．

腎透析

　一般的に透析患者では母体および胎児への安全性が確認されておらず，妊娠は許可されません．しかし近年，透析患者の管理が向上し，透析患者の妊娠予後も改善してきています．透析中の妊娠では母体の高血圧や腎機能の悪化を引き起こす危険があります．また，妊娠へ与える影響として，羊水過多や感染症，それに伴う流早産が増加します．また子宮内胎児発育不全や胎児機能不全（non-reassuring fetal status）も増えるため，母児の厳重な管理が必要です．

腎移植後妊娠

　腎移植後の妊娠は透析患者と比べ，妊娠予後は比較的良好とされています．
　しかし，妊娠高血圧症候群や切迫早産などの妊娠合併症が多く，また腎機能の悪化や拒絶反応も起こりやすいため，厳重な管理が必要です．妊娠の予後を規定する因子が存在し，表に示したものが妊娠許可の基準として用いられています．

（松田義雄・三谷 穣）

149

消化器疾患

はじめに

妊娠中の消化器疾患は，妊娠による生理的な変化として起こりうる悪心・嘔吐，便秘などとの区別が難しい場合があるため，消化器疾患の診断にあたっては，内科や外科との併診の際，妊娠性の変化を考慮することが肝心です．

肝臓の疾患

●妊娠性肝内胆汁うっ滞症

頻度は1％以下とされています．妊娠後半に皮膚の痒みや黄疸が出現します．女性ホルモンの増加や黄体ホルモン代謝物の排泄遅延などとの関係，肝細胞の薬剤代謝酵素の遺伝子異常などとの関係が指摘されています．

妊娠中の処置：痒みの治療には抗ヒスタミン薬を含む軟膏が用いられます．また，黄疸の治療にはウルソデオキシコール酸が有効とする報告があります．

●急性妊娠脂肪肝

頻度は10,000～15,000妊娠に1例とされています．妊娠後期に長びく悪心・嘔吐，上腹部の激痛で発症します．母体の予後はかつては死亡率は75％とされていましたが，現在では25％以下に低下しました．胎児の予後では周産期死亡は15～20％と，未だ高率です．原因は不明ですが，一部は劣性遺伝形式をとり，ミトコンドリアの脂肪酸酸化に関わる蛋白質をつくる遺伝子の変異が証明されています．病態では，肝機能の著しい低下により，肝臓で生成される蛋白質の合成低下により，フィブリノーゲンをはじめとする凝固因子，アンチトロンビンⅢの低下による血液凝固障害，低アルブミン血症，著明な低血糖，腎不全を起こします．

妊娠中の処置：妊娠の終了により改善することが多いので，早急な分娩誘発，あるいは帝王切開による妊娠の中断を行います．血液凝固障害については濃厚赤血球，新鮮凍結血漿，血小板，アンチトロンビンⅢ製剤による治療を行います．低血糖の管理には中心静脈栄養が必要となることがあります．

肝臓の疾患

妊娠性肝内胆汁うっ滞症
　頻度：1％以下
　症状：妊娠後半に皮膚の痒みや黄疸
　原因：女性ホルモンの増加や黄体ホルモンの代謝物の排泄の遅延などとの関係，肝細胞の薬剤代謝酵素の遺伝子異常などとの関係
　　↓
妊娠中の処置
　痒み→抗ヒスタミン剤を含む軟膏
　黄疸→ウルソデオキシコール酸が有効とする報告あり

急性妊娠脂肪肝
　頻度：10,000～15,000妊娠に1例
　症状：妊娠後期に長びく悪心・嘔吐，上腹部の激痛
　原因：不明だが，一部は劣性遺伝形式をとり，ミトコンドリアの脂肪酸酸化に関わる蛋白質をつくる遺伝子の変異が証明されている
　　↓
妊娠中の処置
　妊娠の中断（帝王切開）
　血液凝固障害→濃厚赤血球，新鮮凍結血漿，血小板，アンチトロンビンⅢ製剤による治療
　低血糖の管理＝中心静脈栄養

脂肪肝→

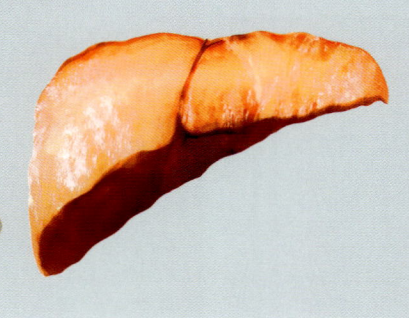

胆嚢疾患

胆石症・胆嚢炎は高齢妊娠に多く，妊娠中に増悪することが多いといわれています．胆石により，疝痛発作が起こったり，胆管が閉塞すると急性胆嚢炎を併発します．症状は右季肋部痛，悪心・嘔吐，発熱，黄疸などです．診断には腹部の超音波断層検査が有用です．

妊娠中の処置：急性胆嚢炎の急性期の治療として絶食，経鼻胃管挿入，輸液，抗菌薬，鎮痛薬の投与が行われます．最近，再発が少ないという理由で，妊娠中といえども腹腔鏡手術を含めた胆嚢摘出術が行われることが多くなっています．また，内視鏡的逆行性胆管膵管造影法により，総胆管を閉塞している胆石を取り出すことも行われます．

膵臓の疾患

急性膵炎の頻度は5,000～10,000

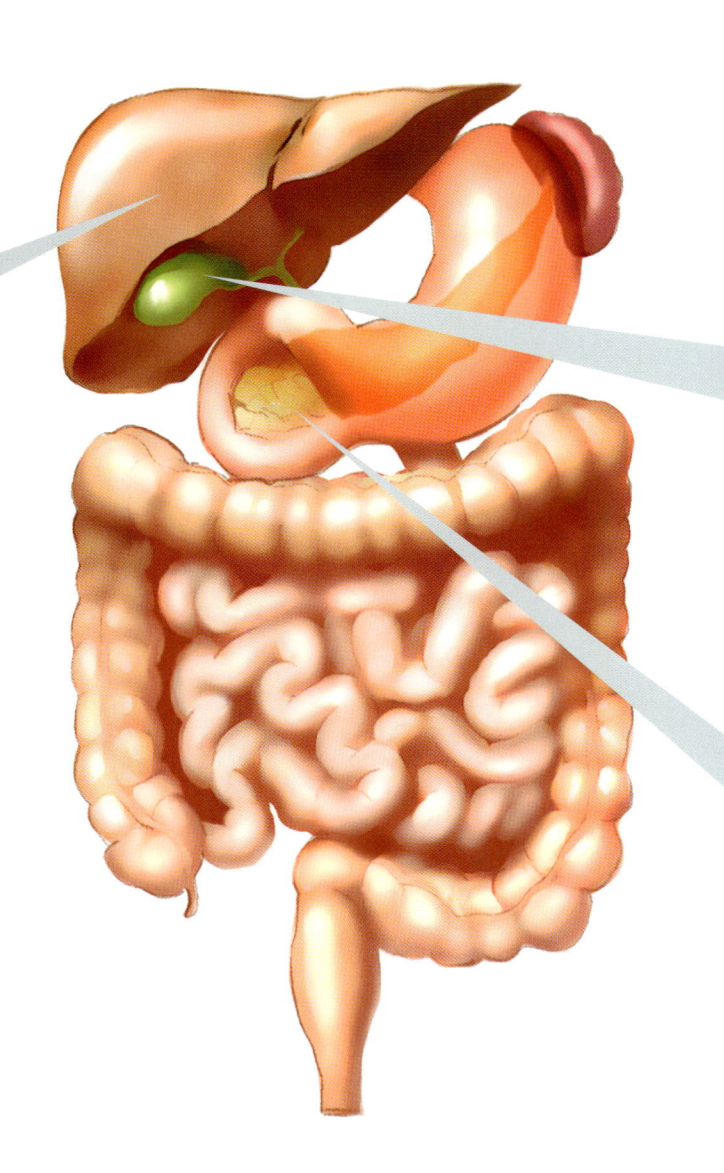

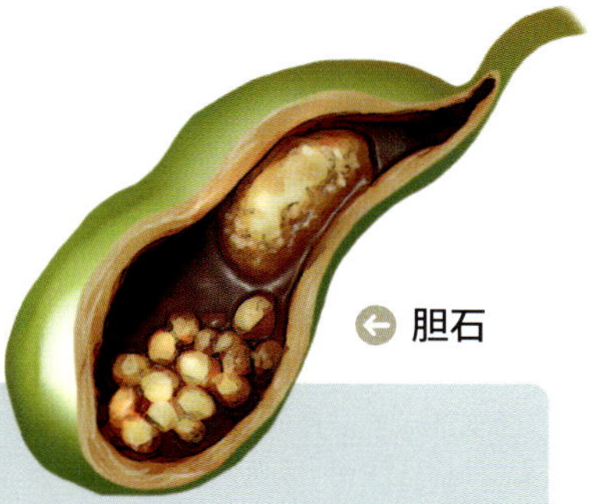

第2部 母体
第3章 偶発合併症

胆嚢疾患

急性胆嚢炎
- 頻度：高齢妊娠に多い
- 症状：右季肋部痛，悪心・嘔吐，発熱，黄疸
↓
- 妊娠中の処置
  絶食，経鼻胃管挿入，輸液，抗生物質，鎮痛剤の投与
  （胆嚢摘出術，胆石摘出術）

← 胆石

膵臓の疾患

急性膵炎
- 頻度：5,000〜10,000妊娠に1例
- 症状：軽度から高度の上腹部痛，悪心・嘔吐など
  進行すると発熱，腹部膨満，ショック
- 原因：膵臓の消化酵素による自己消化
↓
- 妊娠中の処置
  絶食，輸液，抗菌薬投与，鎮痛薬，蛋白分解酵素阻害剤，電解質補正

妊娠に1例で，妊娠中の急性膵炎はほとんどの場合，胆石が誘因になっているといわれています．症状は軽度から高度の上腹部痛，悪心・嘔吐などで，進行すると発熱，腹部膨満，ショックに陥ることもあります．病態は，膵臓の消化酵素による自己消化と考えられています．呼吸不全，ショック，大量の輸液の必要性，低カルシウム血症の4つのうち，3つを認めた場合，生存率は30％と低いといわれていますが，総じて妊娠の予後にはあまり影響しないといわれています．

妊娠中の処置：絶食，輸液，抗菌薬，鎮痛薬，蛋白分解酵素阻害剤の投与，電解質補正などの保存的治療が行われます．

胃の疾患

●胃・十二指腸潰瘍
非妊時と比較して，頻度は少ないといわれています．その理由として，エストロゲンやプロスタグランジンの増加が，胃粘膜に保護的に働くと考えられています．症状は，上腹部痛，胸やけです．妊娠中には潰瘍の穿孔は起こりにくいとされています．診断には上部消化管の内視鏡検査を行います．治療は非妊時と同様，H_2受容体遮断薬やプロトンポンプ抑制薬を用います．

●胃癌
胃癌が多いとされる日本でも，妊娠に合併する胃癌の頻度は0.016％と稀です．症状は，悪心・嘔吐，食欲低下，体重減少など，妊娠悪阻と類似の症状を来すため，妊娠前半に診断され

151

消化器疾患

胃の疾患

胃・十二指腸潰瘍
頻度：非妊時と比較して，頻度は少ない
症状：上腹部痛，胸やけ
↓
妊娠中の処置
　診断には上部消化管の内視鏡検査を行い，治療は非妊時と同様，H_2受容体遮断薬やプロトンポンプ抑制薬を用いる

胃癌
頻度：妊娠に合併する頻度は0.016％
症状：悪心・嘔吐，食欲低下，体重減少など，妊娠悪阻と類似の症状
↓
妊娠中の処置
　悪阻が遷延する場合には本疾患を鑑別するために，上部消化管内視鏡検査を行うが，すでに進行している場合がほとんどで，手術不能の例も多く，化学療法の選択も

腸の疾患

便秘
原因：血液中に増加する黄体ホルモンによる腸管の運動性の低下増大する子宮による圧迫
↓
妊娠中の処置
　一定の時間に排便するように習慣づけること
　野菜や果物を十分にとり，適度の運動
　緩下剤

潰瘍性大腸炎
症状：出血を伴う下痢，発熱
↓
妊娠中の処置
　骨粗鬆症の予防のために十分なカルシウムを摂取
　サラゾスルファピリジンによる治療
　（増悪した場合）副腎皮質ホルモンによる治療
　（重症例）手術療法

結腸・直腸癌
頻度：欧米では妊娠に合併する結腸・直腸癌の頻度は0.008％と稀だが，日本では食生活の欧米化などにより，若い女性の結腸・直腸癌が増加
症状：悪心・嘔吐，下血，便秘，腹痛，体重減少など
↓
妊娠中の処置
　大腸内視鏡検査が有用で，その他，転移巣の検索には上腹部超音波検査を用い，必要に応じてCTを行う
　手術は，妊娠初期の場合，低位前方手術，妊娠後期の場合，胎児が胎外生活可能な時期まで治療を延期し，児娩出後に手術

ることは少なく，多くは妊娠後半や産褥期に診断されます．悪阻が遷延する場合には本疾患を鑑別するために，上部消化管内視鏡検査を行うことが薦められます．診断された時点で，すでに進行している場合がほとんどであるとされ，手術不能の例も多く，化学療法を選択したという報告もあります．

腸の疾患

●便秘
便秘は妊娠中に血液中で増加する黄体ホルモンによる腸管の運動性の低下や，増大する子宮による圧迫で起こりやすくなります．妊娠中の腸の疾患では，若い女性に多い潰瘍性大腸炎があります．症状は出血を伴う下痢，発熱などです．妊娠成立時に活動性であった場合には妊娠中の増悪が多いといわれています．

妊娠中の処置：便秘については一定の時間に排便するように習慣づけること，野菜や果物を十分にとり，適度の運動が効果的です．緩下剤を使うこともあります．

潰瘍性大腸炎の治療は非妊時と同じで，骨粗鬆症の予防のために十分なカルシウムを摂取し，サラゾスルファピリジンによる治療が一般的です．増悪した場合には副腎皮質ホルモンによる治療が行われます．重症例には手術療法が行われることがあります．

●虫垂炎
虫垂炎の診断にあたっては，妊娠により増大した子宮によって，虫垂は，頭方・外側に移動すること，妊娠中は

Column 腹部症状の鑑別診断

　妊娠中に急な腹痛を来す疾患は多岐にわたり、緊急を要する疾患が多いため、迅速かつ適切な問診と診察、検査により診断をつけ、管理する必要があります。

　産婦人科領域の疾患で最も頻繁に遭遇するものは異所性妊娠です。また、骨盤腹膜炎は、頻度は少ないですが、妊娠前から存在する付属器膿瘍の破裂などに注意します。消化器疾患では急性虫垂炎、急性胆囊炎、急性膵炎、消化性潰瘍の穿孔などがあります。特に虫垂炎では、発症後、時間的経過により疼痛の部位が変化してくることに留意します。泌尿器系の疾患には尿路結石があります。これらの鑑別診断には理学的所見が重要であるほか、腹部超音波検査が広く用いられます。

（髙木耕一郎）

妊娠中に生ずる急性の重篤な腹痛の特徴と検査

疾患	部位	痛みの特徴	疼痛の放散部位	検査
異所性妊娠破裂	下腹部〜骨盤	限局性、強い	なし	経腟エコー、尿中、血中hCG
PID	下腹部〜骨盤	限局性、徐々に増強	腹部、大腿	腹部エコー
急性虫垂炎	初期は臍周囲、後に右下腹部　妊娠後期では右上腹部	徐々に増強し、限局	背部、あるいは腹部	腹部エコー
急性胆囊炎	右上腹部	限局性	右肩甲部、肩、背部	腹部エコー、生化学
膵炎	心窩部	限局性、刺すような痛み	背部正中	血清アミラーゼ、リパーゼ、腹部エコー
消化性潰瘍の穿孔	心窩部または右上腹部	灼熱性、刺すような痛み	右背部	腹部エコー、開腹
尿路結石	腹部、腰部	間歇性、激烈、あるいは持続性	陰股部	尿検査、腹部エコー、時に尿路造影

（Gabbe SG, Niebyl JR, Simpson JL eds.：Chapter 43 Hepatic and Gastrointestinal Diseases. Obstetrics Normal and Problem Pregnancies, 5th ed, Churchhill Livingstone, Elsevier, p1119, 2007）

正常でも血液の白血球が増加するので、診断が難しい場合があることを知っていることが大切です。妊娠中に虫垂炎が疑われる場合には、迅速な開腹手術が必要です。

● 結腸・直腸癌

　欧米では妊娠に合併する結腸・直腸癌の頻度は0.008％と稀ですが、日本でも食生活の欧米化などにより、若い女性の結腸・直腸癌が増加しているので、注意が必要です。症状は、悪心・嘔吐、下血、便秘、腹痛、体重減少など、胃癌と同様、悪阻との鑑別が必要です。妊娠中の結腸・直腸癌の発生部位は直腸であることが多く、大腸内視鏡検査が有用といわれています。その他、転移巣の検索には上腹部超音波検査が用いられます。胎児への放射線被曝の問題があるものの、必要に応じてCTを行い、診断します。手術は、妊娠初期の場合、進行度によっては妊娠の中断を行わず、低位前方手術が可能とされています。妊娠後期の場合、可能であれば胎児が胎外生活可能な時期まで治療を延期して、児娩出後に手術を行うこともあります。妊娠中に化学療法を行う場合には児への催奇形性を考慮する必要があります。

（髙木耕一郎）

糖尿病・甲状腺機能異常

糖尿病

妊娠と糖代謝：妊娠は母体の糖代謝に大きな影響を与えます．胎児のエネルギー代謝は，母体由来のブドウ糖に依存し，胎児の膵臓はそのブドウ糖に反応してインスリンを分泌し，胎児の成長を促します．母体側では非妊時に比べて，空腹時は軽度の低血糖，食後は高血糖，高インスリン状態となります．妊娠中はインスリン分泌量が増加しますが，胎盤で多量に産生される種々のステロイドホルモンによりインスリン抵抗性となっているため，食後の母体血中のブドウ糖濃度は上昇し，そのブドウ糖は胎盤を介して効率的に胎児に送られます．妊娠後半では，ヒト胎盤性ラクトーゲンの作用で，インスリンの作用は非妊時の50〜70％低下します．

妊娠が糖尿病に与える影響：正常妊娠においても母体の糖代謝はインスリン抵抗性の増大から糖尿病的になっています．妊娠によって糖尿病を発症し，妊娠の終了とともに正常化する妊娠糖尿病や，インスリン非依存性糖尿病（2型糖尿病）合併妊娠では，特に妊娠後半期に血糖値の上昇が起こりやすく，糖尿病合併妊婦では腎症や網膜症の増悪をきたすことがあります．急速な血糖コントロールは網膜症の悪化を招くため注意が必要です．また，妊娠糖尿病に罹患すると，のちに糖尿病を発症するリスクが高くなります．

● 糖尿病が妊娠に与える影響

妊娠初期の高血糖は胎児奇形の頻度や流産を増加させます．また，胎児も高血糖となるため発育は促進し，尿量も増加するため，羊水過多となることがあります．胎児の過剰発育は巨大児（出生体重≧4,000g）に代表され，肩甲難産など，分娩時の新生児外傷や母体の産道裂傷の原因にもなります．また，原因は不明ですが，血糖コントロール不良の糖尿病合併妊娠では分娩周辺期の子宮内胎児死亡の頻度が増加するとされています．新生児期には胎盤を介したブドウ糖の供給が絶たれるため，低血糖を起こしやすく，母体側では早産，易感染性，妊娠高血圧症候群が起こります．

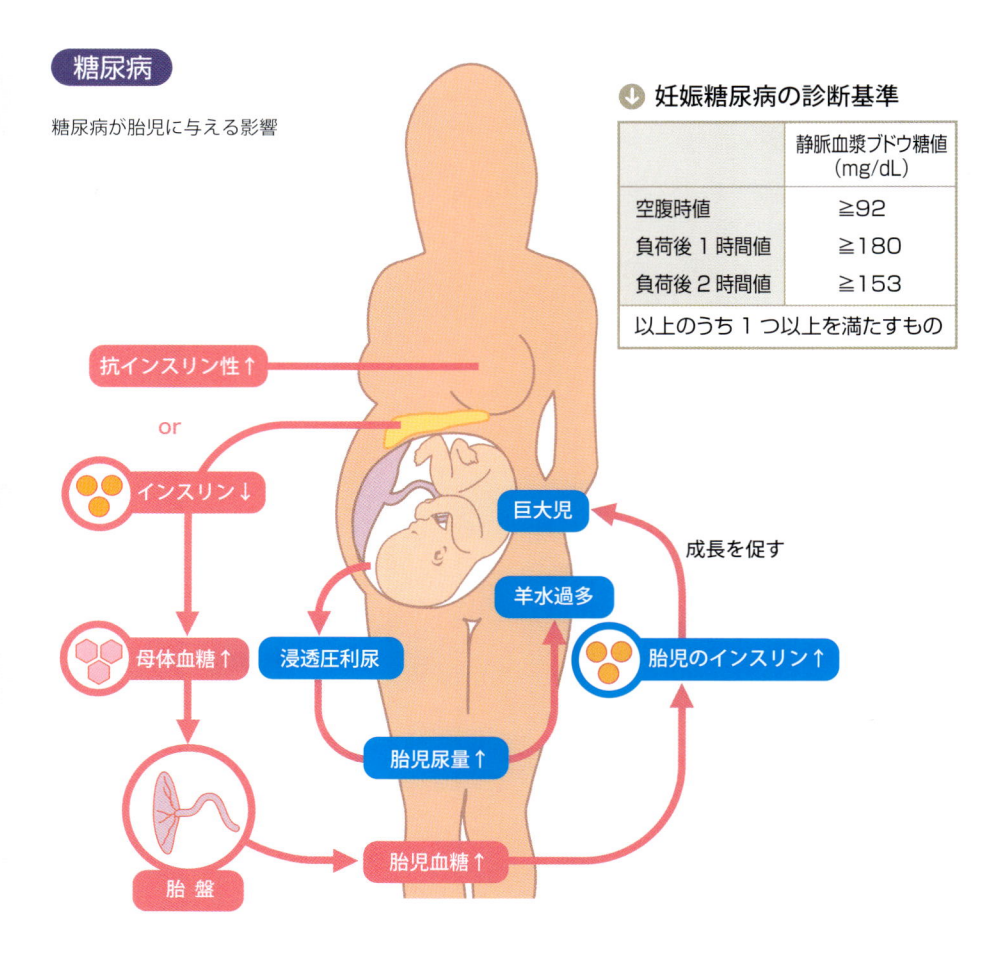

● 糖尿病合併妊娠の管理と要点

糖尿病の女性が妊娠を望んだ場合，特に妊娠初期の血糖コントロールが重要な意味を持つため，妊娠と糖尿病に造詣が深い内分泌代謝専門医と相談の上，通常の内科的な血糖管理よりも厳しい管理，すなわち，空腹時血糖，食後血糖とも，正常人と同程度に低く保った状態での妊娠（計画妊娠）を心がけます．妊娠中の血糖管理では，食事療法，運動療法，必要に応じてインスリン投与を併用し，空腹時血糖を100 mg/dL未満，食後血糖を120mg/dL以下に保ちます．また，胎児発育，胎児のwell-beingに注意します．

糖尿病

糖尿病が胎児に与える影響

妊娠糖尿病の診断基準

	静脈血漿ブドウ糖値 (mg/dL)
空腹時値	≧92
負荷後1時間値	≧180
負荷後2時間値	≧153

以上のうち1つ以上を満たすもの

甲状腺機能異常

● 妊娠が甲状腺機能に及ぼす影響

妊娠による甲状腺機能への影響は，①サイロキシン結合蛋白である血中サイロキシン結合グロブリン（thyroxine-binding globulin；TBG）の増加，②ヒト絨毛性ゴナドトロピン（hCG）など胎盤由来の甲状腺刺激因子の出現，③母体の甲状腺のヨード取り込みの減少，などです．また，甲状腺の大きさは妊娠により約25％増大し，血流も増加します．特に妊娠初期にはhCGが高値となり，その影響で甲状腺刺激ホルモン（TSH）の血中濃度は一過性に低下する現象が約8割の妊婦にみられます．

● 甲状腺機能亢進症（Basedow病）

Basedow病とはTSH受容体抗体（TRAb）により甲状腺が機能亢進状態となり，甲状腺ホルモンが過剰

妊婦の耐糖能検査

1. 妊娠糖尿病（GDM）スクリーニングは全妊婦を対象に行う．
2. 以下の高リスク妊婦に対しては特にGDMスクリーニングを行う．高リスク妊婦ではGDMスクリーニングを省略し，最初から診断検査（75 g OGTT）を行ってもよい．糖尿病家族歴，巨大児・heavy for date児出産既往，現妊娠で児が大きい，肥満，高齢（≧35歳），尿糖陽性，原因不明羊水過多症など．スクリーニングは以下に示すような二段法を用いて行う．
3. 　1）妊娠初期に随時血糖法を行う．カットオフ値は各施設で独自に設定してよい．
　　2）妊娠中期（24〜28週）に50 g GCT法（≧140 mg/dLを陽性）を行う．その対象は妊娠初期随時血糖法で陰性であった妊婦，ならびに同検査陽性であったが75 g OGTTで非GDMとされた妊婦
4. スクリーニング陽性妊婦には診断検査（75 g OGTT）を行うが，その結果，空腹時≧92 mg/dL，1時間値≧180 mg/dL，2時間値≧153 mg/dLのいずれか1点以上を満足する場合にはGDMと診断する．
5. GDMの妊婦には，分娩後6〜12週の75 g OGTTを勧める．

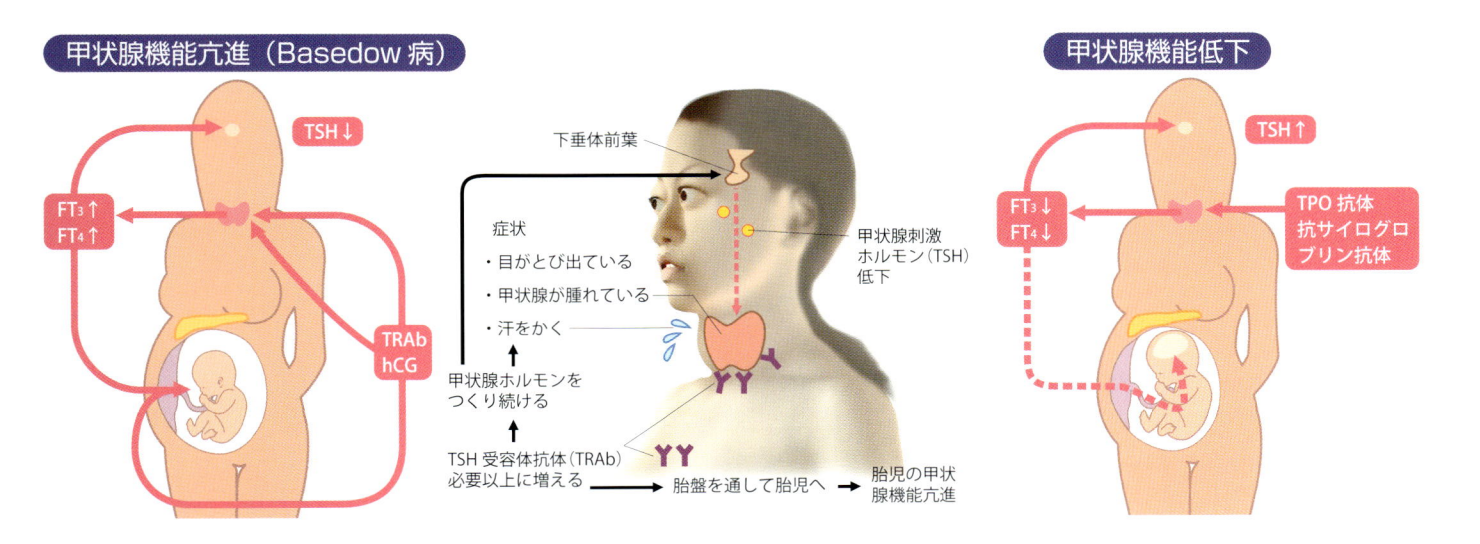

甲状腺機能亢進（Basedow病）
甲状腺機能低下

合成，分泌される疾患で，妊婦では0.2％に認められます．Basedow病が妊娠に及ぼす影響として，流産，うっ血性心不全，甲状腺クリーゼ，早産，妊娠高血圧腎症，子宮内発育遅延，周産期死亡・罹病の増加などがあります．妊娠に伴う母体の免疫系の変化により，Basedow病は一般に妊娠により軽快し，産褥期に増悪します．

妊娠初期では正常妊娠でもBasedow病によく似た症候，甲状腺のびまん性の腫大，動悸，悪阻による体重減少，眼球突出などが認められることがあるので，注意を要します．

血中のTSH，遊離サイロキシン（free T₄；FT₄），遊離トリヨードサイロニン（free T₃；FT₃）の測定を行い，TSHの低値，FT₄の高値を証明します．また，甲状腺自己抗体であるTRAbを測定します．妊娠前ならびに妊娠第2三半期後期にTRAbが高値をとる場合には経胎盤的に胎児に甲状腺刺激抗体が移行し，胎児の甲状腺機能亢進が生じる可能性があります．

治療にはチアマゾール，プロピルチオウラシルなどの抗甲状腺薬を用い，FT₄値が非妊時の基準値の正常上限〜軽度亢進程度に維持します．

甲状腺機能低下症

甲状腺機能低下症とは体内の臓器・組織での甲状腺ホルモン作用が必要よりも低下した状態で，慢性甲状腺炎（橋本病）など，自己免疫性のものが多いです．妊娠に合併する頻度は0.1〜0.3％で，妊娠高血圧腎症，常位胎盤早期剥離，分娩時出血多量，心機能障害，低出生体重児，死産などが増加します．また，近年，妊娠初期の軽度の甲状腺機能低下と児の精神神経発達との関連が示唆されています．

初発症状は易疲労感，便秘，無気力，寒がり，体重増加などです．増悪すると脱毛，記憶力低下，嗜眠，意識障害を来します．橋本病では甲状腺の腫大を伴うほか，理学的所見では眼瞼周囲の浮腫，皮膚乾燥，腱反射の遅延などがみられます．

臨床症状に加え，血中TSH高値，FT₃，FT₄低値により診断します．橋本病では甲状腺ペルオキシダーゼ抗体（TPO抗体），抗サイログロブリン抗体が陽性となります．TPO抗体は妊娠前あるいは妊娠初期に高値をとる場合，分娩後の増悪予知因子と考えられています．

血中TSHレベルの正常化を指標として，妊娠の初期から甲状腺ホルモンの投与を行います．

（髙木耕一郎）

血液型不適合妊娠・血液疾患・自己免疫疾患

血液型不適合妊娠

　血液型不適合妊娠とは，胎児の赤血球型抗原に対する抗体が母体で産生され，抗体が胎盤を通過することにより胎児の溶血を引き起こす可能性がある妊娠をいいます．臨床的には，Rh式不適合妊娠によるものが最も問題となります．ABO式不適合妊娠によるものは，頻度は高いものの重症化することは少ないようです．

●Rh式不適合妊娠

　Rh式不適合妊娠とは，妻がRh（D）陰性で夫がRh（D）陽性の場合の妊娠をいいます．この場合，妊娠初期に間接Coombs試験を行い，陰性であることを確認します．陽性であれば図に示すような精査および治療が必要です．妊娠20週頃から胎児の血球成分が母体血に混入することが知られており，妊娠28週や分娩前に再度間接Coombs試験を行って，抗体産生が開始していないかどうかを確認します．一般的に間接Coombs抗体価が16倍以上になると胎児貧血が重症化している危険性があるといわれています．

先天性凝固因子異常

　凝固因子の異常は，妊娠・出産に大きな影響を及ぼす可能性があります．凝固因子欠損症では，分娩時の大量出血を引き起こす可能性があり，凝固因子によっては補充が可能な場合があります．出血傾向（過多月経や繰り返す卵巣出血既往などを含む）があるかどうか確認しましょう．家族性凝固異常症（AT-Ⅲ欠乏症，プロテインC欠乏症，プロテインS欠乏症，活性化プロテインC抵抗性）では深部静脈血栓症のリスク因子となり，妊産婦死亡の主な原因として問題になっています．

特発性血小板減少性紫斑病（ITP）

　妊娠中に出血傾向や血小板減少症が認められた場合には本疾患や自己免疫疾患を鑑別する必要があります．ITPは自己免疫の関与する血小板減少による出血性疾患です．ITPと診断された場合，妊娠初期から中期には，血小板数3万/μL以上，分娩時には5万/μL以上を維持することを目標とします．母体の分娩時出血量などの観点から原則として経腟分娩が推奨されますが，母体の抗血小板抗体（PAIgG）は，胎盤を通過するため，胎児採血または陣痛発来後の児頭採血で胎児の血小板数低下がないかどうかを確認して分娩方法を決定します．母体血小板が5万/μL以上を維持できないときは，妊娠10ヵ月に入る前よりステロイド療法や免疫グロブリン大量療法で分娩に備えて血小板数を増やしておく必要があります．治療に十分に反応しない場合は，分娩時に血小板を準備する必要があります．

自己免疫疾患

　自己免疫疾患は妊娠可能年齢に好発する女性に多い疾患で，母体だけでなく胎児にも影響を与える重要な炎症性疾患です．繰り返す流死産を引き起こ

Rh（−）

処置

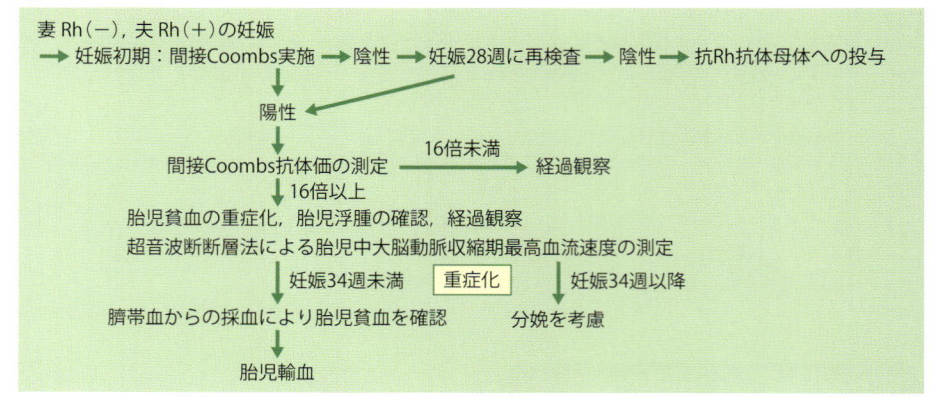

妻Rh（−），夫Rh（+）の妊娠
→ 妊娠初期：間接Coombs実施 → 陰性 → 妊娠28週に再検査 → 陰性 → 抗Rh抗体母体への投与
↓陽性
間接Coombs抗体価の測定 ─16倍未満→ 経過観察
↓16倍以上
胎児貧血の重症化，胎児浮腫の確認，経過観察
超音波断層法による胎児中大脳動脈収縮期最高血流速度の測定
妊娠34週未満　[重症化]　妊娠34週以降
↓　　　　　　　　　　　↓
臍帯血からの採血により胎児貧血を確認　　分娩を考慮
↓
胎児輸血

直接Coombs法（胎児血の検査）

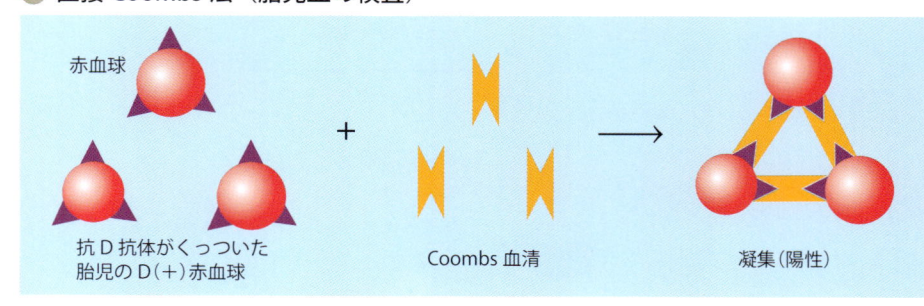

赤血球 ＋ Coombs血清 → 凝集（陽性）
抗D抗体がくっついた胎児のD（+）赤血球

間接Coombs法

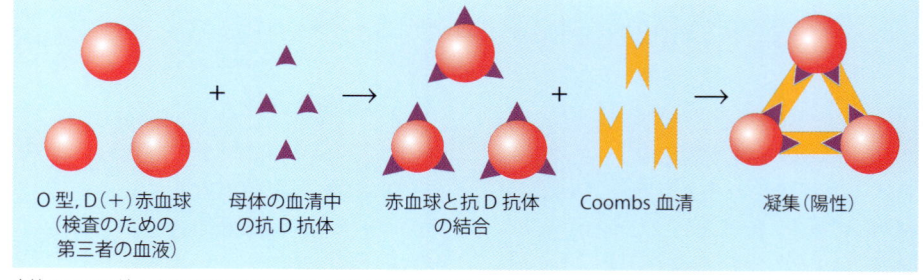

O型，D（+）赤血球（検査のための第三者の血液） ＋ 母体の血清中の抗D抗体 → 赤血球と抗D抗体の結合 ＋ Coombs血清 → 凝集（陽性）

直接Coombs法：赤血球膜にすでに結合している不完全抗体（それらのみでは血球凝集を起こし得ない抗体）を抗グロブリン血清で検出する
間接Coombs試験：血中の遊離の抗体をO型Rh（+）血球に結合した後，抗グロブリン抗体で検出する

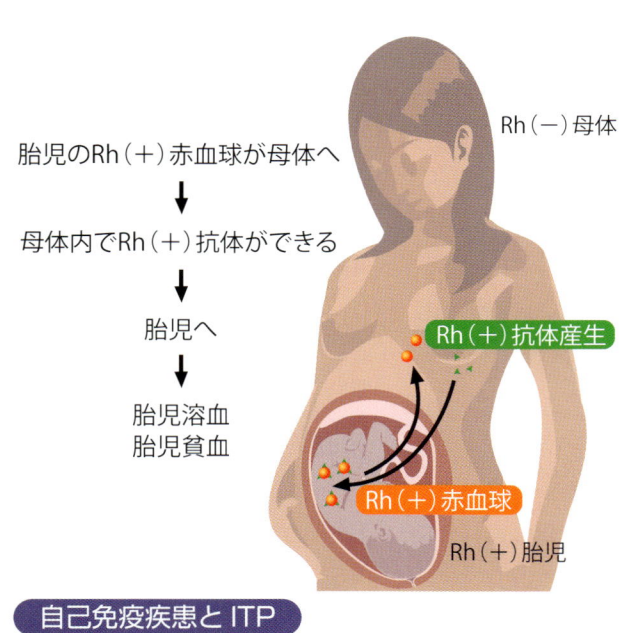

母体抗体の胎児への影響

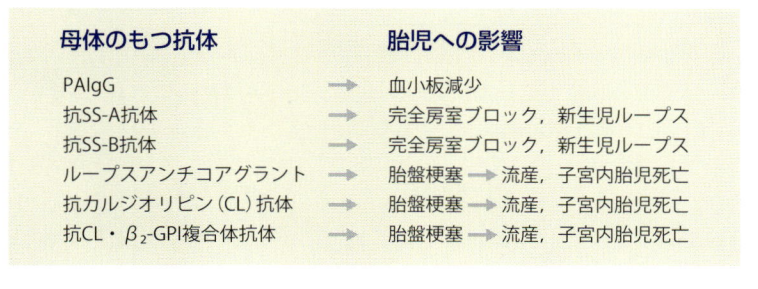

母体のもつ抗体		胎児への影響
PAIgG	→	血小板減少
抗SS-A抗体	→	完全房室ブロック，新生児ループス
抗SS-B抗体	→	完全房室ブロック，新生児ループス
ループスアンチコアグラント	→	胎盤梗塞→流産，子宮内胎児死亡
抗カルジオリピン(CL)抗体	→	胎盤梗塞→流産，子宮内胎児死亡
抗CL・$β_2$-GPI複合体抗体	→	胎盤梗塞→流産，子宮内胎児死亡

凝固のカスケードと抑制因子

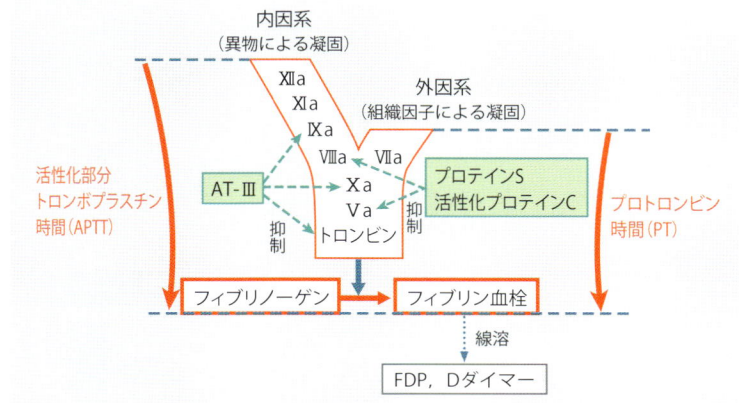

凝固線溶系の欠乏と症状

各種凝固因子欠乏症 → 出血傾向・分娩時大量出血 → DIC

AT-Ⅲ欠乏症／プロテインC欠乏症／プロテインS欠乏症／活性化プロテインC抵抗性 → 深部静脈血栓症 → 肺塞栓症 → 母体死亡

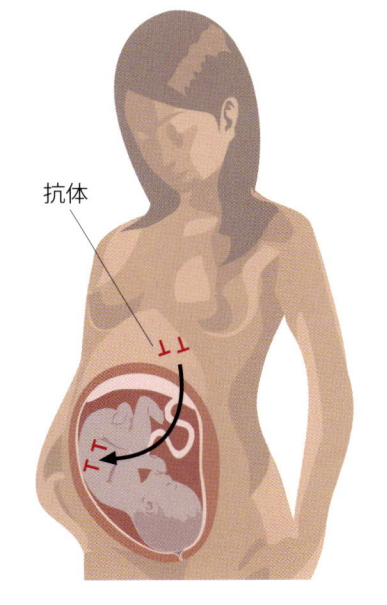

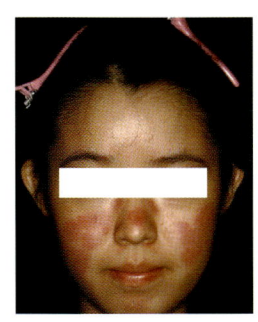

↑ SLE
（高崎芳成：リウマチ診療の要点と盲点，文光堂，p25）

す抗リン脂質抗体症候群，活動性が高い場合または妊娠高血圧症候群と合併すると母体死亡を引き起こす可能性のある全身性エリテマトーデス（SLE），胎児の房室ブロックが生じる可能性のあるSjögren症候群などがあり，図に示す通り各種抗体が検出された場合は注意が必要です．しかし，妊娠中に発症する場合や診断されていない場合があり，不明熱，蛋白尿，関節痛，蝶形紅斑，口渇感，ドライアイなどの症状がある場合は鑑別診断を行います．

● 全身性エリテマトーデス（SLE）

SLEは関節，皮膚，腎，神経系などの多臓器を侵す炎症性疾患で，蝶形紅斑，関節炎，日光過敏症，脱毛，Raynaud現象，腎障害などが主な症状です．赤ら顔と思い，蝶形紅斑を化粧で隠していることがありますので，注意して問診して下さい．妊娠中に発症ないし悪化するという報告が多く，流早産率，周産期死亡率が高いため，重要な疾患です．SS-A抗体およびSS-B抗体が出現している場合，胎児および新生児に先天性完全房室ブロックがみられることがあります．

● Sjögren症候群

Sjögren症候群は，ドライアイ・口の渇きなどの乾燥症状が主体で，母体に重篤な症状は認められないものの，SS-A抗体およびSS-B抗体が出現しており，新生児に先天性完全房室ブロックがみられることがあります．新生児期に死亡することもありますので，注意して超音波検査を行いましょう．

（海老根真由美）

静脈血栓塞栓症（深部静脈血栓症，肺血栓塞栓症）

妊娠と静脈血栓塞栓症

肺動脈に血栓が詰まる肺血栓塞栓症（pulmonary thromboembolism；PTE）は，死亡率が高く，重篤な合併症の1つです．PTEと，その塞栓源になる深部静脈血栓症（deep venous thromboembolism；DVT）をまとめて静脈血栓塞栓症（venous thromboembolism；VTE）と呼びます．

VTEの発症の3大要因（Virchowの3徴）は，①血流停滞，②血管内皮障害，③血液凝固能亢進ですが，妊娠成立と同時に血液凝固能は亢進し，増大した妊娠子宮により骨盤から下肢に血流停滞が生ずるため，妊娠そのものがVTEのリスク因子となります．抗リン脂質抗体症候群や帝王切開術は，血管内皮障害の原因になるといわれています．

VTEは，妊娠初期，妊娠20〜30週，産褥期の3つの時期に発症のピークがあります．妊娠初期は悪阻による脱水，妊娠20〜30週は切迫早産治療のための長期臥床による血流停滞，産褥期は産後（特に帝王切開術後）の長期臥床による血流停滞が主な理由です．

一般に，下腿の静脈からDVTが上行性に進展し，PTEを起こすといわれています．左総腸骨静脈が右総腸骨動脈を渡る部位は生理的な狭窄を生じやすいため，DVTは左下腿に多く発症します．しかし，妊娠中のPTEでは，骨盤内のDVTが塞栓源となっている頻度が高いという特徴があります．

症状

DVTでは，下腿の腫脹や疼痛，腓腹筋の圧痛（Pratt's sign），表在静脈の怒張などが重要です．

重症のPTEでは，ショック，心停止を起こしますが，軽症のPTEの症状は，呼吸窮迫，呼吸苦，胸部痛，咳嗽，頻脈，湿性ラ音などです．PTEは，帝王切開術後の離床時に発症することが多く，術後の経皮酸素飽和度モニターの異常値を見逃さないことが大切です．

Virchowの3徴と妊娠に関連した静脈血栓塞栓症の危険因子

	危険因子
血流停滞	妊娠 長期臥床 肥満 全身麻酔 下肢静脈瘤
血管内皮障害	手術 抗リン脂質抗体症候群
血液凝固能亢進	妊娠 手術 感染症 脱水 血液凝固異常 抗リン脂質抗体症候群 ネフローゼ症候群

肺血栓塞栓症（PTE）
・呼吸逼迫
・呼吸苦
・胸部痛
・咳嗽
・頻脈
・湿性ラ音
・経皮酸素飽和度異常

深部静脈血栓症（DVT）
・下腿の腫脹，疼痛
・腓腹筋の圧痛（Pratt's sign）

骨盤血管と静脈血栓塞栓症

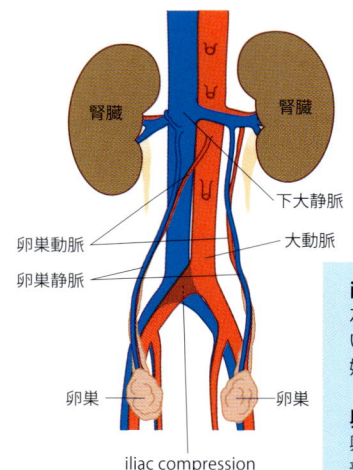

iliac compression
左総腸骨静脈は右総腸骨動脈と腰椎により生理的狭窄をきたしている．増大した妊娠子宮の圧迫により，狭窄はさらに高度となる．妊娠中発症のDVTの約80〜90％は，左腸骨静脈末梢に発症する．

卵巣静脈血流の停滞
卵巣静脈は，増大した妊娠子宮の圧迫により，腸骨動静脈との交差部で血流停滞をきたしやすい．妊娠に関連したPTE死亡例の多くは，下腿のDVTを検出しない．

診断

DVTの診断には，超音波断層法で静脈の内腔やプローブ圧迫法により静脈の変形を観察する方法，超音波ドプラ法で血流を観察する方法が簡便で有用です．DVTを診断した場合は，PTE合併の有無を調べる必要があります．

PTEの診断には，マルチスライスCTが簡便で検出感度も高いため，第1選択となっています．骨盤や下腿の静脈相CTを追加することで，DVTの有無も診断できます．妊娠中であっても，胎児への閾線量を超えることはないとされており，PTEを疑う場合には，躊躇せずにCT検査を行います．

血栓マーカーの1つであるD-dimerは，妊娠中は上昇しているため（D-dimer値推移のグラフ参照），高値であっても必ずしもDVTの存在を示すことにはなりません．

第2部 母体
第3章 偶発合併症

超音波検査によるDVT画像診断

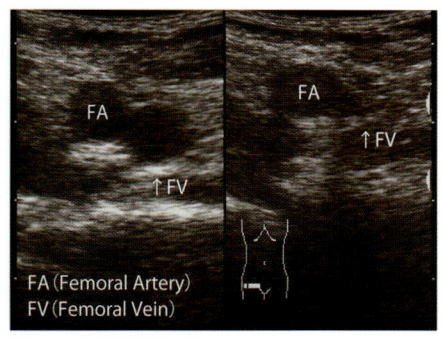

⬆ 右大腿静脈（DVT−）
大腿静脈（FV）はプローブによる圧迫で容易に変形する.

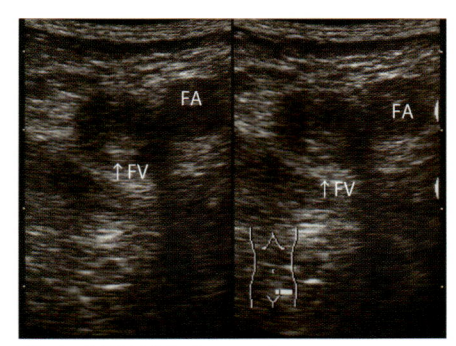

⬆ 左大腿静脈（DVT＋）
血栓により静脈内腔の輝度が上昇し, 圧迫でFVが変形しない.

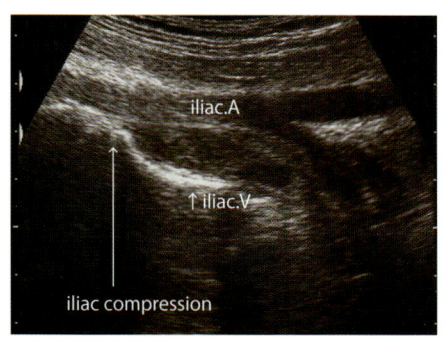

⬆ 左腸骨静脈（DVT＋）
左総腸骨静脈（iliac. V）の生理的狭窄部位（iliac compression）を中枢端とするDVTを認める.

マルチスライスCTによるPTE画像診断

発症時は右室（RV）から左右肺動脈の血栓が, 造影剤の欠損として描出される（矢印）. 右室の拡大も認める.
右は用量調節ヘパリン治療開始5日後のCT所見で, 血栓が消失し, 右室拡大も認めない.

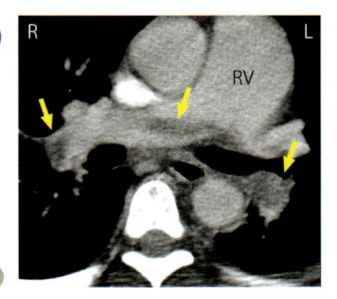

発症時 CT 所見 ➡

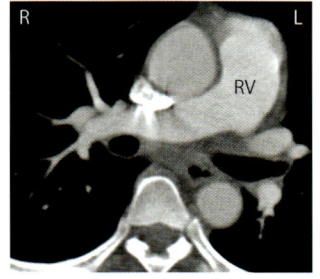

⬅ 抗凝固療法後 CT 所見

妊娠12・28・36週におけるD-dimer値推移（正常妊婦）

妊娠経過とともにD-dimer値は有意に上昇し, ばらつきが大きくなる. 妊娠36週での中央値は, 妊娠初期の約3倍となっている.
（埼玉医科大学総合周産期センターにおける検討）

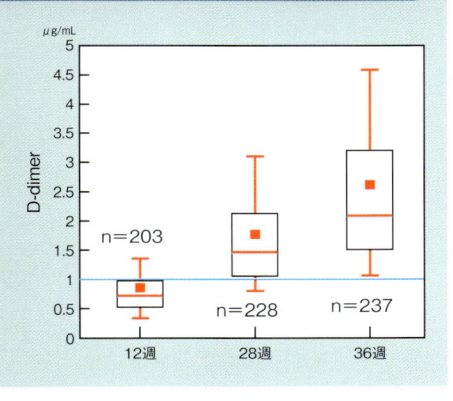

n=203 （12週）
n=228 （28週）
n=237 （36週）

産科領域における静脈血栓塞栓症予防のガイドライン[&]

リスクレベル	疾患等	予防法
低リスク	正常分娩	早期離床および積極的運動
中リスク	帝王切開（高リスク以外）	弾性ストッキングあるいは間欠的空気圧迫法[#]
高リスク	高齢肥満妊婦の帝王切開 最高リスク妊婦[*]の経腟分娩	間欠的空気圧迫法[#]あるいは低用量未分画ヘパリン
最高リスク	最高リスク妊婦[*]の帝王切開	低用量未分画ヘパリンと間欠的空気圧迫法[#]の併用あるいは低用量未分画ヘパリンと弾性ストッキングの併用

注1) [&]：切迫早産に伴う長期臥床例などについてはリスクレベルを上げて判定するか否かは施設の判断にまかせられている.
注2) 間欠的空気圧迫法[#]：静脈血栓症が既に存在している場合は禁忌とされるので, 装着前に下肢の視診・触診を行い, 異常がないことを確認する.
注3) 最高リスク妊婦[*]：静脈血栓塞栓症既往妊婦と血栓性素因のある妊婦（先天性素因としてアンチトロンビン欠損症, プロテインC欠損症, プロテインS欠損症など, 後天性素因として抗リン脂質抗体症候群）

（産婦人科診療ガイドライン2011, p13）

治療と管理

VTEの治療には, 大別して抗凝固療法と線溶療法があります.

抗凝固療法には, 薬剤が使用されますが, 妊娠中は未分画ヘパリンが第1選択となります. まず未分画ヘパリン5,000単位を静注した後, 活性化部分トロンボプラスチン時間（APTT）が1.5〜2.0倍延長するよう未分画ヘパリンを持続静注します. 治療中は, 定期的な血液検査によって, ヘパリン起因性血小板減少症の発症に注意します. 分娩までに十分な抗凝固療法が実施できない場合には, 分娩時に下大静脈フィルターの一時留置を検討します.

産褥に発症したVTEでは, まず未分画ヘパリンを開始し, 臨床症状の改善を認めたところで, 徐々にワルファリンに切り替えていき, 産褥4〜6ヵ月までワルファリン投与を続けます.

重症のPTEでは, 抗凝固療法に加えて線溶療法の追加が考慮されます. 妊娠や出産, 帝王切開術後は相対禁忌ですが, 出血による合併症に十分留意しつつ, 組織プラスミノゲンアクチベーター（t-PA）やウロキナーゼが使用されます.

予防

PTEは, なによりVTE発症予防が大切です. 産科領域のVTE予防法についてのガイドラインを表に示します.

（村山敬彦）

感染症

感染症の中には，垂直感染（母子感染）により児に重篤な悪影響を及ぼすものがあります．

感染時期や感染経路は病原体によって異なり，妊娠中は胎盤から胎児血中に移行する経胎盤感染と腟から羊膜や羊水を介して感染する上行感染，分娩時には産道を通過する際に起こる産道感染と強い陣痛によって母体血が胎児血に移行する経胎盤感染，産後は母乳を介する経母乳感染があります．

感染様式

妊娠中：経胎盤感染、上行性感染
分娩時：経胎盤感染、産道感染
産後：経母乳感染

梅毒

性感染症の1つで，梅毒トレポネーマ（TP：*Treponema pallidum*）の感染で起こります．胎盤が完成する妊娠16週以降に胎盤を介して胎児に感染するため，妊娠初期に血液検査を行い早期に抗生剤治療を開始します．

胎内感染した場合は，流産や子宮内胎児死亡，胎児発育不全を起こすことがありますが，生まれた場合は先天梅毒となります．早発性先天梅毒（生後数ヵ月以内に発症）の特徴的な所見は，骨軟骨炎（疼痛のため四肢を動かさない），鼻炎（鼻汁，鼻閉），老人様顔貌，皮疹（斑点状丘疹，水疱）です．遅発性先天梅毒（2歳以降に発症）では，Hutchinson三徴候（Hutchinson歯，内耳性難聴，実質性角膜炎）や精神発達障害を起こします．

風疹ウイルス

妊娠初期に初感染すると，頻度は高くないものの，先天性風疹症候群が生じることがあります．まれに再感染でも生じることがあります．

眼（白内障，緑内障，網膜症，小眼球），耳（難聴），心臓（種々の奇形）の3ヵ所に主症状がでます．

風疹抗体陰性の場合は，産後に風疹ワクチンの接種が勧められます（生ワクチンのため妊娠中の接種は不可）．

トキソプラズマ

妊娠中に，母体が原虫の一種であるトキソプラズマに初感染すると，胎児に脳室拡大，脳内石灰化，脈絡網膜炎，胎児発育不全などを起こします．

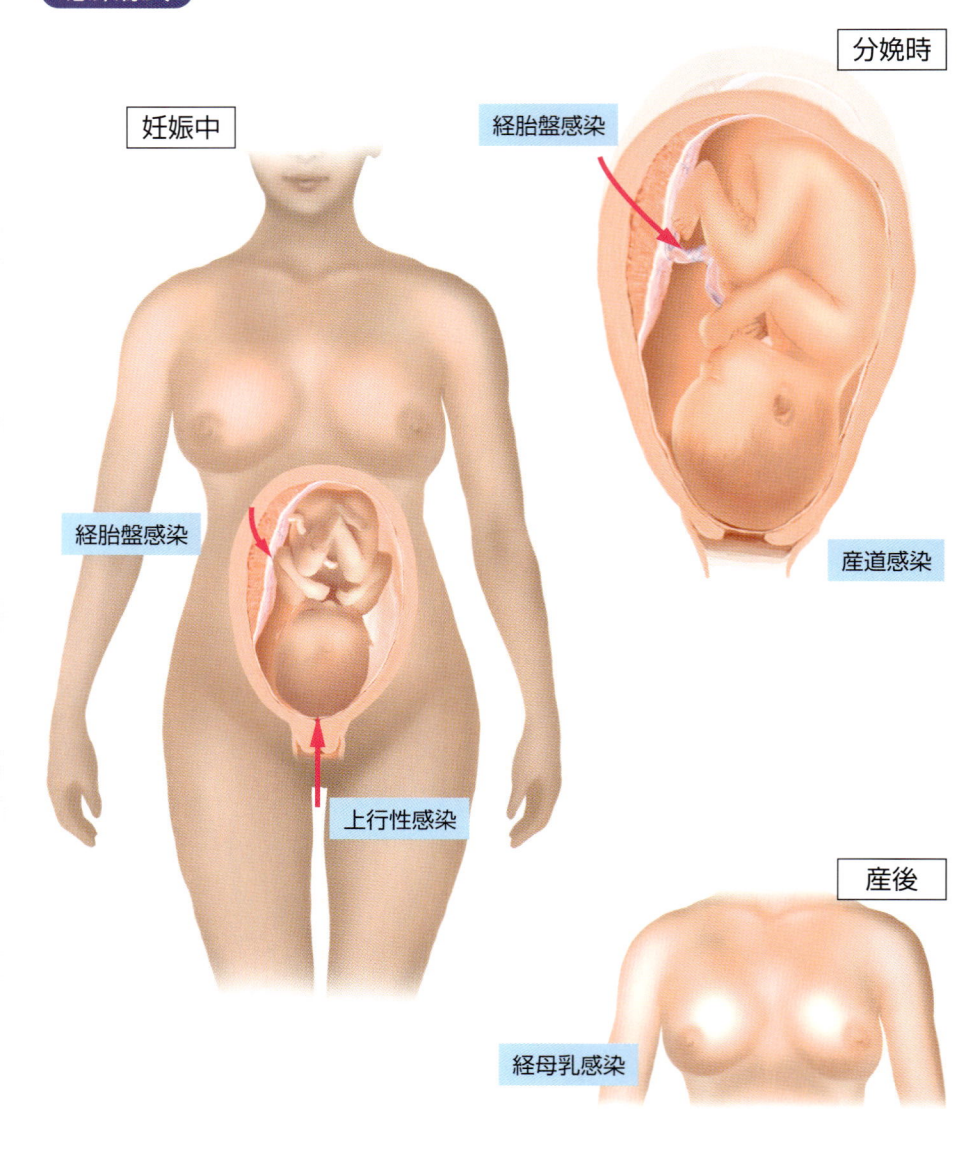

感染経路は，猫の糞が混じった土いじり後の不完全な手洗い，加熱が不十分な肉の摂取などによる経口感染で，母体に発熱，発疹，頸部リンパ節腫脹などの症状がでることもありますが，不顕性感染も多いといわれています．妊娠中，初感染したと分かった場合は，アセチルスピラマイシンなどで胎児への影響を減らすことができます．

サイトメガロウイルス

母体が感染しても無症状のことが多いといわれています．胎内感染すると胎児に脳室拡大，脳内石灰化，小頭症，腹水，肝脾腫，胎児発育不全などの症状がでることがありますが，多くは無症候性で出生します．

出生時に無症候性であっても，精神発達遅滞や運動障害を発症することがあるといわれており，特に感音性難聴の大きな原因の一つとして注目されて

第2部 母体
第3章 偶発合併症

梅毒

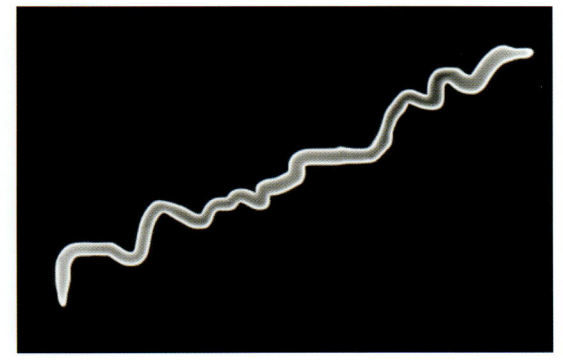

梅毒トレポネーマ．長さは1mmの1/100前後．

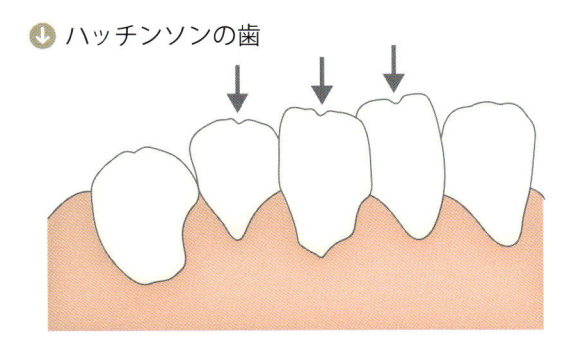

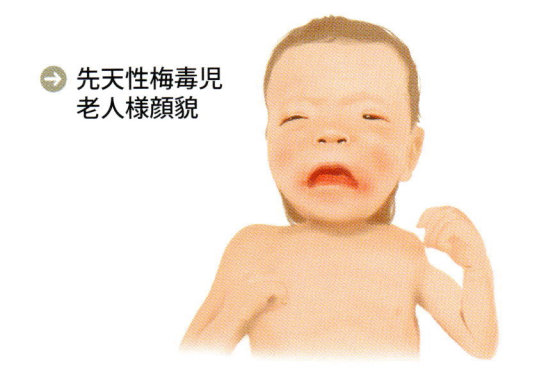

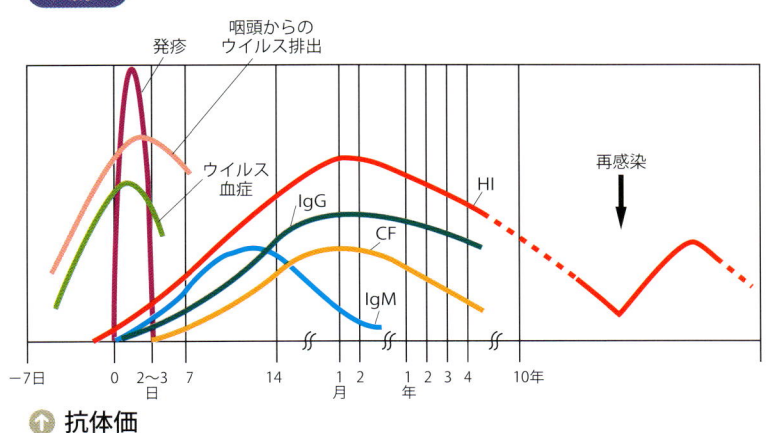

↓ ハッチンソンの歯

→ 先天性梅毒児 老人様顔貌

風疹

発疹／咽頭からのウイルス排出／ウイルス血症／IgG／CF／IgM／HI／再感染

−7日　0　2〜3日　7　14　1月　2　1年　2　3　4　10年

↑ 抗体価

→ 先天性風疹児

大泉門拡大／白内障／緑内障／網膜症／小眼球症／聴力障害／先天性心奇形／肝腫／脾腫／骨発育障害

います．

HTLV-1（ヒトT細胞白血病ウイルス）

潜伏期が40年以上と長く，発症率は低いが治療法が確立されておらず，発症すると予後が極めて悪い成人T細胞白血病を起こすウイルスです．下肢の麻痺や膀胱直腸障害を起こすHTLV関連骨髄症を起こすこともあります．

母子感染の主な経路は母乳と考えられているため，妊娠中に血液検査でHTLV-1抗体を調べます．キャリアの場合，母乳をあげずに人工乳だけで育てても3〜6％は母子感染するといわれており，また母乳哺育をしても児に感染するのは20％程度と考えられているため，母子双方にとって良い母乳哺育を一律に禁止するのではなく，次のような選択肢について，妊娠中に十分な説明をした上で，妊婦さんに選択してもらうことが推奨されています．

①母乳哺育を完全にやらない：人工乳だけで育てる．母乳は薬で止める．

②短期母乳哺育：母乳哺育期間を3ヵ月以内にする．

③凍結融解した母乳を使う：搾乳した母乳を十分凍結（−20℃・12時間）して融解すると感染力が落ちるため，凍結融解した母乳を哺乳瓶で与える．

母乳哺育以外で感染する可能性は極めて低いため，母乳哺育以外の行為については，特に注意はいりません．

HIV（ヒト免疫不全ウイルス）

エイズを発症するウイルスで，妊娠中から抗ウイルス薬を使用したり，予

感染症

定帝王切開術を行ったりすることで，母子感染を1％以下に抑えることができるといわれており，妊娠初期にHIVスクリーニングのための血液検査が行われます．ただし，疑陽性が多いのでスクリーニング検査で陽性の場合は必ず精密検査で確認する必要があります．

強い子宮収縮が母体血の胎児血への移行の原因となるため，HIV感染者の分娩は予定帝王切開術が選択されます．ただし，分娩施設は限定され，術者に感染しないように厳重な体制で行うことになっています．

GBS（B群溶血性連鎖球菌）

B群溶血性連鎖球菌（GBS）は，直腸から腟内に移行し，腟内に一時的，あるいは持続的に存在します．腟内に存在しても母体にはほとんど悪影響を及ぼさず，常在菌の1つと考えられていますが，絨毛羊膜炎や，それに続く前期破水，子宮内感染症の原因になることがあります．

GBSが特に問題になるのは，破水後に腟から羊水中に入り込んだGBSを胎児が飲み込んだり，分娩時に産道感染を起こしたりして，頻度としては1％未満と低いものの，新生児が致死率の高い肺炎，敗血症，髄膜炎などの重症感染症に陥ることがあることです．

予防のために，妊娠33～37週でのGBS検査と，リスクの高い妊婦に対する分娩中の予防的抗生剤投与が推奨されています．

クラミジア・トラコマティス

クラミジアは，細菌とウイルスの中間的な病原体で，このうち，クラミジア・トリコマティスが性器クラミジア感染症やトラコーマを引き起こします．クラミジア・トラコマティス感染は性感染症の1つで，子宮頸管部に感染しますが，女性の場合，自覚症状に乏しく性感染症の中で最も頻度が高いといわれています．

分娩時に産道感染して，胎児に結膜炎，咽頭炎，間質性肺炎を高率に起こ

トキソプラズマ

トキソプラズマの微細形態

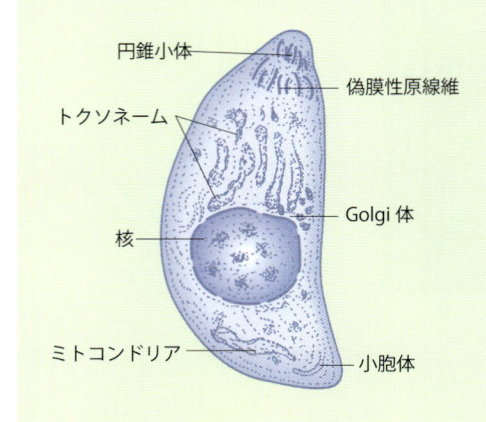

円錐小体、偽膜性原線維、トクソネーム、Golgi体、核、ミトコンドリア、小胞体

感染経路

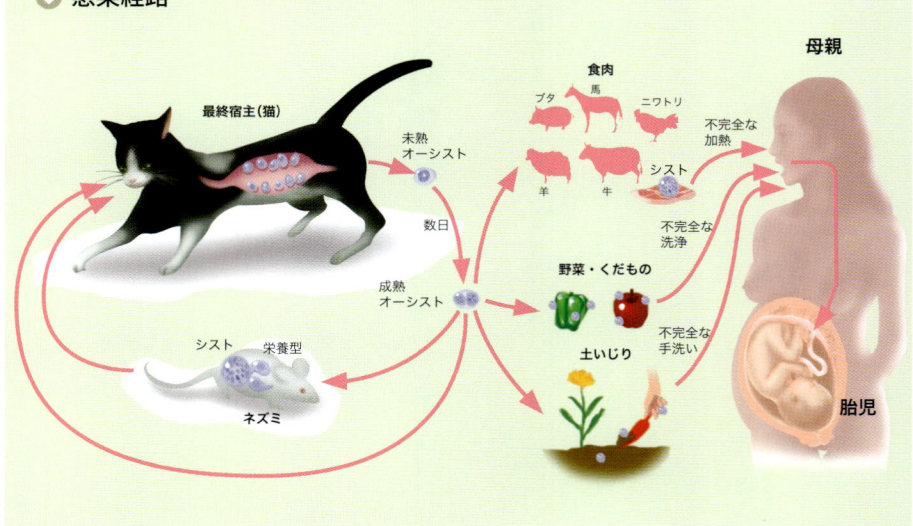

最終宿主（猫）、未熟オーシスト、数日、成熟オーシスト、シスト、栄養型、ネズミ、食肉（ブタ、馬、ニワトリ、羊、牛）、シスト、不完全な加熱、野菜・くだもの、不完全な洗浄、土いじり、不完全な手洗い、母親、胎児

パルボB19（りんご病）

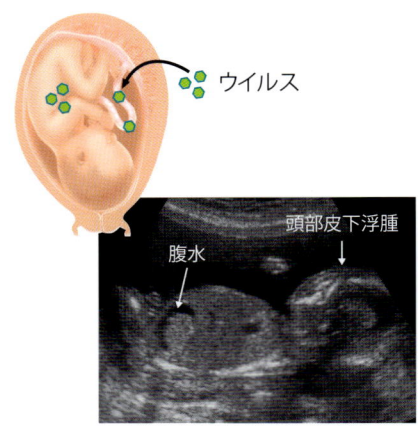

ウイルス、腹水、頭部皮下浮腫

↑ パルボB19ウイルス感染による胎児水腫（妊娠18週）
妊娠12週で感染，妊娠17週までは胎児に異常を認めなかった

します．予防のために，妊娠中のクラミジア子宮頸管炎のスクリーニング検査と，感染が分かった場合は抗生剤投与を行います．

単純ヘルペスウイルス

性器ヘルペスを起こすウイルスで，母子感染により，新生児ヘルペス（①皮膚，眼，口限局型，②中枢神経型，③全身感染）を起こします．特に全身感染では死亡率が高く，中枢神経型では重篤な神経学的後遺症を残すといわ

れています．

産道感染を防ぐため，分娩時に外陰部にヘルペス病変がある場合や，初感染発症から1ヵ月以内の分娩では帝王切開術が選択されます．

B型肝炎ウイルス

感染していても症状の出ないキャリアが多く存在するため，妊娠初期に血液検査でB型肝炎抗原の有無を調べます．主として分娩時の陣痛による経胎盤感染と考えられており，特にHBe

HIV

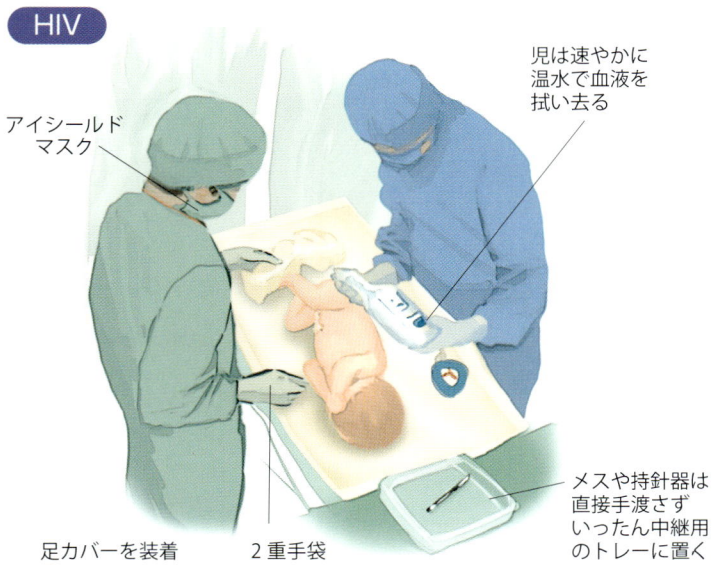

- アイシールドマスク
- 児は速やかに温水で血液を拭い去る
- メスや持針器は直接手渡さずいったん中継用のトレーに置く
- 足カバーを装着
- 2重手袋

↑ 母体HIVウイルスキャリアの際の分娩

クラミジア

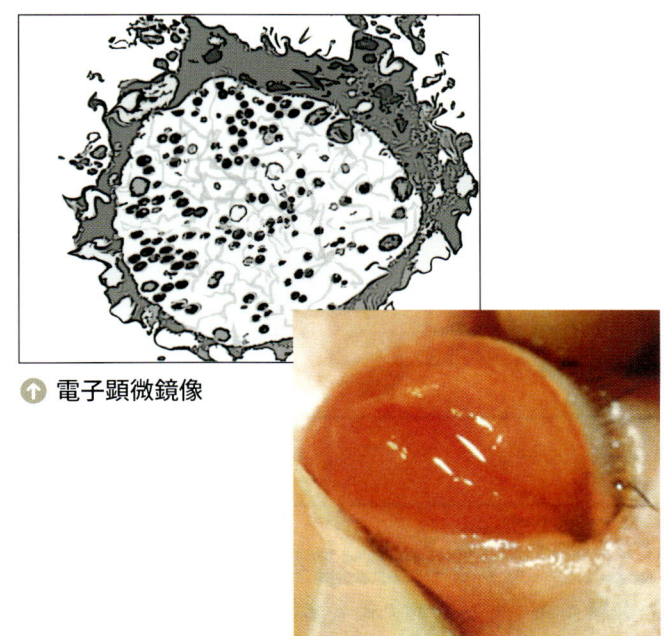

↑ 電子顕微鏡像

↑ 新生児のクラミジア性結膜炎
（亀井裕子：眼科診療プラクティス21 眼感染症治療戦略，文光堂，p118）

サイトメガロウイルス

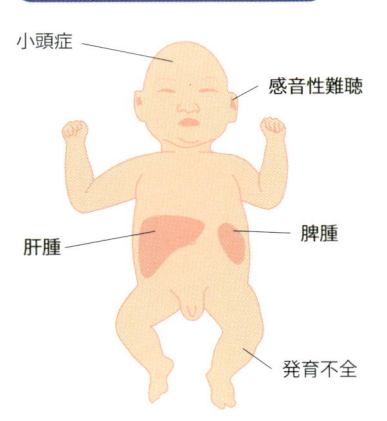

- 小頭症
- 感音性難聴
- 肝腫
- 脾腫
- 発育不全

↑ 先天性サイトメガロウイルス感染の新生児

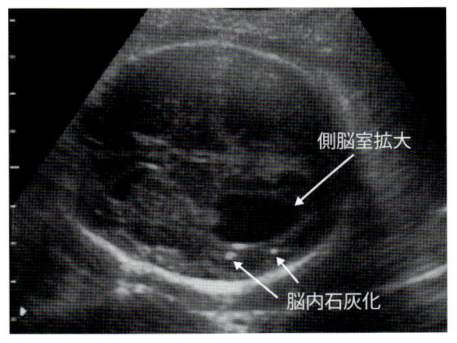

↑ サイトメガロウイルス感染による側脳室の拡大と石灰化（妊娠33週）
- 側脳室拡大
- 脳内石灰化

GBS

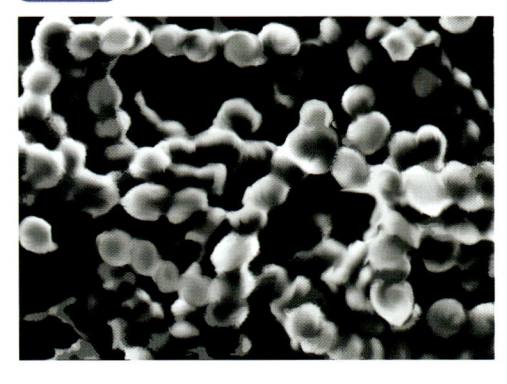

抗原陽性の妊婦では，高率に母子感染が起こります．

現在，新生児に対して，B型肝炎母子感染防止プロトコール（p95参照）が決められており，これにより母子感染は高率に抑えられています．

C型肝炎ウイルス

肝硬変や肝癌に移行する率が高いことが知られています．妊娠初期の血液検査でC型肝炎抗体を調べ，陽性の場合はHCV-RNA定量検査によってキャリアか感染既往者かを区別します．

感染は分娩時に起こると考えられており，予定帝王切開術を行うと母子感染率を下げることができますが，帝王切開術に伴う母子へのリスクも考慮して，予定帝王切開術を行うかどうかは良く説明した上で，妊婦・家族に選択してもらうことが推奨されています．

パルボB19ウイルス

パルボB19ウイルスは，伝染性紅斑（りんご病）の原因ウイルスです．感染性が高く小児によく感染しますが，妊婦が感染しても不顕性感染に終わることも少なくありません．

しかし，特に妊娠20週未満の妊婦が感染して胎児にまで感染が及ぶと，赤血球の元となる細胞が破壊されて胎児が重篤な貧血に陥り，胎児水腫や胎内死亡を起こすことがあります．重篤な胎児貧血が起これば，超音波ガイド下に臍帯静脈を穿刺して輸血を行う胎児治療も考慮されます．

（馬場一憲）

その他の偶発合併症

●脳血管障害

脳血管障害は，虚血性脳卒中と出血性脳卒中に分けられます．虚血性脳卒中（脳梗塞）は，脳血管の血栓や塞栓，もやもや病が原因で発症します．また，出血性脳卒中には，くも膜下出血や脳内出血があり，これらは，脳動脈瘤や脳動脈奇形（AVM），もやもや病が原因で発症します．特に出血性脳卒中は死亡率が高く，妊産婦死亡の隠れた死亡原因として重要です．日本における妊婦の脳血管障害の発生頻度は4万人に1例と報告されています．救急科および脳神経外科との連携による管理が必要となってきます．

●下垂体疾患と副腎疾患

下垂体の代表的な疾患にプロラクチノーマがあります．非妊時における症状は，乳汁の分泌や無月経・不妊，頭痛や視野障害で，診断は血中プロラクチン値の上昇やMRIによる下垂体腺腫の証明によって行われます（図）．治療は，まず抗プロラクチン薬の投与で，これに反応しない場合は手術による摘出が行われます．無月経になるため妊娠しにくいのですが，治療により妊娠した場合は原則（妊娠中の使用が胎児に悪影響を及ぼしたことは証明されていませんが）投薬は一旦中止し，腫瘍が増大した場合に再開します．

副腎の代表的な疾患はCushing病と褐色細胞腫です．Cushing病は過剰に分泌された副腎皮質ホルモンにより肥満，高血圧，糖尿病，免疫低下を来します．治療は血圧管理や血糖管理をしつつ腺腫の摘出を行います．褐色細胞腫は過剰に分泌されたカテコールアミンにより，コントロール困難な高血圧や糖尿病を引き起こします．治療は注意深い血圧管理とともに，妊娠中期に診断された場合は腫瘍の摘出，後期の場合は帝王切開とともに腫瘍摘出術を行います．いずれの疾患も妊娠に与える影響は多大で，妊娠高血圧症候群や胎児発育不全が増加し，特に褐色細胞腫は診断や適切な管理がなされない場合，母体死亡率は19％にも及びます．

中枢神経疾患と副腎疾患

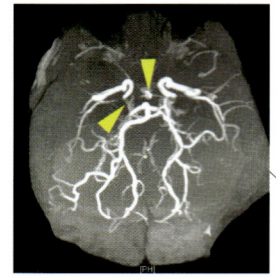

もやもや病 MRA（磁気共鳴血管撮影）
矢印は，もやもや血管によって狭窄した前交通枝と右後交通動脈

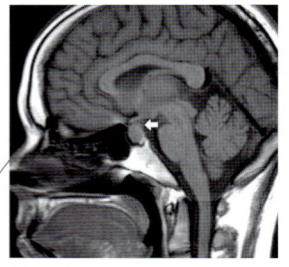

プラクチノーマ MRI（磁気共鳴画像法）
T2強調画像．矢印は腫大した下垂体腺腫

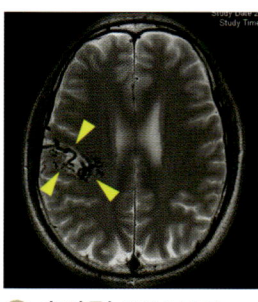

未破裂 AVM MRI（磁気共鳴画像法）
T2強調画像．矢印は未破裂のAVMを示す

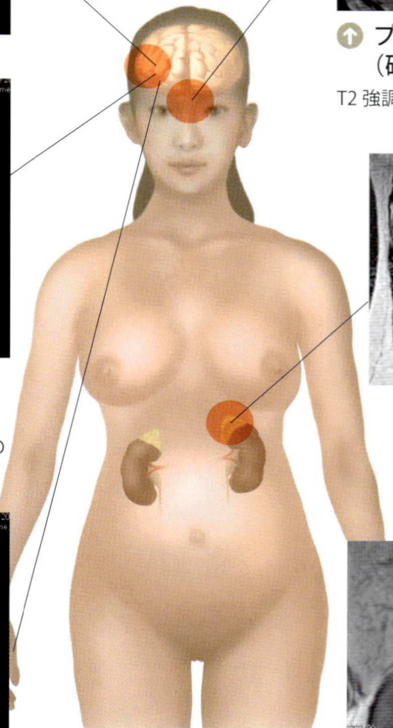

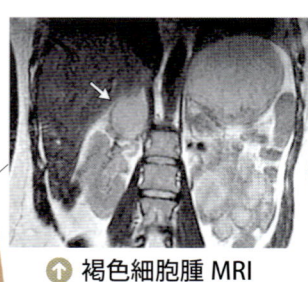

褐色細胞腫 MRI（磁気共鳴画像法）
T2強調画像．矢印は褐色細胞腫を示す

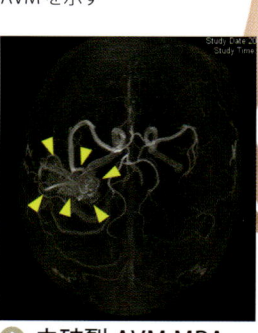

未破裂 AVM MRA（磁気共鳴血管撮影）
矢印は未破裂のAVMを示す

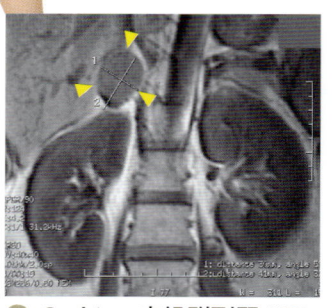

Cushing症候群副腎 MRI
（村山敬彦先生のご厚意による）

●子宮筋腫

子宮筋腫は，妊婦の0.6～11％に合併します．子宮筋腫は部位により，粘膜下筋腫，筋層内筋腫，漿膜下筋腫に分類されます．妊娠が子宮筋腫に与える影響として，大きな筋腫（6～10cm以上）は妊娠初期にさらに増加し，疼痛の原因になります．子宮筋腫が妊娠に与える影響として，切迫流・早産，前期破水，胎盤早期剥離，胎位の異常（骨盤位や横位），分娩時における胎児の産道通過障害（難産・分娩停止），弛緩出血，感染が挙げられます．これらは，筋腫の大きさと部位によってリスクが異なります．すなわち，子宮筋腫が胎盤付着部位に接する場合はこれら合併症の発生率が上昇します．疼痛や切迫流・早産に対して，鎮痛薬（ただしNSAIDsは妊娠中は禁忌です）や，子宮収縮抑制薬の投与によって対症的に治療を行います．妊娠中や帝王切開時の子宮筋腫核出術は，出血がコントロールできなくなることが多く，原則禁忌とされています．

第2部　母体
第3章　偶発合併症

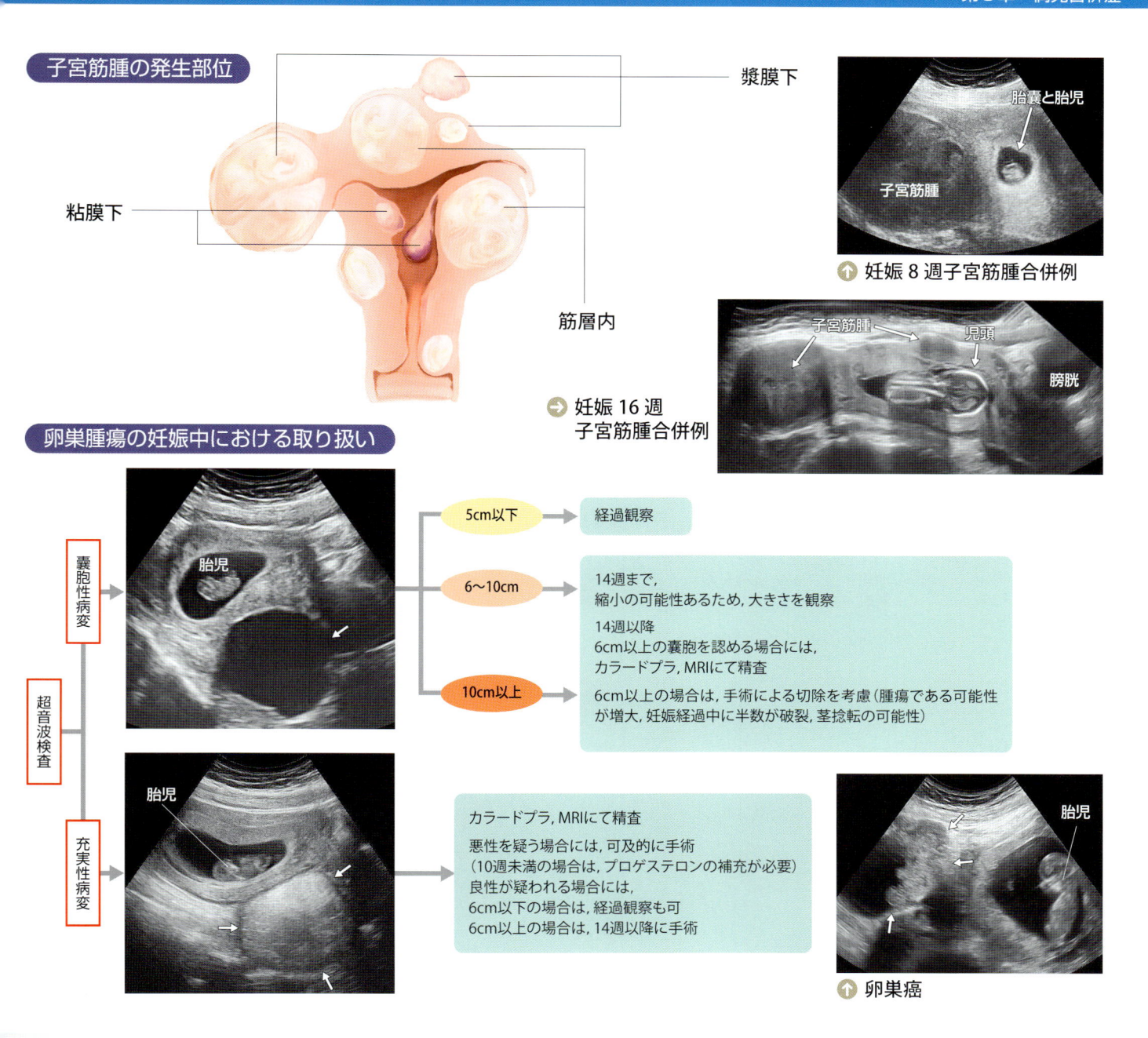

子宮筋腫の発生部位

- 漿膜下
- 粘膜下
- 筋層内

妊娠8週子宮筋腫合併例

妊娠16週子宮筋腫合併例

卵巣腫瘍の妊娠中における取り扱い

超音波検査
- 嚢胞性病変
- 充実性病変

- 5cm以下 → 経過観察
- 6〜10cm → 14週まで，縮小の可能性あるため，大きさを観察
  14週以降 6cm以上の嚢胞を認める場合には，カラードプラ，MRIにて精査
- 10cm以上 → 6cm以上の場合は，手術による切除を考慮（腫瘍である可能性が増大，妊娠経過中に半数が破裂，茎捻転の可能性）

カラードプラ，MRIにて精査
悪性を疑う場合には，可及的に手術
（10週未満の場合は，プロゲステロンの補充が必要）
良性が疑われる場合には，
6cm以下の場合は，経過観察も可
6cm以上の場合は，14週以降に手術

卵巣癌

●卵巣腫瘍

卵巣腫瘍は，妊婦の0.05〜1％に合併します．そのうち，悪性の頻度が約1％，境界悪性の頻度が約1％と報告されています．卵巣腫瘍は，主に内診と超音波検査により診断され，超音波検査による分類が卵巣腫瘍の組織型（良性や悪性）の鑑別に役立ちます．妊娠中に見つかる卵巣腫瘍はほとんどが嚢胞性で，ルテイン嚢胞が多いとされています．妊娠が卵巣腫瘍に与える影響として，茎捻転（5％）が発生しやすくなります．また，卵巣腫瘍が妊娠に与える影響として，茎捻転や破裂による流早産や，大きさや部位によっては分娩時に胎児の産道通過障害（難産・分娩停止）になります．治療は手術による摘出ですが，適応と手術方法は，大きさと充実部分の有無によって異なります．また，ルテイン嚢胞は妊娠14〜16週までに縮小するため，鑑別のためにも，その時期までは待機的に経過観察を行います．縮小しない場合，腫瘍の可能性が高く，妊娠14〜20週に手術を行います．

●子宮頸癌

妊娠中にみつかる性器由来の悪性腫瘍の中では，子宮頸癌が約70％を占め，2,200妊娠に約1例の発生率と報告されています．妊娠初期に子宮頸癌スクリーニング（子宮頸部細胞診）を行うことが推奨されています．細胞診の結果は，長年，Papanicolaou分類が用いられてきましたが，最近はベセスダシステム2001による分類が用いられることが多くなりました．この分類

その他の偶発合併症

子宮頸部細胞診異常・腫瘍の妊娠中における取り扱い

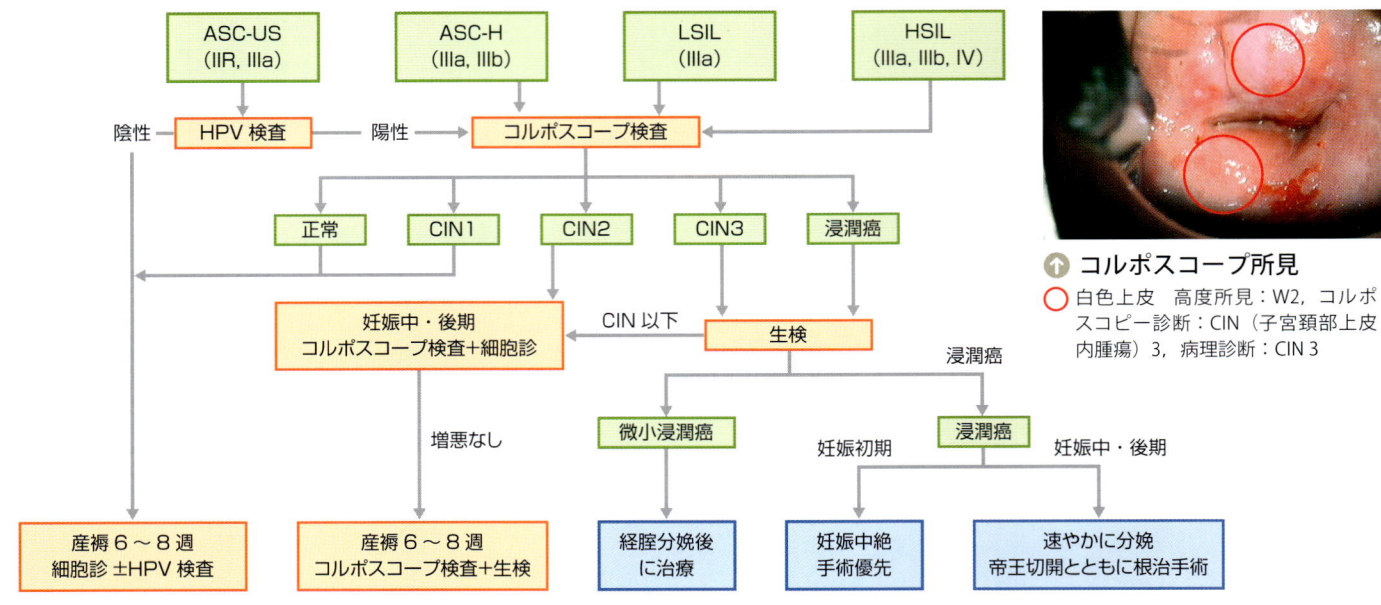

ASC-US：意義不明な異型扁平上皮細胞，ASC-H：HSIL を除外できない異型扁平上皮細胞，LSIL：軽度扁平上皮内病変，HSIL：高度扁平上皮内病変，CIN：子宮頸部上皮内腫瘍，HPV：ヒトパピローマウイルス
（Hunter MI, et al：Am J Obstet Gynecol 199：3-18, 2008 より引用改変）

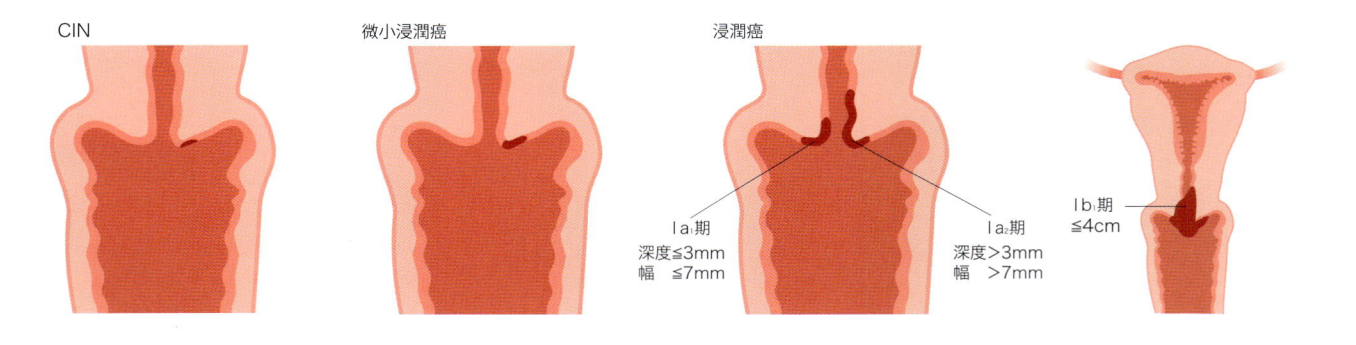

に基づいた管理方法を図に示します．妊娠が頸癌の進行を早めることはなく，予後は非妊時と変わらないとされています．妊娠中の円錐切除は，妊娠中絶や人工早産を考慮しないといけない進行癌が疑われる場合のみ適応となります．可能であれば 14 週以降に行います．

● 精神疾患

生殖年齢における精神疾患は，主にうつ病，パニック障害，統合失調症が挙げられます．産褥期に発症するマタニティーブルーズ症候群は約半数が経験し，精神疾患ではありませんが，適切な管理がなされないと，産後うつ病に進展することがあります．専門家によるカウンセリングや薬物療法により，産後うつ病への移行軽減や予防ができます．

● 骨疾患

妊娠中は胎児にカルシウムを供給するために，約 30g のカルシウムが余分に必要となります．そのため，妊娠中は腸管からのカルシウム吸収量が約 2 倍になります．よって，妊娠中の病的な骨粗鬆症はまれですが，局所的（大腿骨頭）に骨密度の低下を認めることがあります．これは通常，産後 2～6 ヵ月で回復します．

（金川武司）

第3部 分娩

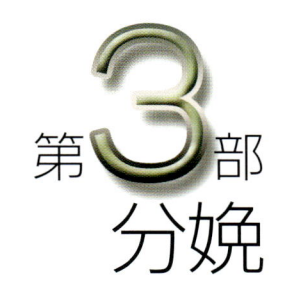

第1章 正常分娩

1. 分娩の準備状態　分娩準備状態の進行

妊娠32週頃から

　分娩準備状態は，妊娠中から徐々に進行しています．妊娠32週頃になると，子宮収縮を頻繁に自覚するようになりますが，これは陣痛開始とは異なり，胎動が活発になることからその反応性に子宮が収縮することが原因と思われます．その後，徐々に羊水量も減少し，胎児の発育とともに，ますます子宮収縮がはっきりわかるようになりますが，この時点では，まだ陣痛につながることは多くありません．また，子宮が大きくなるにつれて膀胱が圧迫され膀胱の容積が小さくなり，子宮収縮に伴う尿意の出現や，頻尿や尿漏れも珍しくありません．

妊娠36週頃から

　妊娠36週を過ぎる頃から子宮収縮が頻回になり，徐々に子宮底が低くなることにより胃の圧迫感が軽快して，1回に食べられる量も徐々に増え，食欲が出てくるようになります．胎児が大きくなることにより，長時間の仰臥位の体勢が取れなくなり，夜間の長時間の睡眠をとることが難しくなります．出産後の授乳に適した睡眠パターンということなので，ストレスに感じる必要はありません．

　さらに，児頭が固定する頃になると，ホルモンの影響により骨盤関節や靱帯が弛緩します．これは胎児が出産時に通過するのに重要な役割を持っていますが，妊婦によっては，恥骨結合や仙骨関節が離開し恥骨や腰痛を感じることがあります．日常生活に支障をきたすようであれば，コルセットなどによる骨盤の固定も有効です．

　子宮収縮も夜間には定期的に起こり日中はおさまるというパターンを繰り返すようになり，徐々に子宮頸部が熟化し，子宮頸部の短縮，開大が開始します．この時期には，胎動が減少するように感じる妊婦も多くいますが，胎児が動かない場合には，胎児機能不全や子宮内胎児死亡の可能性もあるため，キックカウント（"count to ten"，p71 コラム参照）を推奨するのが良いでしょう．

　乳汁分泌は妊娠，出産に引き続いて生じる重要な現象であるため，妊娠中のホルモン変化により乳腺は発達し，母乳育児の準備がされています．

　妊娠後期には，身体容量の増加や変化に対して疲労を感じたり，怒りっぽくなったりすることが知られています．また，分娩準備教育を受け，身体症状からも分娩が近づいている実感をもつと，分娩に対する恐怖が生まれてくることもまれではありません．これは，自分自身の身体的損傷に対する恐怖や妊娠中に同一視していた子供との分離の恐怖といわれていますが，無事に出産を終えるとその恐怖から一挙に解放され，大きな喜びと達成感を感じ，その結果，自己価値観が高まるといわれています．妊娠後期の恐怖心の出現は，自然な流れの一つとしてとらえ，過度の心配はいらないことを理解しておきましょう．ただし，その恐怖

分娩が近づいたときの徴候

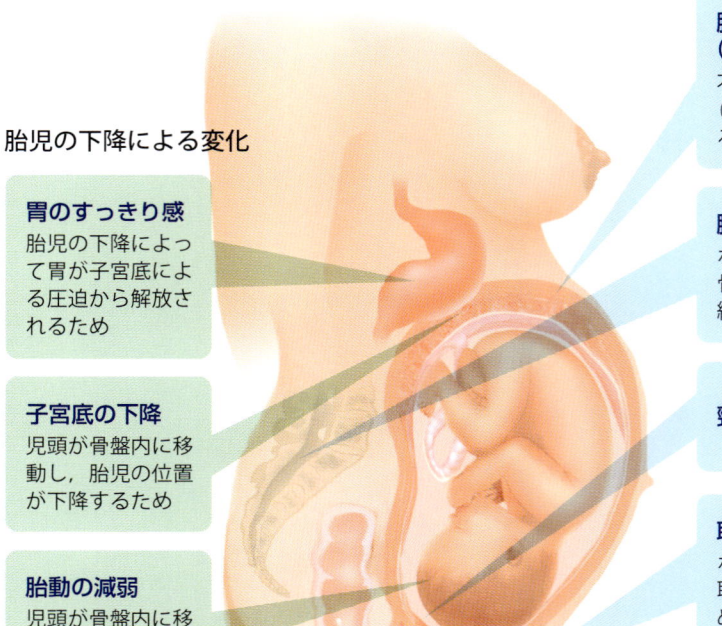

胎児の下降による変化

- **胃のすっきり感**：胎児の下降によって胃が子宮底による圧迫から解放されるため
- **子宮底の下降**：児頭が骨盤内に移動し，胎児の位置が下降するため
- **胎動の減弱**：児頭が骨盤内に移動することで，胎児の動きが制限されるため
- **頻尿・尿漏れ**：胎児が下降し，膀胱が圧迫されるため

その他の変化

- **腹部の張り（偽陣痛，前駆陣痛）**：不規則な子宮収縮（前駆陣痛）が起こるため
- **腰痛の痛み**：ホルモンによって骨盤関節・靱帯が緩むため
- **頸管の熟化**
- **恥骨の痛み**：ホルモンによって恥骨結合が緩むため
- **帯下（おりもの）の増加**：分娩児に潤滑油の働きをする腟分泌物が増加するため
- **産徴（おしるし）**

これらの変化の出現には個人差があり，必ずしも全例に認められるわけではない

第3部 分娩
第1章 正常分娩

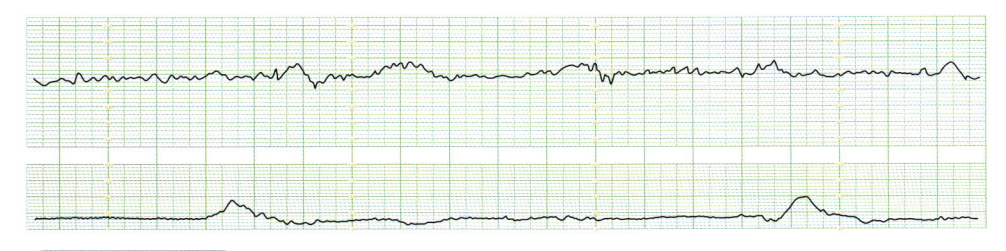

← 前駆陣痛の胎児心拍数陣痛図

Bishopスコア　⬇ 子宮頸部成熟度の採点法

9点以上……頸管成熟とする
8点以上……分娩誘発が成功する
4点以下……頸管未成熟とする

因子	点数 0	1	2	3
子宮口開大度（cm）	0	1～2	3～4	5～6
頸管展退度（%）	0～30	40～50	60～70	80以上
児頭の位置（station）	－3	－2	－1～0	＋1
頸部の硬度	硬	中	軟	－
子宮口の位置	後方	中央	前方	－

心により出産や子供への拒否感が非常に強い場合は，メンタルクリニックの受診や，無痛分娩に対する情報提供も考慮しておきましょう．

分娩期

分娩前から不規則で発作の弱い前駆陣痛が認められるようになり，分娩が近づくにつれ次第に収縮力や頻度が増し，子宮頸管の軟化，展退開大が徐々に進行し，分娩準備状態が促進されます．分娩の発来期には，子宮頸管は十分な潤軟度を示し，初産婦では口唇状に展退し，子宮口は1.5～3.0cm程度に開大，骨盤誘導線上近くに位置している児頭はすでに嵌入し，先進部は坐骨棘間線から－1～0cm付近まで下降しています．経産婦では，分娩開始時に頸管はあまり展退していないこともあります．これらの変化を示すBishopスコアを図に示します．

分娩第1期では，産婦は呼吸法や弛緩法を指導する助産師や家族にそばにいるように望みますが，活動期に入ると静かに陣痛に集中することを望み，プライバシーの尊重を求める場合が多くあります．また，分娩第2期への移行期，分娩第2期には，産婦は助産師や付添い人に対してそばを離れてほしくない，分娩状況を知りたいという欲求も強くなるようです．これらの自然な心理を理解して，産婦の心地よい環境を提供することを心がけましょう．

（海老根真由美）

2. 分娩の経過　分娩の3要素

分娩の3要素とは

分娩がどのように進み，また楽な分娩になるか難産になるかを決定づける基本的な要素のことをいいます．その3つの要素は，①産道，②娩出力，③胎児の3つであり，これらの相互関係が重要で，これらの相互関係が分娩の難易を決めるとされています．

車がある一定の長さのトンネルを通るために要する時間は，トンネルが広ければ，車のスピードだけで決まりますが，トンネルが狭いと，トンネルの広さや，車の大きさも問題になります．トンネルの広さが産道であり，スピードが娩出力，車の大きさが胎児に相当します．

産道

●産道とは

分娩において胎児およびその付属物が通過する経路のことで，骨産道と，軟産道とに分かれます．すなわち，産道とは，骨盤に囲まれた骨産道と，軟部組織が取り巻く軟産道とからなるトンネルであるといえます．骨盤は，仙骨・尾骨と，左右の寛骨（腸骨・坐骨・恥骨の融合したもの）が仙腸関節・仙尾関節および恥骨結合で連絡しています．骨産道の評価は，入口面の形と側面像が重要になります．

●骨産道

骨盤のX線計測を行うときは，入口面の撮影法をMartius法，側面の撮影法をGuthmann法といいます（p190）．これにより，骨盤という骨のトンネルの，入り口の形とトンネルの中の様子が分かることになります．正常な女性骨盤の入口面は女性型といい，円形またはわずかに横に広い卵円形となります．一方，男性では，縦に長いくさび形となります．側面像では，恥骨を中心とした扇状を呈しますが，なかでも重要とされているのは入口部の最短の前後径であり，岬角中央と恥骨結合後面との最短距離を計測し，これを産科真結合線といいます（p190）．正常値は11.25±0.89cmです．

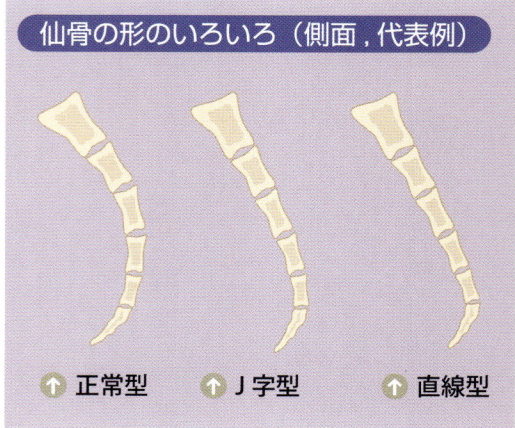

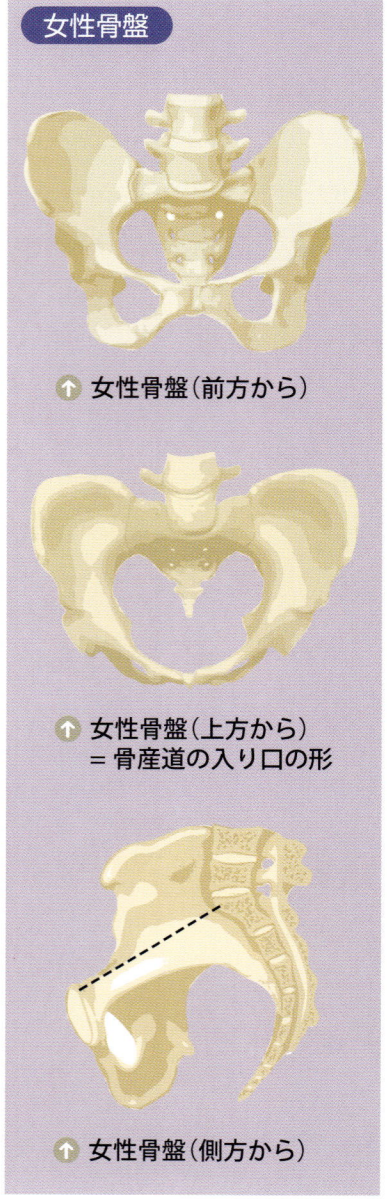

●軟産道

一方軟産道は，子宮下部，子宮頸部，腟，外陰および会陰などからなっています．子宮頸部の長さは，妊娠中28週くらいまではほぼ4cm以上あり，その後徐々に短縮していくことが経腟超音波により観察されます．妊娠の早い時期からその長さが短かったり，また内子宮口の開大所見があるような場合は，早産になりやすいことが知られています．子宮頸部の成熟度は，頸管の開大度，展退度，児頭の高さ，頸部の硬さ，子宮口の位置によりBishopスコアとして評価されます（p169）．

娩出力

胎児および付属物を産道を通して娩出させる力を娩出力といいます．主として陣痛と腹圧とからなります．陣痛とは，周期的に反復して起きる子宮収縮であり，不随意で，痛みを伴うものです．分娩時の陣痛には，頸管および

第3部 分娩
第1章 正常分娩

軟産道の開大
- 子宮下部の開大
- 子宮頸部の開大
- 腟の開大
- 外陰・会陰の開大

子宮の各部における子宮収縮の様子
- 子宮上部
- 子宮中部
- 子宮下部

上部の方が強い子宮収縮を示している
(Reynalds and co-workers, 1948)

領域分化，胎胞形成
- 収縮領域
- 伸展領域
- 胎胞形成

児頭の変形（第1胎向の場合）

通過中
- 後頭骨
- 左頭頂骨
- 右頭頂骨
- 恥骨
- 圧力

このままでは通過できないので骨重積する

骨重積
- 大斜径
- 小斜径
- 大横径
- 後頭骨
- 右頭頂骨
- 左頭頂骨

圧力のかかる仙骨側の頭頂骨（❶）が反対側の頭頂骨（❷）の下に入り込み，さらに後頭骨（❸）がその下に入り込む

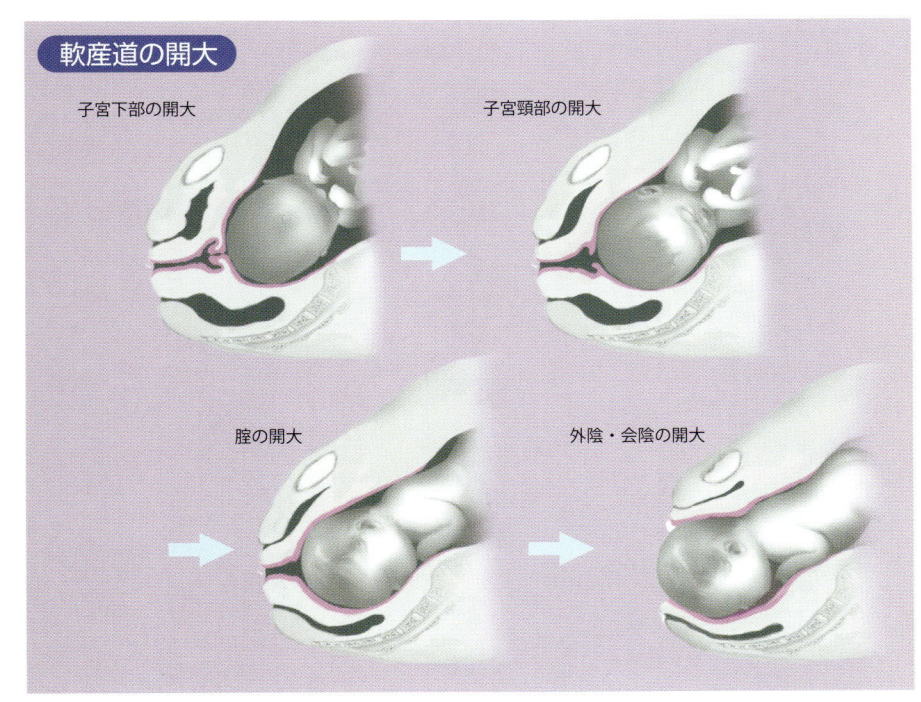

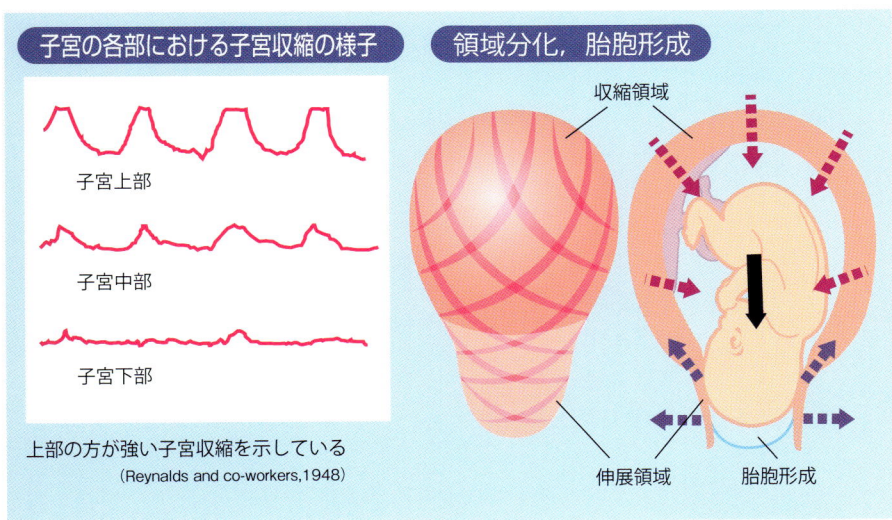

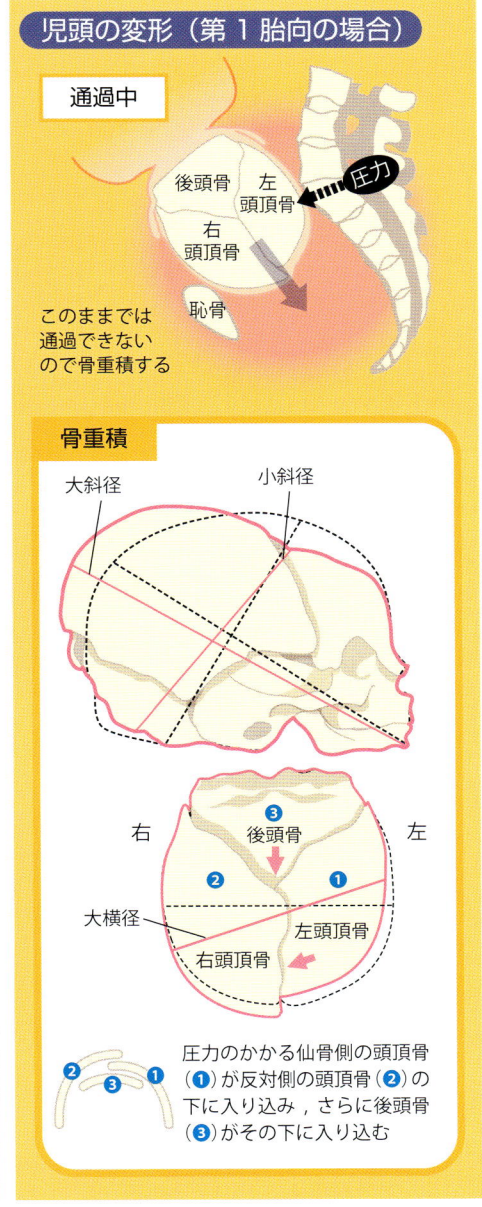

子宮口を開大させる働きと，胎児を押し下げ，最後には腹圧とともに胎児を娩出させる働きとがあります．腹圧とは，腹壁筋と横隔膜筋を自発的に収縮させることで腹腔内圧を上昇させ，胎児の娩出をはかるものです．

胎児

分娩において胎児は，頭と軀幹の2つの部分が重要です．ことに頭は，硬い骨に囲まれており，頭の産道内の通過の仕方が問題となります．胎児は，前方に向かって中等度に屈曲する（胎勢といいます）のが正常な姿勢です．児頭が先進する頭位であれば，あごを少し引き，小斜径周囲という，児頭にとってもっとも小さな平面で骨盤というトンネルに侵入していきます．反屈位とよばれる，あごの上がった胎勢になると，トンネルに入っていく平面が大きくなってしまい，難産の原因となります．

（小林浩一）

分娩における最近の変化

わが国のこどもが，小さく産まれるようになってきている．出生時の単産の平均体重は，1975年の3.20 kgから年々減少し，2009年は3.02 kgとなり，低出生体重児の割合は1975年には4.6％であったが，2009年には8.3％となっている．これは，部分的にはわが国の女性の強い「やせ願望」や，妊娠中の過度の体重増加抑制によるものかもしれない．俗に『小さく産んで大きく育てる』というが，「小さく産む」ことがよいことかどうか，一度きちんと検証する必要がある．

2. 分娩の経過　分娩経過

分娩開始

通常は，p168のような分娩の前兆の後に，規則的で児娩出まで繰り返す子宮収縮が認められるようになります．これを分娩陣痛と呼んでいます．陣痛周期10分以内あるいは陣痛頻度1時間6回以上の陣痛開始をもって分娩の開始と定義されています．

この，分娩の全経過は3つの時期に分けられます．

分娩第1期

分娩開始から子宮口全開大までの期間をいいます．

分娩第2期

子宮口全開大から胎児の娩出までの期間をいいます．子宮口の全開大は，子宮口の径を10cmとしています．

分娩第3期

胎児の娩出から後産娩出までの期間をいいます．胎児を娩出すると，子宮は強く収縮し，これにより胎盤が子宮壁から剥離します．そして，卵膜・臍帯とともに娩出されます．これらをまとめて後産といいます．

分娩経過の観察の仕方

分娩時間に最も関係するものは，子宮頸管の開大度です．陣痛が開始すると分娩第1期には子宮口全開大に向け子宮頸管が開大してきます．Friedmanは，このときの子宮頸管の開き方を潜伏期と活動期とに分け，さらに活動期を加速期，極期，減速期に分類しました．さらに，子宮頸管の開大度に加え，児頭の位置，陣痛周期，陣痛発作時間などをグラフ化して分娩進行に伴う母児の変化を記録したものをパルトグラム（分娩経過図）といいます（p181）．これにより，分娩の進行が順調かどうかが判読でき，産科処置の必要性の有無などを判断する助けとなります．

（小林浩一）

Friedman 子宮開大曲線

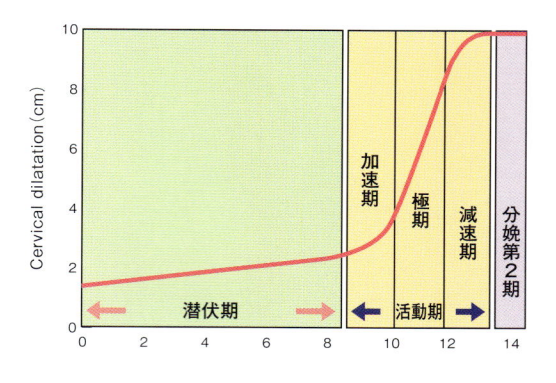

分娩の進行は初期には頸管の抵抗が大きいため徐々に開大し，その後頸管の展退が進んで子宮口が急速に開大する活動期を迎える．さらに子宮口全開に近くなると再び減速するため子宮開大曲線はS字状となる．

(Friedman EA : Clinical Evaluation and Management, 2nd ed, Appleton-Century-Crofts, New York, 1978)

	分娩第1期（開口期）				分娩第2期（娩出期）
	潜伏期（latent phase）	活動期（active phase）			
		加速期（acceleration phase）	極期（phase of maximal slope）	減速期（deceleration phase）	
子宮口	2.0～2.5cm	2～3, 4cm	急速に9cmまで開大	9～10cm	10cm
初産婦	平均8.5時間	2時間以内	約2時間	2時間	1時間半～2時間
経産婦	平均5時間	1時間以内	約1時間	数分	30分～1時間
備考	この時期の長短は全分娩所要時間を左右する．軟産道の強靭，陣痛微弱は，この時間が延長する		児頭の下降が始まる	児頭の下降が著しい．下降がないと，児頭骨盤不均衡（CPD），回旋異常を考える．	

分娩第1期

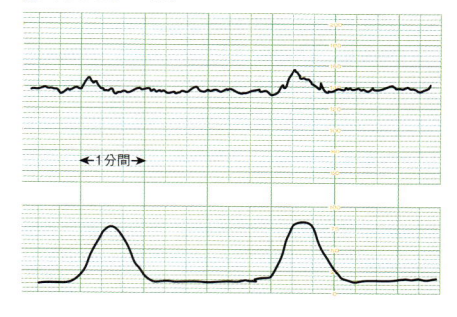

分娩第1～2期

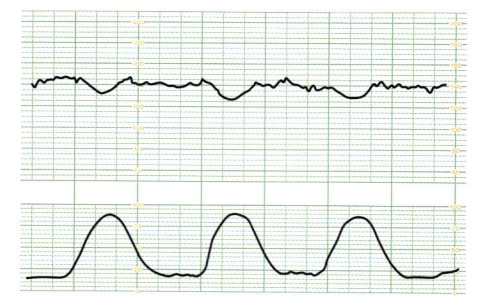

分娩第2期

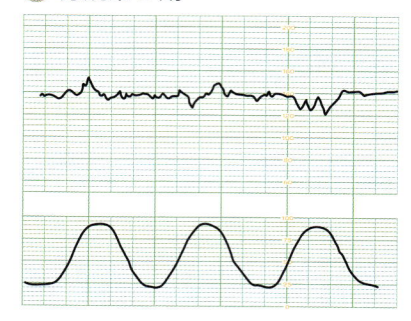

分娩第1期：3分毎の定期的子宮収縮がみられ胎児心拍はreassuring
分娩第1～2期：子宮収縮の間隔は2分毎に短縮
分娩第2期：子宮収縮の間隔は2分弱になっている
　　　　　心拍の下降はなく，基線細変動も認められている

第3部 分娩
第1章 正常分娩

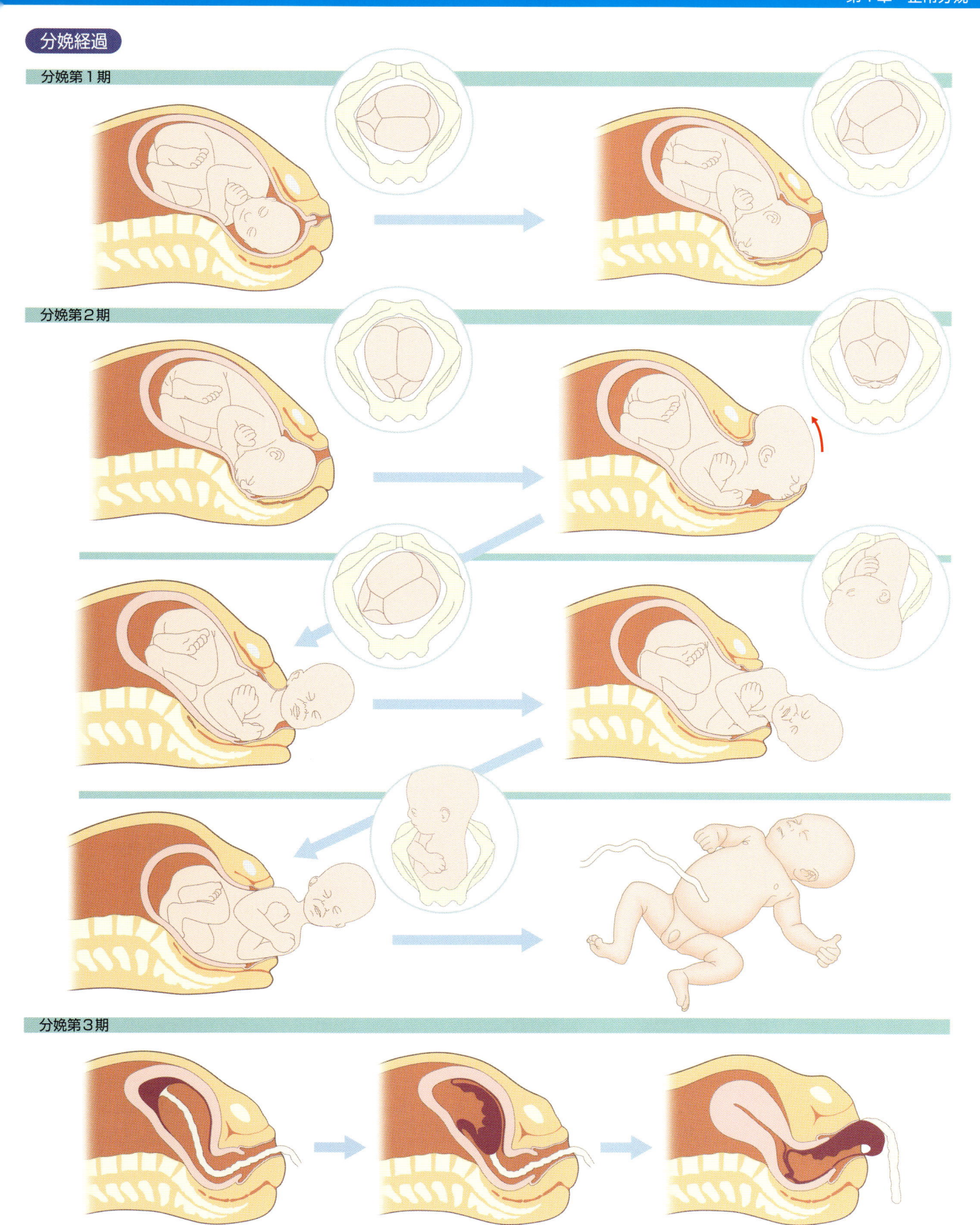

分娩経過

分娩第1期

分娩第2期

分娩第3期

2. 分娩の経過　分娩第1期, 第2期

分娩第1期

　分娩開始の時期と相前後して血性分泌物（産徴）をみます．陣痛は次第に強くなり，発作時間は延び，また周期は短くなってきます．普通，分娩第1期の終わりには，2〜5分の周期，40〜60秒の発作時間になります．

　子宮口がある程度開いてくると，卵膜と児頭の間に羊水が入って胎胞と呼ばれるものを形成します．これは，陣痛の発作時にはぱんと張りますが，間欠時には緩みます．

　陣痛によって子宮の上部（ここを子宮洞筋，あるいは能動部と呼びます）が収縮すると，子宮の下部および頸管（ここを通過管，あるいは受動部と呼びます）は，次第に開くとともに伸びてきます．受動部の最も上方では，解剖学的内子宮口と呼ばれる部位に一致して溝状の収縮輪を触れます．この位置は，正常の場合子宮口全開大の時点で恥骨上4横指くらいの位置にあるとされています．収縮輪の位置が異常に上昇した場合は，過強陣痛による切迫子宮破裂と診断されます．

分娩第2期

　子宮口の全開大と前後して，産婦は陣痛発作とともに反射的に腹圧を加えるようになります．これを怒責あるいはいきみといいますが，子宮口が全開大する前に怒責をかけてしまうと頸管裂傷などの原因となることから，全開大前では，この反射的な怒責を避けるように指導せねばなりません．陣痛発作時に胎胞が破れ，羊水が流出してきます．これを破水といいます．

分娩第1期, 2期の回旋

　陣痛発作時に陰裂が開いて下降してくる児頭が見え，間欠期に引っ込んで見えなくなる状態を排臨といいます．陣痛間欠期にも児頭が見え続けるようになった状態を発露といいます．

　分娩第1・2期では子宮の収縮とともに胎児は産道という骨と軟部組織の

児頭の回旋

分娩第1期

↑ 第1回旋前　　　　↑ 第1回旋の終わり

↑ 第2回旋の途中　　↑ 第2回旋の終わり

分娩第2期

↑ 第3回旋　　　　　↑ 第4回旋

トンネルを通過していきます．それは児頭が，骨盤という骨のトンネルの入り口に進入することから始まります．胎児の頭は，球形に近い形をしていますが，実際にはまったくの球形ではないために胎児は，最も抵抗が小さいように自動的に向きを変えたり，屈曲・伸展したりします．これを回旋といい，通常4段階に分類されています．

　第1回旋は多くの場合分娩第1期に起こり，児頭が骨盤の入り口に進入した後，最初に起こる回旋をいいます．進入する際は，大泉門と小泉門はほぼ同じ高さにありますが，第1回旋ではちょうどあごを引くような（屈曲）姿勢をとり，児頭が産道を通過する面は児頭周囲のなかで最も小さな面（小斜径といいます）になるようになります．

　第1回旋が終わると，児頭はさらに骨盤の中に進入していきます．通常の胎児は，母体に対して左右どちらか横を向くように存在していますが，第2回旋では児頭は，母体のおしり側をみるように90度向きを変えます（内回

第3部 分娩
第1章 正常分娩

子宮頸管開大

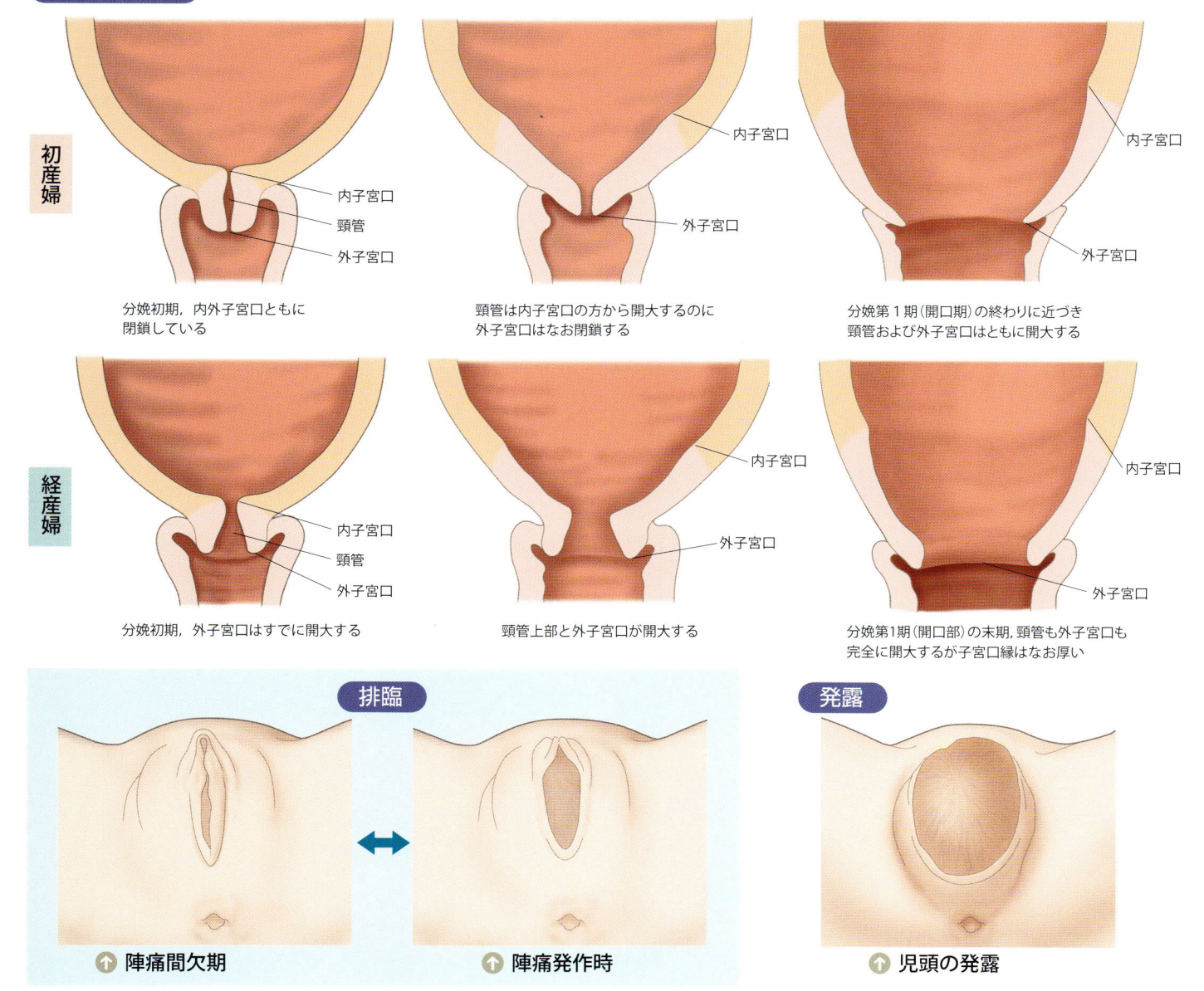

初産婦

- 分娩初期，内外子宮口ともに閉鎖している
- 頸管は内子宮口の方から開大するのに外子宮口はなお閉鎖する
- 分娩第1期（開口期）の終わりに近づき頸管および外子宮口はともに開大する

経産婦

- 分娩初期，外子宮口はすでに開大する
- 頸管上部と外子宮口が開大する
- 分娩第1期（開口部）の末期，頸管も外子宮口も完全に開大するが子宮口縁はなお厚い

排臨

↑ 陣痛間欠期 ↔ ↑ 陣痛発作時

発露

↑ 児頭の発露

旋）．この段階で小泉門が先進し，矢状縫合は骨盤に対して縦方向となります．

さらに，第2回旋を行いながら児頭が骨盤の出口に達し，後頭部が母体の恥骨結合を越えると，ここを支点として児頭は今度はあごを上げるような（伸展）かたちになって児頭が娩出されます．これを第3回旋といいます．

児頭が娩出されると，今度は児の肩が産道を通過してきます．この際に児は，母体の大腿を見るようにもう一度向きを変えます（外回旋）．これを第4回旋といいます．第4回旋は，通常第2回旋とは逆方向の回旋となります．

さらに，児の頭蓋骨は，まだ軟らかく，また縫合が固定していないためにちょうど軟らかい屋根瓦を何枚か合わせたような構造になっており，母体の骨盤に合わせて変形したり，屋根瓦を少し重ねるように重なり合ったり（骨重積）して通過しやすくします（p169）．

分娩第1期，2期の痛み

産婦が陣痛の痛みを最も強く感じるのが子宮口全開近くで，子宮口が全開すると痛みは少しやわらぐことが多いです．また，第2期でいきみができるようになると，かえって楽になります．

経産婦では頸管が伸びやすく，第2期が非常に短時間で終わることがあります．

児が産まれた直後に陣痛の痛みは嘘のように消え，満足感，達成感から，幸せな感覚に包まれます．

（小林浩一）

2. 分娩の経過　分娩第3期

胎盤の剥離

　胎児が娩出されると，子宮の収縮はさらに進みます．これにより子宮内腔の胎盤付着面と，胎盤自体との間にひずみが生じ，胎盤が子宮内腔から離れてきます．この際の子宮収縮は，分娩第1・2期のそれに比べ弱いもので産婦自身も分娩第1・2期のような痛みとしては感じません．胎盤の剥離は，一般に児の娩出から数分から30分程度後に起こります．胎盤が剥離したかどうかを示す所見としては，胎盤が剥離し子宮内を下降していくことで母体外陰部に既に出ている臍帯が下降してくる（Ahlfeld徴候），子宮底が母体の右側に傾き，下降した胎盤によって子宮下部が球形に膨隆する（Schröder徴候），母体の恥骨結合上縁を圧迫すると剥離前だと臍帯が上がるのに対し剥離後では臍帯が上がらず，やや下がる（Küstner徴候），子宮底を軽く打っても臍帯にその振動が伝わらない（Strassmann徴候）などがよく知られています．

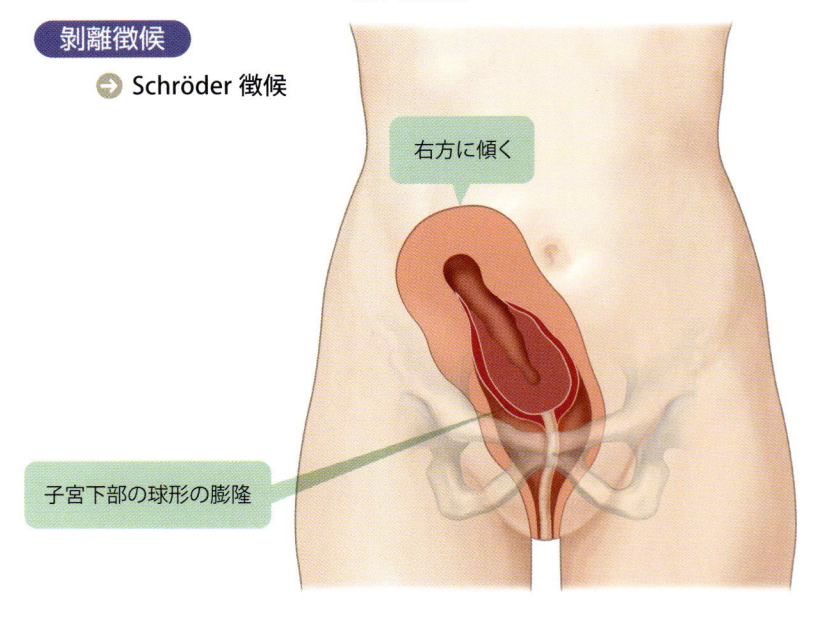

胎盤の娩出

　胎盤は，子宮収縮や腹圧により，自然に排出されることもありますが，施設内分娩では，一般に分娩介助者が牽引して排出させます．胎盤を娩出すると，引き続いて卵膜が排出されます．胎盤が剥離しないうちに強引に臍帯を牽引してしまうと，臍帯がちぎれてしまったり，子宮内反症を引き起こしたりする危険性があります．胎盤の娩出様式には，臍帯中央部がはじめに剥離して胎児面から娩出する（Schultze様式）場合と，胎盤の下方辺縁がはじめに剥離して母体面から娩出する（Duncan様式）とがあるとされ，前者が70～80％，後者が20～30％といわれています．分娩介助者が牽引して胎盤を排出させる場合は臍帯を牽引しているためSchultze様式での娩出となります．

　胎盤が剥離すると，子宮胎盤血管は断裂して出血をきたします．子宮は，胎盤の娩出によりさらに収縮し，血管の断裂部は子宮筋層により圧迫されて止血します．したがって，胎盤娩出後の子宮収縮が弱いと出血量が増加します．第3期出血は50～300mL程度は生理的と考えられ，500mLを超えると3期出血多量と判断されます．また，分娩第3期の所要時間は初産婦で15～30分，経産婦で10～20分が平均的で，第1・2期を合わせた平均分娩所要時間は初産婦12～15.5時間，経産婦5～8時間です．

　胎盤は通常ほぼ円形盤状で，直径15～20cm，厚さ約2cm，重量はおよそ500gほどあります．娩出後の胎盤は，羊膜と臍帯の付着部が見える方が胎児面，反対側で子宮壁にくっついていた方を母体面といいます．母体面は通常暗赤色で深い溝で分葉化されています．また，ときに梗塞や石灰沈着などを認めることもあります．

（小林浩一）

胎盤剥離の部位

- 胎盤中隔
- 胎盤に付着した脱落膜海綿層
- 子宮胎盤血管
- 脱落膜
- 断裂した子宮胎盤血管
- 遺存した脱落膜基底層
- 脱落膜海綿層における剥離部
- 床脱落膜海綿層

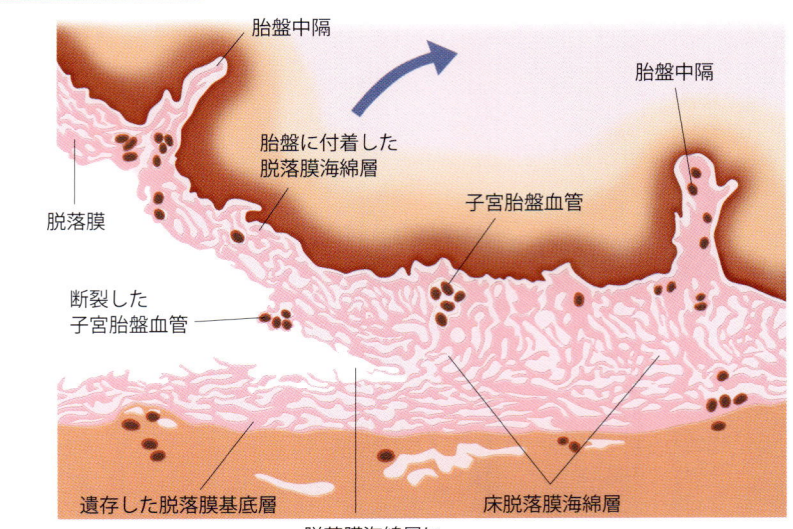

剥離徴候

→ Schröder徴候

- 右方に傾く
- 子宮下部の球形の膨隆

第3部 分娩
第1章 正常分娩

Ahlfeld 徴候
下がってくる
児娩出直後,会陰に接していた部分

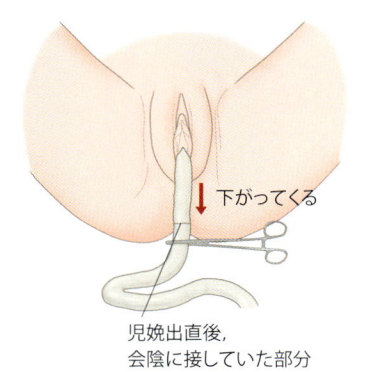

Küstner 徴候
上がらない

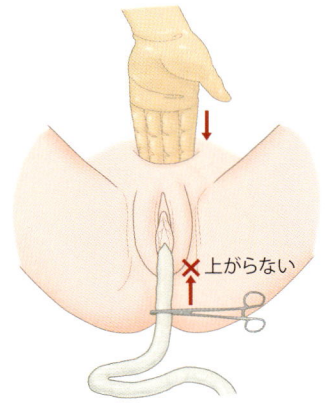

Strassmann 徴候
子宮底を軽く打つ
振動が伝わらない 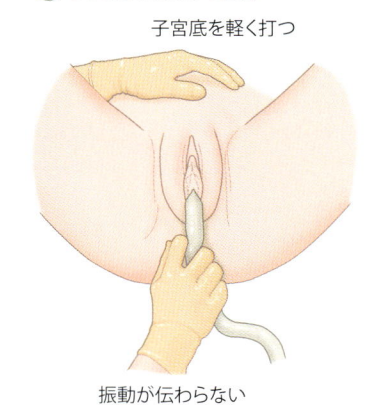

胎盤娩出様式

Schultze 様式
胎児面

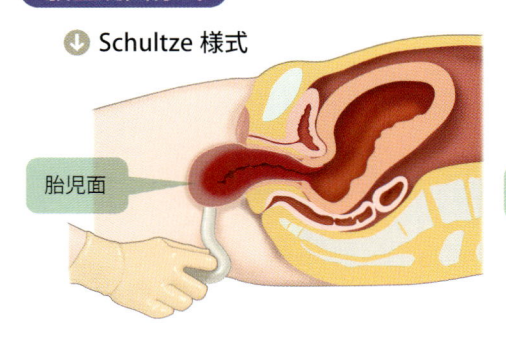

Duncan 様式
母体面

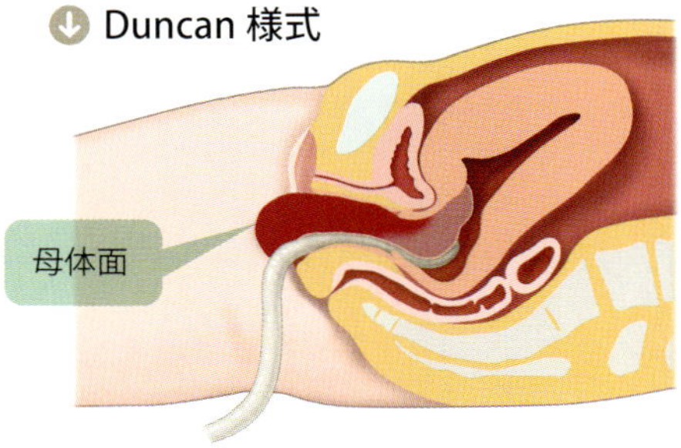

娩出後の胎盤

胎児面

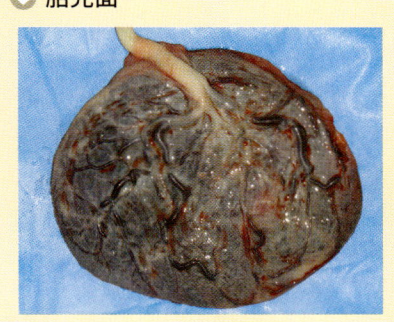

母体面

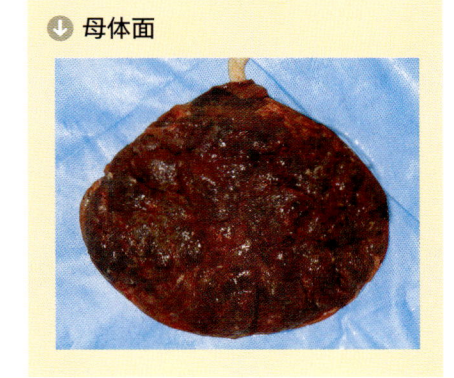

胎盤剝離の様子

臍帯 / 胎盤

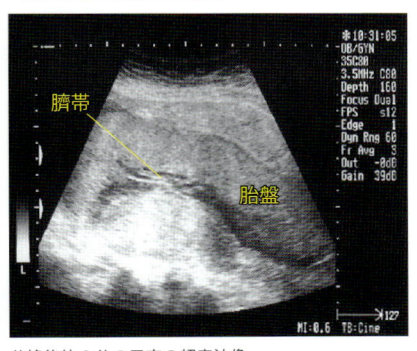

分娩後約2分の子宮の超音波像
前壁付着の胎盤と臍帯が観察される

→ 2分半後 →

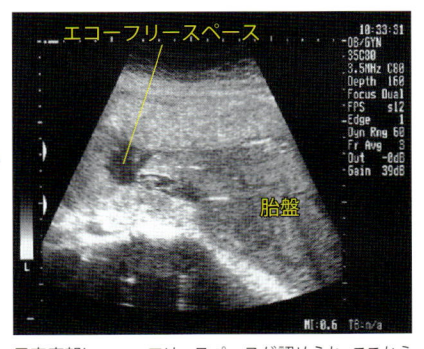

エコーフリースペース / 胎盤

子宮底部にエコーフリースペースが認められ,ここから胎盤が剝がれ始めているのがみてとれる

→ 20秒後 →

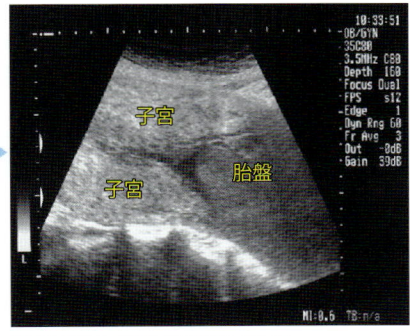

子宮 / 子宮 / 胎盤

子宮体部中央まで胎盤は剝離している
子宮体部は収縮して厚くなっている

→ 30秒後 →

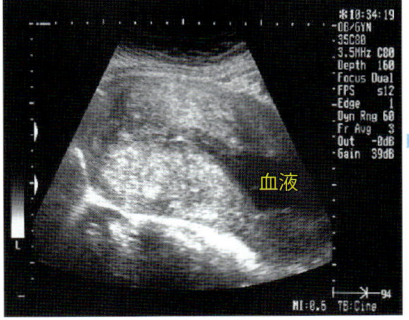

血液

胎盤は子宮内から除去され子宮体部中央から頸部にかけて血液が貯留している

→ 2分後 →

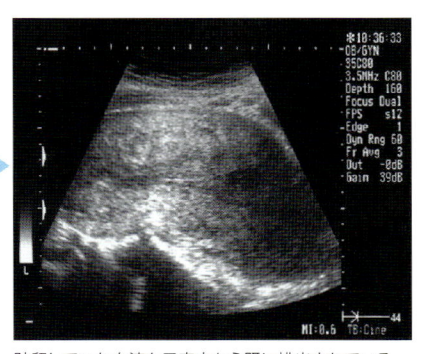

貯留していた血液も子宮内から既に排出されている

3. 正常分娩のケア　入院から分娩前まで

入院のタイミング

陣痛間隔が10分おきくらいになったとき，あるいは破水した場合には入院を勧めます．ただし，家から病院まで遠く，時間がかかる場合や，経産婦で前回進行が早かった人は，早めに入院させます．

入院時の確認事項

分娩のための入院時には右図に示すような項目を確認します．

①**母体の全身状態**：来院してすぐに確認できる顔色，腹痛・嘔気・頭痛の有無，浮腫の有無，過度の腹痛があるかどうかの確認は母体死亡につながる疾患の除外診断のためにも重要です．

②**母体の身体所見**：バイタルサインおよび体重，蛋白尿の有無により，妊娠高血圧脳症を含む妊娠高血圧症候群を確認します．妊娠高血圧症候群は分娩進行中に悪化する可能性があるため，適宜，確認が必須です．

③**内診**：帯下の性状，胎位および回旋の異常，児頭骨盤不均衡の診断，破水や出血の有無を確認します．既破水の場合は羊水混濁の有無に注意します．近年，ラテックスアレルギーによるアナフィラキシーショックの報告が増えており，医療従事者かどうか，ゴム手袋に対するアレルギーがないかなどを確認して内診時の手袋を選択します．

④**陣痛の性状**：周期，持続時間，強度を触診および胎児心拍数陣痛図（CTG）にて確認します．

⑤**胎児の状態**：胎動の有無，胎位胎向の確認（Leopold触診法），胎児の状態（推定体重，CTG，羊水量）を確認します．異常が認められた場合，絶飲食として帝王切開術による胎児娩出を考慮します．

⑥**妊娠分娩歴・今回の妊娠経過および家族歴・既往歴**：妊娠分娩歴は出産の分娩進行に参考になる情報が多いため，入院時に確認します．妊娠中の膣分泌培養でB群溶血性連鎖球菌（GBS）が検出されているかどうか，喘息，心疾患などの合併症妊娠，継続している内服薬の有無，薬剤アレルギーなどは，必ず確認します．

入院時のチェック項目

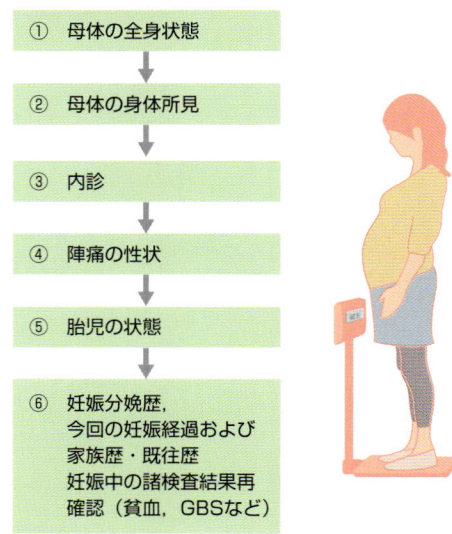

① 母体の全身状態
↓
② 母体の身体所見
↓
③ 内診
↓
④ 陣痛の性状
↓
⑤ 胎児の状態
↓
⑥ 妊娠分娩歴，今回の妊娠経過および家族歴・既往歴　妊娠中の諸検査結果再確認（貧血，GBSなど）

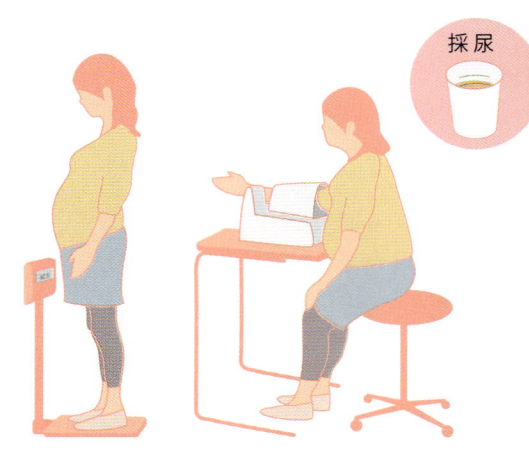

採尿

Leopold触診法

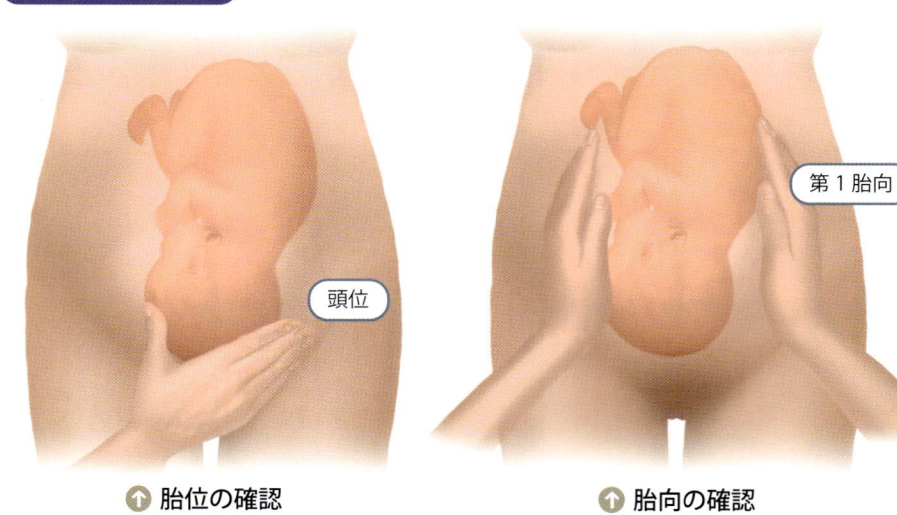

↑ 胎位の確認（頭位）

↑ 胎向の確認（第1胎向）

児の背が母体の左側を向く場合を第1胎向，右側を向く場合を第2胎向と呼ぶ．

分娩第1期の妊婦の過ごし方

分娩第1期は，リラックスできる環境で無理ないきみや体位により分娩の進行を妨げないように配慮することが重要です．リラックスできる環境づくりは図に示す内容以外にも，本人が自宅で過ごすような緊張のない空間を提供することが望ましいです．

上半身を起こすことができるベッドまたはクッションなどを用意するとよいでしょう．できるだけ拘束せず，自由な体位をとれるように援助します．重力が分娩進行を助ける可能性もあり，歩行やスクワット，バランスボールやアクティブチェアの使用を試みます．

家族または助産師などが付き添い，スムーズな出産を導くため，お産の恐怖心を和らげるように気配りしましょう．腹部や背部，殿部を中心とした全身のマッサージを行い，緩やかな深呼

第3部 分娩
第1章 正常分娩

分娩第1期の妊婦の過ごし方

リラックスできる環境

暖かい部屋，好きな音楽，温かい飲み物や栄養飲料水，大きなクッションやバランスボール

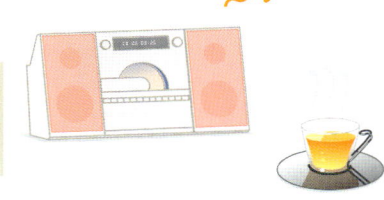

姿勢

仰臥位：ベッドアップ
側臥位
バランスボール，アクティブチェア
適宜，体位変換，歩行，可能であれば入浴

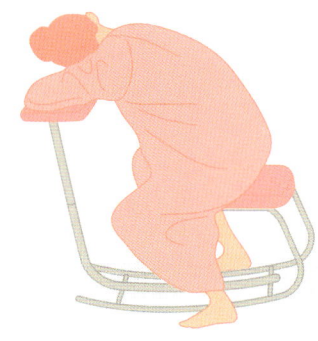

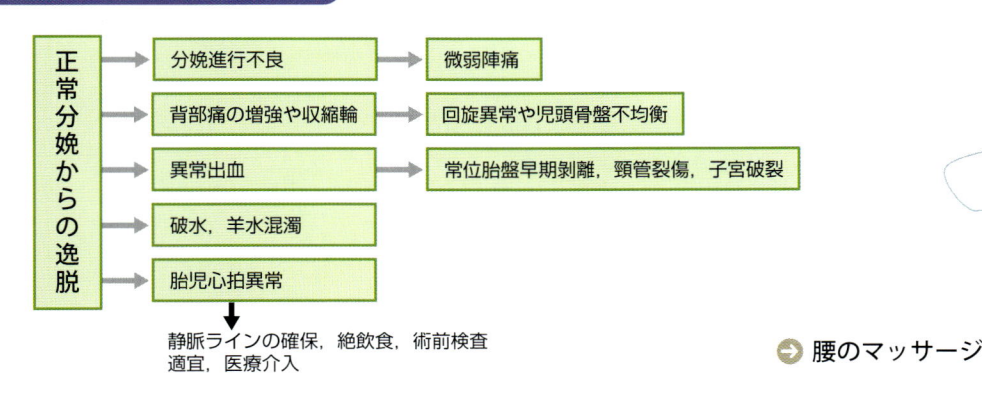

アクティブチェア

分娩第1期のケアの注意点

正常分娩からの逸脱
- 分娩進行不良 → 微弱陣痛
- 背部痛の増強や収縮輪 → 回旋異常や児頭骨盤不均衡
- 異常出血 → 常位胎盤早期剥離，頸管裂傷，子宮破裂
- 破水，羊水混濁
- 胎児心拍異常

→ 静脈ラインの確保，絶飲食，術前検査
適宜，医療介入

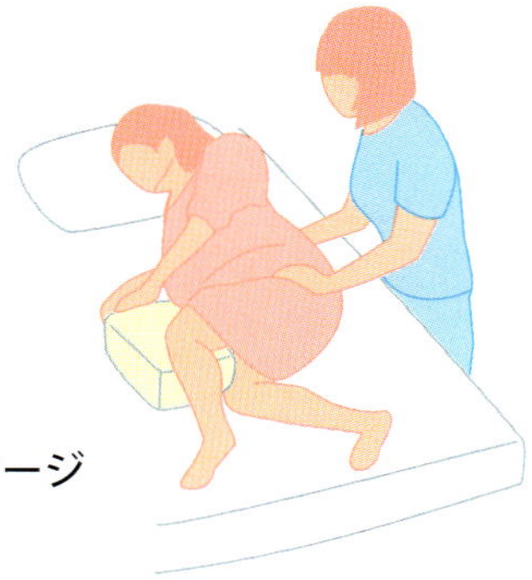

腰のマッサージ

破水したときの対処，ケア方法

破水疑い
- 内診にて破水確認
  - 出血の有無
  - 羊水混濁の有無
  - 臍帯脱出，胎位，児頭骨盤不均衡の確認
- CTG → 胎児機能不全の早期発見に努める
- 抗菌薬投与 → 感染徴候のチェック（白血球数，CRP）

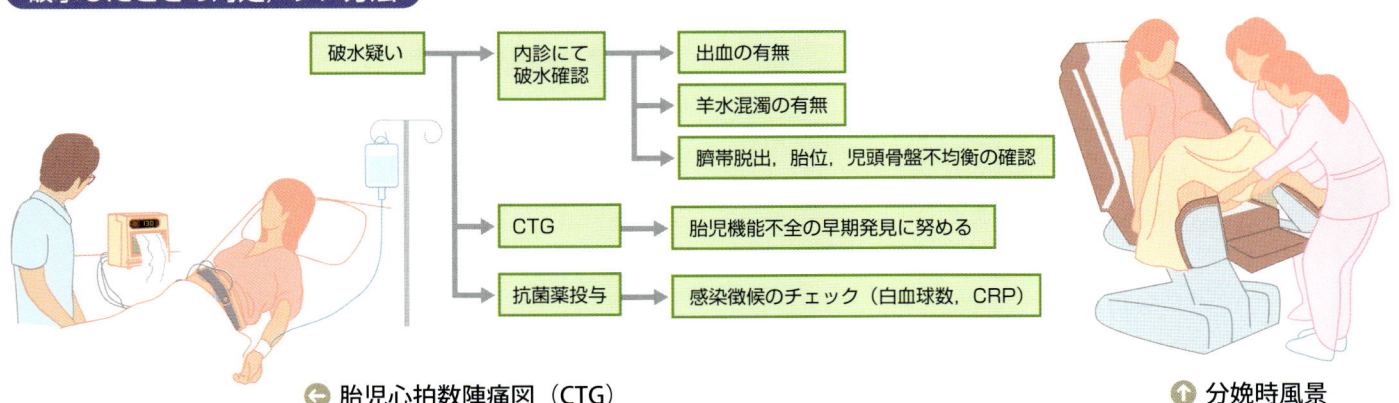

← 胎児心拍数陣痛図（CTG）　　　↑ 分娩時風景

吸を行うことにより，全身の筋肉の緊張をとるように心がけます．特に子宮収縮期には痛みが伴うため，子宮収縮開始時には呼吸を整え，収縮が増強するとともに呼気に意識を集中させて，穏やかな深呼吸を促し，過度のいきみが入らないように配慮します．膀胱充満が分娩の施行を妨げることがあるため，適宜排尿を促します．

分娩第1期のケアの注意点

異常産となった場合は，早期の静脈ラインを確保して絶飲食とし，術前検査を行い，医療介入を行います．状況により帝王切開術を行います．

CTGを行う場合には上半身を起こし，自由な姿勢を保たれるように配慮します．異常モニターや，出血，破水時には，内診し，適宜超音波検査を施行します．

破水したときの対処，ケア方法

破水した場合は内診を行い，羊水の性状を確認します．妊娠後期の腟分泌培養細菌検査の結果を確認し，薬物アレルギーを確認して，適宜抗菌薬を使用します．

非常にまれではありますが，常位胎盤早期剥離，胎児機能不全，臍帯脱出，顔面位などが診断できることもあります．回旋異常や児頭骨盤不均衡による過強陣痛が出現することもあり，破水をきっかけに急激な収縮の増強および疼痛が出現する場合には，注意を要します．

（海老根真由美）

3. 正常分娩のケア　内診とその記載

内診

分娩時の内診は，分娩の進行状態を評価し管理するうえで重要であり，人によって所見が異なってはならず，内診技術の習得は必須です．子宮頸部や軟産道の状態，児の先進部，回旋状況などの正確な把握，評価は，分娩の見通しや急速遂娩術の選択を考えるうえでもまた安全に施行するうえでも大切です．内診と同時に羊水や帯下の状況，出血などの所見もとります．施行には妊婦の心情にも配慮し，必要性を理解させ優しく行い，その結果を説明します．

子宮口開大度と展退度

子宮口開大度は内診指挿入度や指の開き具合などからcmで表現するため，自分の指の各部位の長さや幅を知っておきます．頸管の位置は成熟度や分娩進行に伴い後方から前方へと移動します．同時に会陰・腟の伸展性や卵膜や胎胞の状態，先進部なども観察します．

展退度は頸管の短縮，消失の程度で，％で表現します．2〜3cmあった頸管長が完全に消失し，紙状になったものを100％とします．口唇の厚さ，硬さなども観察します．

児頭下降度と児頭最大周囲径の位置

De Leeは坐骨棘間線を含むHodgeの平行平面系を基準0として，先進部までの垂直距離をstationとしてcmで表記しました．棘間線より上方を−1〜−5，下方を+1〜+5と表記します．しかし，児頭が骨盤内に嵌入してくると実際の先進部は棘間線上の垂直軸より前方を通過し，産科的骨盤軸も前方に弯曲してきます．実際の内診ではDe Leeのstationは推定するしかないため客観性に欠けます．このため恥骨下縁と左右の坐骨棘を結んだ棘間線でできる面を基準0とし，先進部までの最短距離をstationとして表記した方がより現実的です（東大方式）．この表記法だと骨盤軸を弯曲してとらえる古典的骨盤平面系と関連づけられるため理解しやすいです．東大方式ではDe Leeのstationより下降して表記されるため±0はDe Leeの−1〜−2に一致します．この際，児頭の最大周囲径は入口面に位置しています．+1は高在，+2〜+3は中在，+4は低在に位置します．

児頭最大周囲径の位置の推定は鉗子分娩などの急速遂娩術の際に重要となりますが，児頭の大きさや回旋の状況により変化します．前方前頭位などの回旋異常や産瘤が大きい場合，児頭が小さい場合などではstationのみでは下降度の診断は困難です．この際，恥骨後面の触知や児頭と仙骨前面のスペースなども参考にし，総合的に診断します．

児頭先進部と回旋

通常，左手第2指，3指の2本の指で内診し，先進部を確認します．先進部のみでなく卵膜や羊水の状態，破水

De Leeのstation

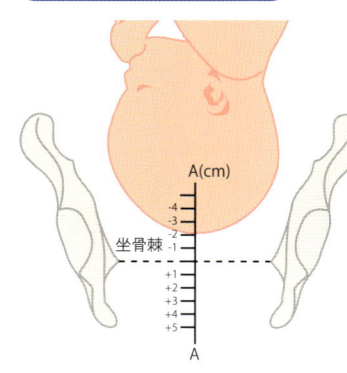

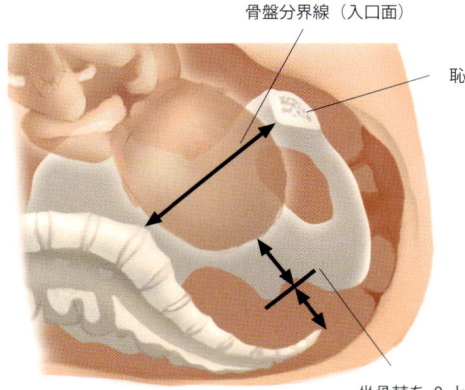

骨盤分界線（入口面）
恥骨

坐骨棘を0とする．骨盤入口面に垂直方向に下を+1cm，+2cm，上を−1cm，−2cmと表示する

東大式station

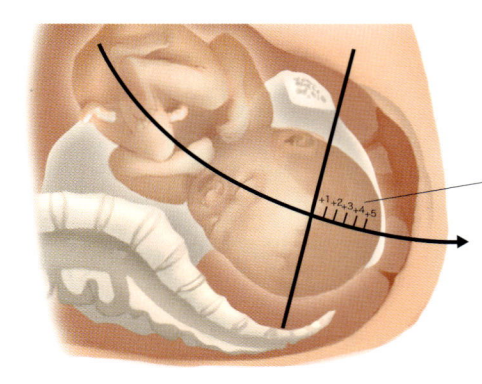

骨盤誘導線に沿って，恥骨下端と左右の坐骨棘間線を基準に+1cm，+2cmと表示する

内診法

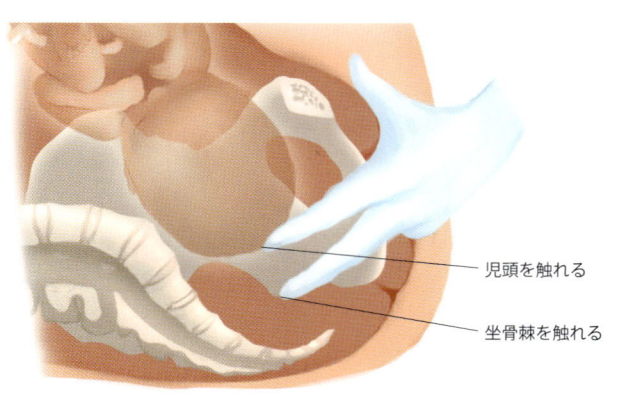

児頭を触れる
坐骨棘を触れる

第3部 分娩
第1章 正常分娩

骨盤区分と児頭最大周径の位置の表現

日本産科婦人科学会区分

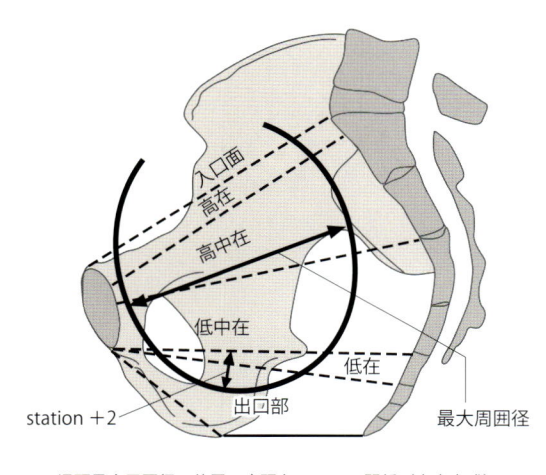

児頭最大周囲径の位置の表現とstationの関係（東大方式）
station +2であり，最大周囲径は高中在にある

児頭最大周囲径の位置の推定法

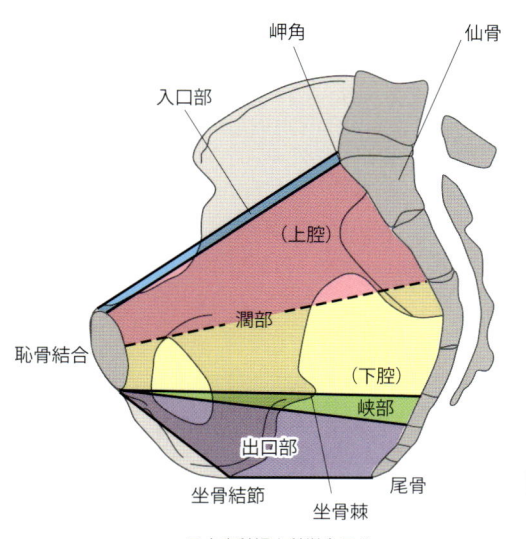

児頭最大周囲径の位置	高在	高中在	低中在	低在	出口部
De Leeのstation(cm)	−2〜0	〜+2	〜+3		+4
東大式station(cm)	0〜+1	+2〜+3		+4	坐骨棘不触
児頭と骨盤底		スペースが広い	スペースが狭い	スペースがない	
恥骨結合後面触知	全触〜2/3	2/3〜1/3		1/3以下	不触

パルトグラム

⬇ 実際の記述例

の有無なども注意深く観察します．臍帯下垂や前置血管などを診断できることがあります．頭位の場合，内診指でまず矢状縫合を見つけその両端のどちらが大泉門か小泉門かを同定します．この際，内診指を児頭に沿って回旋させるようにすると分かりやすいです．これにより不正軸侵入か，屈位か反屈位か，回旋異常かなどを診断します．

骨盤位の場合，仙骨はどちらか，大腿部や足がどちらかなどを確認します．

（竹田　省）

3. 正常分娩のケア　胎児心拍数モニタリング

胎児心拍数モニタリングの意義

　胎児のwell-beingや胎児機能不全など，胎児の状態をリアルタイムに評価するには胎児心拍数モニタリングが最も簡便で有用なので，ハイリスク症例に限らず，ローリスクの妊婦であっても分娩第1期は一定時間（20分以上），胎児心拍数パターンに変化が出やすい分娩第2期は全期間を通じて分娩監視装置の装着が推奨されています．

胎児心拍数調整のメカニズム

　胎児心臓も内因性のペースメーカをもっていて，右室にある洞房結節（sinoatrial node）が最も速いリズムを刻み，これが正常の胎児心拍数（fetal heart rate；FHR）になります．次に速いリズムは心房由来であり，心室のリズムは最も遅く，例えば完全房室ブロックでは胎児心拍数は50～60bpmとなります．胎児心拍数はこの固有のリズムの上に以下のような様々な因子が影響して決定されますが，その中で最も重要なものは副交感神経と交感神経のバランスです．胎児心拍数基線細変動は時々刻々と変化する交感神経と副交感神経の関係を反映しているとされています．ただし，胎児においては副交感神経優位と考えられています．

● 副交感神経系
　延髄から出る迷走神経で，主に洞房結節，房室結節に分布します．迷走神経の刺激は心拍数を減少させます．

● 交感神経系
　交感神経は妊娠末期の胎児の心筋に広く分布します．交感神経刺激はノルエピネフリンの分泌を促し，その結果心拍数の増加，心収縮力の増強，心拍出量の増加をきたします．

● 化学受容体
　化学受容体は大動脈弓と頸動脈洞に存在し，低酸素血症，高二酸化炭素血症では血圧上昇と徐脈をきたします．

● 圧受容体
　血圧が上昇すると大動脈弓と頸動脈洞にある圧受容体からのインパルスは迷走神経（求心性）を介して延髄循環調節中枢に達し，そこから迷走神経（遠心性）を介して心拍数を減少させます．

● 中枢神経系
　胎児心拍数は成人と同様に上位中枢からの影響も受けます．表に細変動を減少・増加させる要因を示します．

● 内分泌因子
　胎児の副腎髄質はストレスに反応してエピネフリンやノルエピネフリンを分泌し，交感神経系と同様に心拍数の増加，血圧の上昇をきたします．

胎児心拍数の制御機構

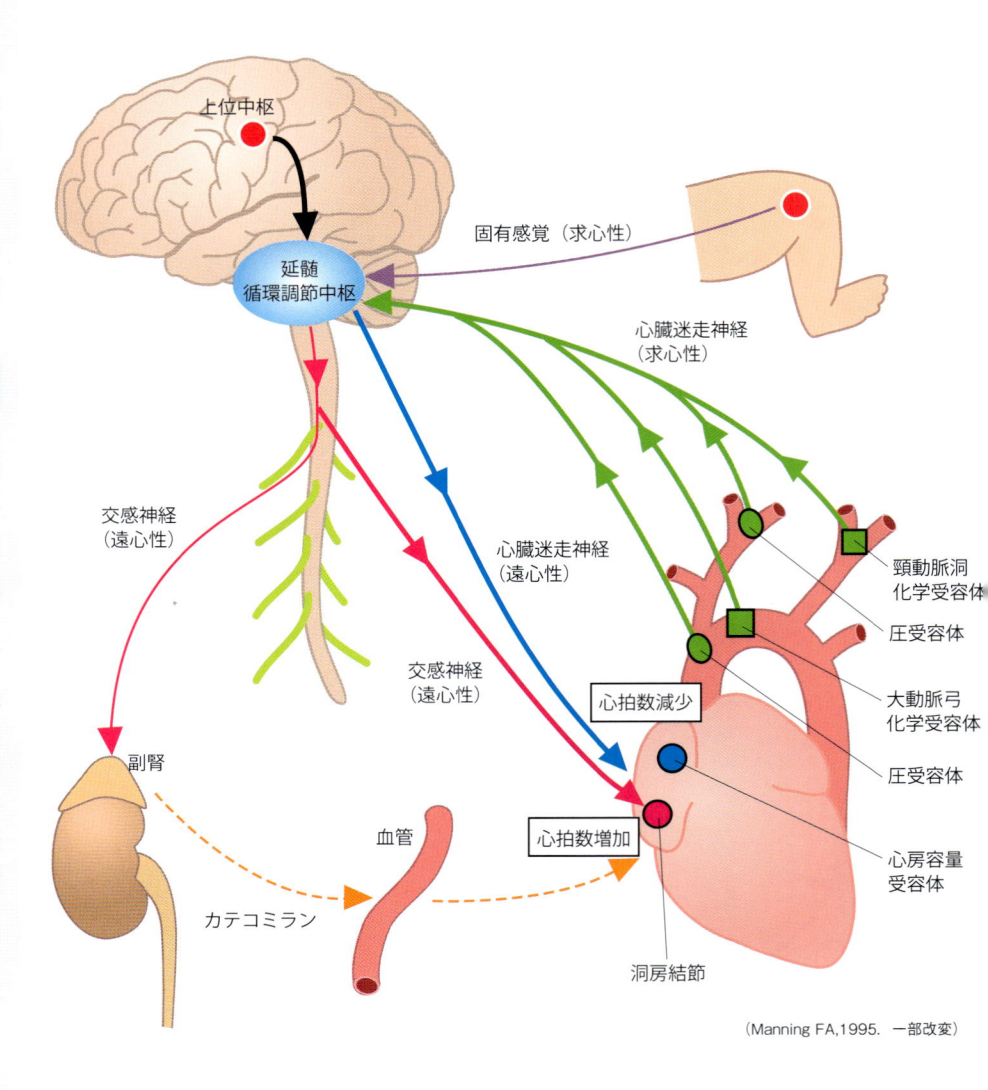

（Manning FA, 1995．一部改変）

胎児心拍数の読み方

● 胎児心拍数基線（FHR baseline）
　10分の区画における一過性変動を除いたおおよその平均胎児心拍数であり，5の倍数で表します（例えば145bpm）．正常範囲は110～160bpmで，160bpmを超える場合を頻脈，110bpm未満を徐脈といいます．

● 胎児心拍数基線細変動（バリアビリティ）（FHR baseline variability）
　胎児心拍数図上で，一過性変動を除

第3部 分娩
第1章 正常分娩

胎児心拍数の正常パターン

①心拍数基線：135bpm
②バリアビリティ：正常
③一過性頻脈：あり（▼）
④一過性徐脈：なし

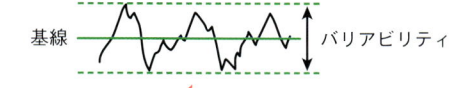

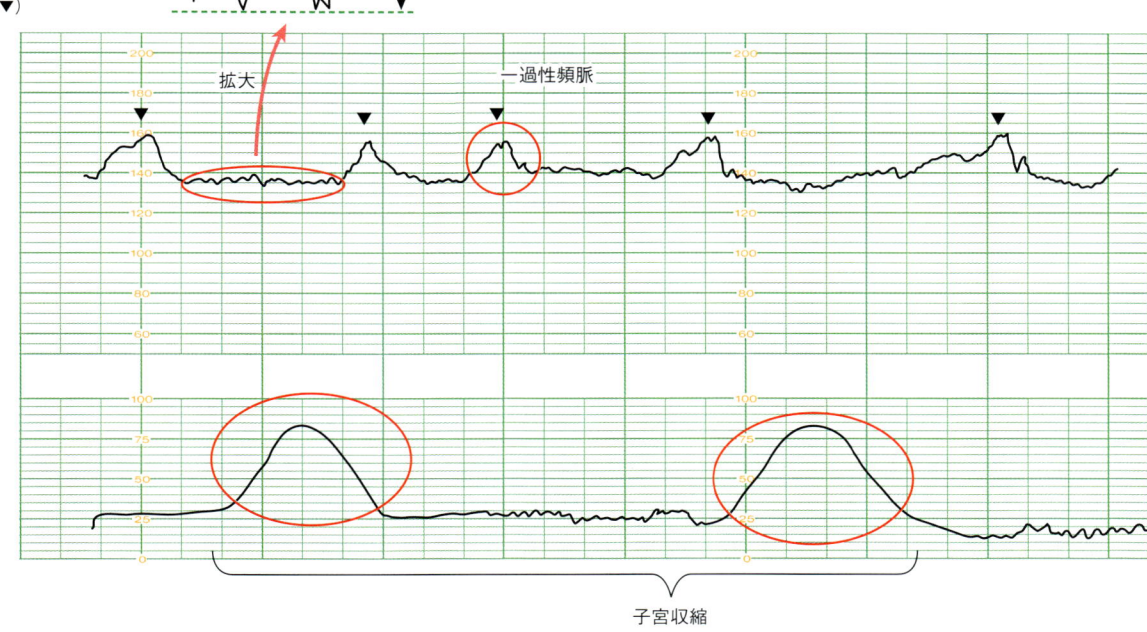

胎児心拍数基線細変動を減少・増加させる因子

細変動を減少させる因子
- 胎児睡眠（ノンレム睡眠）
- 未熟性
- 頻脈
- 薬物（麻酔薬など）
- 慢性低酸素症
- アシドーシス
- 房室ブロック

細変動を増加させる因子
- 急性低酸素症
- 胎動
- 呼吸様運動

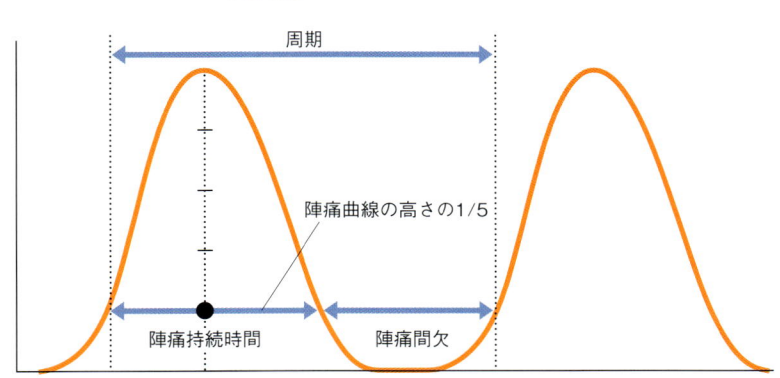

いた心拍数基線の細かい変動（ギザギザ）をいいます．変動は1分間に2サイクル以上で，通常は6〜25bpmの振幅ですが，周波数，振幅とも規則性がありません．

● **一過性頻脈（acceleration）**
　胎児心拍数の増加が，開始からピークまでが30秒未満の急激な増加で，心拍数の増加が15bpm以上，元に戻るまでの持続が15秒以上2分未満のものをいいます．なお，妊娠32週未満では心拍数増加が10bpm以上，持続が10秒以上のものとします．

● **一過性徐脈（deceleration）**
　早発一過性徐脈以外の一過性徐脈が出現する場合は心拍数図が正常とは判定されません（詳細は，p198「胎児心拍数異常」）．

● **子宮収縮（uterine contraction）**
　胎児心拍モニタリングは子宮収縮との関係で判読することが多いため，子宮収縮の記録，評価は重要です．外測陣痛計の場合，陣痛曲線の立ち上がりから最強点までの高さの1/5以上の部分を陣痛の持続時間とします．

胎児心拍数の正常パターン

胎児心拍数陣痛図において正常と判定できるのは，以下の場合です．

①心拍数基線が正常（110〜160bpm）
②細変動が正常（6〜25bpm）
③一過性頻脈が存在
④一過性徐脈がない

（箕浦茂樹）

3. 正常分娩のケア　分娩介助

会陰保護

　会陰保護の第一の目的は分娩時裂傷の発生を最小限にとどめることです．そのためには胎児の最大径を持つ児頭と，それに続く両肩甲を最も小さい断面で通過させることが必要です．また，腟・会陰の急激な伸展による裂傷の発生を防ぐ必要もあります．腟口の後方に過度な娩出力が加われば深い会陰裂傷を，前方に加われば小陰唇内外側の裂傷を生じます．腟口の全方位に均等に力がかかるように児頭の進行方向を導くことも必要です．基本的にはその方向は骨盤誘導線と呼ばれる，骨盤内を胎児が自然に進んでくる方向です．そして児頭の第3回旋が適切に進むように介助します．腟口周囲や会陰の伸展の具合をよく観察して進行方向や速さを修正します．単に会陰を圧迫することの意味はなく，進行が妨げられます．もう一つの会陰保護の目的は，肛門粘膜の腫れの予防と押し出されてくる便による周囲の汚染の予防です．

　あまりに会陰保護に集中すると胎児の状態の監視がおろそかになりがちです．裂傷はできなくても児が仮死で生まれては本末転倒です．必要に応じて娩出を急がねばなりません．速すぎる進行は抑えますが，遅いものまで抑えてはいけません．

児頭の娩出

　児頭の最小断面は小斜径周囲なので，後頂部先進の屈位で進むように調節します．仰臥位分娩では骨盤誘導線より後方の会陰方向に力が向きます．座位ではさらに後方へかかるので第3回旋を促し会陰裂傷を防ぎます．児頭の後頭結節が恥骨弓を十分に越えるまで屈位で進ませ，その後，第3回旋が始まり，児頭が最小周囲で骨盤誘導線に沿い，腟口をゆっくり滑脱するよう方向と速度を調節します．

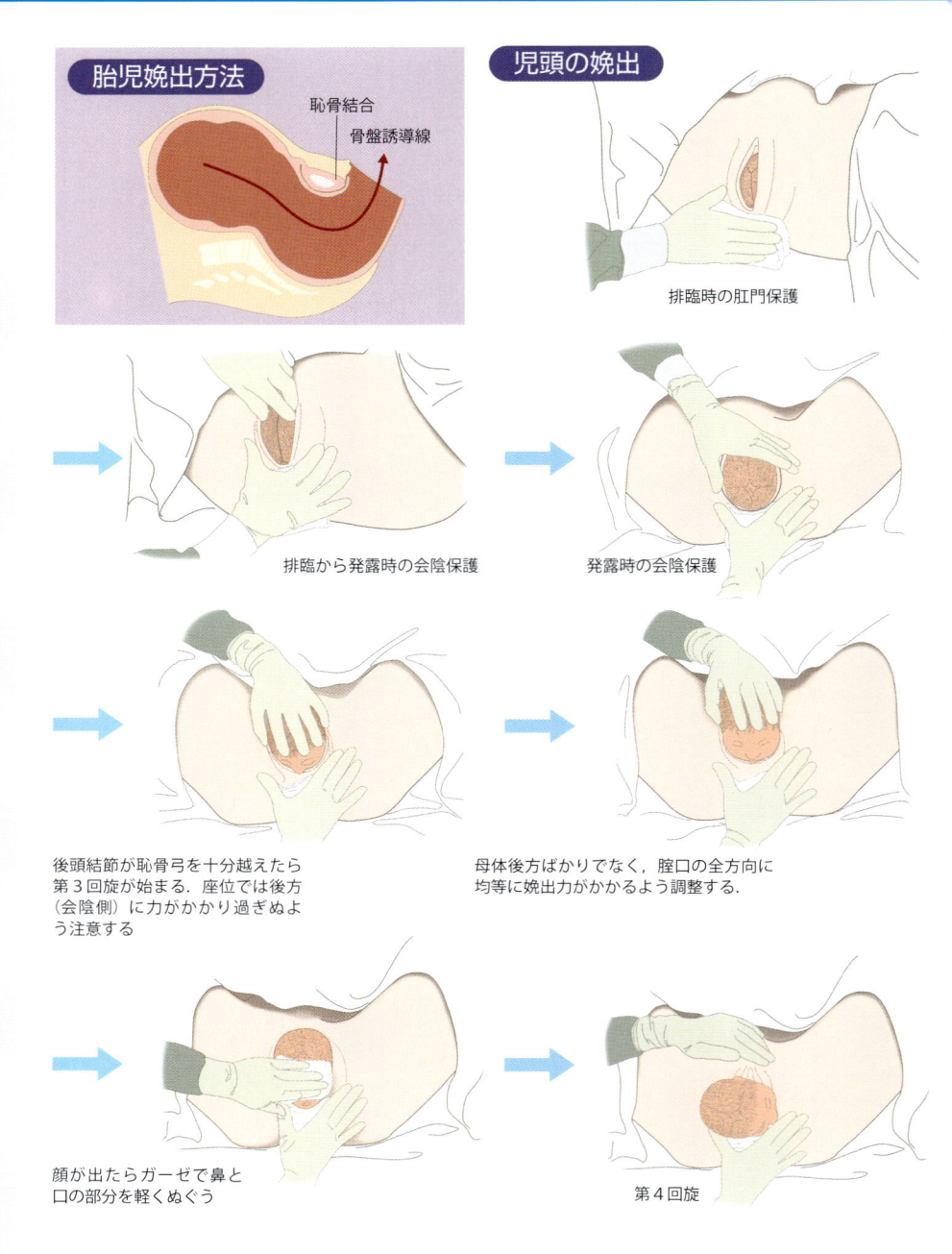

胎児娩出方法　恥骨結合／骨盤誘導線

児頭の娩出
- 排臨時の肛門保護
- 排臨から発露時の会陰保護
- 発露時の会陰保護
- 後頭結節が恥骨弓を十分越えたら第3回旋が始まる．座位では後方（会陰側）に力がかかり過ぎぬよう注意する
- 母体後方ばかりでなく，腟口の全方向に均等に娩出力がかかるよう調整する．
- 顔が出たらガーゼで鼻と口の部分を軽くぬぐう
- 第4回旋

肩甲の娩出

　両側の肩甲が最小断面積で娩出されるために，児の両肩は胸を張るのとは逆の内側に縮こまる姿勢にします．前在，次いで後在と交互に肩を児の前内方に少し回すように片側ずつ娩出します．児頭をあまり母体後下方に引いて側頸部を伸展させると，腕神経損傷の可能性があります．後は児腹部が母体腹部と向き合う方向へゆっくりと軀幹の娩出をします．

胎盤娩出

　5～10分後に胎盤が自然に娩出されます．胎盤娩出前の出血は頸管裂傷など軟産道損傷の可能性があります．胎盤と子宮壁の間に血液が貯まり，剥離が進み，しばしば剥離出血として腟内に流れ出ます．15～30分は剥離徴候を診ながら自然娩出を待ちますが，出血が多ければ胎盤娩出を急ぎます．子宮底を押すこと，臍帯を強く引くことは子宮内反を促します．子宮口が閉

第3部 分娩
第1章 正常分娩

肩甲の娩出

- 会陰保護をしたままでの前在肩甲の娩出
- 児頭を手前下に押し下げるようにして母体恥骨側にある肩が出るのを助ける
- 会陰保護をしたままでの後在肩甲の娩出
- 前在肩甲が十分娩出されたら，児頭を手前上に押し上げるようにして反対側の肩が出るのを助ける
- 下側の肩が出るとき会陰裂傷が生じないよう注意する
- 躯幹娩出
- 臍帯結紮・切断（ペアン鉗子／クリップ）

胎盤娩出
卵膜が破れないようゆっくり行う

胎盤娩出まで会陰裂傷は圧迫止血して待つ．多くは胎児面を外側にして胎盤は娩出される．卵膜が残らないように注意する

頸管裂傷と子宮収縮のチェック
腹壁上から子宮収縮をチェック

頸管を2指で挟み，頸管裂傷がないか全周をチェックする

会陰切開の種類
- 坐骨海綿体筋
- 球海綿体筋
- 浅会陰横筋
- 肛門挙筋
- 外肛門括約筋
- 大殿筋

① 側横切開法
② 側切開法（中間切開法）
③ 中・側切開法
④ 正中切開法

皮膚は正中切開をしても，皮下組織と腟壁は正中側切開の方向に切るという方法も考えられている．会陰が十分伸展するまで待ってから切開したほうが切開の必要な長さと深さは少なくなり，術後疼痛も軽くなる．初産だから必要，経産だから不要というわけではない

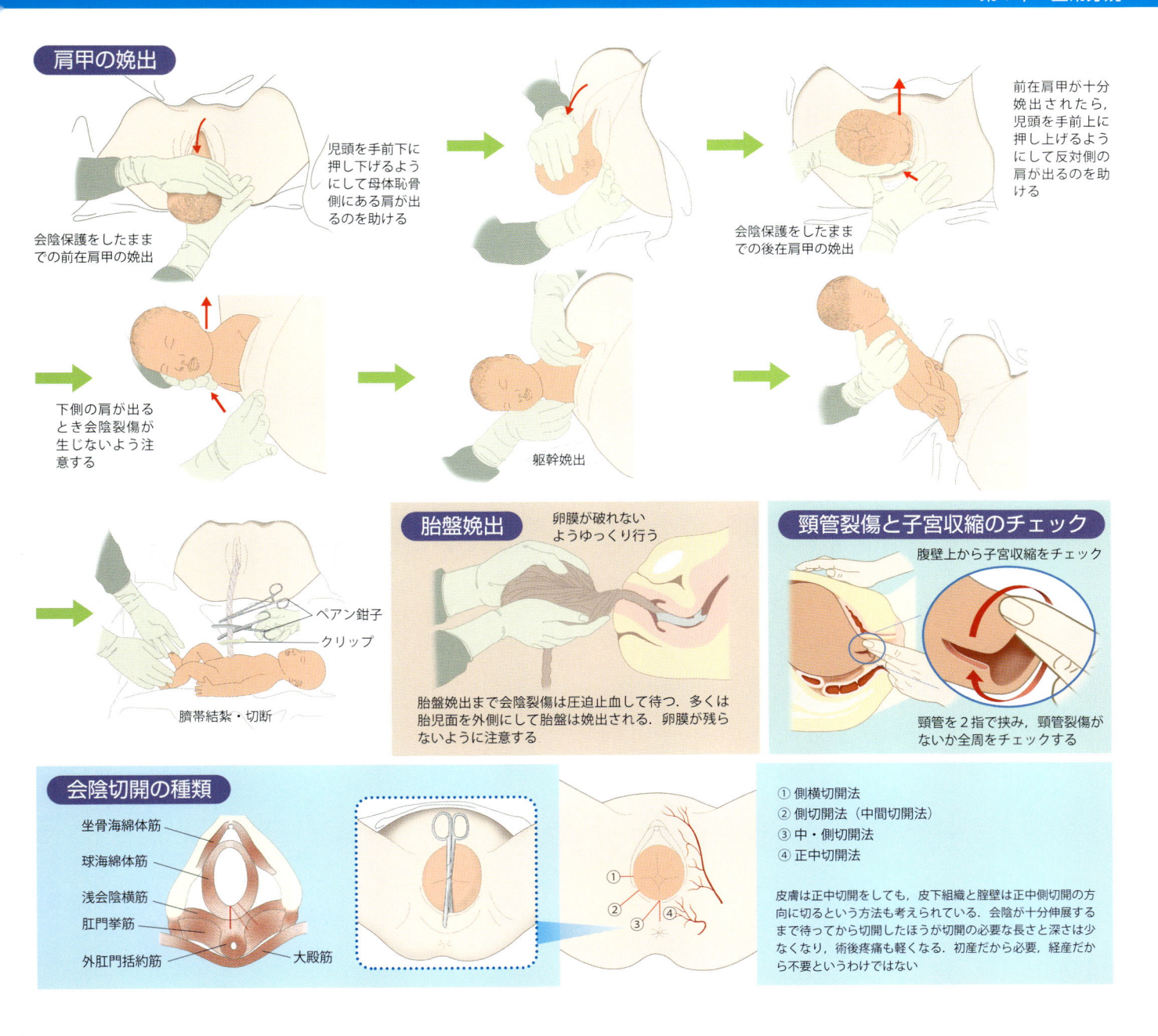

じて胎盤嵌頓にならないかときどきみます．

会陰切開

会陰切開の適応は①胎児状態が不良で娩出を急ぐとき，②会陰や前回の傷の瘢痕の伸展不良で深い裂傷となりそうな場合あるいは分娩遷延のとき，③早産低出生体重児・巨大児・骨盤位・回旋異常の場合などです．会陰切開の方法は状況に応じて選択すべきですが，基本的には創部が正中から離れる

ほど後の疼痛や腫脹が強く，産道を広げる効果も少なくなり，正中に近いほど肛門へ裂傷が及びやすくなります．

軟産道損傷のチェック

子宮の収縮を確認し，子宮腔内の胎盤・卵膜の遺残を触診します．子宮口唇を全周にわたり内診指ではさみ，裂傷を確認します．出血がある場合は子宮収縮不良によるものか，頸管・腟壁の裂傷からの出血か，腟鏡で展開して確認します．皮膚粘膜は切れなくて

も，皮下組織が引き伸ばされて断裂すると，腟壁や外陰に血腫を形成したり，将来の子宮・膀胱の下垂，排尿障害の原因にもなります．

（坂井昌人）

第3部 分娩

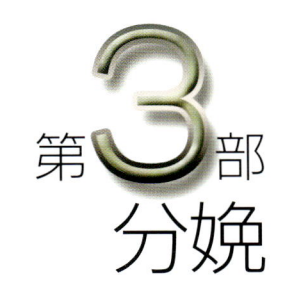

第2章 分娩時の異常

破水の診断法，前期破水・早期破水と子宮内感染

前期破水・早期破水

　卵膜はコラーゲンを豊富に含む，多層性で伸展性を持つ強靱な膜です．妊娠中は羊水を保持し，胎児を外界から守る役割を果たしています．分娩時には自然に卵膜が破綻し，破水となります．陣痛発来前に破水することを前期破水と呼びます．また子宮口全開大前に破水した場合を早期破水と呼びます．

破水の原因

　妊娠末期に近づくにつれて，卵膜のコラーゲンは減少し脆弱化します．また子宮の増大により引き伸ばされ，子宮収縮の刺激も加わり破水となります．一方，早産期の前期破水の原因として，腟内細菌の上行性感染がいわれており，正期産においても，子宮内感染による破水も存在するため，注意が必要です．

破水時の診断

　破水の有無によってその後の対応が異なるため，正確な診断が必要です．妊娠末期では，尿漏れや頸管粘液の増加もあり，妊婦が破水感として訴えることがあります．まず腟鏡診を行い，羊水流出の有無，腟内への羊水の貯留がないかどうかを確認します．多量に流出や貯留がある場合には確定診断としますが，明らかでない場合には検査を追加します．妊婦の腟内は通常酸性に保たれています．破水が起こった場合にはアルカリ性の羊水が腟内に流出するため，腟内もアルカリ性となります．これを調べることによって破水の診断をします．ただし，血液や頸管粘液，または精液の混入により疑陽性となることもあります．より正確な診断として，羊水中に含まれる癌胎児性フィブロネクチンやαフェトプロテインやインスリン様成長因子結合蛋白1（IGFBP1）を検出するキットが発売されており，さらに正確な診断が可能です．必要であればこれらを使用し診断します．

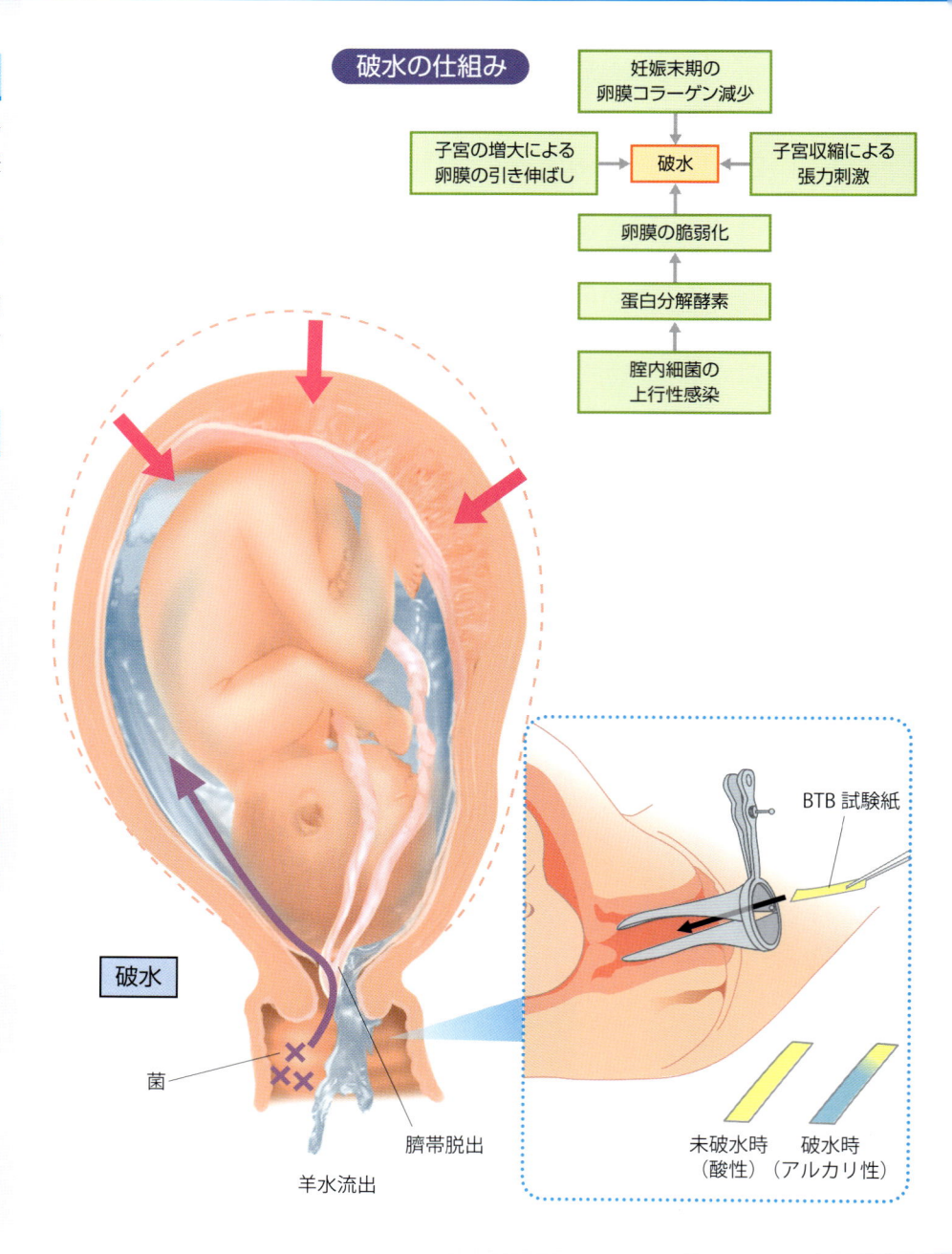

破水の仕組み

- 妊娠末期の卵膜コラーゲン減少
- 子宮の増大による卵膜の引き伸ばし
- 子宮収縮による張力刺激
- → 破水
- 卵膜の脆弱化
- 蛋白分解酵素
- 腟内細菌の上行性感染

破水
菌
臍帯脱出
羊水流出

BTB試験紙
未破水時（酸性）　破水時（アルカリ性）

破水時のケア

　破水の診断がついたら，入院管理が必要です．破水時には臍帯脱出が起こる可能性もあり検索が必要です．陣痛発来がないかどうか，分娩が進行しているかどうかを確認します．また超音波断層法や胎児心拍モニタリングを用い胎児の評価や羊水量を確認します．

破水後のケア

　母体と胎児の評価をし，子宮内感染がある場合や胎児が安心できない状態であれば，早期の分娩が必要です．母児に特に問題ない場合，陣痛発来があれば自然経過観察とします．陣痛がない場合には待機とします．破水後は9割が24時間以内に陣痛発来します．長期間陣痛発来がない場合，週数により子宮収縮抑制薬，ステロイドや予防的抗菌薬の投与，あるいは分娩誘発を考慮します．分娩中，羊水が減少している場合には，子宮収縮により，臍帯圧迫を起こしやすくなるので注意が必

ケア

破水時のケア

診察
1. 診断
   ◎羊水流出の有無
   ◎水様性帯下の性質
   ・アルカリ性(BTB)
   ・胎児成分
      癌胎児性フィブロネクチン・IGFBP1・αフェトプロテインなど
2. 診察
   ・羊水の性状（羊水混濁の有無・流出量）
   ・臍帯脱出の有無
   ・分娩進行の有無
   ・感染所見（母体発熱・母体頻脈）
3. 胎児心拍数陣痛図
   ・陣痛発来の有無・子宮収縮の頻度
   ・胎児の状態確認
4. 血液検査
   母体白血球数・CRP

破水後のケア

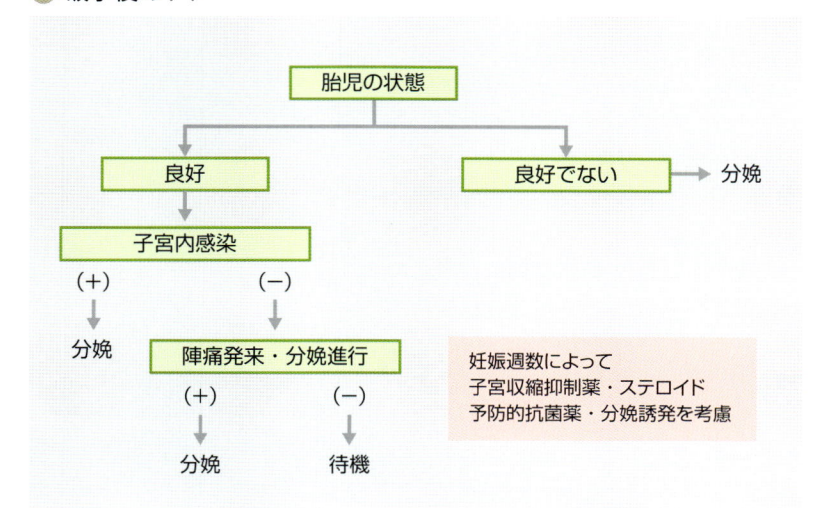

胎児の状態
- 良好 → 子宮内感染
  - (+) → 分娩
  - (−) → 陣痛発来・分娩進行
    - (+) → 分娩
    - (−) → 待機
- 良好でない → 分娩

妊娠週数によって
子宮収縮抑制薬・ステロイド
予防的抗菌薬・分娩誘発を考慮

子宮内感染

子宮内感染の起炎菌

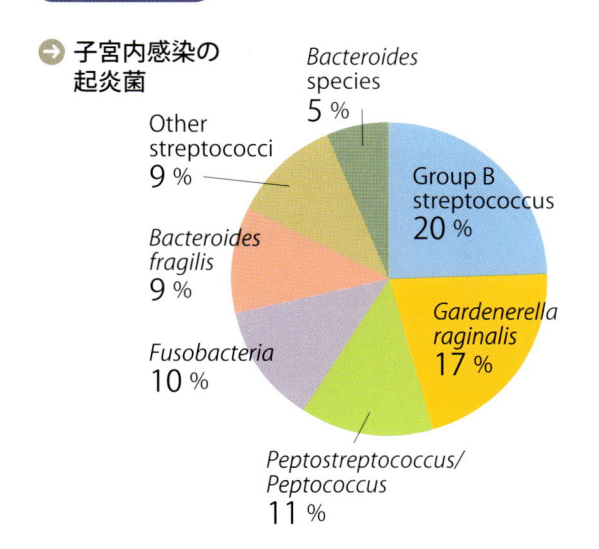

- Group B streptococcus 20%
- *Gardenerella raginalis* 17%
- Peptostreptococcus/Peptococcus 11%
- *Fusobacteria* 10%
- *Bacteroides fragilis* 9%
- Other streptococci 9%
- *Bacteroides species* 5%

破水診断キット

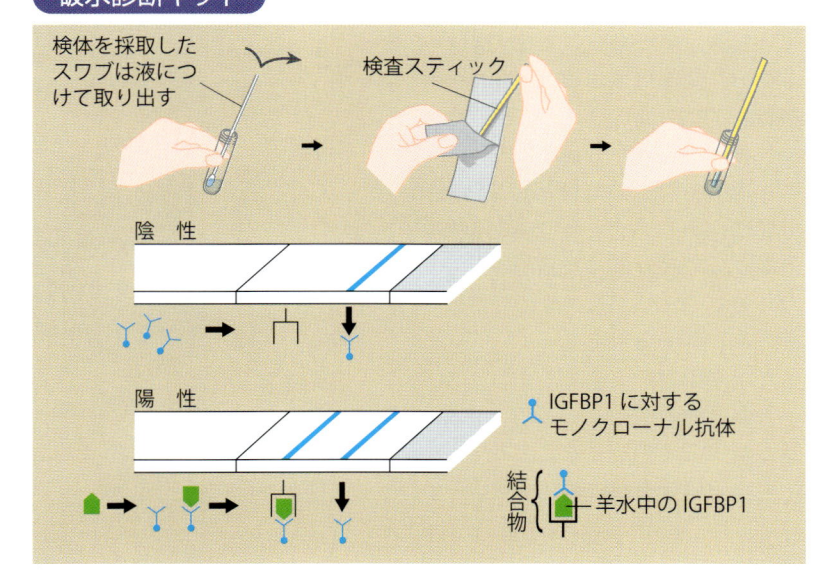

検体を採取したスワブは液につけて取り出す → 検査スティック

陰性／陽性

IGFBP1に対するモノクローナル抗体
結合物──羊水中のIGFBP1

要です．

先に述べたように，破水の原因として，子宮内感染があり，母体や胎児の感染がないかどうか，検索を行います．母体の発熱の有無や母児の頻脈の有無，さらに血液検査で炎症反応の有無について調べます．

子宮内感染

自然早産の原因として，最近では子宮内感染と早産の関連が注目されています．正常の腟内には常在菌として乳酸桿菌が存在し，腟内を酸性に保ち，他の細菌の増殖を防いでいます．しかしこの恒常性が何らかの理由で破綻すると，腟内に細菌が増殖した状態となり（細菌性腟症），これが上向性に進行し，子宮頸管炎を引き起こし，さらに胎盤へと進入し絨毛膜羊膜炎を引き起こし，各種サイトカインが増加し，プロスタグランジンを増加させ，また白血球の遊走を起こし，白血球から顆粒球エラスターゼなどの酵素が放出され，これらによって子宮収縮や頸管の熟化，さらには前期破水を引き起こすといわれています．絨毛膜羊膜炎が進行した状態では，胎児への感染や，胎児の高サイトカイン血症による臓器障害を引き起こし，児に重篤な合併症を起こす危険性があります．子宮内感染の診断は，母体の臨床症状や血液検査，また羊水検査により行います．子宮内感染に対する治療は確立されておらず，感染が明らかな場合には分娩とする必要があります．

（松田義雄・三谷 穣）

X線による骨盤計測，産道の異常

児頭骨盤不適合・狭骨盤

●児頭骨盤不均衡（CPD）とは

産科婦人科用語解説集では，「単に骨盤の大小で分娩の予後を診断するより，児頭と骨盤の両者を比較して，児頭の骨盤通過可否を判定するほうが合理的であるということから児頭骨盤不均衡という概念が生まれた．児頭骨盤不均衡は，児頭と骨盤の間に大きさの不均衡が存在するために分娩が停止するか，母児に障害を来すか，あるいは障害を来すことが予想される場合をいう」と定義されています．このように，児頭骨盤不均衡（CPD）は日常診療上明確に診断することは非常に困難です．X線による骨盤計測が参考になることは事実ですが，その放射線被曝やあくまでも参考値であることを考慮して適応症例を慎重に選ぶことが重要です．

●骨盤X線計測の適応

骨盤X線計測の適応を表に示します．主に胎児側の要素として巨大児の可能性のあるもの（1，2），母体側の要素として狭骨盤や変形骨盤の可能性のあるもの（3，4），既往歴からCPDを否定しておきたいもの（5，6，7），などが対象となります．

骨盤計測の時期としては，児頭と骨盤との比較も判定することを考慮し，胎児の十分発育した妊娠末期，一般的には妊娠38週以降が適切だと考えられます．

●放射線被曝の問題

骨盤X線計測はCPDの診断のために参考になりますが，一方では放射線被曝のリスクも考えなければなりません．Guthmann・Martius法を撮影しても胎児被曝線量は10mGyより低いと考えられます．胎児への影響は，撮影時期が妊娠末期であるため小児癌の発症頻度をわずかに上昇させますが，個人レベルでの発癌リスクは低いと考えられます．

●撮影方法

①側面撮影法（Guthmann法）

図に示すように外結合線をフィルムと平行にして撮影します．左右の寛骨臼像が同心性に投影され，少なくとも片側の寛骨臼の中心が他側の寛骨臼をはずれてはいけません．この方法により産科真結合線をはじめ骨盤濶部，峡部，出口部などの骨盤全前後径が測定できます．産科真結合線はフィルム内に映り込んだメジャーを用いて測定します．また頭位の場合，胎児頭も同時に撮影されるため，小骨盤との比較もできます．骨盤位では超音波検査で計測された大横径（BPD）と比較します．

②入口面撮影法（Martius法）

フィルム上に半座位にさせ骨盤入口面をフィルムと平行に上方から撮影します．左右の閉鎖孔や寛臼像が著しく離れているものは正しく撮影されていません．この方法により入口面の形態と大きさを測定でき児頭と入口面を比較できます．

●診断方法

日本産科婦人科学会用語委員会が設定した正常骨盤と狭骨盤の計測値を表に示します．Guthmann法で産

X線骨盤計測の適応

1. 子宮底長が36cm以上．特に38cm以上
2. 超音波断層法で児頭大横径が10cm以上
3. 母体の低身長：150cm以下，特に145cm以下
4. 妊娠38週以降の初産婦でfloating headやSeitz法陽性
5. 既往分娩に原因不明の難産のあるもの
6. 既往歴や体型により骨盤の変形が疑われるもの
7. 既往帝王切開後の経腟分娩（VBAC）を試みるもの
8. 骨盤位で経腟分娩を試みるもの

放射線検査の胎児への影響

検査	被曝量（rad）
胸部X線	<0.001
肺シンチ	0.01〜0.02 換気 0.01〜0.03 血流
肺動脈造影	<0.05 上腕ルート 0.2〜0.3 大腿ルート
CTアンギオ	0.2〜0.3
MRI/MRA/MRV	なし
上部消化管造影	0.1
腰部X線連続造影	0.9
注腸造影	1.0
IVP	0.5
頭部CT	<0.01
腹部CT	2.0〜3.0

（Medical ASAHI 2月号, p42-45, 2005）

骨盤の大きさの基準

	狭骨盤	比較的狭骨盤	正常骨盤（平均値）
産科真結合線	9.5 cm未満	9.5〜10.5 cm未満	10.5〜12.5 cm（11.5）
入口横径	10.5 cm未満	10.5〜11.5 cm未満	11.5〜13.0 cm（12.3）
外結合線（参考）	18.0 cm未満		18.0〜20.0 cm（19.3）

骨盤の形状（Caldwell-Moloy分類）

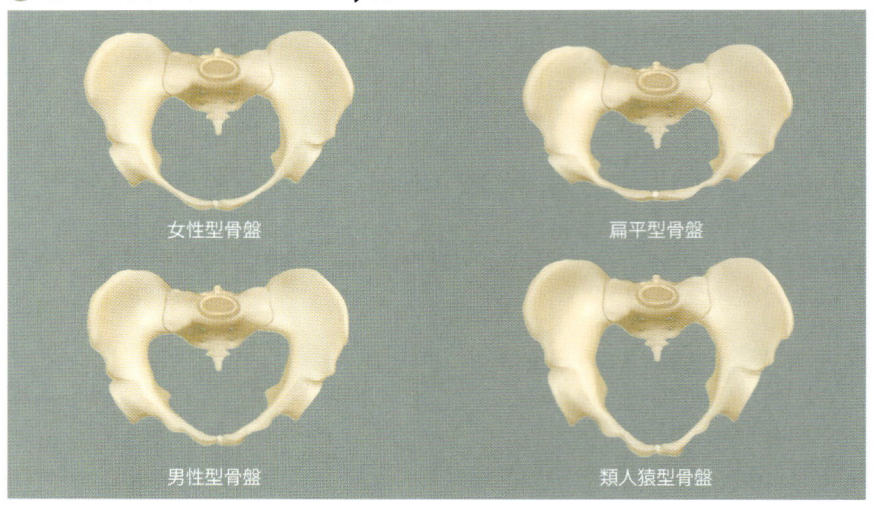

女性型骨盤　　扁平型骨盤
男性型骨盤　　類人猿型骨盤

側面撮影法（Guthmann法）

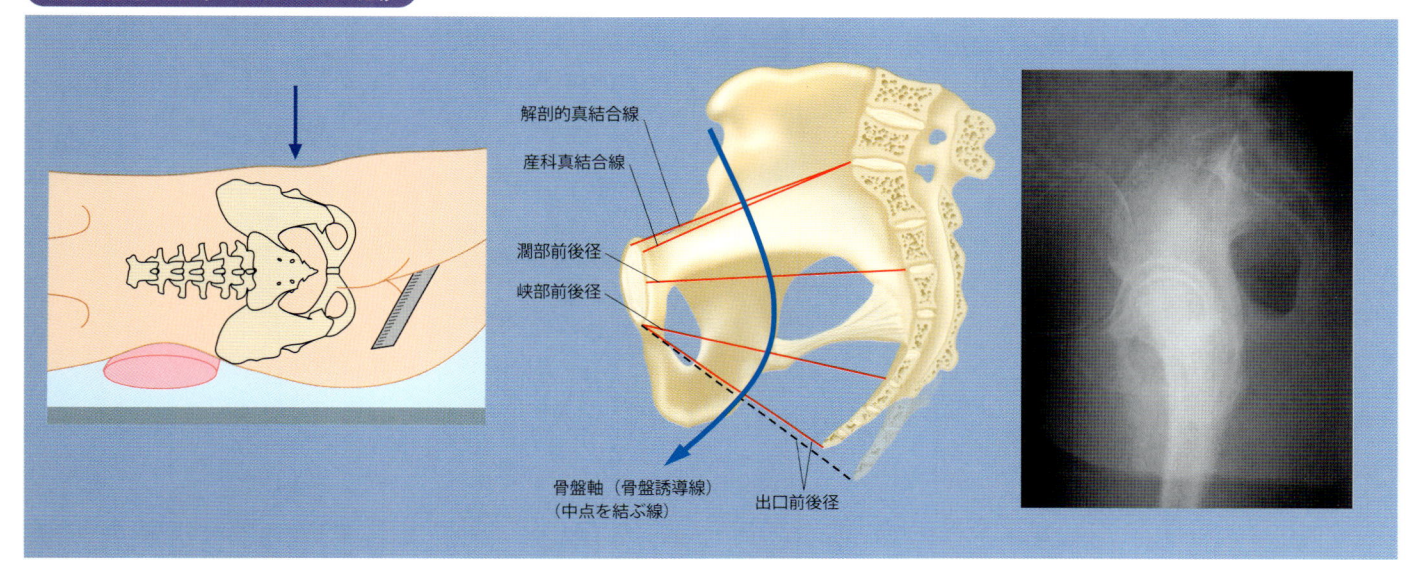

解剖的真結合線
産科真結合線
濶部前後径
峡部前後径
骨盤軸（骨盤誘導線）
（中点を結ぶ線）
出口前後径

入口面撮影法（Martius法）

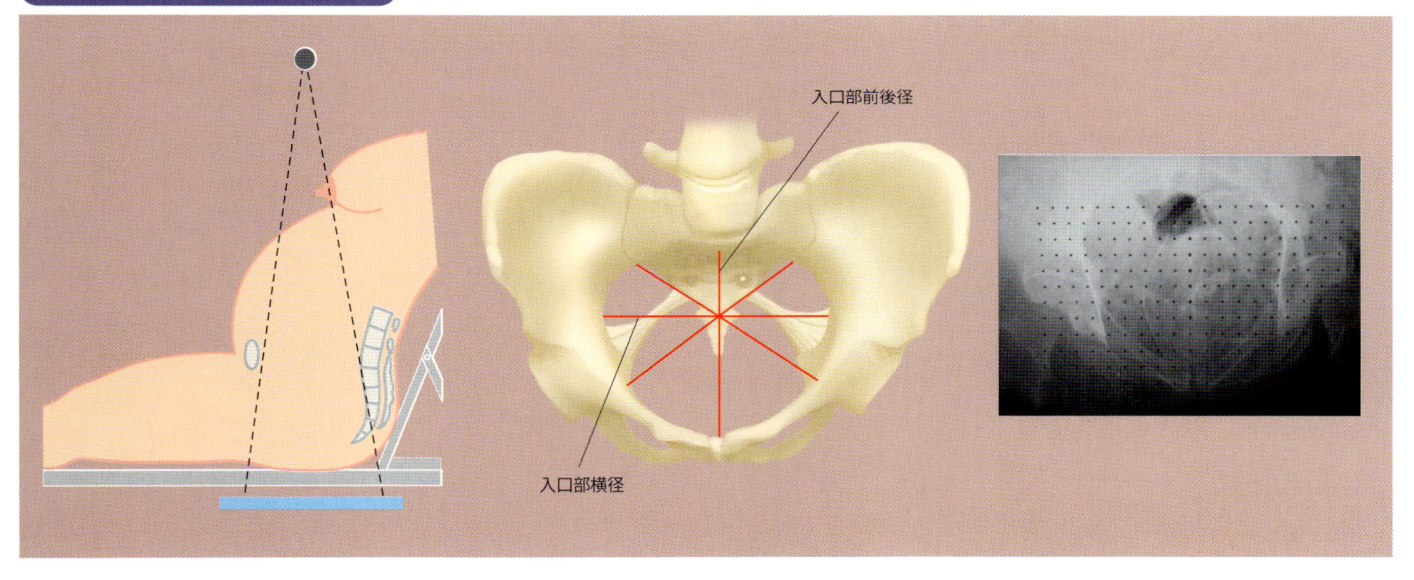

入口部前後径
入口部横径

科真結合線（最短前後径）が9.5cm未満の狭骨盤，Martius法で入口横径が10.5cm未満の絶対的横狭骨盤は成熟児の経腟分娩がほぼ不可能なためCPDとされています．産科真結合線が9.5〜10.5cm未満，入口横径が10.5〜11.5cm未満ならば比較的狭骨盤と呼ばれます．また，最短前後径と児頭大横径との差が1.0cm未満のものはCPD，1.0〜1.5cm未満のものはCPD境界域と考えます．狭骨盤は選択的帝王切開となりますが，比較的狭骨盤は軟産道，陣痛，児頭の応形機能や回旋などを総合的に評価して，それらに問題がないのに分娩が遷延・停止した場合にのみCPDと診断します．

●EBMからみた骨盤X線計測

EBM（evidence-based medicine）から考えると，X線撮影による骨盤計測の診断の有効性は不確実です．頭位におけるX線骨盤計測は帝王切開率を増しているという報告もあります．

今後，胎児の被曝などを考慮し，保険医療にはなりませんが，MRIの臨床応用が進む可能性もあります．

軟産道強靱

軟産道は子宮峡部，頸管，腟，会陰部から構成されますが，主に分娩の障害となるのは頸管です．頸管が異常に硬いために開大がみられず，分娩が遷延することは日常診療上みられることです．誘発分娩を行うときには頸管の成熟度を適切に評価しないと誘発分娩は失敗に終わることが多いです．

（山本智子）

回旋異常，肩甲難産

回旋異常

回旋異常のパターンには，第1回旋の異常である反屈位と，第2回旋の異常である後方後頭位，低在横定位などがあります．その診断法は，内診所見を正確にとることが重要であり，大泉門・小泉門の位置，矢状縫合の傾き，児頭の先進部位などにより診断を行います．産瘤が大きく内診所見をとることが難しい患者では，恥骨上縁に超音波をあて児頭の眼窩，midline を確認すると，内診の補助的な診断法として有効です．

●反屈位
第1回旋における児頭の屈曲運動が不十分で頸椎が伸展しているものや，反屈胎勢をとって骨盤内に進入するものを反屈位といい，反屈の程度によって次の4種に分類します．

①頭頂位
頭頂部すなわち矢状縫合の中央部が先進します．大泉門と小泉門が同じ高さであることで診断します．

②前頭位
前額部すなわち大泉門が先進します．小泉門の位置を確認し，その位置に比べて大泉門が先進していることで診断します．

③額位
反屈の程度がさらに強くなり，額部が先進します．前額縫合の一方に大泉門，他方に鼻根と眼窩縁があり，これらが同じ高さに触れることで診断します．

④顔位
反屈の程度が最も強く顔面が先進します．内診では分娩初期には先進部が高く胎胞を触れるだけであることが多く，その後次第に顔面（眼窩，鼻，口など）を触れるようになります．単殿位と誤診することがあるので注意が必要です．

●後方後頭位
第2回旋で児の後頭が母体後方の仙骨側へ回旋して下降するものを後方後頭位といいます．内診で小泉門を後方，大泉門を前方に触れ，かつ小泉門が先進して低く触れることで診断します．大泉門が先進している場合は前方前頭位として区別します．

●低在横定位
第2回旋が行われず，骨盤底に達しても矢状縫合が骨盤横径に一致したままの状態で，分娩が著しく遷延または停止した場合を低在横定位といいます．内診で矢状縫合が骨盤横径に一致し，大小泉門がほぼ同じ高さにあることで診断します．

回旋異常のパターン

⬇ 反屈位

頭頂位　前頭位　額位　顔位

⬇ 後方後頭位

⬇ 低在横定位

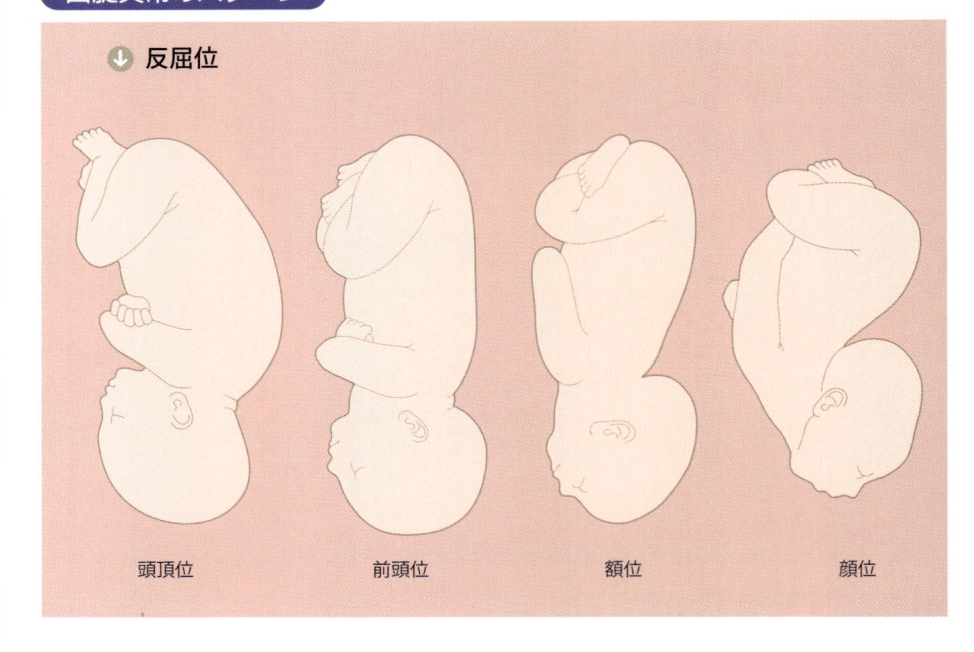

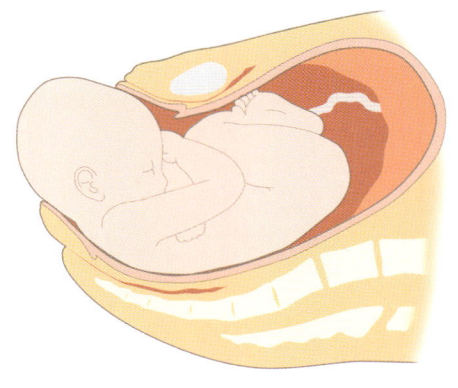

第3回旋で極度の屈胎勢を強制されるため，自然娩出は困難である

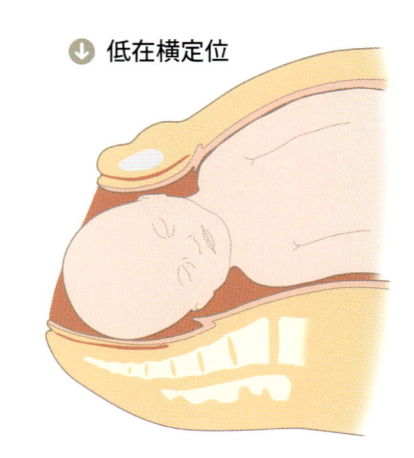

肩甲難産

肩甲難産とは，児頭娩出後に前在肩甲が恥骨結合につかえ，肩甲娩出の困難な状況のために，児の娩出が不可能な状態と定義され，その病態は骨盤入口部における肩の通過障害です．その予測方法は確立していませんが，分娩前，中のリスク因子の相互作用で発生することから，リスク因子に該当する項目のある患者では肩甲難産発生の可能性を考慮し，分娩時の救援体制（上

第3部 分娩
第2章 分娩時の異常

肩甲難産

肩甲難産の児の娩出法

1. 会陰切開 → 2. 恥骨結合上縁部の圧迫 → 3. McRoberts 法

リスク因子

分娩前	巨大児 糖尿病 母体肥満 母体体重過剰増加 過期妊娠 母体高年齢 既往肩甲難産 既往巨大児分娩 扁平骨盤・狭骨盤・変形骨盤
分娩中	分娩第2期遷延 陣痛促進剤使用 中在鉗子あるいは吸引分娩

(日本母性保護産婦人科医会：巨大児と肩甲難産．研修ノート55，1996)

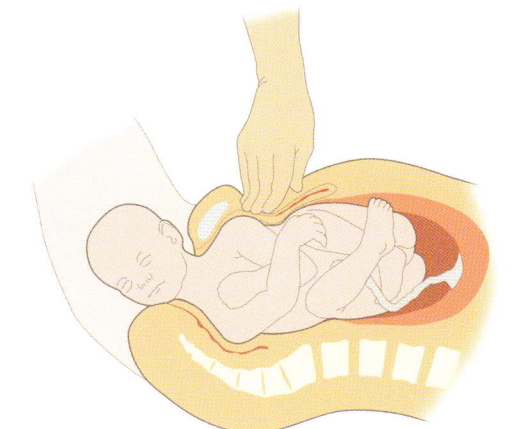

2. 恥骨結合上縁部の圧迫により前在肩甲が解除される

3. McRoberts 法：下腿をつかみ腹部のほうへ大腿を強く屈曲させる 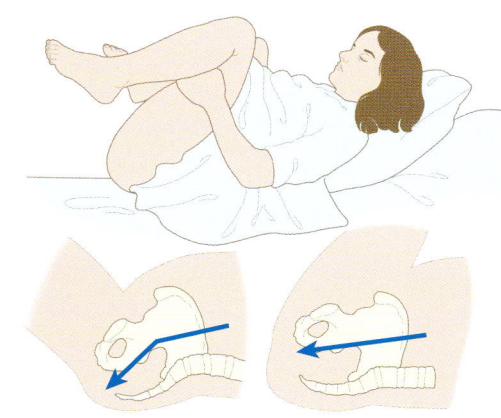
腰椎と仙椎をほぼ一直線にすることで胎児が出やすくなる

4. 2と3 併用 → 5. 児頭腟内へ押し戻し，帝王切開（Zavanelli 法） → 6. 戻らない場合は開腹し，前在肩甲を骨盤内に誘導する

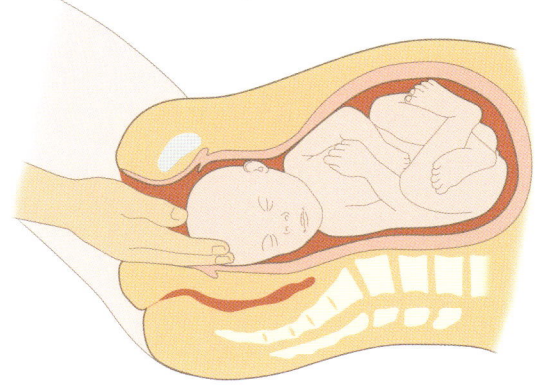

5. リトドリン塩酸塩により子宮収縮抑制しながら，児頭を腟内に戻し帝王切開を施行する

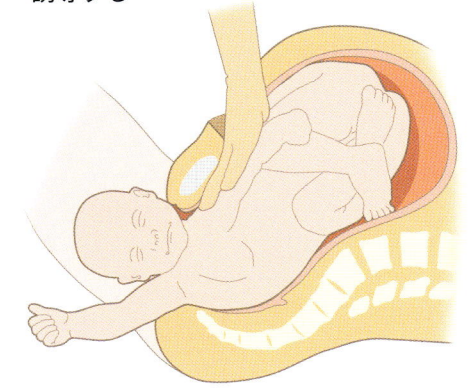

6. 児頭が腟内に戻らない場合，後在の上肢を腟外に出し，帝王切開創から手を入れ，前在肩甲を骨盤内に誘導し，経腟分娩とする

級医師・同僚医師，麻酔・新生児担当医師，助産師，看護師など）を整えることと，落ち着いて児の娩出を行えるようにその手技の進め方を十分に予行しておくことが重要です．

● 児の娩出法

手技の進め方は以下の順序で行います．

① 十分な会陰切開を入れ，後方を広く展開する．

② 恥骨結合上縁部の圧迫
前在肩甲が解除されます．

③ McRoberts 法
母体の下腿をつかみ腹部の方へ大腿を強く屈曲させます．腰椎と仙椎をほぼ一直線にすることで骨盤入口角が減少し，前在肩甲が解除されます．

④ 恥骨結合上縁部の圧迫と McRoberts 法の併用

⑤ 経腟分娩では娩出されない場合，児頭を腟内へ押し戻し帝王切開（Zavanelli 法）
リトドリンなどを投与し子宮収縮抑制を図るとよいです．

⑥ 開腹し前在肩甲を骨盤内に誘導する方法

児頭が腟内に戻らない場合は，帝王切開を行う要領で開腹し，子宮内から恥骨でつかえている前在肩甲を骨盤内へ誘導し，経腟分娩とします．

（木下二宣）

胎位異常と骨盤位分娩

胎位異常

● 骨盤位

胎児の縦軸と子宮の縦軸とが一致する縦位のうち，胎児の骨盤端が下向するものを骨盤位といいます．分娩時の先進部の状態で次のように分類します．

① 殿位

殿部が先進するものを殿位といいます．

単殿位：両下肢を上方に伸ばし，殿部のみが先進します．

全複殿位：両下肢を股関節と膝関節で屈し，両足踵が殿部に接して先進します．

不全複殿位：全複殿位の一側下肢を上方に伸ばした胎位です．

② 足位

下肢が下方に伸展して先進するものを足位といいます．

全足位：両下肢を下方に伸展し，両足が先進します．

不全足位：一側下肢を上方に伸ばし，他方の下肢が下方に伸展しています．

③ 膝位

膝部が先進するものを膝位といいます．

全膝位：両下肢が股関節で伸び，膝関節で屈して両膝蓋が先進します．

不全膝位：全膝位の一側下肢を上方に伸ばした胎位です．

● 横位

胎児の縦軸と子宮の縦軸が直角に交叉する場合を横位といいます．

胎位異常

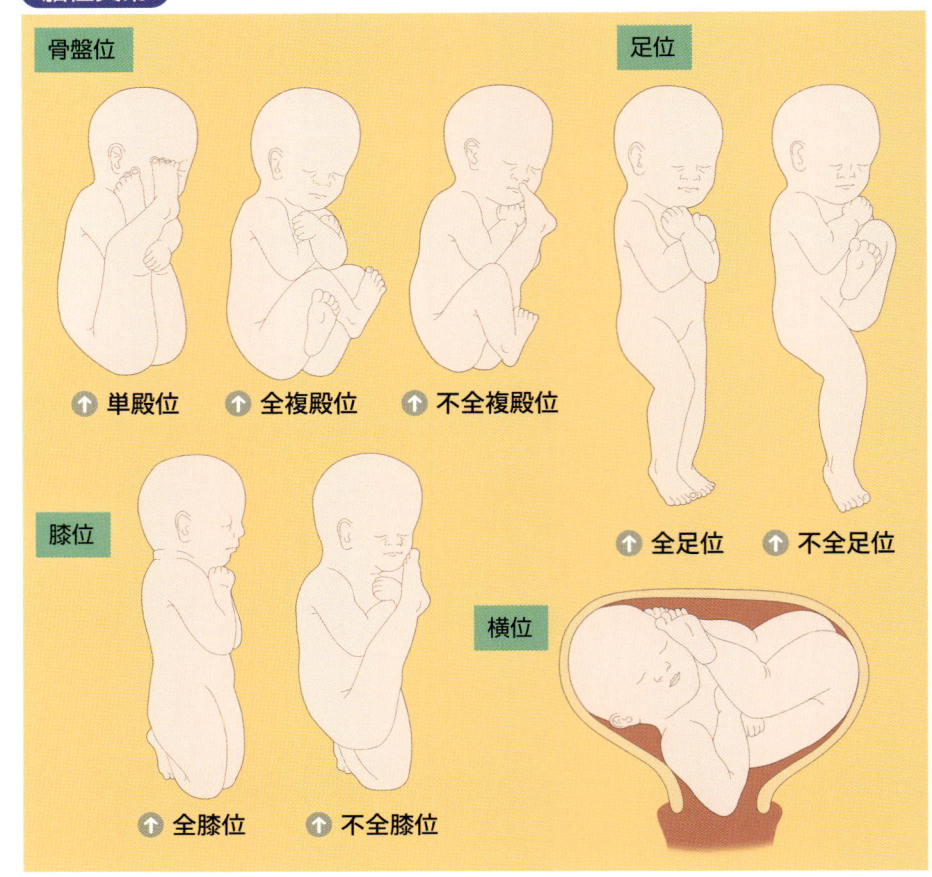

骨盤位 / 足位
↑単殿位 ↑全複殿位 ↑不全複殿位 ↑全足位 ↑不全足位
膝位
↑全膝位 ↑不全膝位
横位

骨盤位分娩の方法

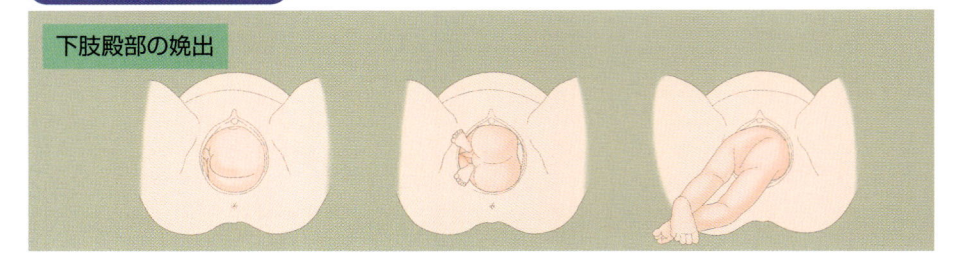

下肢殿部の娩出

骨盤位分娩の方法

骨盤位娩出術では，まず下肢，殿部を娩出させ体幹を牽引，肩甲下角が出現したら肩甲，上肢を娩出させ，最後に頭部を娩出するのが一連の流れです．

● 肩甲上肢解出術

① Bracht法

児の脚部と腹部が接するように把持し，児背を母体腹側に向け強く上方に挙上します．分娩進行が良好なときに用いられる方法で，肩甲と上肢は自然に娩出されます．

② Müller法

前在肩甲下角が恥骨弓下に現れたら，児体を縦位とし強く後下方に牽引し前在上肢を娩出させ，児体を前上方に挙上させ後在上肢を娩出させます．

③ 横8字型娩出法

児の殿部を把持し，児背が常に母体腹側を向くように大きく8の字を描きながら後側方に牽引します．Müller法の体幹上下振子運動と体幹回旋運動を交えた方法で，体幹，肩甲，上肢を解出させる方法です．

④ 古典的上肢解出法

第1骨盤位の場合，術者は左手で児の足を把持し，児体を母体恥骨側に牽引挙上し，後在肩甲と後腟壁の間に間隙をつくります．術者の右手を児背より後在肩甲に沿って挿入し，児の後腕を顔面をなでるようにさせながら円を描くように側方へ解出します．次いで児背を恥骨側へ180°回旋させ第2骨盤位とし前在上肢を後在にさせ，左右の手をかえて同様に対側上肢を解出します．

第3部 分娩
第2章 分娩時の異常

肩甲上肢解出術

↑ Bracht 法　　↑ Müller 法

↑ 横8字型娩出法　　左手で足を持ち右手で下の腕を出す　↑ 古典的上肢解出法　　足を右手に持ちかえ左手でもう片方の腕を出す

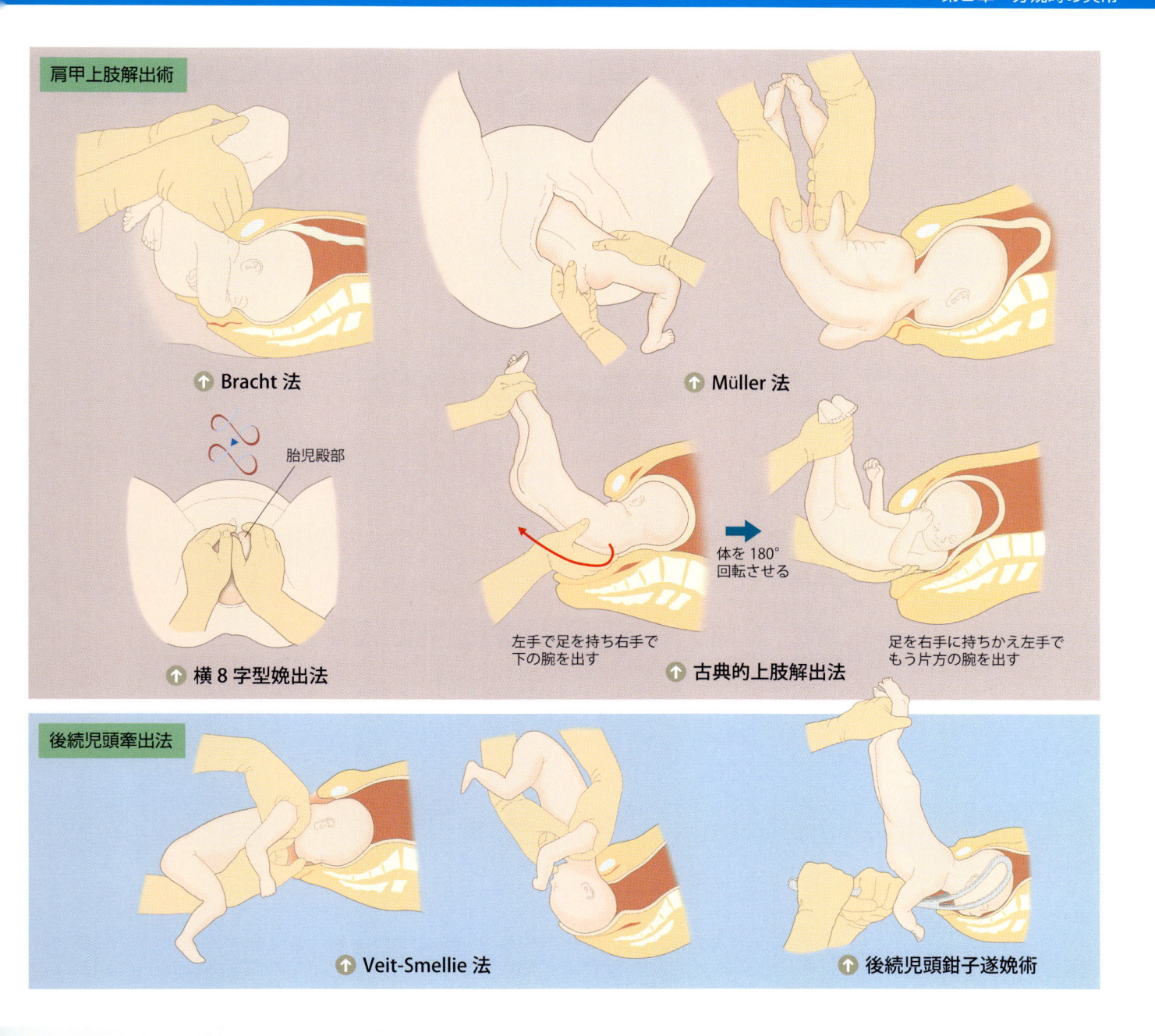

体を180°回転させる

胎児殿部

後続児頭牽出法

↑ Veit-Smellie 法　　↑ 後続児頭鉗子遂娩術

●後続児頭牽出法
①Veit-Smellie法（ファイトスメリー）

児の体幹を術者の片手に騎乗させ児の口腔内に第2指を挿入するか，口唇の上に第2，3指を添えて下顎を牽引し屈位とします．もう一方の手を児の肩甲にかけ後下方に牽引し，児の項部が恥骨弓下に下降したら児体を上方向に牽引し児頭を娩出させます．

②後続児頭鉗子遂娩術

助手は児の上肢，下肢を手またはタオルなどを用いて保持し，児体を挙上させます．Piper鉗子（パイパー），またはNaegele鉗子（ネーゲレ）を用いて児頭を娩出させます．

骨盤位分娩の児へのリスク

- 臍帯脱出
- 児頭娩出困難に伴う児死亡
- 急激な頭部変形，圧迫による頭蓋内出血
- 上肢介出時の肩関節脱臼，鎖骨骨折，上腕骨骨折
- 牽引による頸椎脱臼，Erb-Duchenne（エルブデュシェンヌ）麻痺，胸鎖乳頭筋の損傷
- 圧迫による内臓破裂（肝，腎）
- 牽引による股関節脱臼
- 伸展下肢を屈曲させるときの大腿骨骨折
- 下肢娩出の際の過伸展による膝関節損傷
- 産瘤による外陰部浮腫，斑状出血

最近では，これらのリスクを避けるため，帝王切開術による分娩が選択されることが多くなりました．

（木下二宣）

多胎分娩

多胎妊娠の分娩様式

多胎妊娠の分娩は単胎分娩に比較して様々なリスクが存在するため，全例に帝王切開を行っている施設も少なくありません．特に三胎（品胎）妊娠以上では原則的に帝王切開が選択されます．しかし，双胎妊娠では十分な胎児評価と分娩管理を行うことで安全に経腟分娩を行うことも可能です．

双胎妊娠の分娩様式を決定するためには，妊娠週数，推定体重（両児間の体重差），胎盤の位置と数，膜性診断，正確な胎位評価（横位，足位，先進部の評価），臍帯の位置（下垂や巻絡の有無）などの情報をあらかじめ評価することが大切です．

双胎妊娠の胎位の組み合わせ

双胎妊娠の胎位は先進児と後続児の組み合わせで，「頭位－頭位」，「頭位－非頭位」，「非頭位－頭位」，「非頭位－非頭位」の4つに分類されます．頭位－頭位」の場合は条件が整えば経腟分娩が選択されます．「頭位－非頭位」の場合は施設での骨盤位の取り扱いにより経腟分娩と帝王切開のいずれかが選択され，先進児が非頭位の場合は帝王切開が選択されます．

膜性による分娩様式の選択

一絨毛膜一羊膜（MM）双胎では，2児の臍帯が複雑に巻絡するため，胎位の組み合わせに関係なく帝王切開が選択されます．しかし，一絨毛膜二羊膜（MD）双胎と二絨毛膜二羊膜（DD）双胎では，膜性の違いにより分娩様式を選択する必要はないと考えられています．

双胎妊娠分娩第1期の問題点

子宮が増大していることにより単胎分娩と比較して微弱陣痛になりやすいため輸液ルートの確保および子宮収縮薬の使用に対する準備が必要です．両児の胎位や位置によっては先進児の回旋異常の頻度が増加します．また，両児が競合することでも児頭の下降不全

双胎分娩のリスク

分娩第1期	微弱陣痛 回旋異常 両児の競合
分娩第2期 特に第1子 （先進児）分 娩後から第 2子（後続児） 分娩まで	胎児徐脈 胎位異常 臍帯脱出，胎児小部分脱出 後続児娩出遅延 続発性微弱陣痛 胎盤剥離 胎盤嵌頓 懸鉤
分娩後	弛緩出血 子宮収縮不全

双胎分娩様式を決定するために大切な情報

母体情報	母体合併症 骨盤の大きさと形状 既往帝王切開（既往子宮手術の有無）
胎児情報	妊娠週数および推定体重 両児間の体重差 胎盤の位置および数 膜性診断 正確な胎位評価（横位，足位等，先進部の評価） 臍帯の位置（下垂，巻絡の有無）

双胎妊娠における胎位の組み合わせ

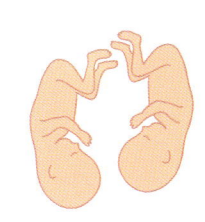

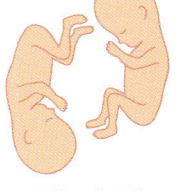

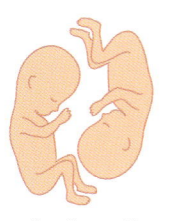

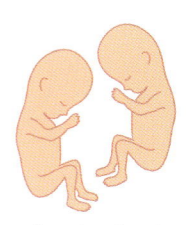

頭位―頭位　　頭位―非頭位　　非頭位―頭位　　非頭位―非頭位

双胎分娩管理に望まれる設備および人材

場所	緊急帝王切開が可能な分娩室 （十分な広さと必要な機材）
設備・機材	双胎用胎児心拍モニター 超音波診断装置 ライフモニター 麻酔器
薬剤等	輸液ルートの確保 陣痛促進剤・子宮収縮剤（オキシトシン，エルゴメトリンなど） 迅速子宮収縮抑制剤（ニトログリセリン・セボフルランなど） 輸血および血液製剤の確保
人材	1人の胎児（新生児）に対してそれぞれ最低2人の人員（うち1人は新生児の蘇生ができる） ＊双胎の場合は産科医2人と新生児科医（もしくは新生児蘇生のできる産科医・小児科医） 　2人（＋看護スタッフなど2名）が望ましい 最低1人の産科医は双胎分娩管理を熟知し，帝王切開，骨盤位牽出術，外回転術などの必要な操作が行える 経験ある麻酔科医がいつでも迅速に立ち会える

や回旋異常が引き起こされる可能性があります．

胎児心拍数陣痛モニターは両児の胎児心拍を同時に行うことが必要です．この場合，同一の胎児をモニターしていないことを確認することが大切です．

双胎妊娠分娩第2期の問題点（特に後続児の分娩）

先進児分娩後は直ちに後続児の心拍，胎位，臍帯，胎盤，先進部などを超音波診断装置および内診で確認する必要があります．先進児娩出後から後続児娩出までの間に双胎分娩のリスクが凝縮されます．特に，胎児機能不全，臍帯脱出，胎児小部分（手足など）の脱出，胎盤早期剥離などのリスクがあるため，急速遂娩（帝王切開，鉗子分娩，吸引分娩）や骨盤位娩出術などがいつでもできるよう準備が必要です．

先進児娩出後に後続児が胎位異常（骨盤位など）となった場合は，骨盤位娩出術に習熟した産科医であれば骨盤位娩出術を行うことが可能ですが，骨盤位娩出術が困難な場合は帝王切開を

双胎における胎児心拍陣痛モニター（CTG: cardiotocogram）

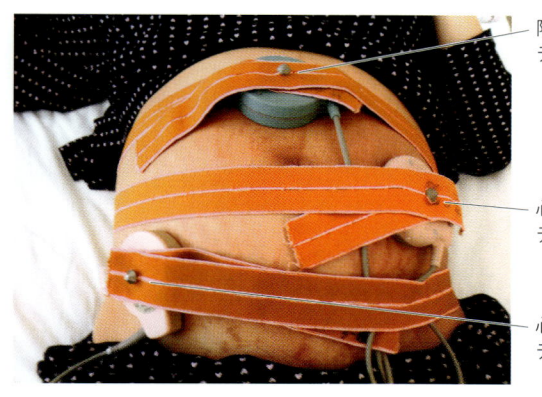

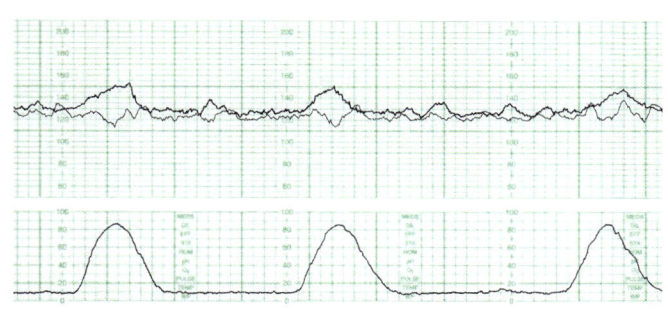

2本の胎児心拍数曲線が描かれているが，それぞれ別々に変化していることから同一の胎児をモニターしていないことが確認できる．

Rapid Tocolysis（迅速子宮収縮抑制）における使用薬剤

薬剤	利点	欠点	使用法
ニトログリセリン	静脈内投与可能 即効性 半減期が短い 意識下操作可能	血圧下降 麻酔作用無し	初回投与：50～100μg 追加投与：～500μg
セボフルラン	作用発現が短い 麻酔作用がある	麻酔管理が必要 弛緩出血 深麻酔	3～5%濃度

懸鈎（interlock, locked twin）

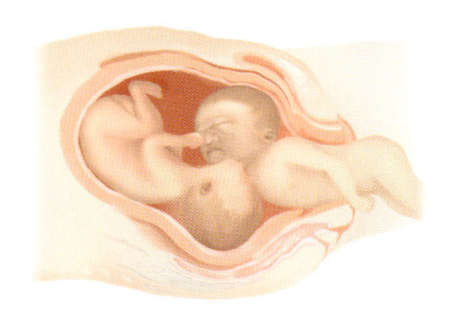

外回転術（external version of second breech twin fetus）

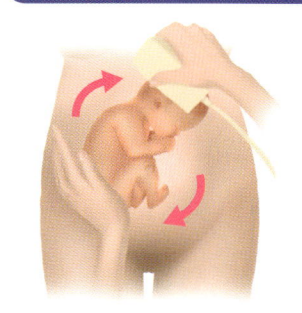

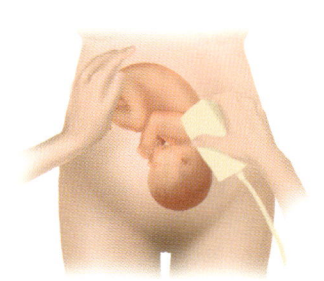

内回転術（internal podalic version）

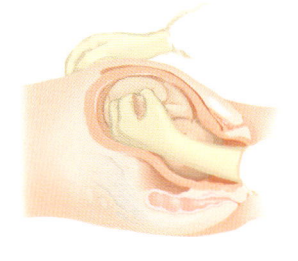

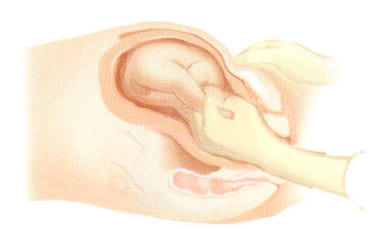

行うか，帝王切開の準備を行いながら外回転術を試みることも可能です．

先進児が非頭位で後続児が頭位の場合，頻度は稀ですがお互いの顎が引っかかり（ロックされ）懸鈎（interlock）と呼ばれる状態となることがあります．経腟分娩は通常不可能です．

双胎分娩における特殊な手技・技術

後続児が横位や骨盤位などで外回転術（external version of second breech twin fetus）が必要なときは破膜（破水）前に施行することが必要です．また，胎児機能不全などでは胎児両足を牽引する内回転（internal podalic version）による後続児娩出が必要なこともあります．これらに対してはニトログリセリンなどによる迅速子宮収縮抑制（rapid tocolysis）を併用すると効果的です．

双胎経腟分娩を行う場合は，緊急帝王切開や外回転術や内回転術，骨盤位娩出術などをいつでも行える準備が必要です．

双胎分娩第3期の問題点

双胎分娩では単胎に比較して分娩後出血量が多く，弛緩出血の頻度が増加します．子宮収縮薬の予防的投与など慎重な管理が必要です．また，周産期血栓症のリスクも増加するため注意が必要です．特に，塩酸リトドリンを使用しつつ長期安静臥床していた後に帝王切開となった場合は，十分な血栓予防策実施や肺水腫発症にも注意が必要です．

（村越　毅）

胎児心拍数異常

胎児心拍数陣痛図で，下記の4つの場合は急速遂娩が必要なほど胎児健康状態が障害されていると判断されます．
- 細変動の消失を伴った①，②，③
  - ①繰り返す遅発一過性徐脈
  - ②繰り返す変動一過性徐脈
  - ③遷延一過性徐脈
- 細変動の減少または消失を伴った④
  - ④高度徐脈（＜80bpm）

それ以外については，下記の3つの項目の組み合わせで胎児の健康状態が推定され，各分娩施設での事情を考慮して，経過観察，監視の強化，保存的処置（体位変換，酸素投与など），急速遂娩準備，急速遂娩などの対応が選択されます（日本産科婦人科学会周産期委員会から指針が提案されています）．

1. 心拍数基線の異常
   - 徐脈（110bpm未満が10分以上持続）
   - 頻脈（10分以上160bpmを超える）
2. 一過性徐脈
3. 基線細変動の異常
   - 減少（5bpm以下）
   - 消失（肉眼的に細変動が見られない）
   - 増加（26bpm以上）

上記以外に，特殊な異常パターンとして，サイナソイダルパターン（sinusoidal pattern）があります．

一過性徐脈

● 早発一過性徐脈（early deceleration）
子宮収縮に伴って心拍数が緩やかに下降し，子宮収縮の消退とともに元に戻る心拍数の低下で，心拍数最下点と子宮収縮最強点の時間が一致します．通常心拍数の減少は30bpm以内で，児の長期予後はよく，その意味では異常パターンではありません．
子宮収縮に伴う児頭圧迫による迷走神経反射で起こると考えられています．

● 遅発一過性徐脈（late deceleration）
子宮収縮に伴って心拍数が緩やかに下降し，子宮収縮の消退とともに元に戻る一過性徐脈で，徐脈の開始，最下点，回復がそれぞれ子宮収縮の開始，極期，終了より遅れます．回復まで2分以上かかる場合は遷延一過性徐脈に分類されます．
子宮胎盤循環不全によるもので，子宮収縮に伴い，胎児が一時的に低酸素血症になり，それに化学受容体が反応して，迷走神経を介して一過性徐脈をきたしている場合が多いのですが，胎児低酸素症が進行してアシドーシスになると，胎児低酸素症が直接胎児心筋に作用して遅発一過性徐脈を呈する場合もあります．

● 変動一過性徐脈（variable deceleration）
15bpm以上の心拍数の低下が急激に起こり，開始から元に戻るまで15秒以上2分未満を要するものです．子宮収縮との関係は一定しておらず，心拍数低下の開始，終了，低下の程度，持続時間は子宮収縮ごとに変動します．臍帯動脈が圧迫されて血圧が上昇することで圧受容体が反応し，さらに低酸素に対する化学受容体の反応が迷走神経を刺激することにより起こると考えられています．

● 遷延一過性徐脈（prolonged deceleration）
心拍数の減少が15bpm以上で，開

胎児心拍数異常パターン

早発一過性徐脈
心拍数の最下点と陣痛の最強点が，時間的に一致

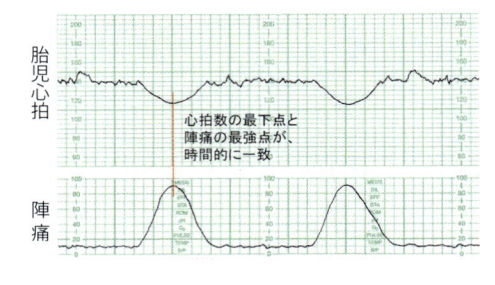

遅発一過性徐脈
心拍数の最下点が陣痛の最強点よりも遅れる

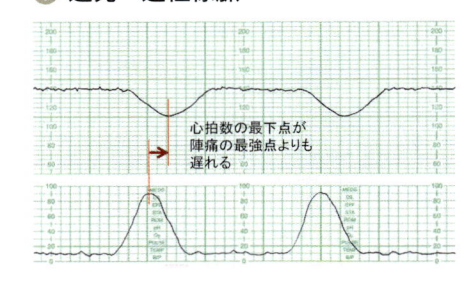

変動一過性徐脈
心拍数の変化が急峻で徐脈の形が毎回異なる

遷延一過性徐脈
心拍数の回復まで2分以上10分未満
異常に長い子宮収縮

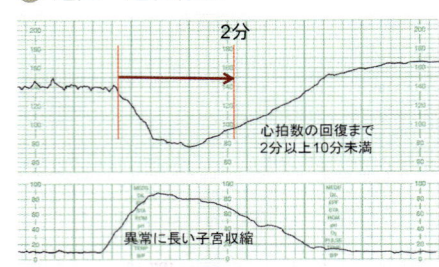

異常に長い子宮収縮によって起こった例であるが，陣痛が正常でも心拍数低下が2分以上10分未満続けば，遷延一過性徐脈と呼ばれる．

徐脈
心拍数が10分以上回復しない

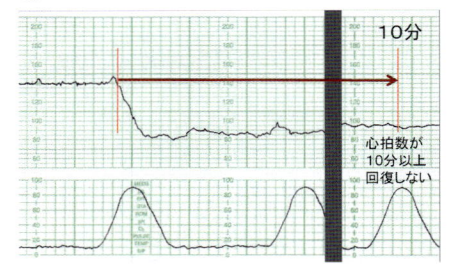

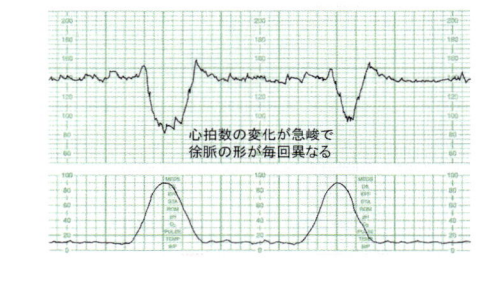

胎児心拍数図と中枢神経障害

Group	1	2	3
遅発一過性徐脈	＋	－	＋
変動一過性徐脈	＋	＋	＋
バリアビリティの減少	－	＋	＋
鈍的な一過性徐脈	－	＋	＋
アシドーシス	－	－	＋
頭皮刺激による一過性頻脈	＋	－	－
不安定な基線	－	＋	＋
サイナソイダルパターン	－	＋	＋

Group 1：中枢神経障害を伴わない胎児低酸素症
Group 2：低酸素症を伴わない中枢神経障害
Group 3：急性低酸素症を伴う中枢神経障害

第3部　分娩
第2章　分娩時の異常

遅発一過性徐脈のメカニズム

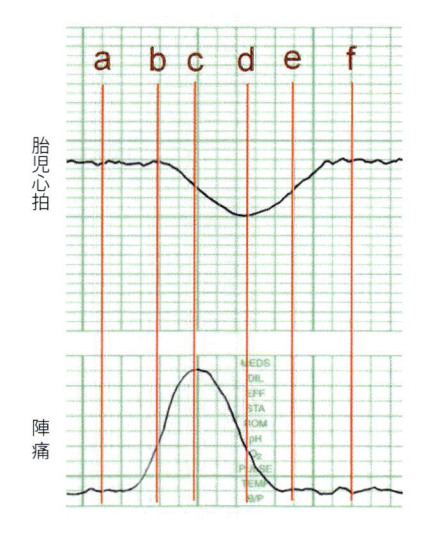

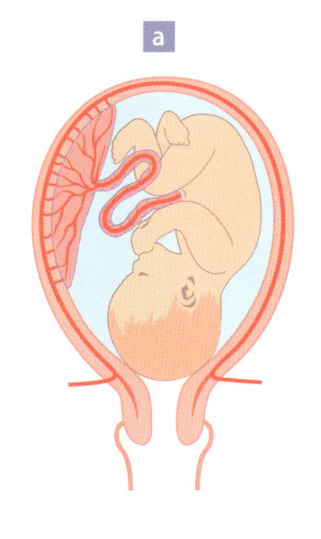

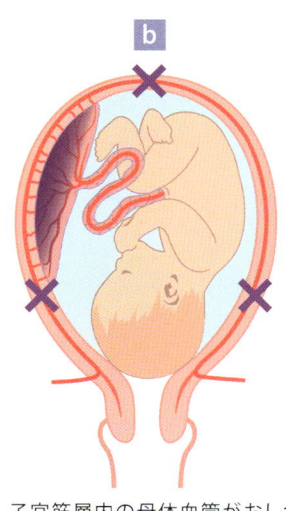

胎児心拍／陣痛のグラフ（a b c d e f のタイミング）

a

b
子宮筋層内の母体血管がおしつぶされるため，胎盤に酸素が供給されなくなるが，臍帯静脈にはまだ酸素化された血液が流れている

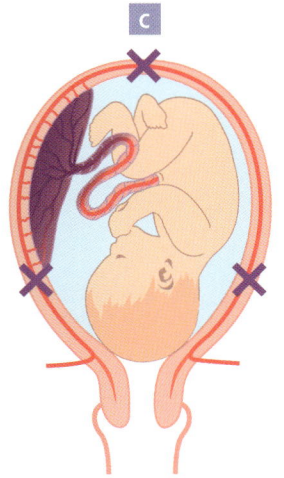

c
胎盤内の酸素が減少し，次第に臍帯静脈血中の酸素も減ってくる．胎盤で十分酸素化されない血液が胎児に戻ってくると胎児が低酸素になり徐脈になる

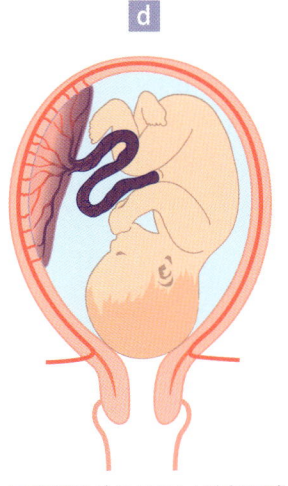

d
子宮収縮がおさまると胎盤に酸素が供給されはじめるが，臍帯静脈血はまだ十分酸素化されていない

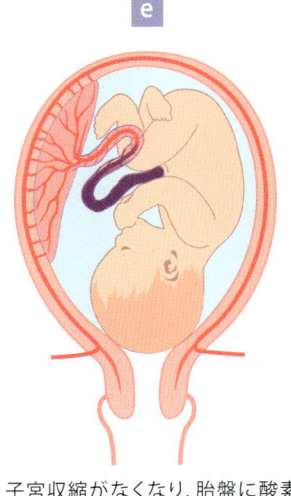

e
子宮収縮がなくなり，胎盤に酸素が十分供給され，臍帯静脈中の酸素が増え，胎児血中酸素濃度が上がってくる

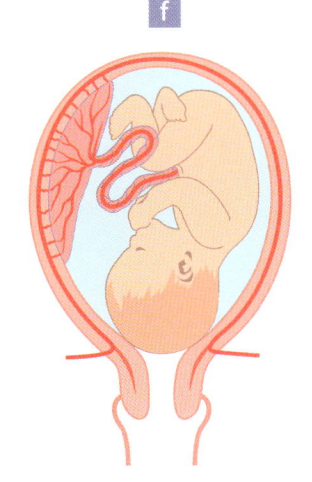

f

始から元に戻るまでの時間が2分以上10分未満のものをいいます．10分以上持続するものは基線が変化したものとみなし，一過性徐脈ではなく，徐脈とします．多くは子宮胎盤の循環不全によるものと考えられます．

細変動（variability）

細変動には大脳皮質が関与していると考えられており，細変動の減少や消失は重要な所見と考えられています．ただし，睡眠サイクルによって影響され，non-REM（ノンレム）期で細変動が減少することが知られています．

サイナソイダルパターン（sinusoidal pattern）

心拍数曲線が規則的でなめらかなサインカーブ様のものをいいます（p70「胎児健康状態の評価法とその異常」参照）．

胎児貧血，低酸素，感染例で認められることがあり予後不良例が多いと言われていますが，分娩中に一過性に現れるものについては，予後は悪くないものが多いようです．

中枢神経障害の可能性を示唆する胎児心拍パターン

胎児心拍数図と胎児・新生児の中枢神経障害との関係を表に示します．細変動（バリアビリティ）の減少や鈍的な一過性徐脈，刺激による一過性頻脈の欠如，不安定な基線，サイナソイダルパターンは既に中枢神経障害が起こっている可能性を示唆する所見です．

（箕浦茂樹）

産科DIC

産科DICの病態

播種性血管内凝固症候群（disseminated intravascular coagulation；DIC）とは，何らかの原因によって血液の凝固性が異常に亢進して，主に微小循環系の血管内で微小血栓が多発し，凝固因子の消費と過剰な線溶亢進により出血症状を生じる症候群です．産科DICでは，①常位胎盤早期剥離や羊水塞栓症など，主に組織因子の血管内への流入により血管内凝固反応が引き起こされる場合と，②出血性ショックや敗血症によりサイトカイン産生亢進が生じ，血管内皮細胞障害を伴って微小血栓が生じる場合の2つの病態が多くみられます．

産科DICの発症メカニズム

羊水塞栓症や常位胎盤早期剥離によるDICは，羊水や胎盤・脱落膜から放出される組織因子（トリプシンや組織トロンボプラスチンなど）が母体血中に入りこむことにより引き起こされます．たとえば常位胎盤早期剥離では胎盤剥離部の脱落膜片が絨毛間腔の母体血に混入し，辺縁静脈洞などから母体循環に流入すると考えられています．組織因子は血液凝固第VII因子と結合し，外因系の血液凝固が開始されます．やがて第X因子が活性化されトロンビンが形成されると凝固反応は著しく加速します．組織因子の結合からフィブリン形成までの時間がプロトロンビン時間（PT）で，PTの延長はDICによる凝固因子の欠乏を示します．トロンビンが形成されると，凝固反応は著しく加速されます．フィブリノゲンはトロンビンによりフィブリンに変化し血管内で血栓が生じます．同時に血管内血栓が生じるとそれを溶かすため線溶活性も著しく亢進します．このようにして過剰な凝固亢進とそれに伴う凝固因子の消費，線溶活性の異常な亢進が起こり出血傾向が現れます．

DICの病態と治療

血管内皮障害（ショック，敗血症など）／組織トロンボプラスチン（胎盤早期剥離，羊水塞栓症など）
→ 血管内凝固亢進
→ 微小血栓形成
→ 微小循環障害／消費性凝固障害／二次線溶亢進
→ 臓器障害／出血
→ 死

治療方針：
- 基礎疾患の除去
- 抗凝固療法　AT（アンチトロンビン），FOY®（ナファモスタットメシル酸塩），フサン®（ガベキサートメシル酸塩）
- 補充療法　新鮮凍結血漿（FFP），赤血球濃厚液（MAP）

◆ 外因系血液凝固機序

組織因子／第VII因子 → VIIa因子-組織因子複合体
第IX因子 → 第IXa因子
第X因子 → 第Xa因子
プロトロンビン → トロンビン
フィブリノゲン → フィブリン ← プラスミン → FDP

PT（プロトロンビン時間）正常値 11〜14秒

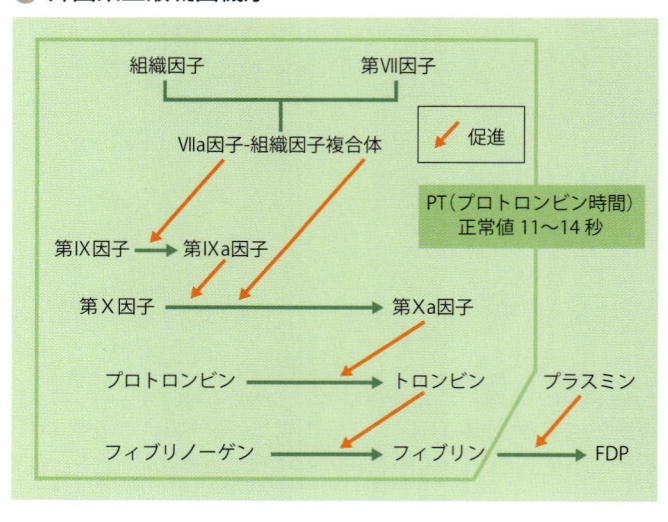

産科DICの診断

産科DICの多くは急速に進行・悪化します．そのため診断には，臨床症状を中心とした産科DICの診断基準（産科DICスコア）が作成されています．常位胎盤早期剥離，羊水塞栓症，出血，子癇などの基礎疾患が存在すると産科DICを発症しやすいため，これらの疾患を診断した場合にはまずDICの発症を念頭に置き，臨床症状の注意深い観察と凝固系検査を積極的に行い早期発見，早期治療開始に努めます．

産科DICの治療

治療の基本はDICの悪循環となる病態をそれぞれの段階でストップさせることです．すなわち基礎疾患の除去，抗凝固療法と線溶亢進の改善，消費性凝固障害に対する凝固因子の補充，微小循環障害の改善と臓器障害の予防を迅速に行います．

● 治療の実際

①基礎疾患の除去：産科DICは羊水塞

第3部 分娩
第2章 分娩時の異常

常位胎盤早期剥離における母体血中への組織トロンボプラスチンの流入経路

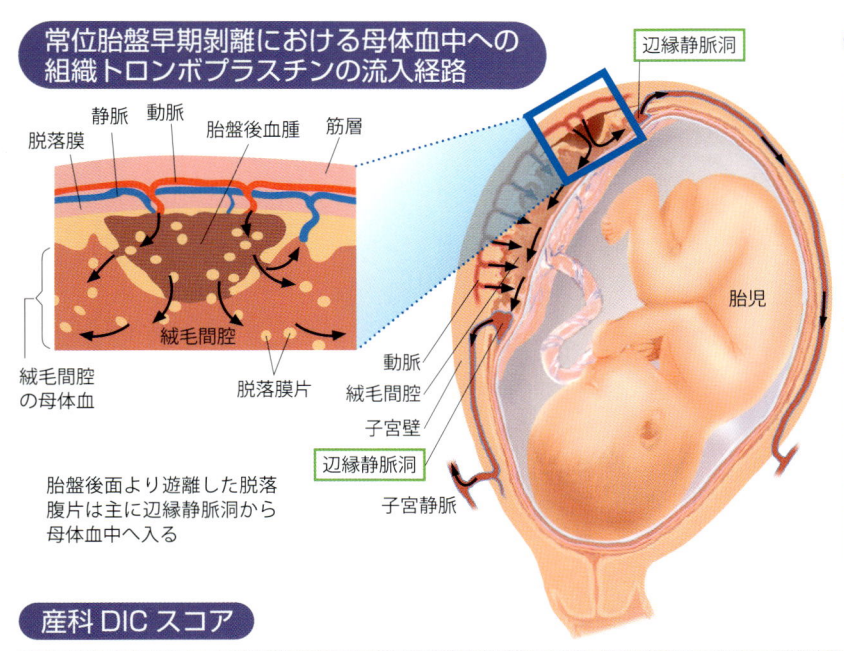

静脈／動脈／胎盤後血腫／筋層
脱落膜
絨毛間腔
絨毛間腔の母体血
脱落膜片
動脈
絨毛間腔
子宮壁
辺縁静脈洞
子宮静脈
胎児

胎盤後面より遊離した脱落膜片は主に辺縁静脈洞から母体血中へ入る

産科DICの基礎疾患と成立機序

疾患名	DICの成立機序	経過
常位胎盤早期剥離	胎盤後血腫からの血清成分の流入 胎盤や脱落膜からの組織トロンボプラスチンの流入	急性
出血性ショック（重症）	代謝性アシドーシス・組織崩壊による組織トロンボプラスチンの放出	急性
重症感染症（敗血性流産など）	細菌または内毒素による血管内皮障害 網内系処理障害	急性・亜急性
羊水塞栓症	羊水胎便中のトリプシン流入	超急性
重症妊娠中毒症（子癇）	絨毛間腔における血栓形成の繰り返しの全身波及	慢性
死胎児症候群 (dead fetus syndrome)	壊死胎児，壊死胎盤からの組織トロンボプラスチンの流入	亜急性・慢性
急性妊娠脂肪肝	肝機能不全による凝固因子の低下 凝固阻害因子（アンチトロンビン）の低下	急性

産科DICスコア

Ⅰ. 基礎疾患	点数	Ⅱ. 臨床症状	点数	Ⅲ. 検査項目	点数
a. 常位胎盤早期剥離		a. 急性腎不全		・血清FDP≧100μg/mL	1
・子宮硬直，児死亡	5	・無尿（≦5mL/時）	4	・血小板数≦10×10⁴/μL	1
・子宮硬直，児生存	4	・乏尿（5〜20mL/時）	3	・フィブリノゲン≦150mg/dL	1
・超音波断層および胎児心拍数陣痛図（CTG）所見による早期剥離の診断	4	b. 急性呼吸不全（羊水塞栓症を除く）		・プロトロンビン時間（PT）≧15秒（≦50%）またはヘパプラスチンテスト≦50%	1
b. 羊水塞栓症		・人工換気または時々の補助呼吸	4	・赤沈≦4mm/15分または≦15mm/時	1
・急性肺性心	4	・酸素放流のみ	1	・出血時間≧5分	1
・人工換気	3	c. 心，肝，脳，消化管などに重篤な障害があるときはそれぞれ4点を加える		・その他の凝固・線溶・キニン系因子（例：AT-Ⅲ≦18mg/dLまたは≦60%，プレカリクレイン，α₂PIプラスミノゲン，その他の凝固因子≦50%）	1
・補助呼吸	2	・心（ラ音，または泡沫性の喀痰など）	4		
・酸素放流のみ	1	・肝（可視黄疸など）	4		
c. DIC型後産期出血		・脳（意識障害および痙攣など）	4		
・子宮から出血した血液または採血血液が低凝固性の場合	4	・消化管（壊死性腸炎など）	4		
・2,000mL以上の出血（出血開始から24時間以内）	3	d. 出血傾向		［判定］	
・1,000mL以上2,000mL未満の出血（出血開始から24時間以内）	1	・肉眼的血尿およびメレナ，紫斑，皮膚粘膜・歯肉・注射部位などからの出血	4	（ⅰ）7点以下：その時点でDICとはいえない （ⅱ）8〜12点：DICに進行する可能性が高い （ⅲ）DICとしてよい（ただし確認のためには，13点中2点，またはそれ以上の検査成績スコアが含まれる必要がある）	
d. 子癇		e. ショック症状			
・子癇発作	4	・脈拍≧100/分	1		
e. その他の基礎疾患	1	・血圧≦90mmHg（収縮期）または40%以上の低下	1		
		・冷汗	1		
		・蒼白	1		

（真木正博ほか：産科DICスコア，1985）

栓症などを除き原因となる基礎疾患の除去が可能であることが多いため，まずその除去を急ぎます．しかし原因となる胎児・胎盤の娩出に帝王切開術が必要な場合，DICがすでに進行していると出血が多量となり，ショックの発生など母体全身症状のさらなる悪化につながります．術前に薬物療法をまず開始し，亢進した凝固線溶活性を改善，不足している血小板，凝固因子を補充してから手術を行います．

②薬物療法：過剰に亢進した凝固系，線溶系を抑制するため，抗凝固作用をもつ薬剤を使用します．この目的のため最も有用なのは蛋白分解酵素阻害剤です．抗線溶剤も必要に応じて使用しますが，抗凝固療法を行うことで線溶活性も改善されることが多く，また過剰な抗線溶剤の投与は血栓症の発生にもつながる危険があるため，投与は慎重に行う必要があります．強力な抗凝固剤であるヘパリンやヘパラン硫酸はすでに出血が起こっている場合には，出血症状を悪化させるため禁忌となります．ヘパリンの適応は羊水塞栓症の発症直後などに限られます．ウリナスタチン，副腎皮質ホルモンなどは細胞膜の安定やしばしば合併する急性循環不全の改善に効果があります．消費されて不足した凝固因子や血小板の補充療法は，ATに加えFOY®あるいはフサン®などの抗凝固療法を開始してから行います．これら抗DIC療法に平行して，合併するショックなどに対する全身管理も同時に行います．

（竹田善治，中林正雄）

その他の児娩出前の異常

子宮破裂

子宮破裂は，帝王切開子宮創部や子宮筋腫核出術子宮創部などに生ずる瘢痕部子宮破裂と，明らかな子宮瘢痕を認めない子宮で発症する自然子宮破裂，Kristeller（クリステレル）胎児圧出法や，鉗子分娩，骨盤位牽出術，不適切な子宮収縮薬投与といった原因で発症する外傷性子宮破裂に分類されます．また，裂傷の程度により，全子宮破裂と不全子宮破裂とに分類されます．

●瘢痕部子宮破裂

帝王切開術既往妊娠における経腟分娩（vaginal birth after cesarean delivery；VBAC）では，既往子宮切開創が子宮下部横切開の場合1％以下に，子宮体部縦切開の場合4〜9％に子宮破裂を発症すると報告されています．子宮下部横切開既往の子宮破裂が分娩開始後に発症するのに対し，子宮体部縦切開既往では1/3が分娩開始以前に発症しています．オキシトシンの使用が，VBAC時の子宮破裂のリスクを上昇させるかどうかについては不明です．

子宮破裂の切迫症状として，子宮収縮輪の上昇や過強陣痛，子宮の圧痛などが知られていますが，子宮破裂の初発症状の約60〜80％は胎児徐脈です．胎児徐脈により，緊急帝王切開を開始し，開腹して初めて子宮破裂を診断することも珍しくありません．突然の陣痛消失や強い腹痛を伴う母体ショック症状を認めることもあります．

子宮破裂を診断したならば，速やかに帝王切開術を施行しなくてはなりません．VBACの子宮破裂では，約1/3で子宮摘出が必要で，約2/3は裂傷修復のみで子宮摘出を回避できると報告されています．分娩後に診断された不全子宮破裂では，経カテーテル動脈塞栓術（transcatheter arterial embolization；TAE）により開腹手術を回避できることがあります．

●自然子宮破裂・外傷性子宮破裂

自然子宮破裂のほとんどが，比較的分娩リスクの低いと考えられる経産婦で発症します．その頻度は，15,000分娩に1例と報告されており，経産回数が増すほどリスクが上昇します．子宮体部の裂傷は，頸管に連続していることが多く，3時と9時の方向に裂傷を認めることが多いです．

オキシトシンによる陣痛促進や分娩誘発は，経産婦の子宮破裂のリスクを上昇させると報告されています．経産婦で，オキシトシンを使用しているときは，過強陣痛に十分な注意を払う必要があります．陣痛が過強傾向であるにもかかわらず分娩が進行しない場合や子宮破裂の切迫症状を認めたならば，躊躇せずに帝王切開分娩を決断しなくてはなりません．

子宮破裂を診断した場合，引き続いて母体の循環血液量減少性ショック（hypovolemic shock）を併発する可能性が高いです．1次施設で自然子宮破裂が発症した場合は，代用血漿を中心とした輸液や輸血を実施しながら，速やかに高次医療施設に搬送する必要があります．この際，子宮双手圧迫や

子宮破裂

子宮破裂の分類

1．原因による分類	①自然子宮破裂　②外傷性子宮破裂　③瘢痕部子宮破裂	
2．損傷の程度による分類	①全子宮破裂（穿孔性子宮破裂）　②不全子宮破裂（非穿孔性子宮破裂）	
3．発生部位による分類	①子宮上部破裂　②子宮下部破裂	
4．裂傷の方向による分類	①子宮底縦裂　②子宮底横裂　③子宮下部縦裂　④子宮下部横裂　⑤子宮下部広間膜破裂	
5．破裂の時期による分類	①妊娠時子宮破裂　②分娩時子宮破裂	

子宮破裂部位

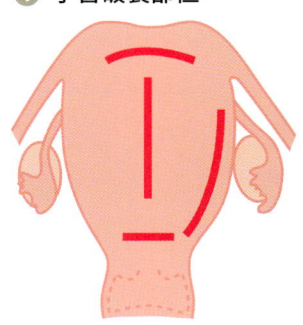

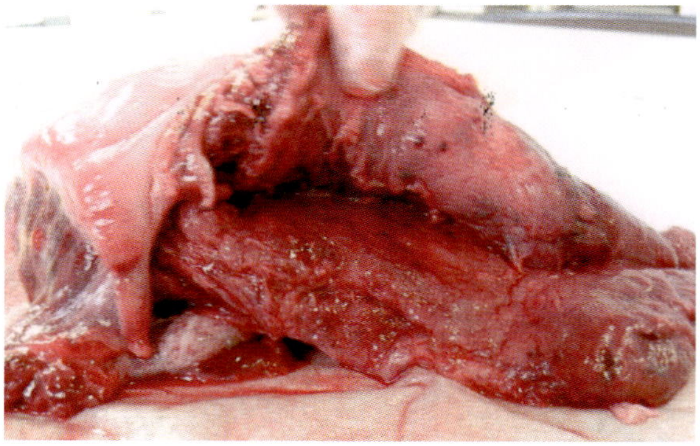

自然子宮破裂
1回経産婦の自然子宮破裂症例．9時（右側）の完全子宮破裂を認める

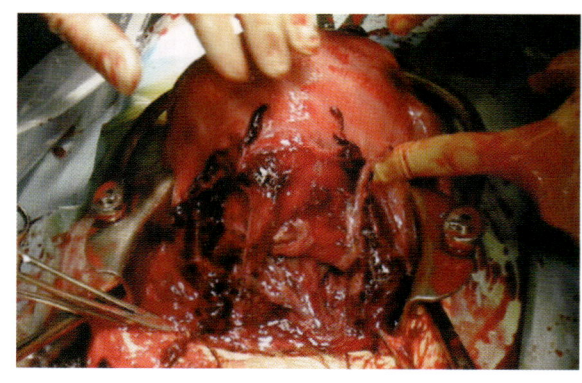

VBAC時子宮破裂
VBAC後に子宮破裂のため出血が多くなり子宮摘出をした症例の開腹所見．前回子宮創部不全子宮破裂と3時方向の完全子宮破裂を認める．

第3部 分娩
第2章 分娩時の異常

症状と診断

子宮破裂切迫症状	子宮収縮輪の上昇，過強陣痛，子宮圧痛，母体不穏，胎児徐脈など
子宮破裂時の症状	胎児徐脈（初発症状の60〜80％），突然の陣痛消失，異常子宮出血，母体ショック状態
子宮破裂の診断	内診 　自然子宮破裂では頸管裂傷を3時や9時方向に認めることが多い 超音波検査 　子宮筋層の断裂 　子宮に連続した後腹膜血腫や広間膜血腫 　胎児や胎児付属物の子宮外への脱出所見 CT・MRI 　産褥の異常出血の際の不全子宮破裂の診断に有用

胎児心拍数陣痛図

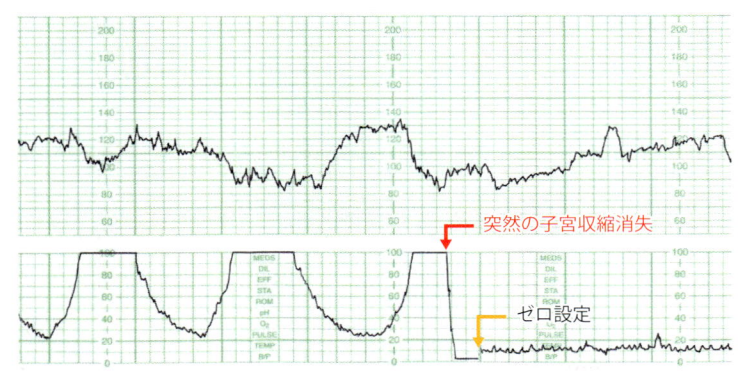

突然の子宮収縮消失

ゼロ設定

陣痛発来後12時間の胎児心拍数陣痛図．間欠期の短い過強陣痛の状況で，突然陣痛が消失した（矢印）．突然陣痛が消失した時点が，子宮の破裂した時点と推察される．

臍帯脱出

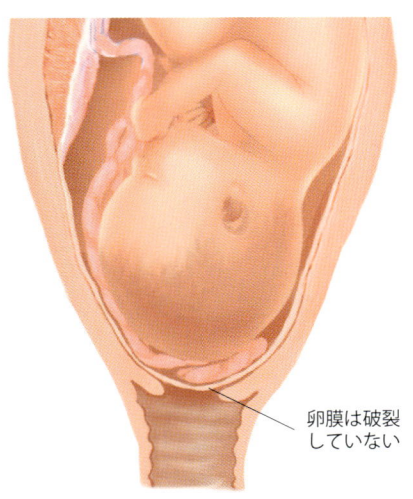

卵膜は破裂していない
↑ 臍帯の下垂

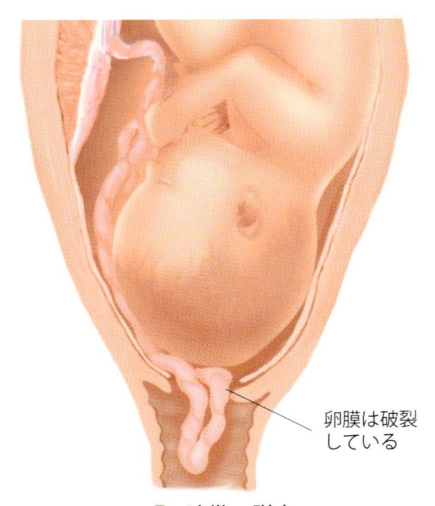

卵膜は破裂している
↑ 臍帯の脱出

コラム　子宮破裂のリスクとVBAC

　VBACは，米国において医療費削減を目的とした国策として奨励された経緯があるが，本場米国でも，1996年のtrail of labor after cesarean delivery（TOLAC）率28％を頂点に，以後減少の一途をたどり，現在では10％以下となっている．これは，子宮破裂の頻度（0.5〜1％）は決して高いとはいえないものの，予兆を捉えることが困難で，多くが突然の胎児徐脈で診断され，ひとたび発症すると母児ともに予後不良であるということが認知されるようになったことによる．
　日本でのVBACは，「前回帝王切開分娩でも今回は下から産める」あるいは「birth planの選択肢が一つ増えた」といった，情緒的な部分が先行して導入されている．1998年，南カリフォルニア大学R.H.Paul教授が日本で講演された際，「国民皆保険の日本で，なぜVBACをする必要があるのか？」と，私たちに質問されたことが印象に残っている．突然の胎児徐脈の出現に対して超緊急帝王切開術が常時実施可能で，子宮摘出が安全に実施できるという，極めて限られた施設でVBACは実施されるべきである．

腹部大動脈圧迫により，一時的に子宮出血を減らすよう試みるべきです．また，麦角アルカロイドやオキシトシンを十分に投与して，子宮を収縮させると一時的に出血量は減少します．全子宮破裂の場合，TAEによる止血は困難で，子宮摘出が必要となります．

臍帯脱出

　破水後，胎児先進部より臍帯が先進して腟内外に下垂した状態をいいます．全分娩の0.5〜0.8％に発症すると報告されています．原因として，骨盤位分娩や双胎分娩，児頭が骨産道に比べて極端に小さい分娩，臍帯過長，臍帯付着部低置，羊水過多などを挙げることができます．メトロイリンテルを使用した分娩誘発や児頭が固定する前の人工破膜といった医原性の原因には特に注意が必要です．処置前に臍帯下垂の有無を超音波検査で評価することは必須です．
　破水後突然の胎児徐脈の出現を認め，内診により拍動した臍帯を触れることで診断します．臍帯脱出を診断したら，内診指で胎児先進部を押し戻し，臍帯圧迫を解除し，骨盤高位としたまま緊急帝王切開術に臨みます．臍帯の還納は通常困難であり，一刻も早く帝王切開術によって児を娩出すべきです．

（村山敬彦）

児娩出直後の異常①

子宮内反症

子宮内反症はまれな合併症ですが，激烈な痛みと大量出血を伴いショックに陥りやすいため早急な診断，治療が必要です．胎盤剝離前の臍帯牽引，胎盤用手剝離，Credé 胎盤圧出法が誘因になることがあります．疼痛のため子宮整復が困難なため，まず全身管理を優先させ除痛および子宮弛緩を図り，子宮整復を行います．整復法には非観血的整復法と開腹術による観血的整復法（Huntington 手術，Haultain 手術）があり，整復が成功した場合は再発を防ぐため子宮収縮薬を使用します．

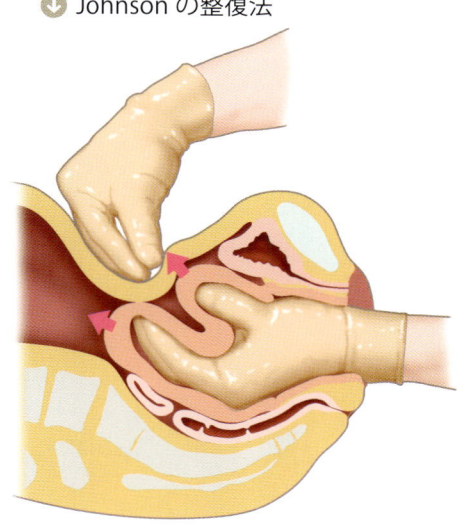

胎盤遺残

経腟分娩において第3期，つまり児娩出から胎盤娩出までの時間は数分から5分程度，長くても30分です．出血がなければ無理に胎盤を娩出させる必要はなく，胎盤が自然に剝がれ娩出されるのを待つことができます．時間が経過してもあるいは出血が多ければ胎盤圧出法を試みます．帝王切開であれば子宮を収縮させつつ，胎盤を用手的に娩出させることもありますが，基本的には自然に剝離した胎盤を子宮内から除去するという操作となります．胎盤圧出法を試みても剝がれない場合に行うのが胎盤用手剝離という手技です．しかしこの場合癒着胎盤を考えなければなりません．胎盤が娩出しなければ十分な子宮収縮が得られず，自然剝離した部分より出血多量となるため，迅速な診断と対応が必要です．

●胎盤用手剝離手技

子宮内に挿入する手は肘まで消毒を行います．片手は腹部より子宮底部にあて子宮を支えると同時に子宮筋層と子宮内に差し込んだ手との距離を探ります．子宮内に挿入した手で胎盤の付着部位を探り，胎盤の剝離している部分を探します．出血が多ければ剝離している部分があるはずです．剝離している部分より手の甲を子宮筋層面に向け，人差し指あるいは小指から中指にかけてのラインを使用し，手を鈍な刀のようにみたて子宮筋層と胎盤の癒着している境を滑らせながら切り分けるようにします．剝離可能なものであれば無理な力を入れなくても剝がれるはずです．娩出が成功したら，子宮収縮薬を用い速やかに子宮収縮を図ります．

●剝離困難な場合

生理的に剝離した面からは出血するため子宮が収縮しなければ大量出血となります．場合によってはショック，産科播種性血管内凝固症候群（DIC）へと進んでしまいます．母体死亡の3％は癒着胎盤が原因です．また無理に用手的に胎盤を把持し娩出あるいは剝離させようとすると，癒着した部分の筋層が欠損し子宮破裂へとつながります．さらに自然に剝離娩出しつつあるようにみえても，部分的な癒着を起点として娩出と同時に子宮内反を起こす可能性もあります．もし剝がれない場合は侵入胎盤以上の癒着を考え戦略を変える必要があります．胎盤を残したまま子宮収縮薬を使用したり，ヨード

子宮内反症

↓ 正常

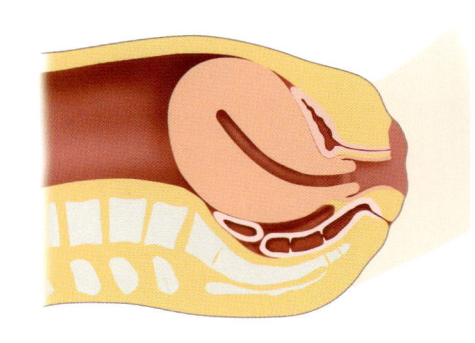

↓ 子宮内反症

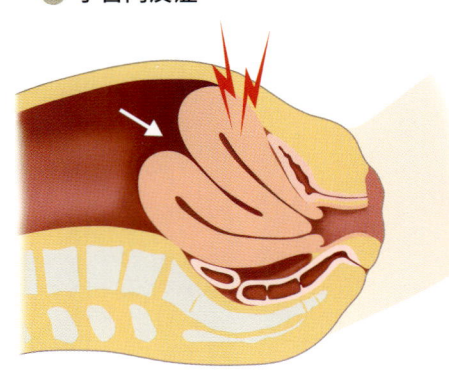

子宮底部（矢印）が内側に入りこんでいる

↓ 子宮内反症の経腹超音波像（子宮縦断面）

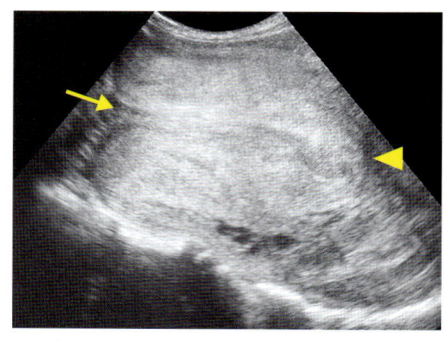

画面左（頭側）の矢印部分から子宮底部が三角部分まで内反している．

↓ Johnson の整復法

第3部 分娩
第2章 分娩時の異常

胎盤遺残

⬇ 用手剝離

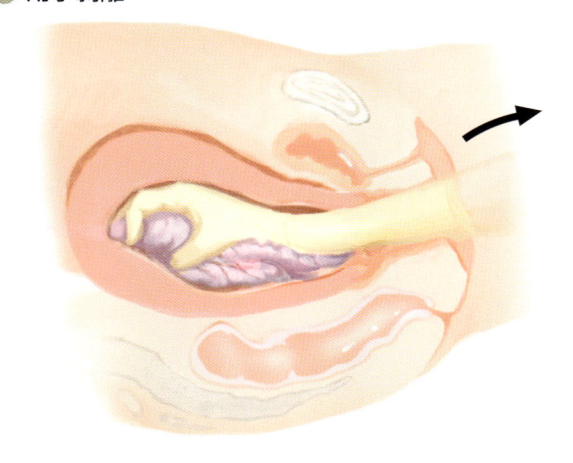

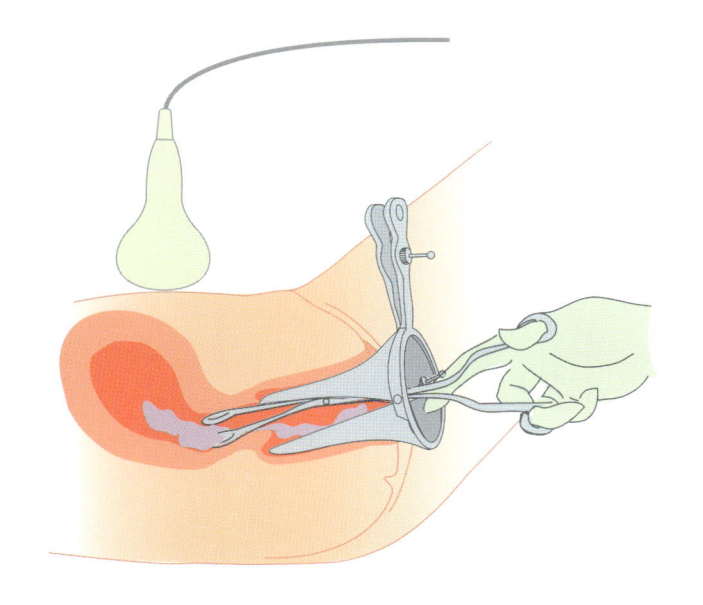

⬇ 胎盤遺残（子宮縦断面：子宮全体のパノラマ表示）

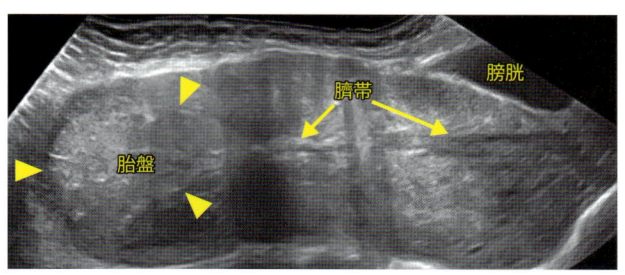

膀胱／臍帯／胎盤

➡ 子宮底部縦断面

胎盤付着部の子宮筋は胎盤のために十分収縮できずに薄く見えるが，胎盤が子宮筋に嵌入あるいは穿通しているわけではない．

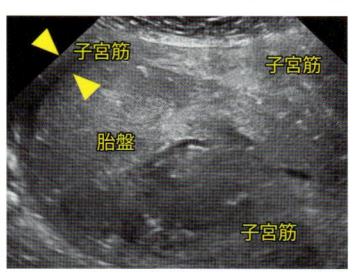

子宮筋／胎盤／子宮筋

子宮内容除去術

➡ 分娩直後に使用される腟鏡

一番上の「通常クスコー腟鏡」は大きさの比較のために載せているだけで，分娩直後には使用されない．

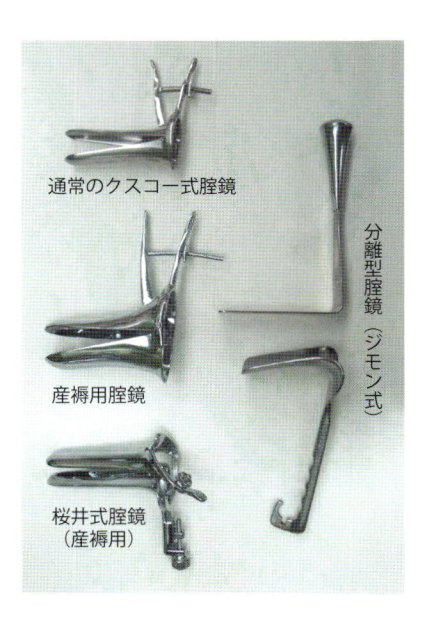

通常のクスコー式腟鏡／産褥用腟鏡／桜井式腟鏡（産褥用）／分離型腟鏡（ジモン式）

ホルムガーゼを子宮内に充填するなど止血を試みます．止まった場合は24時間以上経過した後，再度剝離を試みます．それでも剝がれず，出血がコントロールできていれば自然に娩出を待つこともできますが，侵入胎盤である場合には，娩出時に強出血を起こす可能性に留意します．また出血がコントロールできなければ，子宮動脈塞栓術や子宮全摘術が必要となります．

子宮内容除去術

胎盤自然娩出後，子宮収縮が不十分で出血が多い場合，卵膜や胎盤の一部が残っている可能性を考えます．用手的に子宮内を触知し，遺残があれば除去を行います．用手的除去が困難な場合，超音波下に胎盤鉗子を用いて卵膜除去を行います．助手に子宮底部を腟方向へ圧迫してもらい，その上で経腹超音波下に遺残を確認，一番大きな胎盤鉗子で遺残卵膜の把持，除去を行います．子宮壁は非常に軟らかくなっているため筋層に当たる感覚だけに頼ると，子宮穿孔を起こしかねません．すべてを取り除く必要はなく出血が収まり子宮収縮が得られれば十分です．

● まとめ

児娩出後の子宮は軟らかく，無理な処置により容易に穿孔を起こしかねません．処置が必要な場合には超音波により子宮の状態を把握し適切な対応を選択し施行することが重要です．

（大久保貴司）

児娩出直後の異常②

大量出血

●鑑別診断

双合診,腟鏡により子宮収縮不全,子宮内反の有無,出血部位を素早く確認します.子宮収縮不全があり子宮から出血している場合,弛緩出血,胎盤遺残が考えられます.子宮収縮不全がなく子宮からの出血の場合,子宮破裂,頸管裂傷,頸管挫滅が考えられます.軟産道からの出血の場合は出血部位をガーゼ圧迫することで出血量が減少します.子宮内反症では双合診で子宮底が不明瞭,腟内に硬い腫瘤を触れ,腟鏡診で筋腫分娩のような暗赤色腫瘤を認めます.

●大量出血の処置

大量出血の原因検索を行いつつ,出血に対する迅速かつ適切な処置が必要です.出血性ショックを防ぐため,十分な輸液,輸血速度を確保できるよう18あるいは16G針による静脈ルートの確保,酸素投与,バイタルサインのモニターを行います.それと同時に十分な人手確保と,血液検査およびクロスマッチを行い輸血の準備を進めます.

子宮弛緩

●メカニズム

胎児,胎盤娩出後の子宮筋の収縮により,螺旋動脈が絞扼され血流が緩慢となり血栓を生じて止血されます.何らかの原因で子宮筋の収縮が不良になり生物学的結紮が十分行われない場合,子宮が弛緩し弛緩出血に陥ります.

●弛緩出血の治療

直ちに子宮腔内の血腫,胎盤遺残を除去し双合子宮圧迫法を行います.その間に薬物療法として子宮収縮薬(麦角剤,オキシトシン,PGF$_{2α}$)を準備し投与を行います.これらの処置で止血されない場合は,子宮腔内ガーゼ充填法,子宮動脈塞栓法,開腹術による子宮全摘出術があります.

会陰裂傷

会陰裂傷はその程度により次の4段階に分類されます.

第1度:粘膜および粘膜下組織にとどまるもの
第2度:筋層に及ぶが肛門括約筋は保たれているもの
第3度:肛門括約筋に及ぶが直腸は保たれているもの
第4度:直腸まで及ぶ裂傷

裂傷は創面をよく消毒し,筋層,皮下組織それぞれの層の両端を見つけ,それぞれ元のように吸収糸で縫合します.第3度裂傷では,肛門括約筋を露出し,ペアン等で把持し2,3針結節縫合あるいはZ字縫合します.第4度裂傷では,直腸粘膜面に縫合糸が出ないようLembert縫合後,2層目をAlbert法で埋没縫合します.断裂した層がきちんと縫合されないと,後の性器脱や排便障害の原因になり得ます.

腟壁血腫

腟壁裂傷の縫合時,断裂した血管の止血が不十分な場合に血腫ができることがあります.分娩後数時間経過して

大量出血の処置
モニター / 点滴 / 酸素投与(マスク&バッグ)

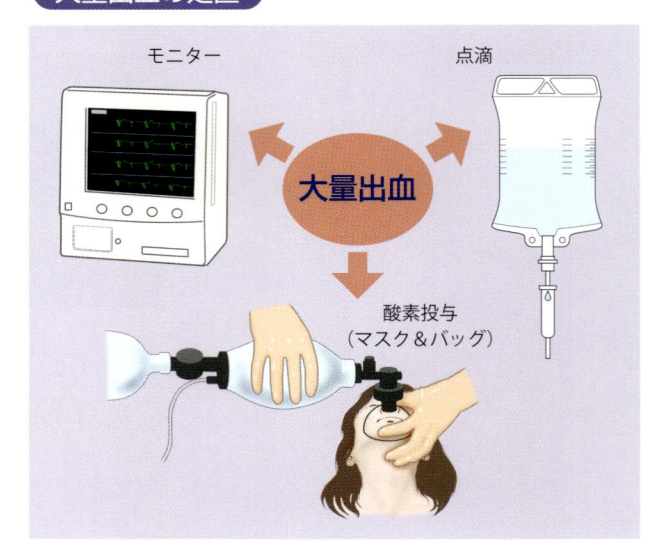

分娩直後の大量出血の鑑別診断
- 弛緩出血
- 難産道裂傷
- 胎盤遺残
- 癒着胎盤
- 子宮破裂
- 子宮内反症

子宮弛緩の処置
- 双合子宮圧迫法
- ガーゼによる止血(子宮腟強タンポン)

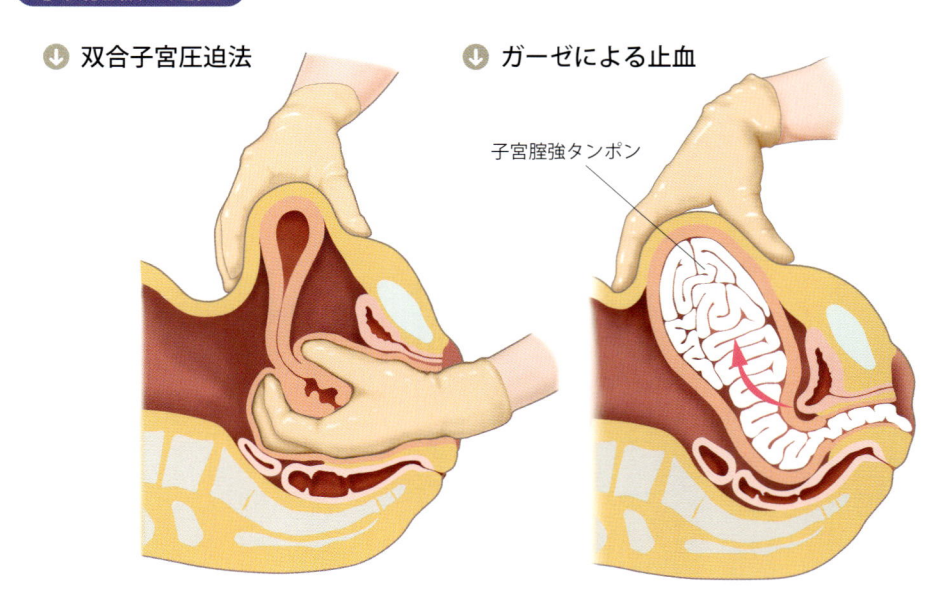

第3部 分娩
第2章 分娩時の異常

会陰裂傷

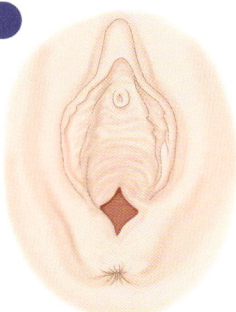

↑ 第1度の裂傷
会陰皮膚，腟壁のみの裂傷

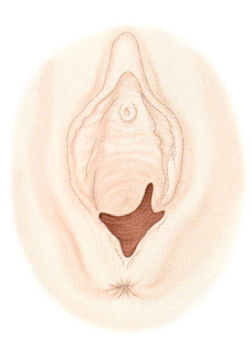

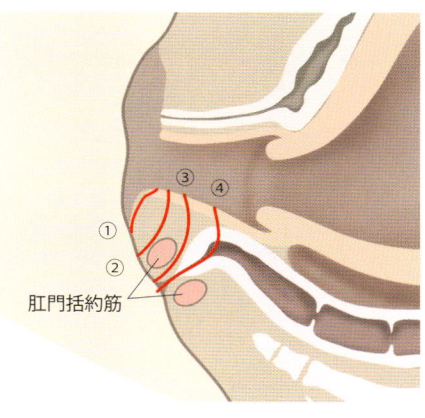

↑ 第2度の裂傷
筋層の裂傷

↑ 第3度の裂傷
肛門括約筋まで損傷

↑ 第4度の裂傷
直腸に穿孔するもの

↑ ①：第1度会陰裂傷
② ：第2度会陰裂傷
③ ：第3度会陰裂傷
④ ：第4度会陰裂傷

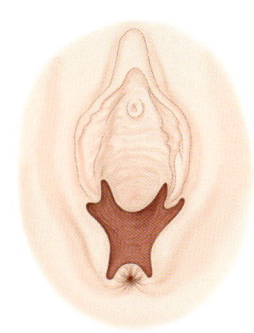

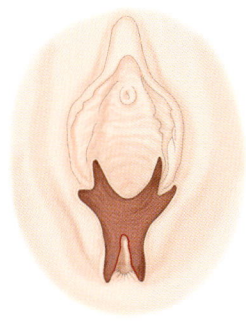

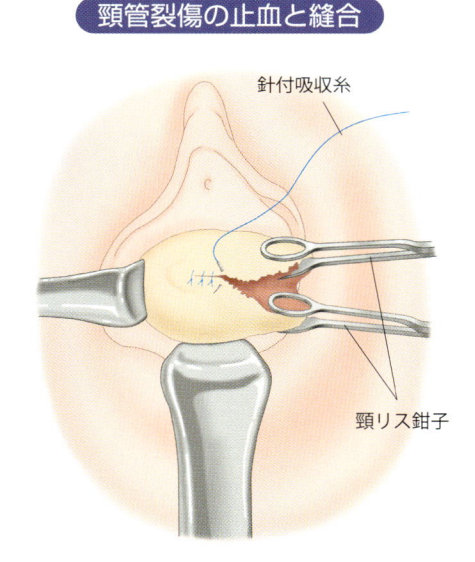

肛門括約筋

↑ 第4度会陰裂傷と直腸縫合
直腸壁周囲組織／直腸腔／外肛門括約筋

腟壁血腫

頸管裂傷の止血と縫合
針付吸収糸／頸リス鉗子

から大きくなる場合や，高位腟壁裂傷では後腹膜血腫を形成することもあり，早期診断が重要です．

出血が持続している場合は，血腫除去および止血術を行います．出血点を同定し結紮止血し，死腔を作らないよう縫合しますが，直腸粘膜に近い裂傷時はドレーンを挿入します．

頸管裂傷，頸管挫滅

●メカニズム
頸管が全開大する前に児が娩出されることにより，外子宮口から子宮頸管にかけて頸管損傷が起こります．誘因として，急速遂娩，頸管の過度の伸展や伸展不良が挙げられます．頸管裂傷は外子宮口から連続して頸管に裂傷が起こり，頸管の3時，9時方向の裂傷が多く，頸管挫滅は頸管の内側面の損傷で，ときに全周性に出血がみられます．

●頸管裂傷の止血と縫合
しばしば弛緩出血と誤ることがあり，早期診断が重要です．診断は産科腟鏡やSimon式腟鏡で子宮頸管を展開し，頸リス鉗子で頸管を全周性に確認します．裂傷部位を2本の頸リス鉗子で挟鉗，牽引し裂傷上端部から約1.5cm上部より頸管全層を吸収糸で単結紮縫合を行います．挫滅の場合は，出血点を可能な限り縫合止血を行いますが，困難な場合はガーゼパッキングを行います．

（齋藤麻紀）

第3部 分娩

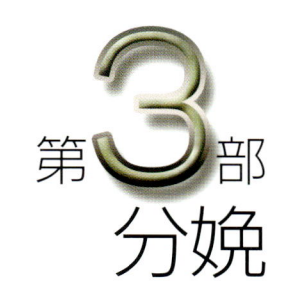

第3章 産科処置・手術

陣痛誘発・促進（頸管拡張，人工破膜）

微弱陣痛・遷延分娩

微弱陣痛は，分娩開始後，自覚的あるいは他覚的に陣痛が微弱で，発作の持続時間が短く，陣痛周期が長く分娩が進行しない状態をいいます．

遷延分娩は，陣痛発来後，初産婦で30時間以内，経産婦で15時間以内に分娩とならない状態をいいます．分娩第1期では，初産・経産を問わず，子宮口開大が3～4cm以上では，1時間あたり子宮口開大速度が1.0cm未満の場合には遷延分娩を懸念します．分娩第2期では，子宮口全開大後，初産婦で2時間以上，経産婦で1時間以上経過しても児が娩出されない場合に，分娩第2期遷延・分娩停止と診断します．ただし，硬膜外麻酔による無痛分娩では分娩第2期が遷延するため初産婦3時間，経産婦2時間以上経過しても児が娩出されない場合に分娩第2期遷延・分娩停止と診断します．

陣痛誘発・促進

陣痛誘発は，経腟分娩をすることを目的に，薬物投与や器械的刺激によって人工的に陣痛（子宮収縮）を誘発することをいい，陣痛促進は，陣痛発来後の微弱陣痛のため分娩進行を促進する目的で陣痛を強化・促進することをいいます．陣痛誘発や陣痛促進では十分なインフォームド・コンセント（IC）を得る必要があります．

ICは，リスク・ベネフィットに関して本人，夫，家族に説明し，十分に理解を得たうえ，書面で了解を得ておく必要があります．胎児機能不全（non-reassurring fetsus status；NRFS）や子宮破裂，弛緩出血，羊水塞栓などの有害事象の報告もあり，陣痛誘発や促進が直接の原因でなくとも不幸な結果となれば医療訴訟に結びつく可能性が高く，具体的な方法や予想される効果，副作用，緊急時の対応などについての説明も必要になります．

陣痛誘発の適応となるのは，妊娠を継続することのデメリットが，陣痛誘発するリスクより大きく，かつ，直ちに帝王切開術を行うほどの危険性がない場合です．その適応は，医学的適応と非医学的適応に大別されます（表）．陣痛誘発を行う際には，表に示す条件を満たしていることが必須です．

実際の陣痛誘発や促進では，副作用を起こさないように必要量の薬剤を正確に投与できるインフュージョンポンプを使用することと，陣痛増強効果判定および胎児心拍数変動の監視に胎児心拍数陣痛モニターを装着すること，定められた投与量と投与法を遵守すること，そして，定期的に産婦の状態を観察し，直接，腹部に触れ子宮収縮の状況を観察し，内診により分娩の進行状況を把握していかなければなりません．

●陣痛誘発薬の種類と方法

陣痛促進薬には，プロスタグランジン（PG）E_2 錠，プロスタグランジン$F_{2\alpha}$（$PGF_{2\alpha}$），オキシトシン製剤の3種類があります．

陣痛誘発・促進

陣痛誘発・促進の適応となりうる場合

医学的適応	胎児側の因子	過期妊娠またはその予防，糖尿病合併妊娠，胎児発育不全，巨大児が予想される場合，児救命などのために新生児治療を必要とする場合，絨毛膜羊膜炎，子宮内胎児死亡，その他早期娩出が必要と判断された場合
	母体側の因子	微弱陣痛，前期破水，妊娠高血圧症候群，墜落分娩予防，妊娠継続が母体の危険を招くおそれがある場合
非医学的適応		社会的理由，妊産婦側の希望など

※陣痛誘発は，原則，妊娠継続により母児いずれかに危険または不利益をもたらす可能性があるため，妊娠を早く終了させるべきであると判断された場合に行う

（産婦人科診療ガイドライン，2011）

子宮収縮薬使用のための条件

1	子宮収縮薬使用のためのインフォームド・コンセントが得られていること
2	子宮収縮薬投与開始前から分娩監視装置が装着されていること
3	子宮収縮薬静脈内投与時，精密持続点滴装置（輸液ポンプなど）が利用できること
4	事前に頸管熟化について評価すること．頸管が極端に未熟な場合は，他の方法により頸管熟化を図った後に子宮収縮薬を使用する
5	母児の状態が比較的良好であり，子宮収縮薬使用中は母児の状態の適切なモニターが可能であること
6	オキシトシンあるいは$PGF_{2\alpha}$を使用する場合はPGE_2最終投与時点から1時間以上経っていること
7	PGE_2を使用する場合はオキシトシンあるいは$PGF_{2\alpha}$最終投与時点から1時間以上経っていること
8	メトロイリンテル挿入時点から1時間以上経っていること

（産婦人科診療ガイドライン，2011）

子宮収縮薬使用の禁忌と慎重投与

禁忌	慎重投与
1. 当該薬剤に過敏症 2. 帝王切開既往2回以上 3. 子宮体部に切開を加えた帝王切開既往（古典的帝切，T字切開，底部切開など） 4. 子宮筋全層もしくはそれに近い子宮切開（子宮鏡下筋腫核出術含む） 5. 他の子宮収縮薬との同時切開 6. プラステロン硫酸（マイリス®，レポスパ®など）との併用 7. メトロイリンテル挿入後1時間以内 8. 吸湿性頸管拡張材（ラミナリアなど）との同時使用 9. 前置胎盤 10. 児頭骨盤不均衡が明らかな場合 11. 骨盤狭窄 12. 横位 13. 常位胎盤早期剥離（胎児生存時） 14. 重度胎児機能不全 15. 過強陣痛	1. 児頭骨盤不均衡が疑われる場合 2. 多胎妊婦

（産婦人科診療ガイドライン，2011）

第3部 分娩
第3章 産科処置・手術

⬇ 陣痛促進薬の投与方法

	オキシトシン	プロスタグランジン F₂α (PGF₂α)	プロスタグランジン E₂ (PGE₂)
初回投与量ならびに増量	1～2ミリ単位/分 30分以上経てから 1～2ミリ単位/分増量	1.5～3.0μg/分 30分以上経てから 1.5～3.0μg/分増量	1回1錠．次回服用には1時間以上あける 1日最大で6錠まで
維持量ならびに安全限界	5～15ミリ単位/分 安全限界20ミリ単位/分	6～15μg/分 安全限界25μg/分	異常胎児心拍パターンを確認した場合には投与中止とする
特徴	・子宮内圧を急激に上昇させる ・間欠期短い ・頸管熟化不良例では不成功のこともある	・子宮頸管熟化作用あり ・不規則，弱い，持続時間の長い子宮収縮から，次第に規則的，協調的な収縮へ	・子宮体部の収縮誘発作用 ・子宮頸部の頸管軟化作用 ・内服投与
副作用	・子宮破裂，胎児機能不全（過強陣痛） ・心循環系への副作用 ・水中毒	・子宮破裂，胎児機能不全（過強陣痛） ・心循環系への副作用 ・消化器症状（悪心，嘔吐，下痢）	・過強陣痛 ・心循環系への副作用
禁忌		・緑内障 ・気管支喘息 骨盤位ならびに帝王切開，子宮切開既往には用いない	帝王切開・子宮切開既往ならびに骨盤位には用いない

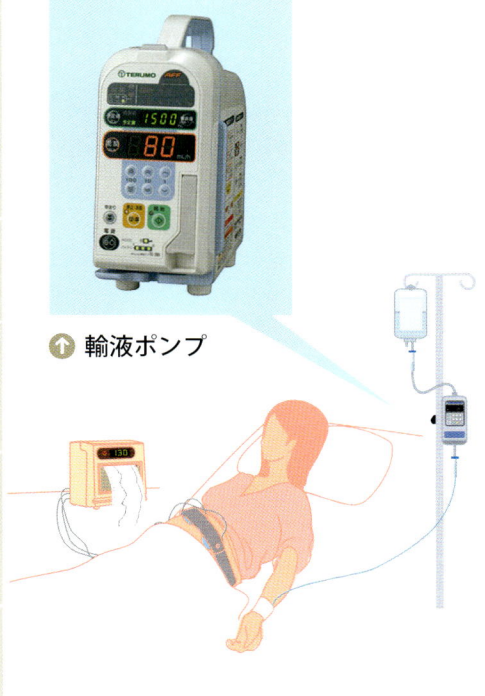

⬆ 輸液ポンプ

● 陣痛誘発不成功時の対応

陣痛誘発後，長時間経過しても分娩に至らない場合には，誘発を中止します．母体疲労が強い状況では子宮収縮薬を増量しても有効陣痛は得にくく，再度改めて，陣痛誘発を行うか，帝王切開を行うか検討します．

● 処置の注意点と合併症（分娩監視と緊急時の対応）

陣痛誘発を行う際に，過強陣痛を起こせばそれに伴うNRFSが出現することがあり，また，過強陣痛による急速な分娩進行により頸管裂傷などの産道裂傷や子宮破裂の危険性を伴い，出血多量の原因となり得ます．そのため，誘発中や産後も十分な母体の観察が必要です．

もし，過強陣痛を認める場合は，直ちに陣痛誘発薬の投与を中止し，母体酸素投与を行い，速やかに陣痛を止めたい場合（rapid tocholysis）には，リトドリン塩酸塩（500～1,000μg），ニトログリセリン（100～200μg）などを静注投与します．

胎児心拍の異常所見の有無も，同様に分娩監視装置による胎児心拍モニターにより監視します．陣痛誘発中には，いつNRFSになっても対応できるように緊急帝王切開術（急速遂娩）を行える準備が必要です．NRFSを呈した場合，直ちに陣痛誘発薬の投与を中止し，母体酸素投与，速やかに陣痛を止めたい場合には過強陣痛同様にリトドリン塩酸塩，ニトログリセリンの静注投与を行い，必要により緊急帝王切開術を行います．

陣痛誘発・促進（頸管拡張，人工破膜）

分娩後の出血は，急速な分娩進行により頸管裂傷や腟壁裂傷などの産道裂傷や子宮収縮不全などによって起こることがあります．いずれの場合も輸液ラインの確保，バイタルサインのチェックを行い，状況により輸血の準備，人員確保を行います．重度の産道裂傷例では，十分な輸液を行い，ガーゼ圧迫による一時止血を行い，速やかに高次医療施設に搬送します．

頸管拡張

分娩誘発を行う際に，頸管が熟化している（Bishopスコア8点以上）状態から開始することが望ましく，頸管未熟例では誘発前に熟化させてから分娩誘発を行った方が成功率が高いことが知られています．そのため，頸管未熟例では，誘発前に器械的刺激により頸管を熟化する下記の方法を先行して行うことが多いですが，いずれも子宮内感染のリスクを高める可能性があり，十分な消毒と清潔操作，予防的抗菌薬の投与を考慮する必要があります．

●ラミナリア桿

ラミナリア桿は海藻（*Laminaria digitata*）を原料とする長さ6cmの棒状で，水分を吸収し徐々に膨張し，2〜3倍に膨張します．

挿入の適応は子宮口の開大および展退が不十分な場合であり，誘発前日に頸管内に挿入し，その膨張により頸管の機械的な開大を図ります．

手技は，腟内を消毒洗浄後，ラミナリア桿を内子宮口をわずかに越える位置まで1本ずつ挿入，滅菌水に浸したガーゼを腟内に挿入し，感染防止のため抗菌薬の投与を行い，12〜24時間後に抜去します．十分な頸管の開大が得られない場合は，さらに多数のラミナリア桿を挿入し頸管拡張を図ります．

注意点として，子宮内感染症（母児の細菌感染率が高まる），頸管裂傷（粗暴な操作などで），破水，ラミナリアの遺残などに注意する必要があります．

その他，親水性ポリマーであるダイラパン，硫酸マグネシウムを含む高分子素材であるラミセルなども用いられます．

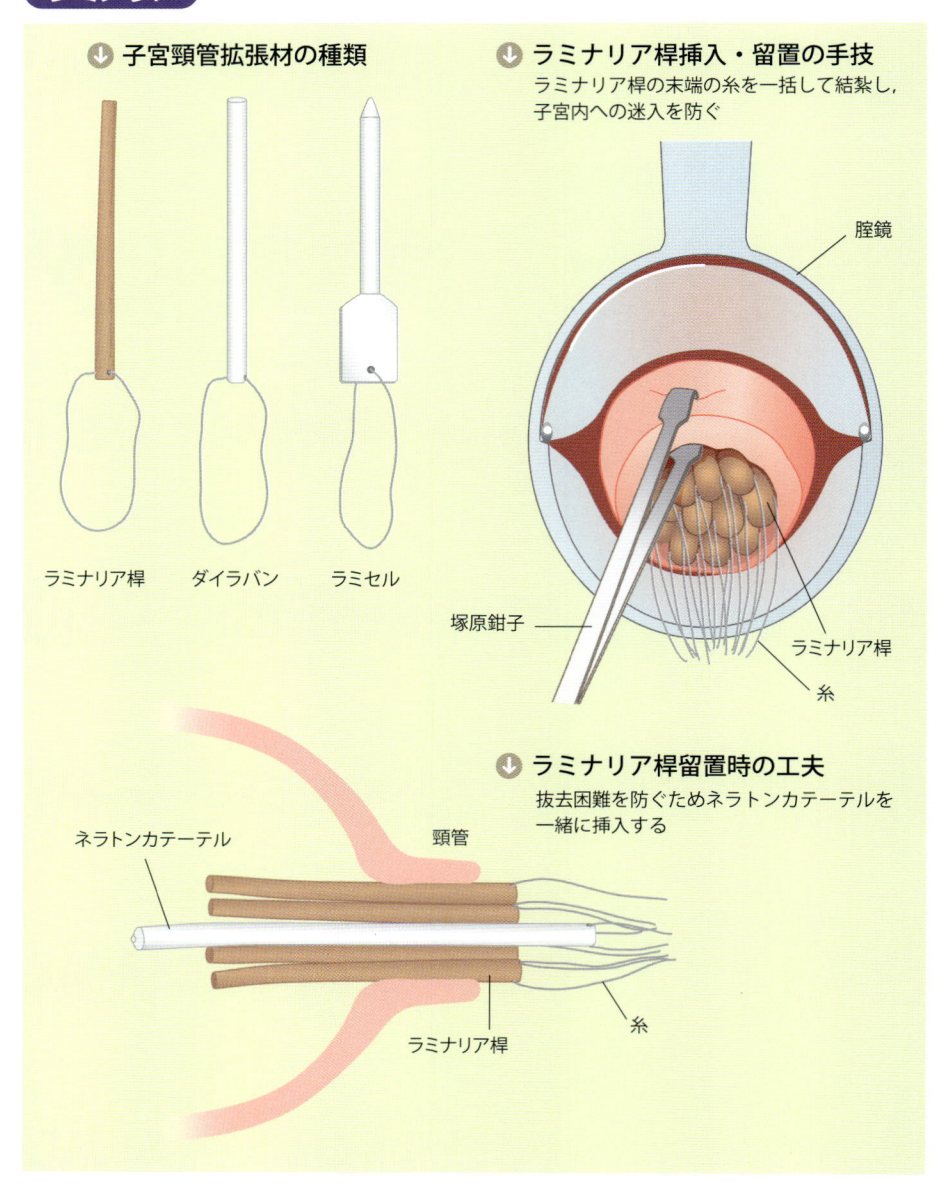

●メトロイリーゼ

卵膜剥離（子宮頸管内に内診指を挿入し慎重に卵膜を剥離する方法）やラミナリアなどによっても頸管熟化が不十分な症例に，メトロイリンテルを子宮腔内に挿入し，生理的食塩水を注入し，子宮収縮を誘発し頸管の開大を図る方法です．頭位分娩ではディスク型のネオメトロを用いることが多いです．牽引は行わず，自然に脱出するまで子宮内に装着しておきます．

手技は，腟内，頸管内の消毒を丁寧に施行後，滅菌したメトロイリンテル内の空気を用手的に排出し，先端部分を手指で誘導し，子宮下部腔内に挿入し，滅菌水を注入し，栓で密封します．

注意点としては，①臍帯下垂・脱出が起こることがあり，処置前に超音波検査で臍帯下垂がないことを確認しておきます．②胎児先進部がメトロイリンテル挿入後，挙上されるために胎児の胎位，胎勢が変化することがあり，

第3部 分娩
第3章 産科処置・手術

メトロイリーゼ

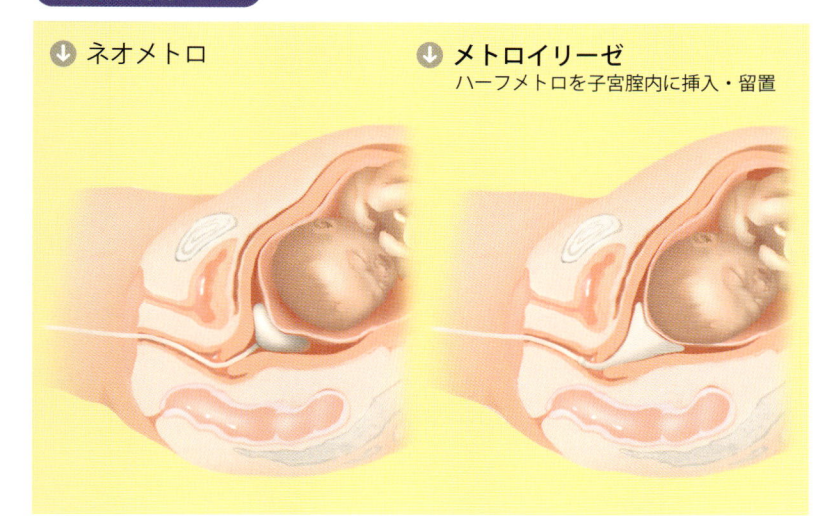

⬇ ネオメトロ

⬇ メトロイリーゼ
ハーフメトロを子宮腟内に挿入・留置

人工破膜

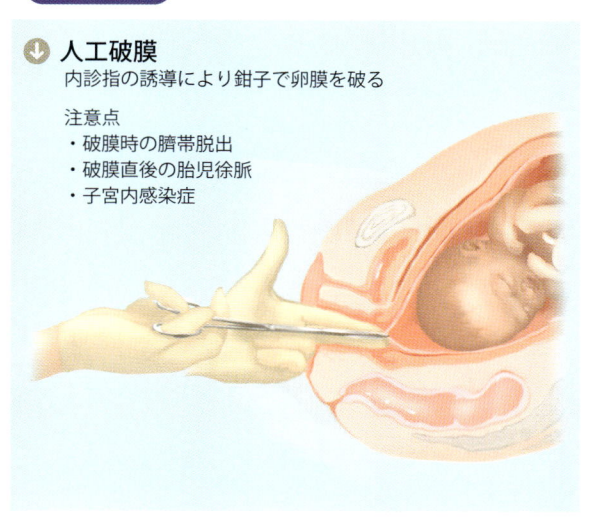

⬇ 人工破膜
内診指の誘導により鉗子で卵膜を破る

注意点
・破膜時の臍帯脱出
・破膜直後の胎児徐脈
・子宮内感染症

⬇ 処置の注意点と合併症

	注意点	合併症
ラミナリア桿	細菌感染に注意し，清潔操作を心掛ける．予防的に抗菌薬を投与する．粗暴な操作による裂傷や穿孔に注意する．ラミナリア桿の抜去が困難な場合や破損することがある．	前期破水，子宮内感染，頸管裂傷，子宮穿孔など
メトロイリーゼ	挿入前に超音波検査や内診により臍帯下垂がないことや胎位を確認する．挿入後，胎児先進部が挙上し臍帯下垂がないことや胎位に変化がないことを確認する．挿入後にFHRモニターで胎児心拍の変化や過強陣痛の有無をチェックする．細菌感染に注意し，清潔操作を心掛ける．予防的に抗菌薬を投与する．粗暴な操作による裂傷や穿孔に注意する．	臍帯脱出・下垂，胎位や胎勢の変化，過強陣痛，子宮破裂，前期破水，子宮内感染，頸管裂傷，子宮穿孔など
人工破膜	破膜前に超音波検査や内診により臍帯下垂がないことや胎盤の位置，羊水量を確認する．破膜前後にFHRモニターで胎児徐脈の有無をチェックする．感染に注意し，清潔操作を心掛ける．分娩遷延例では抗菌薬を投与する．	臍帯脱出，前期破水，子宮内感染，頸管裂傷など
陣痛誘発	誘発前よりFHRモニターで子宮収縮や胎児心拍を観察し，誘発後も子宮収縮の強さやその間隔や胎児の徐脈の有無をチェックする．	過強陣痛，胎児機能不全，子宮破裂など

※いずれも子宮内感染のリスクを高める可能性があり，十分な消毒と清潔操作，予防的抗菌薬の投与を考慮する必要がある．
FHRモニター：胎児心拍モニター

胎児心拍の位置の変化や徐脈などの変化を認めた場合には必ず超音波検査で胎児の位置や臍帯下垂の有無を確認し，処置前後では，胎児心拍モニターでの監視は必須です．また，子宮内感染症のリスクがあるため無菌操作を行い，抗菌薬の投与を行います．機械的な子宮口の開大を図ることから頸管裂傷のリスクもあります．

人工破膜

人工破膜は，陣痛誘発・促進の目的で人工的に卵膜を破り破水させる手技をいいます．破膜操作により陣痛が起こり分娩が進行することが多いことから，臨床ではしばしば行われている処置ですが，これの処置のみで分娩が進行がしない例では，陣痛促進薬を併用することが多いです．

人工破膜を施行する状態として，児頭が固定しているまたは破膜により確実に固定される状態，臍帯下垂がない状態，子宮頸管が成熟している状態，破膜後6時間以内に分娩に至る見込みであることなどが挙げられます．

手技は，腟内を消毒洗浄後，卵膜を直視下または頸管内の卵膜に指を挿入し，これをガイドに鉗子を挿入し破膜します．

（齋藤正博）

産科麻酔

産痛の神経支配(分娩時痛の伝達経路)

分娩第1期(陣痛発来から子宮口全開大まで)の痛みは,子宮収縮と頸管の伸展によって生じます.産婦は最初は下腹部の痛みを訴え,次第に腰部も痛いと訴え出します.それらの痛みは交感神経とともに子宮神経叢から下下腹神経叢を通り,左右の下腹神経に分かれて上行し(または中下腹神経叢),上下腹神経叢を経て腹腔神経叢に至ります.脊髄分節では,T_{10}からL_1の分節で脊髄に至ります.

分娩第2期(子宮口全開大から児の娩出まで)の痛みは,主として会陰部の伸展による痛みです.第1期後半から分娩第2期には,児頭による圧迫も加わり,産婦はおしりを痛がることが多いようです.これらの痛みは,陰部神経を介して脊髄に至ります.

硬膜外麻酔

$L_{2/3}$もしくは$L_{3/4}$の腰椎間より局所麻酔をした後に硬膜外針を刺入します.針は硬膜外腔に達するまでに,皮膚,皮下組織,棘上靱帯,棘間靱帯,黄色靱帯の順に通過します.棘間靱帯に針が入ると固定性がよくなり,両手を離しても針の位置が固定されます.ここで硬膜外針の内筒を抜いて,空気または生理食塩水の入った注射器を接続して抵抗をかけながら慎重に針を進めます.硬膜外腔は陰圧なので,針が硬膜外腔に達すると急に抵抗がなくなり,空気または生理食塩水が硬膜外腔にスムーズに入っていきます(抵抗消失法).この位置で注射器を外して血液や脳脊髄液の流出がないことを確認してからカテーテルを頭側に約4cm挿入します.0.2%ロピバカインもしくは0.25%ブピバカインを3mLずつ3~4回に分けて注入します.1回注入するごとに,血管内注入の所見としての耳鳴や金属味,口周囲の痺れ感や,くも膜下注入の所見としての下肢の運動不能が生じていないかどうかを確認します.T_{10}以下の鎮痛が得られたら,0.1%ロピバカインとフェンタニル2μg/mLをシリンジポンプで,6~10mL/時で持続注入します.

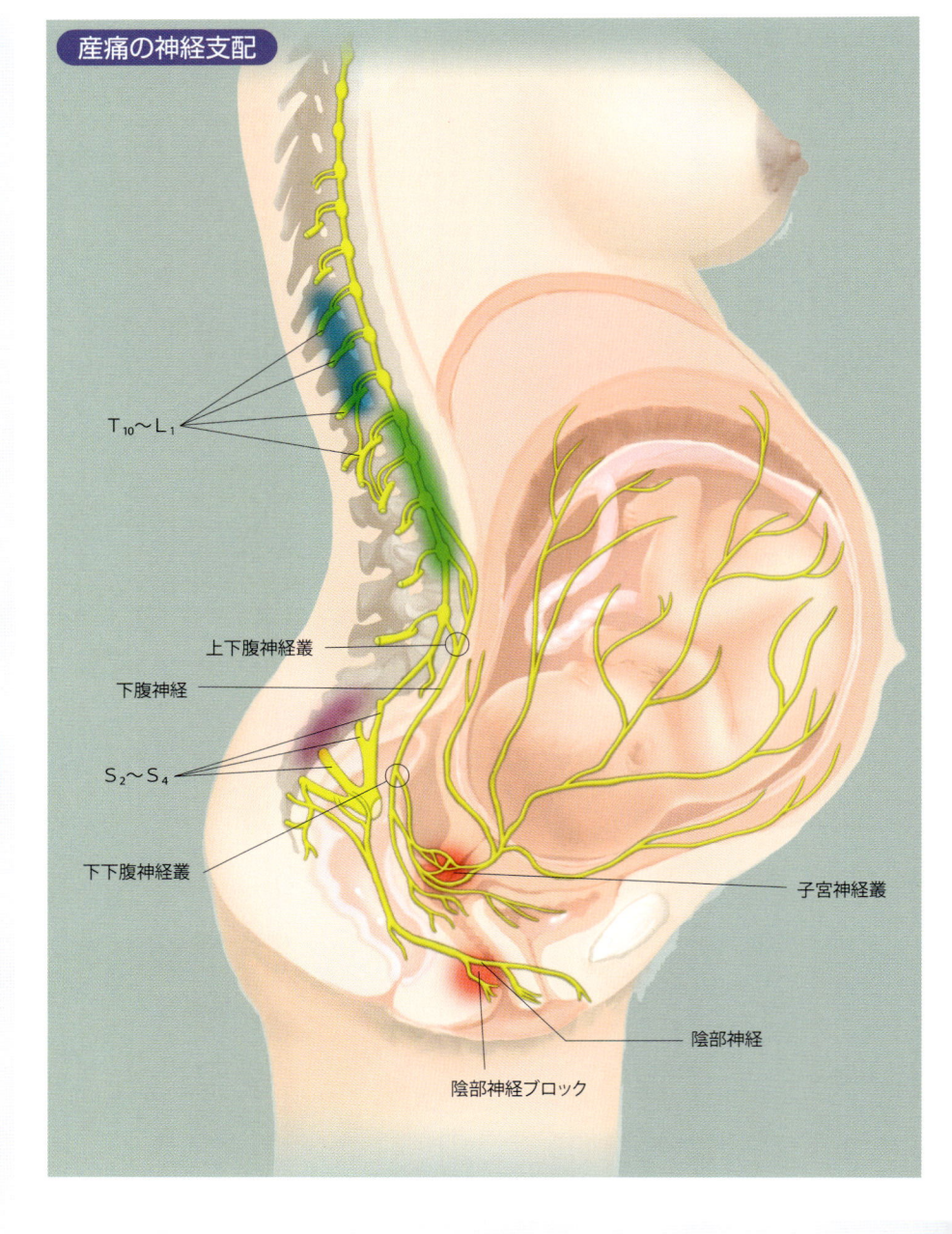

脊髄くも膜下・硬膜外麻酔併用法(CSE)

脊髄くも膜下・硬膜外麻酔併用法(CSE)は硬膜外針の内腔に専用の脊髄くも膜下麻酔の針(脊麻針)を通せるキット(脊硬麻針)を使用します.この方法の利点には作用発現が早いこと,局所麻酔薬の総投与量を減らせること,1ヵ所穿刺のため産婦の負担が減らせることなどが挙げられます.前述の抵抗消失法で硬膜外腔まで脊硬麻針を進め,この針の内腔に専用の脊麻針を通して脊髄くも膜下麻酔用ブピバカイン2.5mgおよびフェンタニル20μgをくも膜下腔に投与します.その後脊麻針を抜去してから硬膜外カテーテルを留置して,痛みが出てきたら前述の硬膜外持続注入を開始します.

陰部神経ブロック

陰部神経はS2,S3,S4から形成さ

産痛の神経支配

- T_{10}~L_1
- 上下腹神経叢
- 下腹神経
- S_2~S_4
- 下下腹神経叢
- 子宮神経叢
- 陰部神経
- 陰部神経ブロック

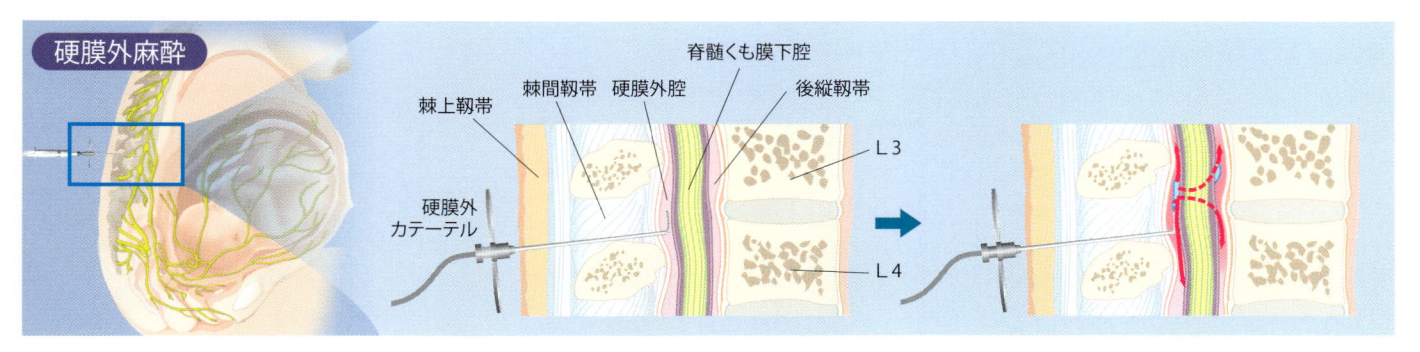

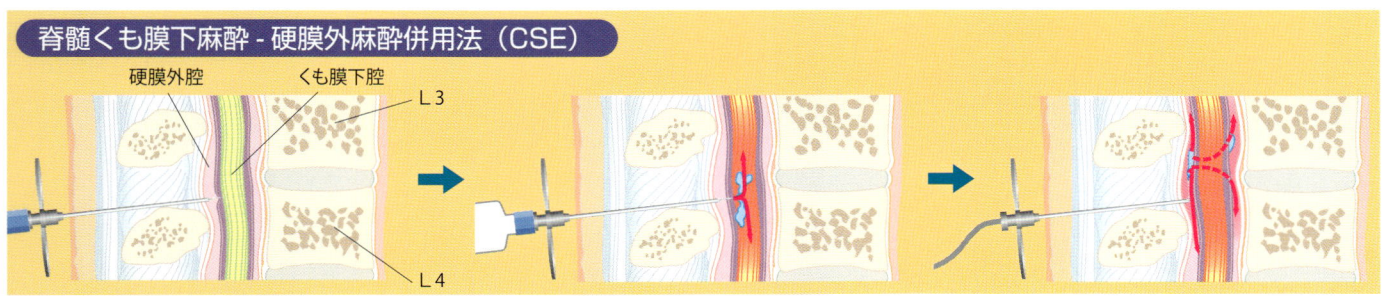

第3部 分娩
第3章 産科処置・手術

硬膜外麻酔

棘上靱帯／棘間靱帯／硬膜外腔／脊髄くも膜下腔／後縦靱帯／L3／L4／硬膜外カテーテル

脊髄くも膜下麻酔-硬膜外麻酔併用法（CSE）

硬膜外腔／くも膜下腔／L3／L4

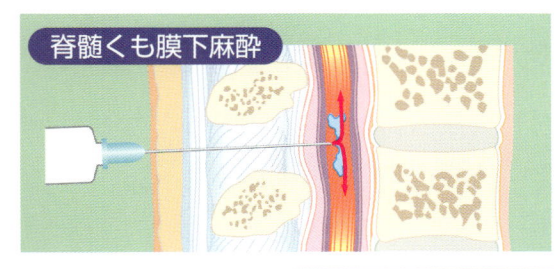

脊髄くも膜下麻酔

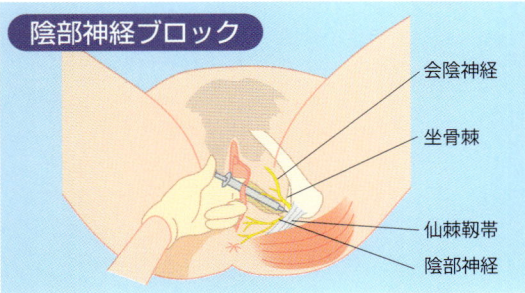

陰部神経ブロック

会陰神経／坐骨棘／仙棘靱帯／陰部神経

無痛分娩法

さまざまな無痛・和痛分娩法の比較

比較項目	薬物を用いる方法		薬物を用いない方法
	全身投与	局所投与	精神予防法
方法	吸入麻酔薬の吸入 鎮痛薬の筋肉注射 鎮痛薬の静脈注射	硬膜外ブロック 脊髄くも膜下硬膜外併用ブロック 陰部神経ブロック	リフレクソロジー アロマセラピー ラマーズ法 ソフロロジー Reedの合理的自然分娩法 音楽
手技	比較的やさしい	むずかしい	やさしい
効果	中等度	高い	個人差あり
母体への影響	意識喪失 誤嚥	低血圧 徐脈	なし
児への影響	抑制することあり	少ない	なし

（高崎眞弓：硬膜外鎮痛と麻酔─理論から手技の実際まで，文光堂，p279 より引用改変）

れる仙骨神経叢の枝です．陰部神経の両側ブロックは分娩時の鎮痛法として用いられます．指を腟に挿入し，坐骨棘と仙棘靱帯を触診します．専用の針を腟内に進め，腟に挿入した2本の指の間で仙棘靱帯の坐骨棘への付着部直上へと導きます．次いで靱帯を破り針を刺入します．血管に刺入していないことを確かめた後に1％リドカインを5〜10mL投与します．次に同様の手技で反対側にも行います．合併症として直腸粘膜の穿孔と，それによる針刺入路の細菌感染があります．

硬膜外無痛分娩のメリット・デメリット

メリットは，鎮痛効果が高く児への影響がないことです．デメリットには分娩所要時間延長，鉗子・吸引分娩率上昇がありますが，帝王切開率は上昇しません．麻酔による合併症としては，硬膜穿破後の頭痛・感染・出血があります．局所麻酔薬中毒や全脊麻を防ぐために，局所麻酔薬は少量ずつに分割して注入します．

帝王切開の脊髄くも膜下麻酔

$L_{2/3}$以下の椎間から細い脊麻針を用いて局所麻酔薬をくも膜下腔に注入すると，髄液中を拡散して作用が早く発現します．交感神経遮断に伴う低血圧は子宮血流を減らすため，急速輸液負荷と子宮左方転位にて予防し，フェニレフリンにて治療します．

（照井克生・高橋玲子）

吸引分娩，鉗子分娩

吸引・鉗子分娩の適応

吸引・鉗子分娩は経腟分娩で母児を救命する場合と，分娩第2期を短縮し，危険な状態を未然に防止する場合に行われます．適応と要約にしたがって行われる限り危険はなく，母児の安全を守り経腟分娩を支援してくれる手技です．それぞれの適応を表に示します．

吸引・鉗子分娩の要約

手術の要約とは，その手術を行う場合に前提となる必要条件をいいます．鉗子分娩では母体要約が3つと胎児要約が4つあり，吸引分娩では母体要約3つは同じですが胎児要約がさらに3つ加わり7つあります．そのすべてが満たされていることが必要です．

● 母体要約

子宮口が全開大していること，破水後であること，産道は児頭が通過できる広さをもつことの3つです．未破水では人工破膜を行い条件を整えます．

● 胎児要約

鉗子分娩では，児頭最大径の位置が骨盤闊部以下にあること，児頭は一定の大きさと硬さを持つこと，児に出血傾向がないこと，児は生存していることの4つです．吸引分娩では，頭位であること，著しい産瘤がないこと，著しい反屈位でないことの3つが加わり7つになります．

吸引・鉗子分娩の合併症

● 母体産道損傷と多量出血

会陰裂傷，腟壁裂傷，頸管裂傷を生じ，出血が多量になることがあります．

● 児の分娩損傷

高い位置の鉗子分娩では頭蓋内出血，頭蓋骨骨折，眼球損傷，顔面神経麻痺などの分娩損傷があります．しかし，適応と要約にしたがって行われた場合は，鉗子圧痕や皮膚擦過傷がみられる程度です．吸引分娩では，頭皮剥離損傷，頭血腫，帽状腱膜下血腫，頭蓋内出血，網膜出血を生じることがあ

吸引分娩

◉ 吸引分娩の適応

母体適応	①微弱陣痛による分娩第2期遷延 ②軟産道強靱による分娩第2期遷延 ③母体心疾患など偶発合併症のため分娩第2期短縮
胎児適応	①胎児機能不全 　(non-reassuring fetal status) ②臍帯脱出 ③回旋異常による分娩第2期遷延
総合的適応	①分娩子癇 ②妊娠高血圧または妊娠高血圧腎症のため分娩第2期短縮
特殊適応	①双胎経腟分娩第2子の児頭娩出 ②帝王切開術における児頭娩出

◉ ソフト（シリコーンゴム製）吸引カップの装着

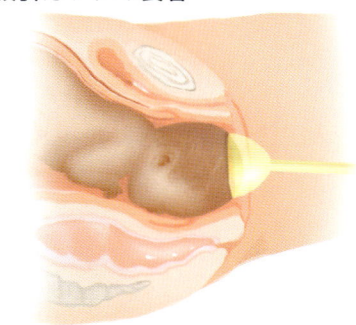

◉ ソフト（シリコーンゴム製）吸引カップ

◉ アトム吸引娩出器 VP-450

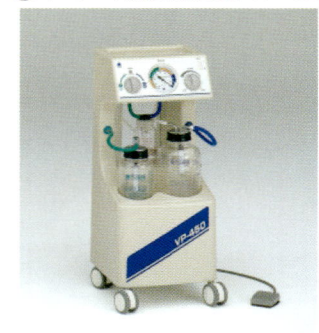

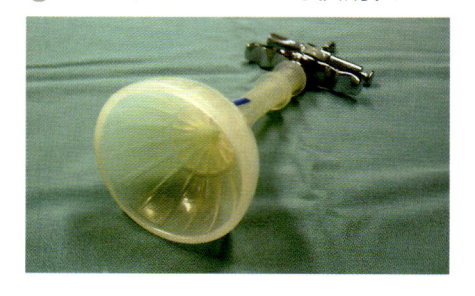

◉ ハード（金属製）吸引カップ

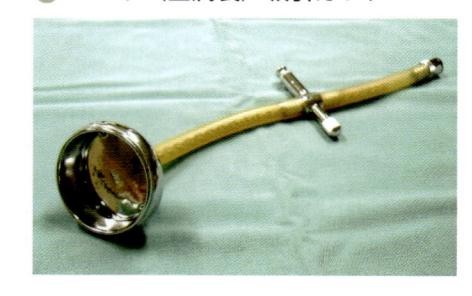

ります．

鉗子の種類

一般には骨盤彎曲と児頭彎曲を持つNaegele鉗子，Elliot鉗子，Simpson鉗子が使用されます．回旋異常の場合は，児頭彎曲のみのKielland鉗子が使用されます．また，骨盤位の後続児頭娩出に使用されるPiper鉗子があります．

◉ 吸引分娩の手技

術前処置
　①排尿と排便
　②静脈点滴ルートの確保
　③内診による要約の確認
　④新生児蘇生処置準備
　⑤麻酔
吸引カップの圧力設定
会陰切開
吸引カップの挿入と装着
吸引カップ試験牽引
吸引カップ牽引と胎児誘導
吸引カップ除去
児頭娩出と会陰保護

吸引・鉗子分娩の術前処置

排尿と排便，静脈ルートの確保，内診による要約の確認，新生児蘇生処置の準備をします．麻酔は陰部神経ブロックまたは局所浸潤麻酔を行います．

吸引分娩の手技

①会陰切開とカップの挿入・装着

腟壁や頸管を児頭とカップの間に挟み込まないように注意し，小泉門と矢状縫合の一部にかけて装着します．

鉗子分娩

鉗子分娩の適応

母体適応	①微弱陣痛による分娩第2期遷延 ②軟産道強靱による分娩第2期遷延 ③母体心疾患など偶発合併症のため分娩第2期短縮
胎児適応	①胎児機能不全 　(non-reassuring fetal status) ②臍帯脱出 ③回旋異常による分娩第2期遷延
総合的適応	①分娩子癇 ②妊娠高血圧または妊娠高血圧腎症のため分娩第2期短縮
特殊適応	①骨盤位分娩における後続児頭娩出 ②双胎経腟分娩第2子の児頭娩出 ③帝王切開術における児頭娩出

鉗子分娩の手技

術前処置
　①排尿と排便
　②静脈点滴ルートの確保
　③内診による要約の確認
　④新生児蘇生処置準備
　⑤麻酔
鉗子の擬持
会陰切開
鉗子の挿入と装着
鉗子試験牽引
鉗子牽引と胎児誘導
鉗子抜去
児頭娩出と会陰保護

鉗子の挿入

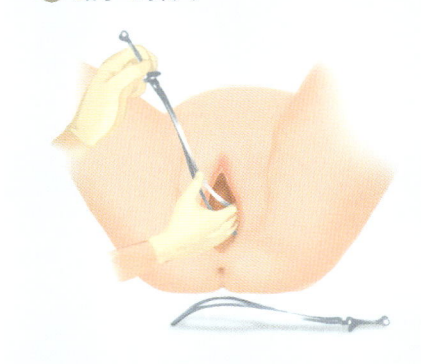

鉗子の牽引

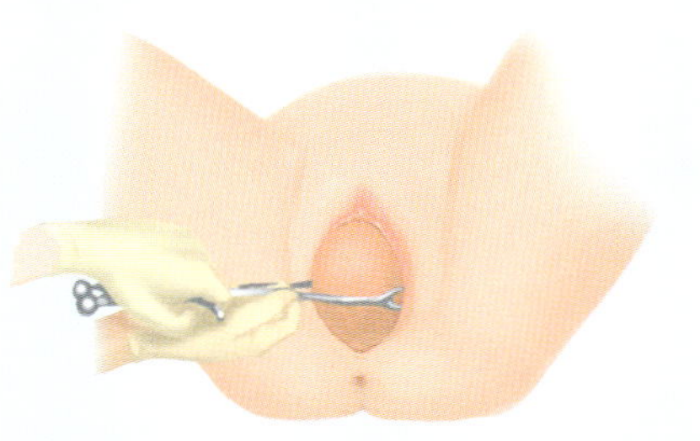

鉗子の抜去

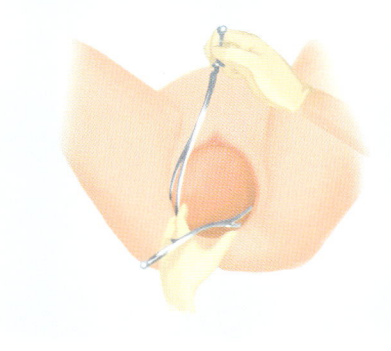

Naegele 鉗子

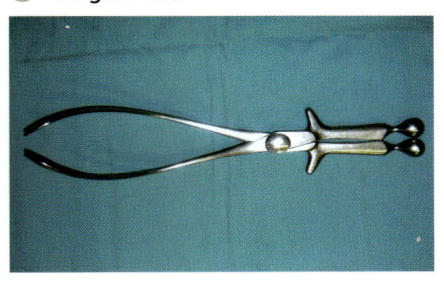

Elliot 鉗子

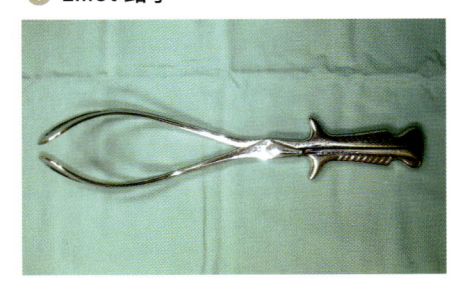

Kielland 鉗子

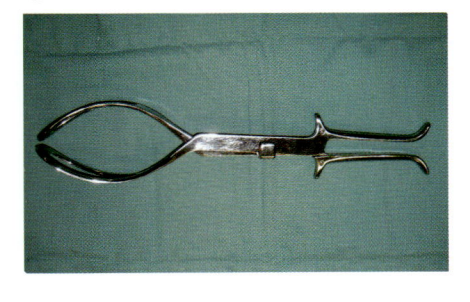

Piper 鉗子

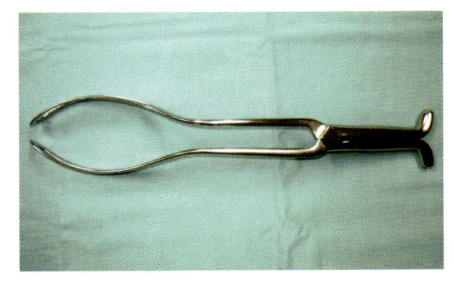

②金属カップ内人工産瘤形成

　金属カップではカップ内に人工産瘤を形成させます．ソフトカップではその必要はなく速やかに吸引圧を50～60cmHgに上昇させ牽引します．

③吸引カップ牽引・胎児誘導

　カップを片手で保持し，他方の手で牽引棒を握り，陣痛発作に合わせてカップの垂直方向に骨盤誘導線に沿って牽引します．牽引は3回まで，全牽引時間は15分以内を目安とします．滑脱を2回した場合は鉗子分娩または帝王切開術に切り替えます．

④カップ除去と児頭娩出・会陰保護

　カップは児頭の最大径が陰裂に至った時点か児頭娩出直後に除去します．

鉗子分娩の手技

①鉗子の擬持

　鉗子両葉の挿入完了状態を仮想し，接合と合致状態を確認します．

②会陰切開と鉗子の挿入・装着

　左葉，右葉の順に抵抗のない方向に挿入し，接合と合致を確認します．

③鉗子牽引・胎児誘導

　鉗子の試験牽引を行い，児頭の下降を確認し，接合を緩めて待機します．陣痛が発来したら再接合の後，両手で鉗子柄を把持し発作に合わせて児頭の下降をみながら骨盤誘導線の方向に従いゆっくりと連続的に牽引します．

④鉗子抜去と児頭娩出・会陰保護

　児頭の最大径が陰裂に至ったら児頭の下降を抑制しながら右葉，左葉の順にゆっくりと抜去します．

（杉本充弘・中川潤子）

帝王切開術

分娩は本来経腟的に行われるものですが，母と児の安全を守るために緊急処置として帝王切開術が行われます．帝王切開術は開腹手術であり，麻酔，出血，感染，血栓症，癒着などの問題を生じることがあります．

帝王切開術の適応

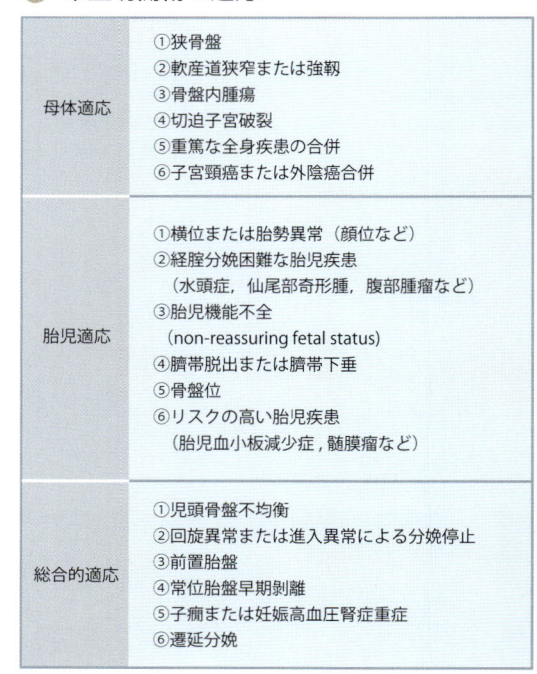

●母体適応

母体側に経腟分娩を困難にする要因がある場合として，狭骨盤，軟産道狭窄または強靱，骨盤内腫瘍などがあります．また，経腟分娩の進行が母体の健康を著しく害する危険がある場合として，切迫子宮破裂，重篤な全身疾患の合併，子宮頸癌または外陰癌合併などがあります．

●胎児適応

胎児側に経腟分娩を困難にする要因がある場合として，横位または胎勢異常（顔位など），胎児疾患（水頭症，仙尾部奇形腫，腹部腫瘤など）があります．また，経腟分娩の進行が胎児の健康を著しく害する危険がある場合として，胎児機能不全，臍帯脱出または臍帯下垂，骨盤位，リスクの高い胎児疾患（胎児血小板減少症，髄膜瘤など）があります．

●総合的適応

母児両者の相対的関係から経腟分娩が困難と判断される場合として，児頭骨盤不均衡，回旋異常または進入異常による分娩停止などがあります．また，経腟分娩の進行が母児の両者またはいずれかの健康を著しく害する危険がある場合として，前置胎盤，常位胎盤早期剥離，子癇または妊娠高血圧腎症重症，遷延分娩などがあります．

帝王切開術の要約

●母体側要約

母体の全身状態が手術侵襲に耐えられることが全ての手術に共通の前提条件です．

●胎児側要約

胎児が生存しており，胎外生活が可能であることが一般的な前提条件です．しかし，胎児・胎盤の存在が母体の生命に危険を及ぼす場合は，胎児の生存を帝王切開術の前提条件とはしません．

帝王切開

帝王切開術の適応

母体適応	①狭骨盤 ②軟産道狭窄または強靱 ③骨盤内腫瘍 ④切迫子宮破裂 ⑤重篤な全身疾患の合併 ⑥子宮頸癌または外陰癌合併	
胎児適応	①横位または胎勢異常（顔位など） ②経腟分娩困難な胎児疾患 　（水頭症，仙尾部奇形腫，腹部腫瘤など） ③胎児機能不全 　(non-reassuring fetal status) ④臍帯脱出または臍帯下垂 ⑤骨盤位 ⑥リスクの高い胎児疾患 　（胎児血小板減少症，髄膜瘤など）	
総合的適応	①児頭骨盤不均衡 ②回旋異常または進入異常による分娩停止 ③前置胎盤 ④常位胎盤早期剥離 ⑤子癇または妊娠高血圧腎症重症 ⑥遷延分娩	

腹壁切開，子宮壁切開のパターン

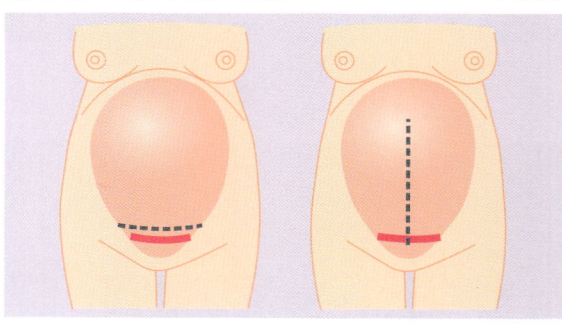

―― 子宮壁切開　---- 腹壁切開

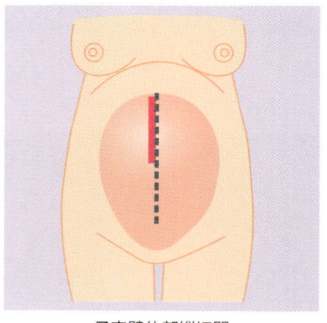

子宮壁深部横切開

子宮壁体部縦切開
早産時，子宮筋腫などがあって横切開ができないとき

帝王切開術の合併症

●術中の合併症

術中出血が多量になったり，隣接臓器である膀胱・尿管・腸管などを損傷したりすることがあります．

●術後の合併症

深部静脈血栓症，肺血栓塞栓症，細菌感染症を併発することがあります．また，臓器癒着をきたしイレウスを発症することがあります．腰椎麻酔後は一過性の頭痛が数％にみられます．

帝王切開術の合併症

術中の合併症
　①多量出血
　②膀胱，尿管損傷
　③腸管損傷

術後の合併症
　①深部静脈血栓症
　②肺血栓塞栓症
　③細菌感染症
　④臓器癒着，イレウス
　⑤腰椎麻酔後の頭痛

帝王切開術の手技

①腹壁切開
②子宮壁切開
③胎児娩出
⑤胎盤娩出
子宮壁切開創縫合
⑧切開創筋層縫合
⑨切開創漿膜縫合
腹壁切開創縫合

麻酔の使い分け

区域麻酔（腰椎麻酔，硬膜外麻酔）は母体の意識がある状態での胎児娩出です．腰椎麻酔は迅速で簡便かつ胎児への影響が少なく，硬膜外麻酔は術後の鎮痛効果を兼ねる場合に選択されます．全身麻酔は，母体が重症または出

第3部 分娩
第3章 産科処置・手術

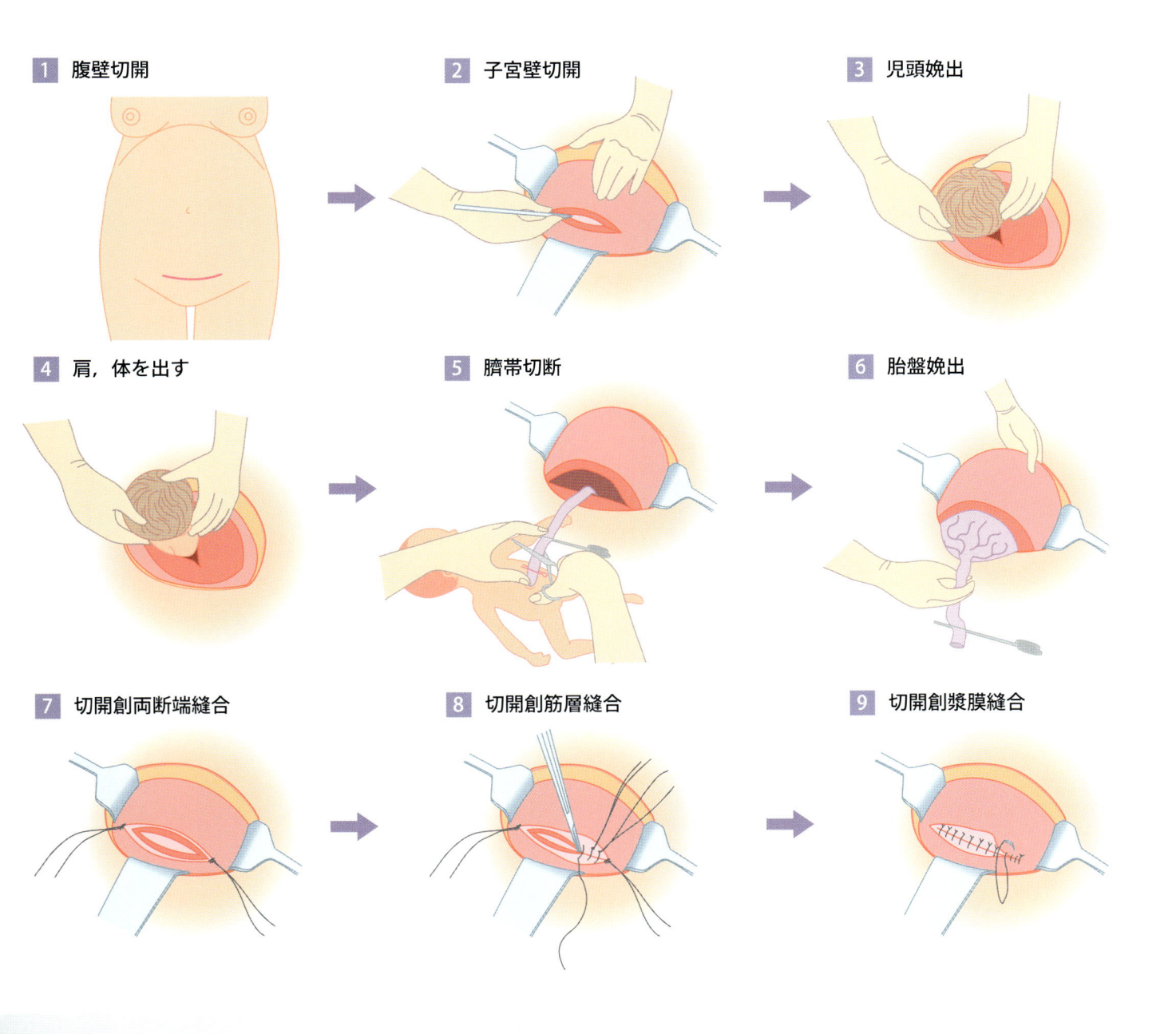

1 腹壁切開 → 2 子宮壁切開 → 3 児頭娩出

4 肩，体を出す → 5 臍帯切断 → 6 胎盤娩出

7 切開創両断端縫合 → 8 切開創筋層縫合 → 9 切開創漿膜縫合

血傾向がある場合に選択されます．

帝王切開術の手技

①腹壁切開
下腹部横切開と縦切開があります．横切開は，腹壁ヘルニアの発生が少なく，美容上優れています．一方縦切開は，短時間で開腹することができ，上方への延長が可能であり，腹壁神経の損傷が少ないなどの長所があります．

②子宮壁切開
最も一般的な腹式深部帝王切開術では子宮下部を横切開します．早産や前置胎盤の場合に行われる古典的帝王切開術では体部を縦切開します．その他特殊な場合に体部下部横切開や子宮下部縦切開が行われることがあります．

③～⑤胎児娩出・臍帯切断
児頭の娩出は，用手的に行う場合，ソフト吸引カップを使用する場合，娩出鉗子を使用する場合があります．骨盤位の場合は，骨盤位牽出術に準じた手技が行われます．

⑥胎盤娩出
臍帯の牽引と子宮底の圧迫により胎盤は娩出されます．胎盤が容易に剝離しない場合は用手的に剝離します．

⑦～⑨子宮壁切開創縫合
切開創は筋層縫合と漿膜縫合に分けて行います．筋層は2層に縫合することが多く，合成吸収糸が使用されます．

⑩腹壁切開創縫合
腹壁切開創を縫合し閉腹します．

（杉本充弘・中川潤子）

輸血・輸液

●輸液療法

輸液療法は水分，電解質，カロリーバランスの是正に行われる治療法です．輸液療法を考えるにあたり，体液の分布とその組成を理解する必要があります．生理食塩水（乳酸リンゲル液）を投与した場合，ナトリウム（Na）は基本的に細胞外液に存在するため，細胞外液に分布します．また，細胞外液のうち，間質と血管内は自由に移動可能なため，血管内に投与しても，投与量の1/4〜1/5しか血管内に留まりません．一方，5％ブドウ糖液を投与した場合，ブドウ糖は速やかに代謝され，基本的に自由水を投与したことになり，細胞内，細胞外に均等に分布します．

輸液剤は，主に，①水分，電解質，酸塩基平衡異常の是正を目的に用いられる電解質輸液剤，②循環血漿量の増加を目的に用いられる血漿増量剤，そして，③糖，脂肪，アミノ酸の補給を目的に用いられる栄養輸液剤に分類されます．

主に各病態における輸液開始時の代表的な処方例を示します．

(1) 体液量減少によるショック状態
・生理食塩液，乳酸リンゲル液ないしはソリタ®T1号で開始する．
・投与量は血圧，尿量，心拍出量，臨床症状などの臨床的パラメータにより決定するが，急速な補液が必要となる．
・重症の貧血，活動性の出血時は血液製剤を投与する．
・循環動態の改善後，高張性脱水（自由水欠乏で高Na血症）の場合には5％ブドウ糖液を投与する．等張性脱水・低張性脱水の場合には生理食塩水，乳酸リンゲル液を投与する．
・尿量30mL/時を目標とする．

(2) 大量嘔吐
・生理食塩水で開始する．
・塩素（Cl）喪失に伴い，代謝性アルカローシスとなるため，ラクテート含有製剤は使用しない．
・必要に応じ，Cl含有量の多いアミノ酸製剤を投与する．

(3) 大量下痢
・ソリタ®T3号あるいはソリタ®T2号で開始する．
・炭酸水素イオン（HCO_3^-），ナトリウムイオン（Na^+）が失われ，代謝性アシドーシスとなり，カリウム（K）も喪失することが多い．

体液の分布と組成

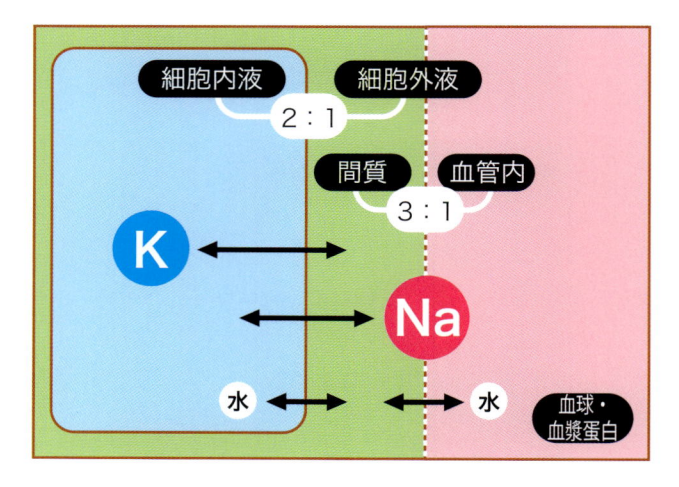

体液が占める割合は，男性で60％，女性で50％である．体液は，細胞内液と細胞外液に分布し，それらは，2：1の割合で分布する．電解質は，細胞内液にはKが，細胞外液にはNaが分布し，これらが細胞膜を介して行き来している．また，細胞外液は間質内と血管内に，3：1の割合で分布する．

自己血貯血

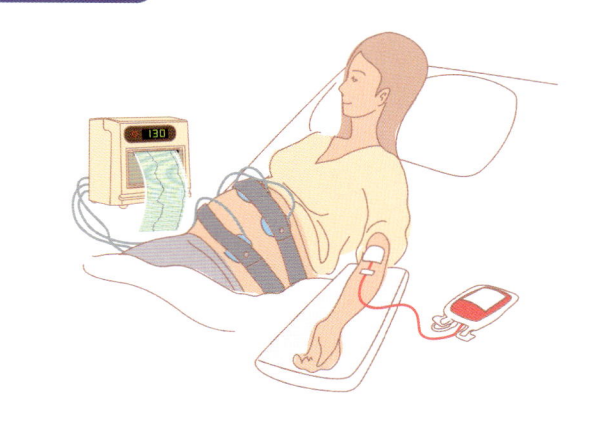

＜貯血前の準備＞
・鉄剤の内服が開始されている
・Hb 10g/dL以上の確認

＜貯血の手順＞
▶（仰臥位低血圧の予防のため）側臥位もしくは半座位で行う
▶胎児ノンストレステスト（NST）を行う
▶血管確保，補液
▶自己血貯血用バック穿刺針を穿刺して貯血（迷走神経反射に注意）
▶撹拌しながら約300mL貯血

●輸血療法

妊産婦死亡原因の1/3が産科出血であり，日本産科婦人科学会周産期委員会の報告によると，分娩250例に1例の割合で2,000mL以上の出血があり，母体生命に危険が及ぶ可能性があります．リスク因子には前置・低置胎盤，多胎分娩，帝王切開分娩などが挙げられます．しかし，産科出血は予期せぬ大量出血もあり，また比較的少量の出血でも産科播種性血管内凝固症候群（DIC）を発症しやすいという特徴があります．日本で利用される主な血液製剤には，全血製剤，赤血球濃厚液（RCC-LR），新鮮凍結血漿（FFP-LP），血小板濃厚液，アルブミン製剤があります（p229）．大量出血への対応については，ショックインデックス（脈拍数/収縮期血圧）を指標として管理することが提案されています．産科出血ではフィブリノーゲンをはじめとして凝固因子が大量に喪失・消費されるため，凝固因子を含んだ新鮮凍結血漿の輸血も重要です．補充療法の目標

大量出血の分類

	Class I	Class II	Class III	Class IV
	無症状	頻脈，脈波の減少	頻脈の増悪，低血圧，四肢の冷感	ショック，乏尿
ショックインデックス	<1	1〜1.5	1.5〜2.0	>2
喪失量	15%	20〜25%	30〜35%	40%
推定出血量（非妊娠）	500〜1,000mL	1,200〜1,500mL	1,800〜2,100mL	>2,400mL
治療施設		高次施設へ搬送考慮	高次施設へ搬送	
対応	出血原因の検索・除去 血管確保 血圧・心拍・SpO₂モニタリング 出血量・尿量のチェック	輸血の準備	DICの有無を検索 止血異常が存在すれば， 新鮮凍結血漿や 血小板濃厚液の投与	DICの有無を検索 止血異常が存在すれば， 新鮮凍結血漿や 血小板濃厚液の投与
輸液・輸血療法	細胞外液の輸液 （出血量の2〜3倍）	細胞外液に加え， 膠質輸液剤の考慮	DICの有無を検索 止血異常が存在すれば， 新鮮凍結血漿や 血小板濃厚液の投与	赤血球濃厚液輸血 止血異常が存在すれば， （赤血球濃厚液輸血が10単位以上 必要な場合）新鮮凍結血漿や 血小板濃厚液の投与

ショックインデックス：脈拍数/収縮期血圧．妊婦の場合は，ショックインデックス1は約1.5L，ショックインデックス1.5は約2.5Lの出血量であることが推測される．

危機的出血

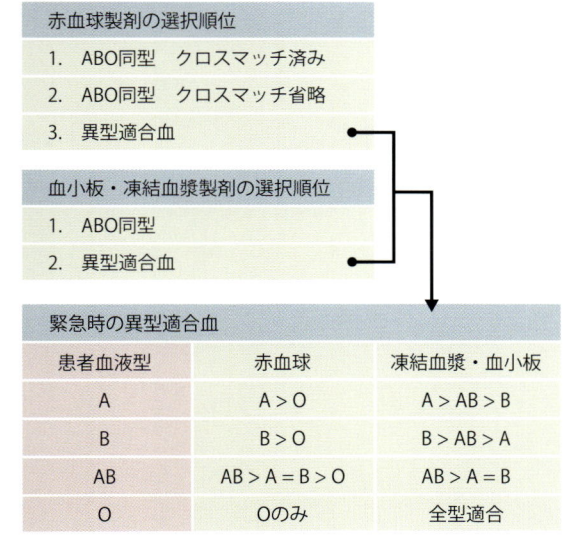

赤血球製剤の選択順位
1. ABO同型　クロスマッチ済み
2. ABO同型　クロスマッチ省略
3. 異型適合血

血小板・凍結血漿製剤の選択順位
1. ABO同型
2. 異型適合血

緊急時の異型適合血

患者血液型	赤血球	凍結血漿・血小板
A	A > O	A > AB > B
B	B > O	B > AB > A
AB	AB > A = B > O	AB > A = B
O	Oのみ	全型適合

（第一選択）＞（第二選択）

補充療法のコツ

	最低レベル	0から最低レベルまでの必要量
赤血球濃厚液（RCC-LR）140mL	Hb：6g/dL	10単位
新鮮凍結血漿（FFP-LP）120mL/単位	フィブリノゲン：100mg/dL	10単位
血小板濃厚液 20mL/単位	血小板：5万/dL	20単位

値と投与量の計算を正確に行うことは重要ですが，時間的に切迫している場合も少なくありません．血中ヘモグロビン値，フィブリノーゲン値，血小板の最低必要量を，それぞれ，6g/dL，100mg/dL，5万/μLと定め，それぞれ0値から最低レベルまで上げるのに必要な血液製剤単位数が赤血球濃厚液10単位，新鮮凍結血漿10単位，血小板濃厚液20単位であることを覚えておくと便利です．

また，2007年（平成19年）日本麻酔科学会は，「危機的出血における輸液・輸血療法においては，救命を最優先して行うこと」を強調しています．すなわち，同種輸血がすぐに入手可能ではない場合に，ABO型が異なった血液製剤の使用（異型適合赤血球輸血）も念頭にいれたガイドラインを発刊しています（表）．

● 自己血輸血

自己血輸血は，まだ妊婦への安全性が十分に確立されたものではなく，適応に関しては厳格に吟味する必要があります．現在適応とされているのは，まれな血液型（不規則抗体陽性）で大量出血が予測される場合（癒着胎盤疑い，前置胎盤，既往帝王切開，巨大子宮筋腫，羊水過多，巨大児）です．通常，帝王切開予定日の4週間前から貯血を開始することが多いです．1回に約300mLずつ，貯血の基準を満たせば1週間ごとに2〜3回貯血します．

（金川武司）

付録

妊娠中・授乳中の薬物使用

注：1) 一般名，製品名として挙げたものは全てではない
　　2) それぞれ以下のような基準で示してある
　　　＊妊娠中非妊時と同様の注意で処方してよい薬剤＝妊娠中の投与で児に悪影響があったとする報告がなく，添付文書でも禁忌になっていない．投与の必要性，もしくは投与の有用性さえ説明できれば投与して構わない薬剤
　　　＊妊娠中特別な注意が必要だが処方してよい薬剤＝投与の有用性と児に及ぼす悪影響を慎重に比較して処方すべき薬剤
　　　＊妊娠中処してはならない，もしくは処方しない方がよい薬剤＝妊娠中の投与で児に悪影響が報告されている，あるいは添付文書上禁忌になっている，あるいは妊娠中に投与する必要性がない薬剤
　　　＊安全に授乳が継続できる薬剤＝授乳中の投与で児に影響が出る可能性がないか，ほとんどない薬剤．添付文書では母乳中へ移行する場合は，ほとんど全て授乳中止になっているので，添付文書は参考にしていない．主として American Academy of Pediatrics（AAP）の見解を参考にしている．患者には AAP の見解に従っている旨，説明することが望ましい．一般に，授乳中は乳児の消化管からの吸収のステップが加わるために，妊娠中と比較して児への安全性は高い．ここに挙げたもの以外にも，授乳中に安全に使えるものがたくさんあるが，ここでは主として AAP のリストに記載されたものをまとめた．
　　　＊授乳中児に影響が出る可能性がある薬剤＝授乳中の投与で児に影響が出る可能性がある薬剤，あるいは授乳中止を検討すべき薬剤．
　　3) 添付文書を再確認するなどしてから処方していただきたい．授乳中については，AAPの見解を参照していただきたい．

薬効・分類	妊娠中					
	非妊時と同様の注意で処方してよい薬剤		特別な注意が必要だが処方してよい薬剤		処方してはならない，もしくは処方しない方がよい薬剤	
	一般名/分類	製品名	一般名/分類	製品名	一般名/分類	製品名
抗生物質	ペニシリン系抗生物質	ビクシリン，サワシリン，ユナシン	バンコマイシン[*1]	塩酸バンコマイシン	アミノグリコシド系抗生物質	カナマイシン，硫酸ストレプトマイシン，ゲンタシン
	セフェム系抗生物質	ケフレックス，オラセフ，セフスパン，トミロン，セフゾン，メイアクト，フロモックス			テトラサイクリン系抗生物質	ミノマイシン
	マクロライド系抗生物質	エリスロマイシン，クラリス，クラリシッド，アセチルスピラマイシン			クロラムフェニコール系抗生物質	クロロマイセチン
	リンコマイシン系抗生物質	リンコシン				
抗菌薬					キノロン系抗菌薬[*2]	タリビッド，バクシダール，クラビット
					ST合剤	バクタ
結核治療薬			リファンピシン	リマクタン，リファジン		
			イソニアジド	イスコチン		
			エタンブトール	エサンブトール，エブトール		
抗真菌薬	ナイスタチン	ナイスタチン	テルビナフィン[*3]	ラミシール	グリセオフルビン[*4]	フルシンF
	アムホテリシンB	ファンギゾン			フルコナゾール	ジフルカン
	フルシトシン	アンコチル			ミコナゾール	フロリードF
	クロトリマゾール	エンペシド			イトラコナゾール	イトリゾール
原虫治療薬・駆虫薬	ピランテル	コンバントリン	メトロニダゾール[*5]	フラジール	キニーネ	塩酸キニーネ
					アルベンダゾール	エスカゾール
					スルファドキシン・ピリメタミン配合薬	ファンシダール

*1 fetal/maternal concentration ratio＝0.76で，母体に聴覚障害，腎障害が報告されている．細菌性心内膜炎でペニシリンアレルギーがある場合や，MRSA，antibiotic-induced *Clostridium difficile* colotis などで，母体の命にかかわる重篤な感染症での使用に限る
*2 添付文書で禁忌だが，服用してしまった場合の危険性は高くない
*3 定期的な肝機能検査（肝障害発見），CBC（汎血球減少発見）が必要
*4 男性は投与中および投与中止後6ヵ月間，女性は投与中および投与中止後1ヵ月間避妊が必要

付　録

薬効・分類	妊娠中					
	非妊時と同様の注意で処方してよい薬剤		特別な注意が必要だが処方してよい薬剤		処方してはならない，もしくは処方しない方がよい薬剤	
	一般名/分類	製品名	一般名/分類	製品名	一般名/分類	製品名
抗ウイルス薬	アシクロビル	ゾビラックス，アシクリル，ビクロックス			アマンタジン	シンメトレル
	バラシクロビル	バルトレックス			リバビリン*6	レベトール
	ビダラビン	アラセナ-A，カサール			ガンシクロビル*7	デノシン
	オセルタミビル	タミフル				
	ザナミビル	リレンザ				
非ステロイド系消炎薬	アセトアミノフェン	カロナール，アンヒバ，ピリナジン，アルピニー	アスピリン*8	アスピリン，バファリン	インドメタシン	インダシン
			ケトプロフェン*9	メナミン，エパテック，セクター	ジクロフェナク	ボルタレン，ナボール
			イブプロフェン*9	ブルフェン	フェンブフェン	アンフェット
			ナプロキセン*9	ナイキサン	プラノプロフェン	ニフラン
					メフェナム酸	ポンタール
					ロキソプロフェン	ロキソニン
					スルピリン	メチロン
					ミグレニン	ミグレニン
					チアプロフェン	スルガム
					ピロキシカム	フェルデン，バキソ
					オキサプロジン	アルボ
					スリンダク	クリノリル
片頭痛治療薬			スマトリプタン	イミグラン	ジヒドロエルゴタミン*10	ジヒデルゴット
			ゾルミトリプタン	ゾーミッグ		
			エレトリプタン	レルパックス	ロメリジン*11	ミグシス，テラナス
抗ヒスタミン薬	クロルフェニラミン	ポララミン			ジフェンヒドラミン*12	レスタミン
	クレマスチン	タベジール			ジフェニルピラリン	ハイスタミン
	ヒドロキシジン	アタラックス			アリメマジン	アリメジン
	シプロヘプタジン	ペリアクチン			プロメタジン	ピレチア，ヒベルナ
					ホモクロルシクリジン	ホモクロミン
					メキタジン	ニポラジン，ゼスラン
抗アレルギー用薬	クロモグリク酸ナトリウム	インタール(吸入)	アゼラスチン	アゼプチン，ラスプジン	オキサトミド	セルテクト
			エピナスチン	アレジオン	トラニラスト	アインテール，リザベン
			オザグレル	ドメナン，ベガ	ペミロラストカリウム	アレギザール，ペミラストン
			セラトロダスト	ブロニカ	メキタジン	ゼスラン

*5　添付文書では妊娠初期禁忌，しかし安全性は高く細菌性腟症には必要，腟剤は禁忌ではない
*6　女性は投与中および投与終了後6ヵ月間は避妊．男性は投与中および投与終了後6ヵ月間は避妊/投与中および投与終了後6ヵ月間は本剤が子宮内へ移行しないようにコンドームを使用
*7　女性は投与期間中，避妊．男性は投与期間中および投与後90日間避妊
*8　添付文書で禁忌，もしくはそれに準じている．特別な目的(1日投与量150mg以下)以外には使用しない
*9　妊娠後半には使用しない
*10　麦角アルカロイドで血管収縮，子宮収縮作用がある
*11　Ca拮抗薬
*12　添付文書では使用しないことが望ましいになっているが，安全性は高い

妊娠中・授乳中の薬物使用

薬効・分類	妊娠中					
	非妊時と同様の注意で処方してよい薬剤		特別な注意が必要だが処方してよい薬剤		処方してはならない，もしくは処方しない方がよい薬剤	
	一般名/分類	製品名	一般名/分類	製品名	一般名/分類	製品名
抗アレルギー用薬			タザノラスト	タザレスト	トリプロリジン	ベネン
			フマル酸エメダスチン	ダレン，レミカット		
			フマル酸ケトチフェン	サジフェン，ザジテン，メラボン		
			フェキソフェナジン	アレグラ		
			セチリジン	ジルテック		
			ザフィルルカスト	アコレート		
			モンテルカスト	キプレス，シングレア		
ホルモン薬，内分泌疾患治療薬	レボチロキシン	チラーヂン	プラステロン*13	マイリス	結合型エストロゲン	プレマリン
	チアマゾール	メルカゾール	ジドロゲステロン*14	デュファストン	メストラノールの合剤	ルテジオン，ノアルテン-D
	プロピルチオウラシル	プロパジール，チウラジール			エストリオール	エストリール
	デスモプレシン	デスモプレシン			メドロキシプロゲステロン	ヒスロン
	副腎皮質ホルモン	プレドニン，リンデロン			経口避妊薬	アンジュ，オーソ，ソフィア，ノアルテン
					クロミフェン	クロミッド
					ブセレリン	スプレキュア
					ナファレリン	ナサニール
					ダナゾール*15	ボンゾール
痛風治療薬					コルヒチン*16	コルヒチン
抗リウマチ薬					メトトレキサート*17	リウマトレックス
					レフルノミド*18	アラバ
					金チオリンゴ酸	シオゾール
角化症治療薬					エトレチナート*19	チガソン
ビタミン剤	ビタミンB_1	アリナミン	ビタミンD_3	ワンアルファ	ビタミンA*20	チョコラA
	ビタミンB_6	ピドキサール	ビタミンE	ユベラ		
	ビタミンB_{12}	メチコバール				
	ビタミンC	ハイシー，シナール				
	葉酸*21	フォリアミン				
造血薬	鉄	フェロミア，テツクール，フェルム				

*13 子宮頸管熟化に認可されているが，有効性のデータが不十分
*14 体外受精の黄体サポートを除いて有用性のデータが不十分
*15 妊娠8週以降の使用で女児外陰部の男性化
*16 父親が本剤を服用した場合，その配偶者より，Down症候群およびその他の先天異常児が出生する可能性があるとの報告があるが，否定的
*17 女性は投与中および投与終了後少なくとも1月経周期避妊，男性は投与中および投与終了後少なくとも3ヵ月間避妊
*18 女性は投与期間中避妊/挙児を希望する場合は，本剤の投与の中止および薬物除去を考慮．男性は投与期間中避妊/挙児を希望する場合は，本剤の投与の中止および薬物除去を考慮
*19 催奇形性がある，男性女性とも投与中および投与中止後少なくとも2年間は避妊/献血してはならない

付　録

薬効・分類	妊娠中					
	非妊時と同様の注意で処方してよい薬剤		特別な注意が必要だが処方してよい薬剤		処方してはならない，もしくは処方しない方がよい薬剤	
	一般名/分類	製品名	一般名/分類	製品名	一般名/分類	製品名
降圧薬	ヒドララジン	アプレゾリン			アンジオテンシン変換酵素(ACE)阻害薬[*22]	カプトリル，レニベース，ゼストリル，セタプリル，ロンゲス，アデカット，チバセン，インヒベース
	メチルドパ	アルドメット				
	Ca拮抗薬[*23]	アダラート，ヘルベッサー，ワソラン				
	α遮断薬	ミニプレス，ハイトラシン，カルデナリン				
強心薬	ジゴキシン	ジゴキシン				
抗狭心薬	ニトログリセリン	ニトログリセリン舌下錠，ニトロペン，ミリステープ				
	イソソルビド	ニトロール，フランドルテープ				
	ジピリダモール	ペルサンチン				
抗不整脈薬	リドカイン	キシロカイン			フレカイニド	タンボコール
	メキシレチン	メキシチール			アミオダロン	アンカロン
	プロカインアミド	アミサリン				
	ジソピラミド	リスモダン				
高脂血症治療薬[*24]					プラバスタチン	メバロチン
					シンバスタチン	リポバス
					フルバスタチン	ローコール
					アトルバスタチン	リピトール
					ピタバスタチン	リバロ
					クロフィブラート	ビノグラック
糖尿病治療薬	インスリン	ヒューマログ，ノボラピッド，ヒューマリンRなど	メトホルミン[*25]	グリコラン	メトホルミンを除く経口糖尿病薬	ヘキストラスチノン，グリミクロン，アクトス
止血薬	フィトナジオン	ケーワン	トラネキサム酸[*26]	トランサミン		
	メナテトレノン	ケイツー	カルバゾクロム[*26]	アドナ		
抗凝固薬	ヘパリン	ノボ・ヘパリン，カプロシン			ワルファリン[*29]	ワーファリン
	低分子ヘパリン[*28]	フラグミン，ローヘパ				
気管支拡張薬	サルブタモール	ベネトリン，サルタノール				
	テルブタリン	ブリカニール				
	クレンブテロール	スピロペント				

[*20] 5,000IU以上は禁忌，10,000単位以上で催奇形性の報告がある
[*21] 妊娠前から妊娠3ヵ月までのすべての妊婦にサプリメントとして0.4mg/日の服用が勧められる．神経管開存の児を分娩した既往がある場合は，4mg/日程度まで増量可能
[*22] 胎児毒性がある．胎児死亡に至る可能性がある
[*23] 添付文書では禁忌になっているが，安全性に関するデータは蓄積されてきている
[*24] 妊娠中の高脂血症治療は不要と考えられている，また胎盤通過性が不明の薬剤が多い
[*25] メトホルミンは，添付文書上は禁忌であるが，妊娠中に投与した報告が多く，安全性は高い
[*26] 使う必要性がまずない

妊娠中・授乳中の薬物使用

薬効・分類	妊娠中					
	非妊時と同様の注意で処方してよい薬剤		特別な注意が必要だが処方してよい薬剤		処方してはならない，もしくは処方しない方がよい薬剤	
	一般名/分類	製品名	一般名/分類	製品名	一般名/分類	製品名
気管支拡張薬	フェノテロール	ベロテック				
	キサンチン誘導体	テオロング，テオドール				
	イソプロテレノール					
	エフェドリン	エフェドリン				
	アミノフィリン	ネオフィリン				
ステロイド吸入薬	ベクロメタゾン	キュバール				
	ブデソニド	パルミコート				
鎮咳薬	ベントキシベリンクエン酸塩	トクレス	リン酸コデイン*29	リン酸コデイン		
	デキストロメトルファン	メジコン				
	ジメモルファン	アストミン				
	ベンプロペリン	フラベリック				
去痰薬	ブロムヘキシン	ビソルボン	カルボシステイン	ムコダイン		
	アンブロキソール	ムコソルバン				
制吐薬	メトクロプラミド	プリンペラン			ジフェンヒドラミン・ジプロフィリン	トラベルミン
	ジメンヒドリナート	ドラマミン			ドンペリドン	ナウゼリン
					プロクロルペラジン	ノバミン
胃炎・消化性潰瘍治療薬	制酸剤	重曹（炭酸水素ナトリウム），アルミゲル，酸化マグネシウム（カマ）	抗ドーパミン剤	ドグマチール	抗ガストリン剤	プロミド
	抗コリン剤	ダクチル，ブスコパン，コリオパン，コスパノン			組織修復・粘液産生分泌促進剤	ゲファニール
	抗ペプシン剤	アルサルミン			プロスタグランジンアゴニスト治療剤*30	サイトテック，カンムリード
	抗ガストリン剤	プロミド				
	消化管粘膜局麻剤	ストロカイン				
胃炎・消化性潰瘍治療薬	選択的ムスカリン受容体拮抗剤	ガストロゼピン，チアトン				
	粘膜保護剤	イサロン，アランタノイエル，セルベックス				
	組織修復・粘液産生分泌促進剤					
	臓器抽出物	ソルコセリル				
	H_2ブロッカー	タガメット，ガスター，ザンタック，アルタット				

*27 催奇形性あり，妊婦には絶対に使わないように注意
*28 添付文書では禁忌になっているが，ヘパリンと同程度あるいはそれ以上の安全性がある
*29 新生児に多動，神経過敏などの禁断症状が出ることがある．長期使用は避ける
*30 催奇形性（できあがった器官の破壊による）あり，妊婦には絶対に使わないように注意

付録

薬効・分類	妊娠中					
	非妊時と同様の注意で処方してよい薬剤		特別な注意が必要だが処方してよい薬剤		処方してはならない，もしくは処方しない方がよい薬剤	
	一般名/分類	製品名	一般名/分類	製品名	一般名/分類	製品名
胃炎・消化性潰瘍治療薬	プロトンポンプ阻害剤 その他	オメプラール，オメプラゾン，タケプロン，パリエット マーズレンS，コランチル，キャベジンU，S・M散				
潰瘍性大腸炎治療薬	サラゾスルファピリジン*31	サラゾピリン				
緩下薬	ピコスルファートナトリウム センノシド*32 センナ*32 大黄*32 ビサコジル 酸化マグネシウム	ラキソベロン プルセニド アローゼン 大黄甘草湯 テレミンソフト坐薬，コーラック マグラークス，カマ				
止瀉薬・整腸薬	ロペラミド 乳酸菌	ロペミン ラックビー，ビオフェルミン				
向精神・神経薬，睡眠薬			ジアゼパム クロルジアゼポキシド アルプラゾラム オキサゾラム ペントバルビタール	セルシン バランス，コントール コンスタン，ソラナックス セレナール ラボナ	トリアゾラム エスタゾラム クアゼパム ハロペリドール ブロモワレリル尿素 ゾルピデム クロルプロマジン レボメプロマジン	ハルシオン ユーロジン ドラール セレネース ブロバリン マイスリー ウインタミン，コントミン ヒルナミン
抗不安薬，抗うつ薬			ロラゼパム エチゾラム アミトリプチリン アモキサピン ミアンセリン	ワイパックス デパス トリプタノール アモキサン テトラミド	イミプラミン クロミプラミン ノルトリプチリン マプロチリン パロキセチン フルボキサミン	トフラニール，イミドール アナフラニール ノリトレン ルジオミール パキシル デプロメール，ルボックス
抗てんかん薬			バルプロ酸ナトリウム カルバマゼピン プリミドン フェノバルビタール クロナゼパム	デパケン，セレニカR テグレトール プリミドン フェノバルビタール リボトリール	トリメタジオン フェニトイン	ミノアレ ヒダントール，アレビアチン

＊31 添付文書では使用しないことが望ましいとなっているが安全性は高い
＊32 添付文書では禁忌もしくはそれに近い扱いになっているが安全性は高い

妊娠中・授乳中の薬物使用

薬効・分類	妊娠中					
	非妊時と同様の注意で処方してよい薬剤		特別な注意が必要だが処方してよい薬剤		処方してはならない，もしくは処方しない方がよい薬剤	
	一般名/分類	製品名	一般名/分類	製品名	一般名/分類	製品名
麻薬とその類似薬	ブプレノフィン メペリジン ペンタゾシン	レペタン ソセゴン，ペンタジン	ブトルファノール フェンタニル モルヒネ オキシコドン	スタドール 塩酸モルヒネ パビナール		
局所麻酔薬	リドカイン ジブカイン ブピバカイン メピバカイン プロカイン テトラカイン	キシロカイン ペルカミン マーカイン カルボカイン 塩酸プロカイン テトカイン				
局所麻酔補助薬	アドレナリン	ボスミン				
全身麻酔薬	チオペンタール ハロタン 亜酸化窒素	ラボナール フローセン 笑気	ケタミン	ケタラール		
筋弛緩薬	スキサメトニウム ベクロニウム パンクロニウム	スキサメトニウム注 マスキュラックス ミオブロック				
予防接種	破傷風 日本脳炎 インフルエンザ B型肝炎		BCG ジフテリア 百日咳 Weil病 狂犬病 A型肝炎 コレラ		麻疹 風疹 ポリオ ムンプス 水痘 黄熱病	
漢方薬	右記以外の漢方薬				真武湯*33 大承気湯*33 六味丸*33 桂枝茯苓丸*33 牛車腎気丸*33 三黄瀉心湯*33 潤腸湯*33 大柴胡湯*33 八味地黄丸*33 麻黄附子細辛湯*33 麻子仁丸*33 大黄甘草湯*33 調胃承気湯*33 通導散*33 防風通聖散*33 桂枝加芍薬大黄湯*33	

*33 牛膝，牡丹皮，紅花，桃仁，大黄，無水芒硝，修治附子末を含む漢方薬

付　録

薬効・分類	授乳中			
	安全に授乳が継続できる薬剤		児に影響が出る可能性がある薬剤	
	一般名/分類	製品名	一般名/分類	製品名
抗生物質	ペニシリン系抗生物質	ビクシリン, サワシリン, ユナシン	クロラムフェニコール系抗生物質	クロロマイセチン
	セフェム系抗生物質	ケフレックス, オラセフ, セフスパン, トミロン, セフゾン, メイアクト, フロモックス	リンコマイシン系抗生物質	リンコマイシン
	マクロライド系抗生物質	エリスロマイシン, クラリス, クラリシッド, アセチルスピラマイシン		
	テトラサイクリン系抗生物質	ミノマイシン		
	アミノグリコシド系抗生物質	カナマイシン, 硫酸ストレプトマイシン, ゲンタシン		
抗菌薬	ST合剤	バクタ	ニューキノロン薬	タリビット, バクシダール, クラビット
結核治療薬	リファンピシン	リマクタン, リファジン		
	イソニアジド	イスコチン		
	エタンブトール	エサンブトール, エブトール		
抗真菌薬	フルコナゾール	ジフルカン	イトラコナゾール	イトリゾール
			テルビナフィン	ラミシール
原虫治療薬・駆虫薬	塩酸キニーネ	塩酸キニーネ	メトロニダゾール	フラジール
抗ウイルス薬	アシクロビル	ゾビラックス, アシクリル, ビクロックス	塩酸アマンタジン	シンメトレル
非ステロイド系消炎薬	アセトアミノフェン	カロナール, アンヒバ, ピリナジン, アルピニー	アスピリン	アスピリン, バファリン
	イブプロフェン	ブルフェン		
	インドメタシン	インダシン		
	ジクロフェナク	ボルタレン, ナボール		
	ナプロキセン	ナイキサン		
	ピロキシカム	フェルデン, バキソ		
	メフェナム酸	ポンタール		
片頭痛治療薬	スマトリプタン	イミグラン	ジヒドロエルゴタミンメシル酸塩	ジヒデルゴット
抗ヒスタミン薬	ジフェンヒドラミン	レスタミン	クレマスチン	タベジール
	ヒドロキシジン	アタラックス		
	プロメタジン	ピレチア, ヒベルナ		
	クロルフェニラミン	ポララミン		
抗アレルギー用薬	クロモグリク酸ナトリウム	インタール(吸入)		
	フェキソフェナジン	アレグラ		
	トリプロリジン	ベネン		
ホルモン薬, 内分泌疾患治療薬	レボチロキシン	チラーヂン		
	チアマゾール	メルカゾール		
	プロピルチオウラシル	プロパジール, チウラジール		
	副腎皮質ホルモン	プレドニン, リンデロン		
	メドロキシプロゲステロン	ヒスロン		

妊娠中・授乳中の薬物使用

薬効・分類	授乳中			
	安全に授乳が継続できる薬剤		児に影響が出る可能性がある薬剤	
	一般名/分類	製品名	一般名/分類	製品名
痛風治療薬	コルヒチン	コルヒチン		
抗リウマチ薬	金チオリンゴ酸	シオゾール		
ビタミン薬	ビタミンB_1	アリナミン		
	ビタミンB_6	ピドキサール		
	ビタミンB_{12}	メチコバール		
造血薬	鉄	フェロミア, テツクール, フェルム		
降圧薬	ヒドララジン	アプレゾリン	アテノロール[*34]	テノーミン
	メチルドパ	アルドメット		
	Ca拮抗薬	アダラート, ヘルベッサー, ワソラン		
	アンジオテンシン変換酵素（ACE）阻害薬	レニベース, カプトリル		
強心薬	ジゴキシン	ジゴキシン		
抗不整脈薬	プロカインアミド	アミサリン		
	リドカイン	キシロカイン		
糖尿病治療薬	トルブタミド	トルブタミド		
止血薬	トラネキサム酸	トランサミン		
	カルバゾクロム	アドナ		
	フィトナジオン	ケーワン		
抗凝固薬	ワルファリン	ワーファリン		
気管支拡張薬	アミノフィリン	ネオフィリン		
	サルブタモール	ベネトリン, サルタノール		
	テルブタリン	ブリカニール		
	キサンチン誘導体	テオロング, テオドール		
ステロイド吸入薬	ベクロメタゾン			
鎮咳薬	コデイン	リン酸コデイン		
制吐薬	ドンペリドン	ナウゼリン	メトクロプラミド[*35]	プリンペラン, プロメチン
胃炎・消化性潰瘍治療薬	H_2ブロッカー	タガメット, ガスター, ザンタック, アルタット	H_2ブロッカー	アシノン
潰瘍性大腸炎治療薬			サラゾスルファピリジン	サラゾピリン
緩下薬	センナ	アローゼン		
	ピコスルファートナトリウム	ラキソベロン		
	酸化マグネシウム	マグミット, カマ		
止瀉薬・整腸薬	ロペラミド	ロペミン		
向精神・神経薬, 睡眠薬	ゾルピデム	マイスリー	左記を除くすべての向精神・神経薬, 睡眠薬	
抗不安薬, 抗うつ薬			すべての抗不安薬, 抗うつ薬	
抗てんかん薬	バルプロ酸ナトリウム	デパケン, セレニカR	プリミドン	マイソリン
	フェニトイン	ヒダントール, アレビアチン	カルバマゼピン	テグレトール
			クロナゼパム	リボトリール
			フェノバルビタール	フェノバルビタール

[*34] β遮断薬. 母乳中濃度＞母体血中濃度
[*35] おそらく通常量では問題ない

薬効・分類	授乳中			
	安全に授乳が継続できる薬剤		児に影響が出る可能性がある薬剤	
	一般名/分類	製品名	一般名/分類	製品名
麻薬とその類似薬	モルヒネ	塩酸モルヒネ		
	ペチジン	オピスタン		
局所麻酔薬	リドカイン	キシロカイン		
局所麻酔補助薬				
全身麻酔薬	チオペンタール	ラボナール		
	ハロタン	フローセン		

（佐藤孝道）

輸血・輸液製剤

輸液の種類

1. 電解質輸液剤（目的：水分，電解質，酸塩基平衡異常の是正）

		商品名	Na	K	Ca	Cl	P	lactate	糖質(W/V%)	特徴	主な使用目的	注意点
等張液	5％糖液								5	自由水の補充	高張性脱水	単独では希釈性アシドーシスを生じたり，体液が希釈しすぎる
等張液	生理食塩水		154			154				等張液：細胞外液の補充	循環血液量減少性ショック，低張性脱水，水中毒	大量急速投与はアシドーシスを招く
等張液	乳酸リンゲル液	ラクテック ハルトマン ソルラクト	130	4	3	109		28		等張液：細胞外液の補充	広範な熱傷，手術時，大量嘔吐，大量下痢	重症肝不全，ショック状態では乳酸アシドーシスをきたす
等張液	ブドウ糖加乳酸リンゲル液	ラクテックD ハルトマンD ソルラクトD	130	4	3	109		28	5		細胞外液の補充	
低張液	点滴開始液（1号液）	ソリタT1 ソルデム1	90			70		20	2.6	5％糖液と乳酸リンゲル液を1:1に配合	低張性脱水，高張性脱水および混合性脱水	
低張液	点滴開始液（1号液）	KN補液1A デノサリン1	77			77			2.5	5％糖液と生理食塩水を1:1に配合		
低張液	脱水補給液（2号液）	ソリタT2	84	20		66	18	20	3.2	細胞内電解質であるK，HPO$_4$を含む	高張性および混合性脱水の際の細胞内液と外液の補充	高カリウム血症に注意が必要
低張液	脱水補給液（2号液）	KN補液2B ソルデム2	77.5	30		59		48.5	1.45			
低張液	維持液（3号液）	ソリタT3 ソルデム3A	35	20		35		20	4.3	正常人の水分，電解質の平均必要量	体液のバランスが乱れておらず，異常喪失のないときに用いる	
低張液	維持液（3号液）	フィジオゾール3号	35	20		38		20	10			
低張液	術後回復液（4号液）	ソリタT4号	30			20		10	4.3	自由水が多く，カリウムを含まない	腎機能低下のある術後，新生児，乳幼児，高齢者	

2. 血漿増量剤（目的：循環血漿量の増加）

	商品名	Na	K	Ca	Cl	P	lactate	糖質(W/V%)	特徴	主な使用目的	注意点
膠質輸液剤	ヘスパンダー，サリンヘス，低分子デキストラン糖注	105.6	4	2.7	92.3		20	1		出血，ショック時の血圧維持	大量投与（1,000 mL）により，凝固障害，尿細管上皮細胞に空胞変性を引き起こすことがある
浸透圧利尿剤	マンニトール（15％），グリセロール（10％）									血漿浸透圧を上昇させて利尿を促進	

付　録

輸血の種類

1. 全血輸血

	商品名	由来/単位	容量/単位	主な使用目的	注意点
全血液	全血液-LR（WB-LR）	200mL由来	200mL/単位	一般の輸血適応症に用いる	輸血の第1選択製剤としては用いられない

2. 成分輸血

	商品名	由来/単位	容量/単位	主な使用目的	注意点
赤血球	赤血球濃厚液-LR（RCC-LR）	200mL由来	140mL/単位	貧血に対する治療	
赤血球	洗浄赤血球-LR（WRC-LR）	200mL由来	140mL/単位	貧血症で，血漿成分などによる副作用を避ける場合の輸血に用いる	
血漿	新鮮凍結血漿-LR（FFP-LR）	200mL由来	120mL/単位	①凝固因子の補充 ②凝固阻害因子や線溶因子の補充 ③血漿因子の補充	不適切な使用 1）循環血漿量減少の改善と補充 2）蛋白質源としての栄養補給 3）創傷治癒の促進 4）末期患者への投与 5）その他
血漿	新鮮凍結血漿（FFP）	200mL由来	80mL/単位		
血小板	濃厚血小板（PC）	200mL由来	20mL/単位	①血小板数が2～5万/μLで，止血困難な場合 ②血小板数が2万/μL未満	
血小板	濃厚血小板HLA（PC-HLA）	200mL由来	20mL/単位	血小板減少症で，抗HLA抗体による血小板輸血不応状態	

3. 血液製剤

	商品名	容量/単位	主な使用目的	注意点
アルブミン製剤	アルブミナー5%/250mL 献血アルブミン5%静注/100mL など		①出血性ショックなど ②肝硬変に伴う難治性腹水に対する治療 ③難治性の浮腫，肺水腫を伴うネフローゼ症候群	不適切な使用 1）蛋白質源としての栄養補給 2）脳虚血 3）単なる血清アルブミン濃度の維持 4）末期患者への投与
フィブリノゲン	フィブリノゲンHT静注用	1g/1瓶中	先天性低フィブリノゲン血症の出血傾向	輸注速度が速すぎるとチアノーゼ，心悸亢進または血管内凝固による栓塞を起こすおそれがあるのでゆっくり注入すること
AT-Ⅲ（アンチトロンビンⅢ）	アンスロビンP ノイアート静注用 献血ノンスロン	500単位/10mL 1,500単位/30mL	①先天性アンチトロンビンⅢ欠乏に基づく血栓形成傾向 ②アンチトロンビンⅢ低下を伴う汎発性血管内凝固症候群（DIC）	

（金川武司）

分娩施設の選択

分娩施設の選択

あらゆる点について，いろいろな角度から妊婦自身とその家族が，納得いくまで十分に時間をかけて，それぞれの分娩施設の長所・短所や特徴をよく理解したうえで，分娩施設を自己決定することが何より大切です．

分娩施設の種類

ひと口に産婦人科といっても，産科と婦人科は全く違う領域です．産科は妊娠・出産・産褥，さらに，生まれた新生児も取り扱う母児双方の生命に関わる医療です．分娩施設としては，総合周産期母子医療センター，地域周産期母子医療センター，総合病院産婦人科，産科病院，診療所（医院），助産所など多くのタイプがあります．

分娩施設選択の基準

地域性や施設規模の大小にかかわらず，いずれの施設においても，妊婦とその家族が判断・決定するときに，拠り所となる条件としては，主として①安全性，②快適性，③経済性の3点が挙げられます．

安全性

我が国では妊産婦死亡率，新生児死亡率ともに低いですが，産科領域ではどうしても避けられない異常事態もあり，いかなる高次医療施設においても死亡ゼロとなることはなかなか難しく，絶対に安全ということはあり得ません．安全第一主義の立場から考えれば，ローリスク妊婦でも，いつ発生するか分からない，思わざる緊急事態も念頭に置いて，速やかで万全を期した対応ができる施設に決めることも一つの選択かもしれません．

快適性

いうまでもなく，妊娠や分娩は病気ではありません．健康な女性が経験する自然で生理的な営みです．したがって妊娠経過が順調であれば，リラックスできるアットホームな雰囲気のなかで自分に見合った自然な出産ができる環境選びも大切です．

経済性

定期健診の費用，入院分娩費などは，地域や分娩施設，また入院室などの種類によって違います．

具体的な選択のポイント

①どんな分娩法を主体にしているか，分娩施設によってかなり違うことがありますので，前もってかかりつけの施設の方針を知っておく必要があります．
②母乳で育てたい場合は，母乳哺育に対する施設側の姿勢や，母子同室かどうかの確認をすることが肝心です．
③出産はチームワークです．医師や産科スタッフと，妊婦とその家族との信頼関係があって初めてうまくゆくものです．両親学級，母親学級などの出産準備教育が充実しているかどうかの確認も大事です．
④安心して安全に出産に臨めるように，相談しながら自分の希望をはっきり伝えることができるバースプランを実施しているかどうか，調べてみることも重要です．

総合周産期母子医療センター，地域周産期母子医療センター

合併症を持つハイリスク妊婦でも，妊娠中から産後まで，さらに重症の新生児ケアを行うこともできる24時間体制の救命救急センターの3次医療施設です．

総合病院・大学病院

ともにほとんど変わらない充実した医療設備と豊富なスタッフを擁する施設ですが，一般に待ち時間は長く，定期健診を受けている医師と分娩に立ち会う医師とは違う場合が多いものです．

産科専門病院

ベッド数が20床以上の分娩施設です．総合周産期母子医療センター，地域周産期母子医療センター，大学病院，総合病院よりは，当該地域との関わりが深く，医療スタッフとのコミュニケーションもとりやすく，出産準備教育も充実しています．病院によっては，妊産婦の現状把握やニーズに応えるために時間をかけて継続的に妊産婦をみてゆく「助産師外来」も行われています．

産科診療所（医院）

ベッド数が19床以下の分娩施設で，我が国の全出産の46.5％を取り扱っているといわれています．ほとんどの場合，初診から分娩まで同じ医師に一貫してずっとみてもらうことができ，信頼関係も醸成しやすいと考えられます．地域密着性が高く，診療時間も夕方まで診察しているところも多く，仕事のある妊婦には便利です．また，入院中の面会時間もあまり制限されず，母子同室のところも多いようです．

助産所

問題となる既往症，内科的合併症なども全くない，いわゆる健康体であくまで自然な出産を求める妊産婦が対象となります．妊娠中，分娩，産褥期を継続的に家族的な雰囲気の中でみてもらえるのがメリットといえますが，分娩時に予期せざる緊急事態が発生した時には，提携している嘱託医へ連絡し，必要があれば他の分娩施設へ転送されることになります．

自宅分娩

1950年には，95％であった自宅分娩も，施設分娩が一般化した現在，自宅を含めた施設外での分娩は，きわめて少なく，およそ0.2％となっています．あらかじめ，信頼できる分娩施設で健診を受けながら，十分な準備が必要です．

里帰り分娩

分娩予定施設によって，多少の違いがあるとは思いますが，一般には，まず胎動初覚の認められる妊娠17～20週頃に1回受診し，分娩予約を行うことになります．その後は，特に問題がなければ，無理なく里帰りできる妊娠34～36週頃に，妊娠経過や実施した諸検査の結果などを記載した紹介状を必ず持参して，里帰り分娩ということになります．

（関根　憲・池上靖子）

分娩様式の多様性

付 録

分娩様式の多様性

少子化時代を迎えたいま，女性や家族にとっての出産は，より貴重な経験となっています．安心して出産に臨むにあたり，出産準備教育（両親学級・母親学級）などを通して，妊婦自身や家族が自分達のニーズを明確にしていくことは，大切なことです．具体的な分娩様式は，それぞれの施設によって異なった，様々な方法が考案され，提供されていますが，分娩について正しい知識を獲得したうえで，妊婦やその家族が本来そうした分娩様式についても決めていくべきでしょう．

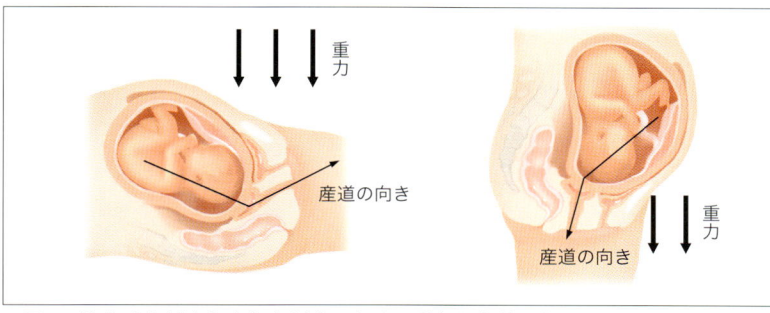

■図1　仰向け産（左）と立ち産（右）における重力と産道の向き

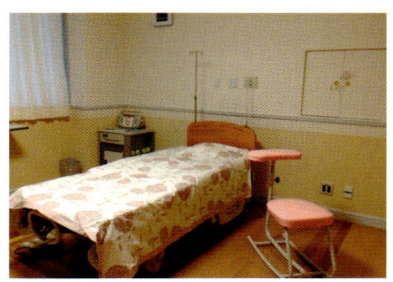

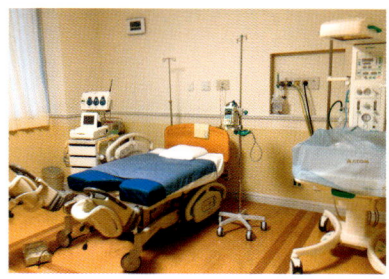

■図2　LDR分娩
東京医科歯科大学医学部附属病院の「LDRシステム」．普段は左のように居間と寝室風の作りだが，出産時には右のように分娩室に一変

ソフロロジー式分娩

従来の西洋のリラックス法に，ヨガや座禅の考えを取り入れた呼吸法・弛緩法を融合させた，積極的リラックス法です．妊娠中から，陣痛を新しい生命誕生を迎えるための幸福の痛みであると，瞑想を通してイメージトレーニングをしながら出産に向けて準備します．方法としては，あぐらの姿勢で，深くゆったりとした腹式呼吸を行いながら，眠りに落ち込む間際のような半覚醒状態（ソフロリミナル）に持っていきます．実際の分娩時には，このイメージトレーニングを生かし，心と体を十分にリラックスさせます．

ラマーズ法分娩

出産準備教育などで，十分に分娩の経過について理解し，具体的な弛緩法と呼吸法を練習・習得し，出産に向けて準備していく方法です．これらにより，分娩や陣痛に対する不安や緊張を緩和させ，心身ともにリラックスして出産に臨むという効果が得られます．最近では，筋肉の力を抜くことのみに専念することがポイントとなり，いきみや呼吸法よりはリラクゼーションが中心となっています．

リーブ法分娩

R（Relaxation）I（Imagination）E（Exercise）B（Breathing）から名付けられた，中国の気功とイメージトレーニングを用いた方法です．最も重要なポイントは気功を行うことによって，陣痛を出産するためのエネルギーとして捉えます．したがって，妊婦自身が主体性を持ち，かつ効率よく頑張れて，できるだけ安定した状態で分娩を乗り切っていくことができます．

フリースタイル分娩

これから増えていく可能性があると考えられる方法です．陣痛を乗り切るためのいろいろな分娩体位（仰臥位・側臥位・座位・膝位・立位）があります．分娩進行中に，楽で好きな自由な姿勢を，産婦自身が試行錯誤していくことになります．したがって，妊娠中から妊婦が主体性，自主性が持てるよう，サポートが必要となります．

LDR分娩

分娩をL（Labor）D（Delivery）R（Recovery）といったひとつの流れと捉え，場所や環境を一定にする方法です．陣痛室への移動がなく，好きな体勢でいられ，プライバシーが保たれて，家庭的な雰囲気の中で，立ち会う家族なども自然な形でいられます．またそのために，医療機器などは分娩直前まで壁内に隠されており，管理上の問題もクリアされます．

水中分娩

痛みを和らげ，分娩や血液循環の促進，精神的リラックスがメリットとなる方法です．専用の温水プール・浴室を使用し，水温・水質の管理に留意します．水中で自由な体位がとれることから主体的になれ，夫婦が一体となり，深い満足感や達成感も得られます．

麻酔分娩

薬剤を使用して，陣痛の疼痛緩和を目的とする方法です．硬膜外麻酔がその主流で，日本では諸外国に比べ，文化的背景や出産事情が異なることもあり，実施頻度は高くはありません．子宮胎盤血流を改善し，胎児の酸素供給を増加させることから，疼痛への恐怖心や不安感が著しいといった精神的な理由や，心疾患・高血圧などの合併症といった身体的理由が適応になります．

（小笹由香・池上靖子）

産科におけるリスクマネージメント

近年，周産期における罹病率や死亡率は母児ともに著しく低下しました．その結果，多くの人々が妊娠・分娩は安全な生理的現象であり，全ての胎児は健康に生まれてくるのが当然と信じてしまう傾向にあります．しかし実際には分娩はさまざまなリスクを伴います．他科と比較し医療訴訟紛争が多くみられます．したがって産科におけるリスクマネージメントは，妊娠・分娩は女性の生理的現象であるとはいえ，突発的な変化が生じることもあり，救急対応が必要になる要素を含んでいることを前提に考えなければなりません．

妊娠・分娩に内在するリスクに対する認識

分娩前のリスク評価

現実には前もってリスクが分かっている妊婦は多くいます．既往歴や合併症，母体や胎児の健康状態をきっちり評価し，医療介入の可能性を常に検討しておく必要があります．また医療機関の能力に応じて，高次の医療施設への転院，母体搬送の手順を整えておきます．

妊娠・分娩に内在するリスク

妊娠は正常であっても母体に大きな負荷を与えます．そのため，妊娠による変化に対し心身ともにうまく適応できない妊婦も出てきます．また，妊娠・分娩の経過が正常であったとしても，母体や胎児の分娩中の異常は予告なしに起こることがあります．母体・胎児の継続的な観察と評価は分娩管理の基本であり，分娩中や産褥期に突発した異常に対して，人の配置や機材の点検など，適切な対応ができる体制を整備しておく必要があります．特に輸血の遅延による母体死亡が散見されるので，1,500mL以上の出血がみられ，バイタルサインに変化がみられた場合には，出血の原因に対する処置とともに，速やかに血液の確保に努めることが肝要です．日本産科婦人科学会などいくつかの学会が集まって，2010年4月に「産科危機的出血への対応ガイドライン」が策定されました．

それによれば，妊婦の出血量の推定にはショックインデックス（SI＝心拍数/収縮期血圧）が有用で，SI＝1は約1.5L，SI＝1.5は約2.5Lの出血量であることが推測されることから，SIが1.5以上の場合は直ちに輸血を開始する必要があります．

脳性麻痺（CP）や胎児・新生児死亡になったケースではしばしば訴訟になります．胎児心拍数陣痛図（CTG）による胎児機能不全（non-reassuring fetal status）の診断は特異性に欠けることがわかっており，特にローリスク群では連続的な監視は必要ないとされていますが，陣痛誘発・促進を行っているケースは必ずモニターし，記録として残しておくことが大切です．なお，脳性麻痺児とその家族の救済のために，2009年「産科医療補償制度」が発足しました．これは分娩に関連して発症した重度脳性麻痺児に対する補償の機能と，脳性麻痺の原因分析・再発防止の機能とを併せ持つ制度として創設されたもので，紛争の防止，早期解決にも役立っています．

信頼関係の形成と文書による記録

医療訴訟の原因として，しばしば認識の違い，コミュニケーション不足があるといわれています．医療を提供するにあたり，医療者は患者および家族に対して適切な説明を行い，十分な理解を得るように努めなければなりません．これがインフォームド・コンセント（IC）であり，医療の現場では常に良好なICを得るためにコミュニケーションを密にとることが重要です．

産科においては，ICを得るにあたっては母と児が独自の権利を持つため，時にそのバランスをどうとるかが問題となることがあります．また，産科は予防医学の側面をもつため，異常の発症を防ぐために医療介入をすることがありますが，分娩には社会学的・人類学的側面もあり，こうした介入が妊産婦の希望と相容れないこともあります．しかし分娩時の緊急事態で，母児に生命の危険が切迫するような時間的余裕のない状況では，患者の決定権よりも医師の裁量が優先するのは当然です．

いずれにしても，産科医師・助産師はできる限り状況を説明することにより，妊産婦および家族の理解を得る努力をし，それらの過程を全て記録に残しておくことが重要です．文書に記録することによって，相互の理解を深める助けとなることもあります．文書によるICは法律の場面でもその重要性が認められ，時に医療訴訟ではその医療行為の妥当性の争点になることがあります．

新生児の取り扱い

分娩では産科医と新生児科医の連携が重要です．仮死児の場合の他，乳児突然死症候群（SIDS），先天異常や変形の発見遅延などが問題となることがあり得ます．また新生児では，児の取り違えや盗難などが起こる可能性もあり，絶対にそのようなことが起こらないような体制やシステム作りをしておく必要があります．

（箕浦茂樹，小早川あかり）

表1　産科におけるリスクマネージメント

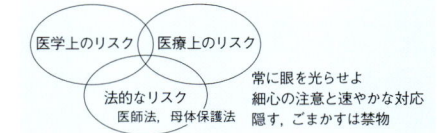

- 医学上のリスク
- 医療上のリスク
- 法的なリスク（医師法，母体保護法）
- 常に眼を光らせよ
- 細心の注意と速やかな対応
- 隠す，ごまかすは禁物

1. 妊娠・分娩に内在するリスクの認識
   分娩前に正常分娩となるかは分からない
   異常の前兆を察知する能力
2. 信頼関係の形成と文書による記録
   医療行為をするときは必ずICを
3. 新生児の取り扱い
   新生児科医との連携，盗難，取り違え

表2　産科における医事紛争の背景

- 決定的なミス
  投薬ミス，陣痛促進剤の不適切使用，など
- 技術・判断力の未熟性
  分娩監視記録（CTG）を読めない
  漫然と吸引分娩を続ける，など
- 最初の対応のまずさ
- ちょっとした行き違い
- 信頼関係の欠如

母体搬送，産褥搬送

付　録

表　母体搬送の適応と要点

母体適応	タイミング	搬送の要点
妊娠34週以前の切迫早産	子宮収縮や子宮口開大など総合的に判断して切迫早産の重症度が高い場合 子宮内感染が関与する場合	・搬送中は，子宮収縮抑制薬の使用を考慮する
前期破水	破水後できるだけ早い搬送が望まれる	・滅菌した腟鏡を使って，子宮口の開大度や臍帯脱出がないことを確認しておく
分娩前出血 　常位胎盤早期剥離 　前置胎盤	母児の予後を規定する因子として，播種性血管内凝固症候群（DIC）の併発や発症から児娩出までの時間が知られている したがって，本症を疑った段階での早期搬送が要求される 出血のみられない場合は，比較的余裕のある搬送が可能 出血の認められる場合は，早めの搬送が望ましい	・ショック症状や胎児機能不全を伴った重症例では，搬送自体のリスクが極めて大きい ・点滴ルートを確保しておく ・帝王切開の既往のある前置胎盤では，帝王切開時の大出血が十分予想されるので，早めの搬送が望ましい
妊娠高血圧症候群	妊娠37週未満に発症した症例や重症の症例では迅速な搬送が望まれる	・抗痙攣剤や降圧剤が投与できるように，他の疾患と同様，点滴ルートを確保しておく ・子癇予防のために，硫酸マグネシウムの投与が必要となる．本剤には呼吸抑制の危険性があるので，気管内挿管ができる医師が患者に付き添う必要がある ・重症の高血圧が認められれば，搬送前あるいは搬送中にヒドララジンのような降圧剤を少量ずつ投与する
切迫早産徴候や他の異常を伴った多胎妊婦	早産徴候を伴う症例に関しては，上述と同様に扱う 双胎妊娠の中でも，一絨毛膜双胎では双胎間輸血症候群（TTTS）や一児死亡に伴う生存児の予後不良例あり，高次施設での管理が要求されるので，早期の紹介が必要である	
重篤な合併症を有する妊婦	合併症の種類と病状により判断	
急性腹症，外傷，交通事故などの外科的疾患を伴った妊娠	速やかに	
診断や処置がその施設でできないような分娩後の合併症	産後出血の場合，ショックインデックス（心拍数／収縮期血圧）が1.5以上（推定出血量2.5L以上）になった場合に，搬送を考慮する	・点滴ルートを確保しておく ・出血時には，乳酸リンゲル液の大量投与（適応があり，可能であれば）輸血も行いつつ搬送する

母体搬送とは

　母体搬送とは，母体・胎児管理を行うため，妊婦を高度医療機関に搬送することをいい，胎児医療と高度の母体管理の対象となる疾患を有する妊産婦（母体・胎児）の搬送と定義されます．

　病的な新生児が出生した後で地域の三次医療施設に搬送する新生児搬送よりも，新生児集中治療を必要とする児の出生が予測される場合にあらかじめ母体をその施設に搬送する母体搬送の方が，周産期死亡率の減少に有用であることが報告されました．この概念が本邦でも次第に定着し，日本各地に総合周産期医療センターが整備されるようになりましたが，まだまだ不十分といわざるをえません．したがって，限られた周産期医療資源を有効に活用できるように，タイミングを逸することのないような母体搬送が望まれます．

母体搬送の適応とタイミング

　母体搬送システムの先進地の一つであるカナダのガイドラインに記された母体搬送の適応疾患とタイミングと搬送の要点を表に示します．

母体搬送の禁忌

　母体搬送が必要と考えられても，次のような状況では搬送自体が母児双方に危険をもたらします．また，救急車内での分娩は極力避けなければなりません．そのために新生児搬送や三次医療施設からの搬送支援が必要な場合もあります．

・分娩前出血によるショックのような搬送前に母体の状況が不安定で改善され得ない状況にある場合
・急速遂娩ができる設備を備えている病院で，急性の胎児機能不全など胎児の状況が安定していない場合
・陣痛がすでに進行しており分娩が差し迫っている場合
・訓練された人間が誰も患者に付き添えない場合
・搬送するにはあまりにも交通事情が悪い場合

（金川武司）

働く女性と妊娠

働く女性の妊娠

妊娠中も，あるいは出産後も働き続けようとする女性は増えています．

日本女性の有業率と潜在的有業率

以前には，女性の一生涯の役割は，家庭にいて妊娠・出産・育児と家族の世話をすることであるという考え方（固定的性別役割意識）がありました．

近年では，高度経済成長と長寿化，情報サービス産業の発展によって，女性も高学歴化し，就業形態の多様化が進むなかで，妊娠・出産・育児期を経て，生涯働き続けようとする女性が増えています．ようやく，女性も男性化を余儀なくされた働き方ではなく，女性の視点から労働を捉え，必要な健康管理をしていこうという時代になっているのです．

しかし，これまでは，社会体制や，労働環境，女性の就業を支える家族（特に男性）の意識は，女性の高学歴化や就業願望に対応できず，働く女性が妊娠するときの職場支援，育児支援や，家庭内での夫の家事・育児負担などは得にくい状況でした．どのようにすれば女性が働き続けながら安心して妊娠・出産できるようになるのでしょうか？

法律による保護

わが国では，職場において女性が母性を尊重され，働きながら安心して子どもを産むことができる条件を整えるために，男女雇用機会均等法と労働基準法が整備されています．

男女雇用機会均等法では，事業主の義務として，妊娠中または出産後の女性労働者が健康診査などを受けるための時間を確保し，その女性労働者が医師などの指導事項を守ることができるように勤務時間の変更などの措置の実施を図らなければならないことを定めています．

主治医から通勤緩和などの指導を受けた場合は，母性健康管理指導事項連絡カードを用いて，事業主にそのことを申し出て，勤務時間短縮などの措置を受けることができます（男女雇用機会均等法23条）．

女性にとって健康に働くとは？

働く女性にとっての健康とは，職業人としても，家庭人としても自尊感情をもって健康管理にあたり，キャリアもファミリーも自分が望んだように形成していけることを示します．それには，生物学的性差（sex）と社会文化的性差（gender）のそれぞれに関して，配慮の行き届いた職場環境が整備されなければなりません．これまで，わが国で，職場におけるリプロダクティブヘルス／ライツ（性と生殖に関する健康と権利）が尊重されてこなかった理由は，労働現場が，健常な壮年男性を基準に考えられていたため，就労者の妊娠や出産は単に労働生産性を下げるものでしかないという誤解があったためと思われます．

しかし，女性は，社会に貢献できる存在であり，長く働き続けることを望んでいます．これからの職場に求められているのは，女性が男性と対等に，健康で安定した職業生活を送ることができ，かつ，妊娠出産などのリプロダクションに際しても，また，月経や更年期など女性"性"にとって特徴的なホルモン，身体，メンタルな変化に対しても，自分の健康を，知識と関心と自信をもって構築していけることであり，かつそれを支援する体制を充実させることであるのは間違いありません．

「21世紀の労働衛生研究戦略会議」でも，今世紀初頭10年間に優先的に取りくむべき課題のうちのひとつとして「働く女性の健康」を位置づけています．

妊娠中の女性の健康支援に求められるもの

高学歴女性たちの多くは，主に専門職として働いていますが，仕事の内容が専門的であるほど，妊娠中の支援は，多岐にわたる必要があります．

まず，身体的健康では，適切な栄養と運動，休養が必要です．また，妊婦健診を受けて定期的に胎児発育と母体の健康状態をチェックしなくてはなりません．毎日の仕事は個々の女性にとって過度の負担にならず，疲労やストレス，タバコなどの有害物質からも守られなくてはなりません．

妊娠中には，免疫状態が変化するため，風邪，感染症，アレルギーなど健康トラブルが発生しやすい可能性があります．また当然，出血，切迫早産，妊娠高血圧症候群などの妊娠トラブルがおきる可能性もあるでしょう．特に忙しく働く女性では，このようなトラブルが多い傾向があるといわれています．勤務時間の短縮や部署・仕事内容の転換，産休や育児休暇のあいだの代替要員，そのための引き継ぎや研修には，本人の要請により会社や周囲が迅速に対応しなくてはなりません．母性健康管理指導事項連絡カードの活用も望まれます．

精神的な支援も必要です．妊娠や出産，育児によって，仕事の評価に不利にならないと保証されなくてはなりません．自分が重要な人間であり，職場に必要とされていると信じられることが大切です．

家族の支援，地域の支援，職場の支援，医療や保育のシステム，法律的・経済的な支援制度が整った先進国では，専門職女性ほど多産で，長く働き，人生に対する満足度も高い傾向があります．急激に社会進出したわが国の女性たちも，働きながら出産し自己実現できることを，社会全体で支えていく必要があります．

1973年労働省の報告によると「労働婦人は家庭婦人に比べて妊娠中，分娩時の障害の率が高いことがうかがわれる」とのべられており，2002年には主に看護師に関する調査が行われ，勤労女性には妊娠悪阻，初迫流産，流産，過期産が多く，職種によりリスクに差があることが示唆されました．

〈対馬ルリ子〉

表1　男女雇用機会均等法

1　保健指導又は健康診査を受けるための時間の確保
事業主は，女性労働者が妊産婦のための保健指導又は健康診査を受診するために必要な時間を確保することができるようにしなければなりません．(均等法22条)
(1) 対象となる健康診査等
　① 妊産婦本人を対象に行われる産科に関する診察や諸検査
　② ①の結果に基づいて行われる個人を対象とした保健指導
(2) 確保すべき必要な時間
　健康診査等に必要な時間は，以下の①から④までをあわせた時間です．
　① 健康診査の受診時間
　② 健康指導を直接受けている時間
　③ 医療機関等での待ち時間
　④ 医療機関等への往復時間
(3) 受診のために確保しなければならない回数
　① 妊娠中
　　妊娠23週までは4週間に1回
　　妊娠24週から35週までは2週間に1回
　　妊娠36週以後出産までは1週間に1回
　② 産後(出産後1年以内)
　　主治医等の指示に従って，必要な時間を確保しなければなりません．
2　指導事項を守ることができるようにするための措置
(1) 指導内容と具体的な措置の例
　① 妊娠中の通勤緩和
　　時差出勤，勤務時間の短縮等の措置
　② 妊娠中の休憩
　　休憩時間の延長，回数の増加等の措置
　③ 妊娠中又は出産後の症状等への対応
　　作業の制限，勤務時間の短縮，休憩等の措置
(2) 妊娠中及び出産後の女性労働者が保健指導又は健康診査に基づく指導事項を守ることができるようにするために事業主が講ずべき措置に関する指針(平成10年4月1日適用)

表2　労働基準法

労働基準法における母性健康管理
(1) 産前・産後休業(第65条第1項，第2項関係)
　① 産前6週間(多胎妊娠の場合は14週間)〈女性が請求した場合に限る〉
　② 産後は8週間
　① 及び②の期間に女性を就業させることはできません．
(2) 妊婦の軽易業務転換(第65条第3項関係)
　妊娠中の女性が請求した場合には，他の軽易な業務に転換させなければなりません．
(3) 妊産婦等の危険有害業務の就業制限(第64条の3関係)
　妊産婦等を妊娠，出産，哺育等に有害な業務に就かせることはできません．
(4) 妊産婦に対する変形労働時間制の適用制限(第66条第1項関係)
　変形労働時間制がとられる場合にも，妊産婦が請求した場合には，1日及び1週間の法定労働時間を超えて労働させることはできません．
(5) 妊産婦の時間外労働，休日労働，深夜業の制限(第66条第2項，第3項関係)
　妊産婦が請求した場合には，時間外労働，休日労働又は深夜業をさせることはできません．
(6) 育児時間(第67条関係)
　生後満1年に達しない生児を育てる女性は，1日2回各々少なくとも30分の育児時間を請求できます．
(育児・介護休業法に基づく短時間勤務制度とは別途与える必要があります.)

■図1　母性健康管理指導事項連絡カード
主治医等は，妊娠中あるいは出産後の働く女性に対して，通勤緩和や勤務時間の短縮等が必要である場合，カードに必要な事項を記入して渡します．働く女性はこのカードを事業主に提出し，事業主は必要な措置を講じます．
・(旧)労働省「勤労婦人の妊娠・出産に関する調査」昭和48年
・張浩子他：勤労が妊娠・分娩に及ぼす影響．大阪労災病院医学雑誌 26：21-24，2002

各種届出と公的補助

妊娠届

母子保健法第15条は「妊娠した者は，厚生労働省令で定める事項につき，速やかに，保健所を設置する市又は特別区においては保健所長を経て市長又は区長に，その他の市町村においては市町村長に妊娠の届出をするようにしなければならない」と定めています．妊娠届に基づいて母子保健に関する各種の行政サービスを受けることができるわが国では，ほとんど全ての妊婦が妊娠届をしています．

母子健康手帳

母子健康手帳は，1942年に始まった「妊産婦手帳」が，その後度々の改良を加えられて現在の形になったもので，妊娠，出産，育児期間を通しての母子の健康記録であるとともに，その間の指導書でもあります．この制度がわが国の母子健康水準の向上に果たしてきた役割は大きく，世界からも注目されています．母子保健法第16条には「妊娠の届出をした者に対して，母子健康手帳を交付しなければならない」と定められており，その様式は厚生労働省令で定められています．1997年からは市町村が交付主体となり，独自の情報を盛り込んだ手帳を作成しています．

妊婦（乳児）一般健康診査

市町村は必要に応じ妊産婦または乳幼児に対して健康診査を行い，または健康診査を受けることを勧奨しなければならないとされています（母子保健法第13条）．医療機関では「一般健康診査受診票」により妊婦健診，健康指導，所定の検査を行い市町村ごとに定められた費用を請求します．2009年には緊急の少子化対策として14回の妊婦健診費用が公費で助成されました．

母子医療の公的補助と扶助

妊娠高血圧症候群，糖尿病，貧血，産科出血，心疾患，小児慢性特定疾患などの医療費や未熟児養育医療，身体障害児育成医療などの一部は公費負担制度があります．また低所得者の生活保護つまり生活，教育，医療，出産，生業，葬祭，介護などへの扶助の一部として公的助産制度があります．妊娠高血圧症候群妊婦や低出生体重児は保健所へ届け出ると助産師，保健師による訪問指導が行われます．

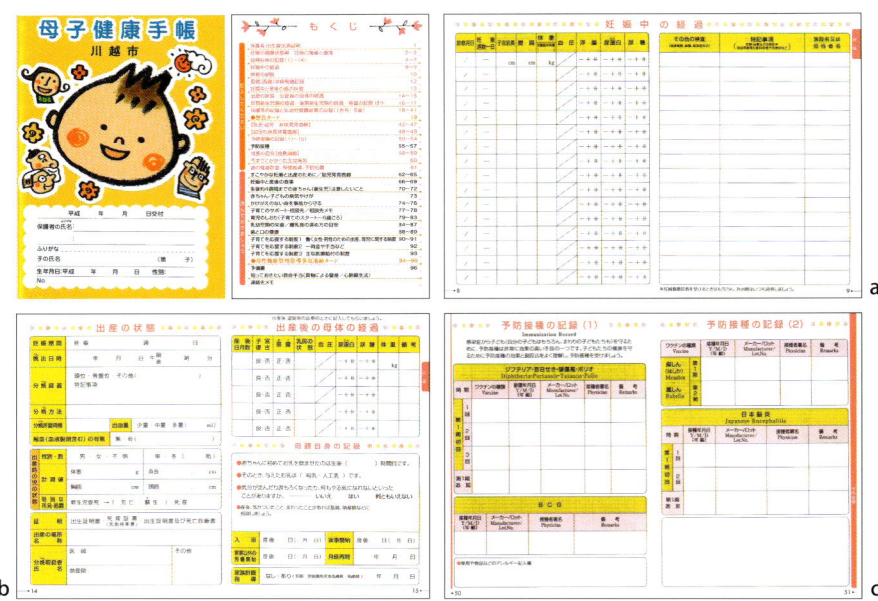

■図1　母子健康手帳の中身　a：妊娠中の経過　b：出産の状態　c：予防接種の記録

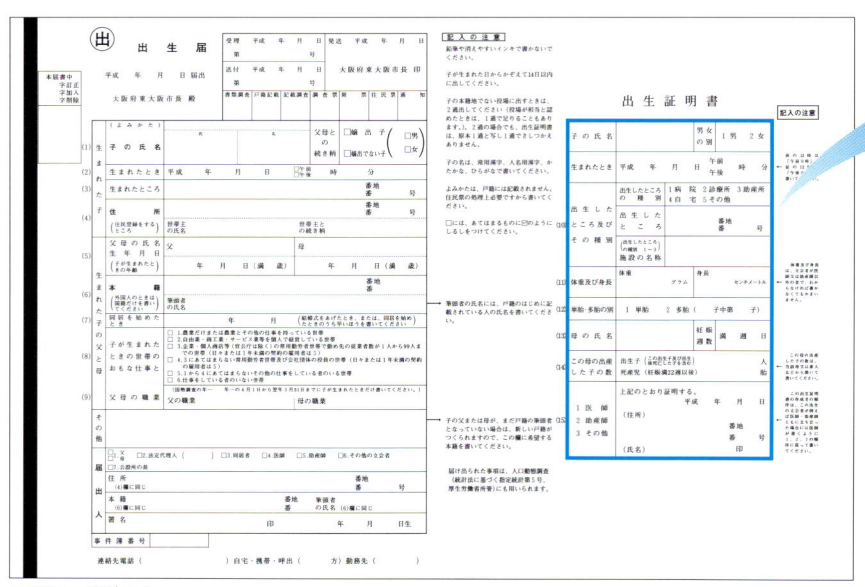

■図2　出生届

出生届と出生証明書

戸籍法第49条は「出生の届出は14日以内にしなければならない」ことと「医師，助産師等による出生証明書を添付しなければならない」ことを定めています．また医師法第19条は「出産に立ち会った医師は交付の求めがあれば正当の事由なく拒んではならない」と「応招の義務」を，同法20条は「出産に立ち会わずに交付してはならない」と「無診察治療等の禁止」を定めています．

出生証明書の書き方

記入にあたっては楷書で書くこと，夜の12時は「午前0時」，昼の12時は

出　生　証　明　書

子の氏名		男女の別	1 男　2 女
生まれたとき	平成　年　月　日　午前／午後　時　分		
出生したところ及びその種別	出生したところの種別	1 病院　2 診療所　3 助産所　4 自宅　5 その他	
	出生したところ	番地／番　号	
	（出生したところの種別 1～3）施設の名称		
体重及び身長	体重　グラム	身長　センチメートル	
単胎・多胎の別	1 単胎　2 多胎（　子中第　子）		
母の氏名		妊娠週数	満　週　日
この母の出産した子の数	出生子（この出生子及び出生後死亡した子を含む）　人		
	死産児（妊娠満22週以後）　胎		
1 医師　2 助産師　3 その他	上記のとおり証明する。平成　年　月　日（住所）番地／番　号（氏名）　印		

■図3　出生証明書

死　産　証　書（死胎検案書）

この死産証書（死胎検案書）は、我が国の死産統計作成の資料としても用いられます。かい書で、できるだけ詳しく書いてください。

記入の注意

(9)	死産児の男女別	1 男　2 女　3 不詳	母の氏名	
			妊娠週数	満　週　日
	死産があったとき	平成　年　月　日　午前・午後　時　分		
(10)	死産児の体重及び身長	体重　グラム	身長　センチメートル	
(11)	胎児死亡の時期（妊娠満22週以後の自然死産に限る）	1 分娩前　2 分娩中　3 不明		
(12)	死産があったところ及びその種別	死産があったところの種別	1 病院　2 診療所　3 助産所　4 自宅　5 その他	
		死産があったところ	番地／番　号	
		（死産があったところの種別1～3）施設の名称		
(13)	単胎・多胎の別	1 単胎　2 多胎（　子中第　子）　3 不詳		
(14)	死産の自然人工別　◆胎児を出生させることを目的として人工的処置を加えたにもかかわらず死産した場合は「自然死産」とします	1 自然死産　2 母体保護法による人工死産　3 母体保護法によらない人工死産　4 不明		

← 妊娠週数は、最終月経、基礎体温、超音波計測等により測定し、できるだけ正確に書いてください。

← 夜の12時は、「午前０時」、昼の12時は「午後０時」と書いてください。

自然死産の原因若しくは理由又は人工死産の理由

◆…欄には…因又は理由を…の側か母の側のいずれかに分けて書き、さらにそれと因果関係のある原因又は理由があれば(イ)欄(ウ)欄と続けて、それぞれ胎児又は母の側に分けて書いてください

ただし、胎児又は母の側いずれか決めかねる場合は、母の側に書いてください

◆自然死産か人工死産か不明の場合は、自然死産の欄に書いてください

自然死産の場合		胎児の側	母の側
I	ア 直接原因又は理由		
	イ (ア)の原因		
	ウ (イ)の原因		
	エ (ウ)の原因		
II	直接には死産に関係しないが，I欄の経過に影響を及ぼした傷病名等		

人工死産の場合		
母体保護法による場合	1 母体側の疾患による	疾患名
	2 その他	理由
母体保護法によらない場合	1 母体側の疾患による	疾患名
	2 その他	理由

(16)	胎児手術の有無	1 無　2 有［部位及び主要所見
(17)	死胎解剖の有無	1 無　2 有［主要所見
(18)	1 医師　2 助産婦	上記のとおり証明（検案）する　証明（検案）年月日　平成　年　月　日　本証明書（検案書）発行年月日　平成　年　月　日（病院、診療所若しくは助産所の名称及び所在地又は医師若しくは助産婦の住所）番地／番　号（氏名）　印

← I欄及びII欄に関係した手術について、術式又はその診断名と関連のある所見等を中心に書いてください。

■図4　死産証書（死胎検案書）

自然死産の原因若しくは理由又は人工死産の理由	自然死産の場合		胎児の側	母の側
	I	ア 直接原因又は理由	胎児水腫	
		イ (ア)の原因	胎児貧血	
		ウ (イ)の原因		羊水過多症
		エ (ウ)の原因		
	II	直接には死産に関係しないが、I欄の経過に影響を及ぼした傷病名等		糖尿病

■図5　記載例

母親は数年前より糖尿病．そのため妊娠後期になって羊水過多症と判明．胎児貧血が進行し胎児水腫となって分娩された．

「午後0時」とすること，記入した内容を訂正する時は訂正印を押すことに注意しましょう．また「生まれたとき」が不明の場合でもわかる範囲で記入し，年月もわからない場合は欄の余白に「不詳」と記入することや，多胎分娩時には出生した子の数だけの証明書（死産証書も同様）が必要とされています．

死産届と死産証書

妊娠満12週以後の全ての死産は医師または助産師の死産証書または死胎検案書を添えて7日以内に届出人の所在地または死産のあった場所の市町村長または区長に届け出なければなりません（厚生労働省令，死産の届出に関する規程）．自然死産とは人工的処置を加えない死産をいいますが，胎児を出生させる目的や胎児が死亡しているときに人工的処置を加えて死亡した場合も含めます．

出産育児一時金，出産手当金等の支給

妊娠12週以後に出産（流死産を含む）した被保険者と扶養家族には1児につき2009年から出産育児一時金39万円と産科医療補償制度3万円が国と医療保険から支給され，医療施設への直接支払い制度も利用出来ることになりました．産前，産後の出産休業中は標準報酬月額の6割が出産手当金として，育児休業中は3割が支給される育児休業給付金制度，復帰後に約1割が支給される育児休業者職場復帰給付金制度などがあります．

（竹村秀雄）

健やか親子21

表1 「健やか親子21」の指標と今後の目標

課題	1 思春期の保健対策の強化と健康教育の推進	2 妊娠・出産に関する安全性と快適さの確保と不妊への支援
保健水準の指標	●十代の自殺率⇒減少傾向へ ●十代の人工妊娠中絶実施率（人口千対）⇒6.5 ●十代の性感染症罹患率⇒減少傾向へ ●15歳の女性の思春期やせ症（神経性食欲不振症）の発生頻度⇒減少傾向へ ●児童・生徒における肥満児の割合⇒減少傾向へ	●妊産婦死亡率⇒半減 ●妊娠・出産について満足している者の割合⇒100％ ●産後うつ病の発生率⇒減少傾向へ
住民自らの行動の指標	●薬物乱用の有害性について正確に知っている小・中・高校生の割合⇒100％ ●十代の喫煙率⇒なくす ●十代の飲酒率⇒なくす ●性行動による性感染症等の身体的影響等について知識のある高校生の割合⇒増加傾向へ	●妊娠11週以下での妊娠の届出率⇒100％ ●母性健康管理指導事項連絡カードを知っている就労している妊婦の割合⇒100％ ●出産後1か月時の母乳育児の割合⇒60％ ●マタニティマークを利用して効果を感じた母親の割合⇒50％
行政・関係団体等の取り組みの指標	●学校保健委員会を開催している学校の割合⇒100％ ●外部機関と連携した薬物乱用防止教育等を実施している中学校・高校の割合⇒100％ ●スクール・カウンセラーを配置している中学校（一定の規模以上）の割合⇒100％ ●思春期外来（精神保健福祉センターの窓口を含む）の数⇒増加傾向へ ●思春期保健対策に取り組んでいる地方公共団体の割合⇒100％ ●食育の取組を推進している地方公共団体の割合（食育における関係機関等のネットワークづくりの推進に取り組む都道府県の割合／保育所，学校，住民組織等関係機関の連携により取組を推進している市町村の割合）⇒それぞれ100％ ●朝食を欠食する子どもの割合⇒なくす	●周産期医療ネットワークの整備⇒全都道府県 ●正常分娩緊急時対応のためのガイドライン作成⇒達成した指標として参考の指標とする（2010年） ●産婦人科医・助産師数⇒増加傾向へ ●不妊専門相談センターの整備⇒2014年までに全都道府県，指定都市，中核市 ●不妊治療を受ける際に，患者が専門家によるカウンセリングが受けられる割合⇒100％ ●不妊治療における生殖補助医療技術の適応に関するガイドラインの作成⇒達成した指標として参考の指標とする（2010年）

注：複数の課題に挙げられている指標がある．

「健やか親子21」とは

わが国の母子保健は，乳児死亡率が著しく改善されるなど世界最高水準にあります．しかし，妊産婦死亡や乳幼児の事故死亡の予防など課題が残っています．また，思春期における健康問題，育児不安や児童虐待など親子の心の問題，周産期・小児救急医療の確保など新たな課題も生じています．

これらの課題について，2000年に「健やか親子21検討会」（座長：平山宗弘 日本子ども家庭総合研究所長）において報告書が策定されました．

「健やか親子21」は，21世紀の母子保健の主な取り組みの方向性を示したビジョンであり，国民，保健・医療・福祉・教育・労働等の関係者，関係機関・団体が一体となって推進する国民運動計画です．また，「健康日本21」の母子保健分野を担っています．

当初は10年間の計画でしたが，2010年の第2回中間評価により延長され，主要課題の下に設定された67の指標について2014年までの計画として実施されています．

「健やか親子21」の理念と基本的視点

「健やか親子21」の基本理念はヘルスプロモーションです．これは，1986年のWHO国際会議（オタワ）において提唱された公衆衛生戦略です．

「健やか親子21」は，次の4つの基本的視点に立脚しています．

（1）20世紀中に達成した母子保健の水準を低下させないために努力

（2）20世紀中に達成しきれなかった

3 小児保健医療水準を維持・向上させるための環境整備

- 周産期死亡率⇒世界最高を維持
- 全出生数中の極低出生体重児の割合，全出生数中の低出生体重児の割合⇒減少傾向へ
- 新生児死亡率，乳児（1歳未満）死亡率⇒世界最高を維持
- 乳児のSIDS死亡率⇒半減
- 幼児（1～4歳）死亡率⇒半減
- 不慮の事故死亡率⇒半減
- う歯のない3歳児の割合⇒80％以上
- 妊娠中の喫煙率，育児期間中の両親の自宅での喫煙率⇒なくす
- 妊娠中の飲酒率⇒なくす
- かかりつけの小児科医を持つ親の割合⇒100％
- 休日・夜間の小児救急医療機関を知っている親の割合⇒100％
- 事故防止対策を実施している家庭の割合⇒100％
- 乳幼児のいる家庭で，風呂場のドアを乳幼児が自分で開けることができないよう工夫した家庭の割合⇒100％
- 心肺蘇生法を知っている親の割合⇒100％
- 乳児期にうつぶせ寝をさせている親の割合⇒なくす
- 6か月までにBCG接種を終了している者の割合⇒95％を維持
- 1歳6か月までに三種混合・麻しんの予防接種を終了している者の割合⇒95％
- 初期，二次，三次の小児救急医療体制が整備されている都道府県の割合⇒100％
- 事故防止対策を実施している市町村の割合（3～4か月児/1歳6か月児健診）⇒55％/50％
- 小児人口に対する小児科医・新生児科医師・児童精神科医師の割合⇒増加傾向へ
- 院内学級・遊戯室を持つ小児病棟の割合⇒100％
- 訪問看護ステーションや患児を一時的に預かるレスパイトケアサービスを整備している自治体の割合⇒100％

4 子どもの心の安らかな発達の促進と育児不安の軽減

- 虐待による死亡数⇒減少傾向へ
- 法に基づき児童相談所等に報告があった被虐待児数⇒増加を経て減少へ
- 子育てに自信が持てない母親の割合（3か月児/1歳6か月児/3歳児健診）⇒12％/18％/21％
- 子どもを虐待していると思う親の割合（同上）⇒0％/5％/10％
- ゆったりとした気分で子どもと過ごせる時間がある母親の割合（同上）⇒82％/74％/62％
- 育児について相談相手のいる母親の割合⇒増加傾向へ
- 育児に参加する父親の割合（同上）⇒よくやっている61％/55％/50％，時々やっている41％/41％/43％
- 子どもと一緒に遊ぶ父親の割合（同上）⇒よく遊ぶ67％/62％/54％，時々遊ぶ36％/38％/42％
- 出産後1か月時の母乳育児の割合⇒60％
- 周産期医療施設から退院したハイリスク児へのフォロー体制が確立している保健所の割合⇒100％
- 乳幼児の健康診査に満足している者の割合（1歳6か月児/3歳児健診）⇒48％/40％
- 育児支援に重点をおいた乳幼児健康診査を行っている自治体の割合⇒100％
- 乳幼児健診未受診児など生後4か月までに全乳児の状況把握に取り組んでいる市町村の割合⇒100％
- 食育の取組を推進している地方公共団体の割合（食育における関係機関等のネットワークづくりの推進に取り組む都道府県の割合/保育所，学校，住民組織等関係機関の連携により取組を推進している市町村の割合）⇒それぞれ100％
- 子どもの心の専門的な診療ができる医師がいる児童相談所の割合⇒100％
- 情緒障害児短期治療施設数⇒全都道府県
- 育児不安・虐待親のグループの活動の支援を実施している保健所の割合⇒100％
- 親子の心の問題に対応できる技術を持った小児科医の数⇒増加傾向へ

（「健やか親子21」第2回中間評価報告書から作成）

課題を早期に克服
（3）20世紀終盤に顕在化し21世紀にさらに深刻化することが予想される新たな課題に対応
（4）新たな価値尺度や国際的な動向を踏まえた斬新な発想や手法により取り組むべき課題を探求

● 「健やか親子21」の課題設定

基本的視点に立って，4つの主要な課題を設定しました．
（1）思春期の保健対策の強化と健康教育の推進
（2）妊娠・出産に関する安全性と快適さの確保と不妊への支援
（3）小児保健医療水準を維持・向上させるための環境整備
（4）子どもの心の安らかな発達の促進と育児不安の軽減

それぞれの課題ごとに，「問題認識」と「取り組みの方向性」を示し，これを受けて「具体的な取り組み」では可能な限り具体的な形での方策を提言しています．

4つの課題について，達成すべき目標として，67の指標（72項目）が設定されています．「健やか親子21」の詳細，各団体の取り組みの状況などは，「健やか親子21」の公式ホームページで見ることができます．
（http://rhino.med.yamanashi.ac.jp/sukoyaka/）

● 「健やか親子21」の今後

この運動の推進により，目標が達成され，心身ともに健康に子育てができる社会の実現が期待されています．

（益邑千草）

母子保健に関する統計

付録

先進国中低位の出生率

出生数増加が国の政策の重要課題に取り上げられ、1990年代半ば以降、政府はさまざまな少子化対策を講じました。しかし、経済協力開発機構（OECD）加盟国の中で日本の出生率は低位です（図1）。

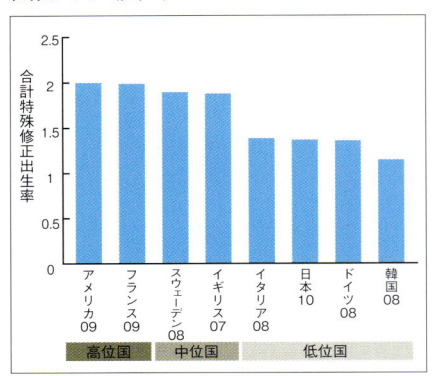

■図1　合計特殊修正出生率の国際比較（数字は20○○年を示す）

第3子以降の出生数減少

現在の出生減の背景を理解するために、新生児の出生順位をみました。1955年代には第3子以上の子供が44％を占めていましたが、70年代以降になると急減し、80年代以降は第2子も減少に転じ、所帯あたり子供2人が定着し、女性の純生産率（1を下回れば将来人口は減少する）は2004（平成16）年に0.63に達しました。婚姻、初産の高齢化の中で出生数を増加させるには、政策効果が大きいことが明らかで、日本でも少子対策担当大臣任命など"産めよ殖やせよ"のプロパガンダ時代に入りましたが、残念ながら実効が乏しいのが現実です（図2）。

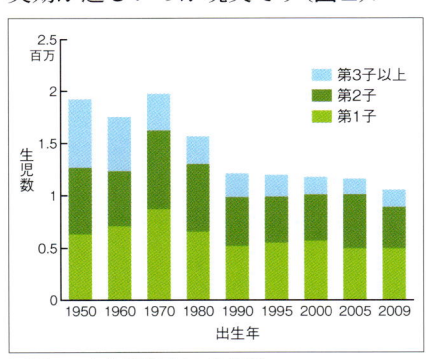

■図2　出生順位別の生児数

周産期死亡、新生児死亡、死産の国際比較

周産期死亡（図3）、新生児死亡、死産は世界でも優等生です。

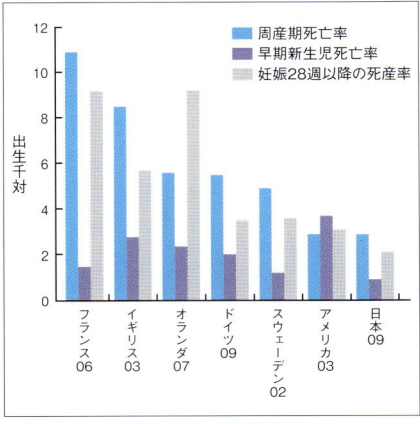

■図3　周産期死亡率の国際比較（数字は20○○年を示す）

妊産婦死亡は中位水準

日本は妊産婦死亡では国際的に中位国で、さらなる低下が望まれます。産科と他科との協力が必要です（図4）。

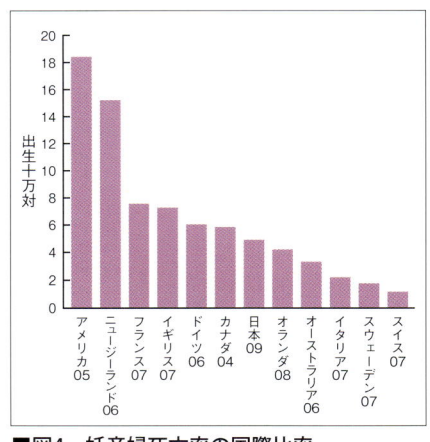

■図4　妊産婦死亡率の国際比率（数字は20○○年を示す）

低出生体重児の増加

周産期死亡の減少とともに、新たな課題も登場しました。それは低出生体重児の増加傾向です。男女とも80年代以降は低出生体重児の出生頻度が上昇し、糖尿病合併妊娠が背景にある高出生体重児は減少しています（図5）。

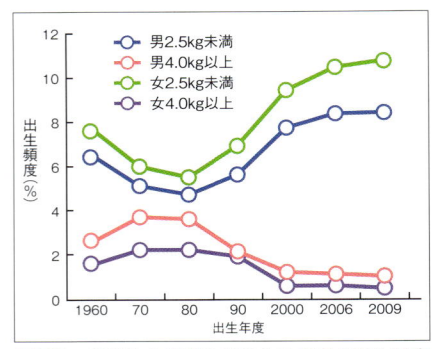

■図5　低出生体重児と高出生体重児の出生頻度

母体側因子による周産期死亡減少

周産期死亡のさらなる低下には、その背景にある母体側因子の分析が必要です。周産期死亡では妊娠前からの偶発的な合併症、胎児付属物の異常の早期発見と治療が重要です。

先天奇形、染色体異常の早期発見

胎児異常の原因として母体側の原因なしが大部分を占め妊婦健診時の胎児診断の重要性が確認されます。早期新生児死亡では妊娠に伴う合併症の比率が高く、新生児死亡の背景因子を示しています（図6）。

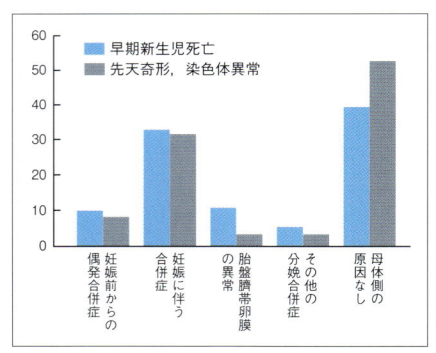

■図6　新生児死亡原因と先天奇形、染色体異常

産科領域の今後

第一に"産めよ殖やせよ"を実効のあるものにする第3子を生める社会をつくることです。次に、妊娠から出産までの事故を最小限にとどめる効率的な遺伝子診断の実用化を含めて、社会全体で妊娠分娩、育児期間中の安全ネットワークを築く必要があります。

（穂垣正暢）

和文索引

あ
足のむくみ，妊娠後期 120
圧痕 90
後産娩出 172

い
胃・十二指腸潰瘍 151
胃癌 151
息切れ，妊娠中期 118
息切れ，妊娠後期 120
異常児分娩後のケア 144
異所性妊娠 52, 56, 131
一次性無呼吸 84
一絨毛膜一羊膜 52
──双胎 57, 72, 196
一絨毛膜双胎 72, 73, 74
一絨毛膜二羊膜 52
──双胎 56, 72, 196
一卵性双胎 52, 72
1ヵ月健診 44, 46
一過性徐脈 82, 183, 198
一過性頻脈 70, 82, 183
インスリン抵抗性 110, 154
陰部神経ブロック 214
インプランテーションウィンドウ 6

う
うつ状態，妊娠初期 117
うっ滞性乳腺炎 140

え
栄養膜細胞 6, 28
会陰切開 140, 185
会陰保護 184
会陰裂傷 140, 184, 206
壊死性腸炎 96
──，新生児期 102
エジンバラ産後うつ病自己質問票 142
エストロゲン 6, 111

お
横位 194
横隔膜ヘルニア 100
黄体 6
──化ホルモンサージ 2
──ホルモン 2, 6
黄疸 40, 42, 92, 97
嘔吐，新生児期 102
──，新生児搬送 104

オキシトシン 124
悪阻 152
悪露 122, 141

か
外回旋 175
外回転術 197
外傷性子宮破裂 202
回旋 174
──異常 192
開排制限 43
外胚葉 10
外表奇形 42
開放性神経管欠損症 76
潰瘍性大腸炎 152
カエル様の肢位 42
下顎低形成 60
過期妊娠 57
過強陣痛 211
額位 192
顎裂 100
加重型妊娠高血圧腎症 148
下垂体性ゴナドトロピン 111
風邪症状，新生児期 102
家族計画 126
褐色細胞腫 164
化膿性乳腺炎 140
下部尿路閉鎖 58
カラードプラ法 79
顔位 192
感音性難聴 160
眼球運動 48
鉗子分娩 196, 216
間接Coombs試験 156
感染症 160
完全大血管転位 100
感染流産 54
完全流産 54
嵌入胎盤 64
眼胞 24
陥没呼吸 42, 92
──，新生児搬送 104
顔面神経麻痺 90

き
気管挿管 88
器官発生 12
気胸 102
基線細変動 82

──の異常 198
基礎代謝率 110
キックカウント 168
基底脱落膜 28
気道確保 85
吸引・鉗子分娩 216
吸引分娩 196, 216
急性化膿性乳腺炎 140
急性膵炎 150
急性胆嚢炎 150
急性妊娠脂肪肝 150
急速遂娩 196, 211
仰臥位低血圧症候群 112
胸骨圧迫 88
狭骨盤 190
胸式呼吸 120
虚血性脳卒中 164
巨大児 154
緊急帝王切開（術）138, 197, 202, 203, 211
緊急避妊法 127
筋緊張 42
──，胎児 71
緊張性気胸 102

く
くも膜下出血 164
クラミジア・トラコマティス 162

け
頸管拡張 212
頸管挫滅 207
頸管縫縮術 132
頸管無力症 132
頸管裂傷 184, 207
経口避妊薬 126
痙性麻痺 99
経腟超音波検査，妊娠初期 56
経腟超音波検査，妊婦健診 114
経腹超音波検査，妊婦健診 114
頸部ヒグローマ 61
稽留流産 54
痙攣 93
──，新生児搬送 104
血液型不適合妊娠 156
血液検査，妊婦健診 114
血管腫 103
血管内凝固反応 200
血管内皮細胞障害 134, 200

247

血腫　91
血小板減少症　103
結腸・直腸癌　153
血糖コントロール　154
血便，新生児期　102
──，新生児搬送　105
下痢，新生児搬送　105
懸鉤　197
肩甲上肢解出術　194
肩甲難産　192
肩甲の娩出　184
原始心臓　18
原始心房　18
原始腸管　22
原始卵胞　2
顕微授精　8

こ

高インスリン血症　94
口蓋裂　43, 100
高カリウム血症　96
後弓反張　42
抗凝固療法　159, 200
後期流産　54
高血糖　154
合指(趾)　39
甲状腺機能亢進症　94, 154
甲状腺機能低下症　94, 155
甲状腺刺激ホルモン　154
口唇運動　49
口唇口蓋裂　100
後陣痛　122
口唇裂　43, 100
後続児頭鉗子遂娩術　195
後続児頭牽出法　195
合足体奇形　58
後脳の発達　17
後腹膜血腫　207
後方後頭位　192
硬膜外麻酔　214
呼吸器系の発達　20
呼吸窮迫症候群　92, 96, 102
呼吸性アシドーシス　84, 147
呼吸性アルカローシス　112
骨産道　170
骨重合　42
骨重積　175
骨折　90
骨盤X線計測　190
骨盤位　194
──娩出術　196, 197

骨盤計測，MRI　80
骨盤腹膜炎　141
骨盤誘導線　184
古典的上肢解出法　194
コンドーム　126
コントラクションストレステスト　70

さ

サーカディアンリズム　26
サーファクタント　36
──の産生　20
鰓弓　18
細菌性腟症　132, 189
最終無呼吸　84
臍静脈　29
臍帯　29
──圧迫　188
──巻絡　65
──血ガス分析　38
──結節　65
──採血　74
──穿刺　76
──相互巻絡　72
──脱出　188, 203
──動脈，胎児well-beingの評価　68
──ヘルニア　61, 100
──卵膜付着　64, 65
臍動脈　29
サイトメガロウイルス　160
サイナソイダルパターン　70, 199
細変動　198, 199
細胞分裂　4
鎖肛　39, 43, 101
鎖骨骨折　39, 42, 90
坐骨神経痛，妊娠後期　120
産科DIC　200
──スコア　200
産科真結合線　170, 190
産後うつ病　122, 142, 166
産後の避妊　126
3次元超音波　78
産褥期　125
産褥熱　140
産褥敗血症　141
三胎　72
──妊娠　196
産徴　108, 174
産痛　214
産道　170
三胚葉　10, 12
産瘤　39, 42, 91

し

痔，妊娠中期　119
耳介変形　43
子癇　134
弛緩出血　137, 206
子宮外妊娠　52
子宮峡部の変化　109
子宮筋腫　164
子宮筋層炎　141
子宮頸癌　165
子宮頸管炎　189
子宮頸管長　133
子宮頸管の開大度　172
子宮頸管の軟化　169
子宮頸部細胞診，妊婦健診　114
子宮頸部成熟度　169
子宮頸部の熟化　168
子宮頸部の変化　108
子宮口開大度　180
子宮口全開大　172, 174
子宮弛緩　206
子宮収縮　168, 183
子宮整復　204
子宮全摘術　139, 205
子宮体部の変化　108
糸球体濾過量　112
子宮摘出　138
子宮動脈塞栓術　205
子宮内感染　189
子宮内胎児死亡　136
子宮内胎児発育不全　146, 148
子宮内発育曲線　62
子宮内反症　204
子宮内避妊具　126
子宮内膜　6
──炎　141
子宮内容除去術　141, 205
子宮破裂　202
子宮付属器炎　141
子宮復古　122
──不全　140
止血術　207
自己血貯血　138
自己血輸血　221
自己免疫疾患　156
死産　136
──後のケア　144
脂質代謝　110
自然子宮破裂　202
膝位　194
児頭下降度　180

248

児頭骨盤不適合　190
児頭採血　77
児頭最大周囲径の位置　180
児頭大横径　58, 62
児頭の娩出　184
自発呼吸　84
斜頸　42
射乳反射　124
習慣流産　54
周産期死亡率　132
収縮輪　174
重症悪阻　130
重積指　60, 61
絨毛間腔　28
絨毛検査　76
絨毛性疾患　52
絨毛膜　18
──下血腫　130
──無毛部　28
──有毛部　28
──羊膜炎　132, 189
受精　2
──卵　4
出血, 新生児搬送　105
出血性ショック　200
出血性脳卒中　164
出生前診断　76
授乳の仕方　44
循環器系の発達　18
循環血液量減少性ショック　202
循環血液量の増加　110
常位胎盤早期剥離　138, 200
消化器系の発生　22
小斜径　174
──周囲　171
焦点性間代性運動　93
焦点性強直性運動　93
静脈血栓塞栓症　158
静脈瘤, 妊娠後期　120
初回授乳　44
食道閉鎖, 新生児搬送　105
初乳　109, 122
──分泌　124
腎移植後妊娠　149
腎盂腎炎　140
心機能評価　68
呻吟　42
──, 新生児搬送　104
神経管　16
神経堤　16
神経板　16

腎血漿流量　112
人工呼吸　84, 88
人工破膜　213, 216
進行流産　54
心雑音　42
心疾患合併妊婦　146
心室中隔欠損　100
心室中隔の形成　18
新生児TSS様発疹症　97
新生児仮死　84
──後の痙攣, 新生児搬送　104
新生児痙攣　93
新生児心肺蘇生法　84
新生児生理的黄疸　40
新生児遷延性肺高血圧症　96
新生児蘇生法　38
新生児中毒疹　103
新生児低血糖　94
新生児の観察　42
新生児のケア　44
新生児の生理機能　40
新生児肺　36
新生児搬送　104
新生児ヘルペス　162
新生児離脱症候群　95
腎性糖尿　113
陣痛　174
──曲線　83
──促進　210
───薬　213
──誘発　210, 213
───薬　210
腎透析　149
浸軟児　136
侵入奇胎　52
侵入胎盤　204
心拍数基線　70, 82
──の異常　198
深部静脈血栓症　158
心房中隔の形成　18
心ループの形成　18

す

随時血糖検査, 妊婦健診　114
水腎症　148
水中分娩　237
水頭症　60, 96
健やか親子21　244
頭痛, 妊娠初期　116

せ

性感染症　160
性器クラミジア感染症　162
性器ヘルペス　162
精子　2
成熟胎盤　28
成熟卵胞　2
生殖器系の発生　23
生殖補助医療　8
精巣内精子回収法　9
成乳　122
生理的体重減少　40
脊索　10
脊髄くも膜下・硬膜外麻酔併用法　214
脊髄髄膜瘤　43
脊髄裂　100
切迫早産　132, 137
切迫流産　131
遷延一過性徐脈　198
遷延分娩　210
前期破水　132, 188
前駆陣痛　169
全子宮破裂　202
全膝位　194
染色体異常　54, 76
──のソフトマーカ　59
全身性エリテマトーデス　94, 157
全身性強直性運動　93
全前置胎盤　138
全足位　194
先体　2
前置血管　65
前置胎盤　64, 138
前置癒着胎盤　139
穿通胎盤　64
先天性凝固因子異常　156
先天性代謝異常症の検査　44
先天性風疹症候群　160
先天梅毒　160
前頭位　192
前脳の発達　16
全複殿位　194
腺胞　124
前方前頭位　192
喘鳴　42
線毛運動　2
線溶療法　159

そ

早期破水　188
早期流産　54

双合子宮圧迫法　206
双合診　206
早産　72
桑実胚　4
双胎　72
——間輸血症候群　52, 56, 72, 74
——経腟分娩　197
——妊娠　52, 56, 72, 196, 197
————の胎位　196
早発一過性徐脈　198
足位　194
側頸嚢胞　101
組織診断，MRI　80
蘇生処置　84
蘇生の初期処置　86
ソフロロジー式分娩　237

た

第1呼吸　36
胎位異常　194
体外受精　8
胎芽期　12
胎教　27
帯下　120
大血管の発生　19
胎児学習　27
胎児画像診断法　60
胎児間輸血症候群　137
胎児期　12
胎児奇形　154
胎児機能不全　147, 148
胎児胸腔-羊水腔シャント術　75
胎児胸水　75
胎児計測　62
胎児形態異常　58
——，MRI　80
胎児健康状態の評価　70
胎児呼吸様運動　21, 71
胎児死亡　146, 148
胎児消化管閉鎖　66
胎児徐脈　202
胎児身体発育　14
胎児心拍数　82
——基線　182
————細変動　182
——曲線　83
——陣痛図　70, 82, 183, 198
——陣痛モニター　210
——モニタリング　182
胎児腎無形成　67
胎児水腫　58, 61, 74, 136

胎児染色体異常　59
胎児体重曲線　14
胎児体重推定式　62
胎児胎盤循環の完成　19
胎児超音波検査　60
胎児治療　74
胎児の行動（運動）　26
胎児の肺成熟　20
胎児の娩出　172
胎児肺　36
胎児発育の異常　62
胎児発育不全　62
胎児貧血　69, 74, 136, 156
胎児頻脈　75, 136
代謝性アシドーシス　84
胎勢　171
大泉門　42
大腿骨骨折　90
大腿骨長　62
胎動　71, 83, 168
胎嚢　7
胎盤圧出法　204
胎盤遺残　204, 205, 206
胎盤後血腫　138
胎盤早期剥離　138
胎盤の剥離　176
胎盤の発生　28
胎盤の娩出様式　176
胎盤吻合血管　72
胎盤娩出　184
胎盤用手剥離　204
胎便吸引症候群　102
胎便性腹膜炎　103
胎胞　174
大量出血　206
多呼吸　42, 92
——，新生児搬送　104
——，妊娠後期　120
多指（症）　61, 101
多胎妊娠　9, 52, 56, 72
——の分娩様式　196
脱落膜　28
胆汁性嘔吐，新生児搬送　104
単純ヘルペスウイルス　162
胆石症　150
単殿位　194
胆嚢炎　150
蛋白質代謝　110

ち

チアノーゼ　42, 84, 92

——，新生児搬送　104
腟鏡　206
——診　188
腟分泌物細菌培養，妊婦健診　114
腟壁血腫　206
腟壁裂傷　206
腟裂傷　140
知的発達遅滞　99
遅発一過性徐脈　198
着床　6
虫垂炎　152
中枢神経系の機能発達　48
中枢神経系の発達　16
中大脳動脈，胎児well-beingの評価　68
中脳の発達　17
中胚葉　10
超音波検査，経腟法　78
超音波検査，経腹法　78
超音波検査，妊娠初期　56
超音波検査，妊娠中期・後期　60
超音波検査による出生前診断　60
超音波断層法　78
超音波ドプラ法　79
超低出生体重児　98

つ

つわり　116, 130

て

帝王切開（術）　138, 196, 218
——の合併症　218
——の手技　219
——の適応　218
——分娩　202
低血糖　154
低在横定位　192
低酸素血症　146
低出生体重児　96
低体温，新生児搬送　105
低置胎盤　64
鉄欠乏性貧血　119
殿位　194
展退度　180

と

頭蓋骨骨折　90
頭血腫　39, 42, 91
東大式station　180
糖代謝　110, 154
頭頂位　192
頭臀長　57

糖尿病　94, 154
　——合併妊娠　154
動脈管　40
透明帯　2, 3, 4
　——反応　3
トキソプラズマ　160
特発性血小板減少性紫斑病　94, 156
吐血, 新生児搬送　105
怒責　174

な

内回旋　174
内回転術　197
内診, 妊婦健診　114
内胚葉　10
軟産道　170
　——強靱　191
　——損傷　184, 185

に

21トリソミー　42
二絨毛膜双胎　73
二絨毛膜二羊膜　52
　——双胎　56, 72, 196
二層性胚盤　10, 12
二分脊椎　76, 100
入院のタイミング　178
乳管　124
　——開通　125
　——口　124
　——閉塞　124
乳腺炎　140
乳頭　124
乳房　124
　——痛　140
乳幼児突然死症候群　45
乳輪　124
ニューロンの発生　16
尿失禁　140
尿路感染症　148
二卵性双胎　52, 72
妊娠嘔吐　112, 130
妊娠悪阻　130
妊娠検査キット　7
妊娠高血圧症候群　72, 134
　——, 妊娠後期　120
　——の予防　135
妊娠週数　7, 12, 57
妊娠初期の下腹痛　131
妊娠初期の出血　130
妊娠性肝内胆汁うっ滞症　150

妊娠性瘙痒性丘疹　118
妊娠線　109
妊娠中のMRIの適応　80
妊娠糖尿病　110, 154
妊娠届　242
妊娠の中断　135
妊婦健診　114, 242

ね

粘液栓　108

の

脳屈　16
脳血管障害　164
脳梗塞　164
脳室周囲白質軟化症　96, 98
脳性麻痺　96, 99
脳内出血　164
脳浮腫　134
脳胞　16
ノンストレステスト　70, 82
　——, 妊婦健診　114
ノンレム睡眠　26, 49

は

胚　4, 6
　——移植　8
肺炎, 新生児期　102
バイオフィジカルプロファイルスコア　71
敗血症　200
肺血栓塞栓症　158
肺循環　36
肺水腫　134
梅毒　160
排尿困難　140
肺の発生　20
胚の発達　4
胚盤胞　4, 6
肺浮腫　98
胚葉分化　10
排卵　2, 6
排臨　174
播種性血管内凝固症候群　134, 136, 138, 200, 204
破水　174, 179, 188
バッグ・マスク人工呼吸　86
発熱, 新生児搬送　105
発露　174
鼻の発達　25
パルスオキシメータ　39
パルスドプラ法　79

パルトグラム　172, 181
パルボB19ウイルス　163
パワードプラ法　79
反屈位　192
瘢痕部子宮破裂　202
半椎　61
反復流産　54

ひ

微細発作　93
皮質盲　134
微弱陣痛　137, 210
微小血栓　200
非侵襲的出生前遺伝学的検査　77
ビタミンK　44
ヒトT細胞白血病ウイルス　161
ヒト絨毛性ゴナドトロピン　7, 111, 154
ヒト胎盤性ラクトーゲン　154
ヒト免疫不全ウイルス　161
泌尿器系の発生　22
皮膚刺激　86
非免疫性胎児水腫　136
ピル　126
貧血, 妊娠中期　119
頻尿, 妊娠初期　116

ふ

風疹ウイルス　160
副耳　43
腹痛, 妊娠中期　118
副乳　109
腹部周囲長　62
腹部腫瘤　42
腹部膨満, 新生児搬送　104
不全子宮破裂　202
不全膝位　194
不全足位　194
不全複殿位　194
不全流産　54
不妊手術　126
部分前置胎盤　138
フリースタイル分娩　237
プロゲステロン　6, 111
フロッピーインファント症候群　95
プロラクチノーマ　164
プロラクチン　124
分娩監視　211
　——装置　82
分娩期　169
分娩経過　172
分娩後の出血　212

分娩施設　236
分娩時の内診　180
分娩準備状態　168
分娩時裂傷　184
分娩陣痛　172
分娩第1期　169, 172, 174, 178
分娩第2期　169, 172, 174
　──遷延・分娩停止　210
分娩第3期　172
分娩の3要素　170
分娩様式　237
分葉胎盤　65

へ
臍の処理　44
辺縁前置胎盤　138
変形骨盤　190
娩出力　170
変動一過性徐脈　198
便秘　152
　──, 妊娠初期　116

ほ
縫合線の離開　42
胞状奇胎　52
帽状腱膜下血腫　91
帽状腱膜下出血　42
放線冠　3
保温　85
母子感染　160
母子健康手帳　242
母体異常の早期発見　114
母体血清マーカー検査　76
母体産道損傷　216
母体腫瘍, MRI　80
母体の呼吸器疾患　147
母体の腎機能悪化　148
母体の心疾患　146
母体の変化　116, 118, 119
母体搬送　239
母体疲労症候群　122
発疹　42
母乳育児成功のための10ヵ条　44, 125
母乳哺育　161
母斑　42

ま
マイナートラブル　121, 122
膜性診断　56, 72
麻酔分娩　237
マタニティーブルーズ（症候群）　122, 142, 166
末梢血管抵抗の減少　112
末梢神経麻痺　90
慢性肺疾患　98

み
ミオクローヌス　93
未熟児くる病　96
未熟児貧血　97
未熟児網膜症　98
耳の発達　24

む
無眼球運動期　48
無呼吸　42, 92
　──発作　96
　──, 新生児搬送　104
無心体　74
　──双胎　74
無痛分娩　215
無頭蓋症　58
無脳症　58, 60

め
メトロイリーゼ　212
眼の発達　24
免疫性胎児水腫　136

も
毛巣洞　43
網膜凝固術　98
沐浴　45
もやもや病　164

ゆ
輸液療法　220
輸血療法　220
癒着胎盤　64, 139, 204

よ
羊水　30, 66
　──過少　66
　──過多（症）　66, 136, 149, 154
　──検査　76
　──穿刺　66
　──塞栓症　137, 200
　──ポケット　66
　──量　30, 66, 71
腰痛, 妊娠中期　118
羊膜腔　30
横8字型娩出法　194
予定帝王切開術　161
四胎　72

ら
ラマーズ法分娩　237
ラミナリア桿　212
卵円孔　18, 36, 40
卵黄嚢　18
卵割　4, 6
卵管　4
　──結紮術　126
　──妊娠　52
　──膨大部　2, 4
卵子　2
卵性診断　72
卵巣過剰刺激症候群　9, 131
卵巣腫瘍　165
卵巣嚢腫茎捻転　131
卵胞　6
卵膜　28

り
リーブ法分娩　237
リスクマネージメント　238
リビド着色　108
流産　54, 154
　──後のケア　144
流早産　132, 148

る
ルテイン嚢胞　131, 165

れ
レム睡眠　26, 49

ろ
肋間神経痛, 妊娠中期　120

欧文索引

A
AFI法 66
Ahlfeld徴候 176
amniotic fluid index 66
Apgarスコア 38
ART 8

B
Basedow病 94, 154
biophysical profile scores 71
Bishopスコア 169
BPD 58, 62
BPS 71
Bracht法 194
B型肝炎ウイルス 162
B型肝炎母子感染 95
B群溶血性連鎖球菌 162

C
cardiotocogram 82
CLD 98
contraction stress test 70
CPAP 88
CPD 190
CRL 57
CSE 214
CST 70
CTG 82
Cushing病 164
C型肝炎ウイルス 163

D
D-dimer 158
DD双胎 56
De Leeのstation 180
DIC 134, 136, 138, 200, 204
Döderlein桿菌 108
Down症候群 76
Duncan様式 176
DVT 158

E
EFW 62
EPDS 142
Erb-Duchenne-Klumpke麻痺 90
Erb麻痺 90
ET 8

F
Fallot四徴症 100
FGR 62
Friedman子宮開大曲線 172

G
GBS 162
Guthmann法 170, 190

H
hCG 7, 111, 154
heavy for date 63
HELLP症候群 134
HFD 63
HIV 161
HTLV-1 161

I
ICSI 8
ITP 94, 156
IUD 126
IVF 8

K
Klumpke麻痺 90
Küstner徴候 176

L
LDR分娩 237
Leopold触診法 178
LFD 63
LHサージ 2
light for date 63

M
Martius法 170, 190
McDonald手術 132
McRoberts法 193
MD双胎 56
mirror症候群 136
MM双胎 57
modified BPS 71
Montgomery腺 109, 124
Moro反射 39
MRI 80
──による骨盤計測 80
Müller法 194

N
non-reassuring fetal status 147, 148
non-stress test 70, 82
──, 妊婦健診 114
NST 70, 82
──, 妊婦健診 114

O
odd looking 42
OHSS 9, 131
overlapping finger 39

P
Piskaček徴候 108
PTE 158
PVL 98

R
Rh式不適合妊娠 156
ROP 98

S
Schultze様式 176
semi Fowler位 83
Shirodkar手術 132
sinusoidal pattern 70, 199
Sjögren症候群 157
SLE 94, 157
Strassmann徴候 176

T
TESE 9
TORCH症候群 54
TRAP sequence 74
TSH 154

V
Veit-Smellie法 195
Virchowの3徴 158
VSD 100
VTE 158

W
Wernicke脳症 130
Wharton膠質 29

Z
Zavanelli法 193

[検印省略]

目でみる妊娠と出産
定価（本体 3,800 円 + 税）

2013年 9月20日	第1版 第1刷発行	
2020年 9月 4日	同 第7刷発行	

編　集　　馬場　一憲
　　　　　（ばば　かずのり）
発行者　　浅井　麻紀
発行所　　株式会社 文光堂
　　　　　〒113-0033　東京都文京区本郷7-2-7
　　　　　TEL （03）3813-5478（営業）
　　　　　　　（03）3813-5411（編集）

Ⓒ馬場一憲, 2013　　　　　　印刷：公和図書　製本：ブロケード

ISBN978-4-8306-3122-1　　　　　　　　　　　Printed in Japan

- 本書の複製権，翻訳権・翻案権，上映権，譲渡権，公衆送信権（送信可能化権を含む），二次的著作物の利用に関する原著作者の権利は，株式会社文光堂が保有します．
- 本書を無断で複製する行為（コピー，スキャン，デジタルデータ化など）は，私的使用のための複製など著作権法上の限られた例外を除き禁じられています．大学，病院，企業などにおいて，業務上使用する目的で上記の行為を行うことは，使用範囲が内部に限られるものであっても私的使用には該当せず，違法です．また私的使用に該当する場合であっても，代行業者等の第三者に依頼して上記の行為を行うことは違法となります．
- JCOPY〈出版者著作権管理機構 委託出版物〉
本書を複製される場合は，そのつど事前に出版者著作権管理機構（電話 03-5244-5088, FAX 03-5244-5089, e-mail: info@jcopy.or.jp）の許諾を得てください．